JN326756

プリンシプル血液疾患の臨床

よくわかる
血栓・止血異常の診療

総編集●金倉　譲
専門編集●冨山佳昭

中山書店

〈プリンシプル血液疾患の臨床〉

◎総編集

金倉　　譲（大阪大学）

◎編集委員（五十音順）

伊豆津宏二（虎の門病院）

冨山　佳昭（大阪大学）*

松村　　到（近畿大学）

山﨑　宏人（金沢大学）

（＊本巻担当編集）

刊行にあたって

　血液疾患の診療は，近年めざましい進歩を遂げている．革新的な分子生物学的解析手法により血液疾患の病態生理についての解明が進み，新規治療法も続々と開発されている．血液疾患としては白血病・リンパ腫・骨髄腫などの造血器腫瘍，貧血，血栓・止血異常症など多種多様な疾患が含まれる．また，日常診療において稀にしか遭遇しない疾患も存在する．日常診療に従事している血液内科医が，これらの多種多様な血液疾患の最新情報を常に入手し，各疾患の診療に精通することは必ずしも容易ではない．そこで，血液疾患の日常臨床をプラクティカルに支える実用書として〈プリンシプル血液疾患の臨床〉シリーズが企画された．

　本シリーズは，『ここまできた白血病/MDS治療』，『リンパ腫・骨髄腫の最新療法』，『新戦略による貧血治療』，『よくわかる血栓・止血異常の診療』の全4巻からなり，血液疾患の病態生理や現場の診療ですぐに役立つ実践的な知識を提供している．各項目には，最初にPointとして，記載内容の要約が箇条書きで簡潔に記述されており，疾患の特徴を短時間で知るのに役立つ．また，写真や図表を多用し，ビジュアルで理解しやすい紙面作りであるのも特徴である．さらに，コラム記事として，本文の理解を助けるための知識，診療に役立つ情報，海外の動向などの関連事項をMemo，Basic PointやPitfallとして盛り込んでいる．各疾患の背景を理解しながら，現在の診療で問題となっているポイントについて理解を深めることができるように工夫されている．

　血液疾患の最新の治療の進め方や治療のコツを明快に記述するには，文献的知識だけでは不十分で，疾患の本質を理解したうえでの臨床経験も求められる．本シリーズでは，最新の医療情報に詳しく，しかも，専門領域での実地診療に深く関わっている先生方に専門編集をお願いしている．各巻はそれぞれのテーマにふさわしい特色ある構成となっており，興味ある巻だけお読みいただくことも可能である．本シリーズは，血液内科専門医および専門医を目指す医師を主な対象としているが，内科医や研修医にも有用であろう．本シリーズが，血液内科に携わっている医師の一助となれば幸いである．

2013年9月

大阪大学大学院医学研究科 血液・腫瘍内科学

金倉　譲

序

〈プリンシプル血液疾患の臨床〉シリーズ（全4巻）の最終巻である本書では，「わかりやすい血栓・止血異常の診療」をテーマとした．

近年において血栓・止血領域の理解は目覚ましい進歩を遂げており，またそれに伴って種々の新規薬剤も登場し，きわめて興味深い診療分野となっている．しかしながら一方では，初期研修医や血液レジデントはもとよりベテラン血液専門医においても，血栓・止血異常症は「専門性が高く，とっつきにくい」「凝固系カスケードが複雑である」などのイメージが強いのも事実である．また，出血性疾患のみならず血栓性疾患もカバーする必要があり，特に血栓性疾患は血液疾患というよりは，心筋梗塞や脳梗塞など他の診療科との横断的要素も強い．実際，血栓・止血異常に関しては他診療科から血液内科に多くのコンサルトが依頼される領域でもあり，血液内科医にとってその基本的な理解と診療は必要不可欠となっている．

血栓・止血領域は，血小板/凝固/線溶が互いにダイナミックに関連している領域であるが，上述のようにその診療となると当惑する場面も多いのが現状である．本書では若手医師のみならず血液専門医も対象に，

①血栓・止血異常をよりよく理解できること，
②日常診療において有用であること，
③具体的な診療過程が目に見えること，

をモチーフとして，第一線で活躍中の先生方にご執筆いただいた．実際，出血性疾患，血栓性疾患，血小板減少を伴う血栓性疾患，など具体的な項目ごとに，疾患単位で図を多く用いたわかりやすい記述がなされている．さらに，この領域を俯瞰できるように基礎的部分は総説にて記述されているので，ぜひ理解を深めていただきたい．

第6章の「血栓・止血の検査値をどう読むか」では，さまざまな臨床例を具体的に記述し，検査値異常から診断に至る過程を体験できるように工夫されている．また，血栓・止血異常に関連した皮膚症状の写真も多く掲載されており，理解を深める一助になると確信している．

最後に本書が，多くの先生方の血栓・止血異常の理解の助けになり，さらに日常診療において多いに役立てば幸いである．

2014年9月

大阪大学医学部附属病院輸血部

冨山佳昭

〈プリンシプル血液疾患の臨床〉
よくわかる 血栓・止血異常の診療

CONTENTS

第1章 血栓・止血異常症を理解するために

血栓・止血機構オーバービュー　池田　康夫　2
凝固反応を理解する　宮田　敏行，田嶌　優子　4
- **Basic Point** APTTとPT　5
- **Basic Point** 内因系凝固惹起物質──ポリリン酸　8
- **Basic Point** 経口抗凝固薬ワルファリンの作用機序　9
- **Advice from Expert** 静脈内腔での血栓（静脈血栓）形成機構──動脈血栓症との違い　11

血小板による止血・血栓形成を理解する　尾崎　由基男　14
- **Basic Point** コラーゲン受容体　16

線溶反応とは　松尾　理　23
- **Basic Point** tPAの分泌　27

第2章 出血性疾患

凝固因子の異常

血友病　野上　恵嗣　36
- **Basic Point** 急性出血への対応　41
- **Topics** 新しい治療薬の開発　43

後天性血友病A　田中　一郎　46
- **Pitfall** 潜在する基礎疾患の検索　49
- **Pitfall** 新生児後天性血友病A　49
- **Basic Point** 抗第Ⅷ因子自己抗体発生のメカニズム　49
- **Basic Point** 自己抗体の標的エピトープ　49
- **Advice from Expert** インヒビター測定上の注意　51
- **Pitfall** 第Ⅷ因子活性と重症度　51
- **Advice from Expert** ループスアンチコアグラント（LA）の鑑別　51
- **Advice from Expert** バイパス止血製剤の安全性　54

| Advice from Expert | バイパス止血製剤と抗線溶薬の併用 ……………………… 54
| Pitfall | 回復期の血栓予防 …………………………………………………… 56

von Willebrand 病 …………………………………………………………… 松下　正　57

まれな凝固因子異常症 ……………………………………………… 森下　英理子　67
| Basic Point | 先天性 FXII 欠損症は血栓傾向をきたすのか？ ……………… 76
| Advice from Expert | 後天性 FXIII 欠乏症（抗 FXIII インヒビター）とは？ ………… 78

血小板の異常

特発性血小板減少性紫斑病（ITP） ………………………………… 冨山　佳昭　80
| Basic Point | PAIgG（platelet-associated IgG；血小板関連 IgG） ………… 85
| Advice from Expert | エルトロンボパグの TPO 受容体，c-Mpl における
　　　　　　　　　　　作用部位 ……………………………………………… 89

血小板機能異常症 ……………………………………… 柏木　浩和，冨山　佳昭　92
| Basic Point | GPIIb-IIIa の活性化と構造変化 …………………………………… 94
| Basic Point | GPIb-IX-V 複合体の構造と機能 ………………………………… 98

先天性血小板減少症 …………………………………………………… 國島　伸治　105
| Basic Point | 血小板サイズの定義と巨大血小板症 ………………………………… 106
| Basic Point | *MYH9* 異常症の表現型相違 …………………………………… 108

第3章　血栓性疾患

静脈血栓塞栓症の診断と予防，治療 ……………………………… 横山　健次　114
| Basic Point | 選択的 Xa 阻害薬 ……………………………………………………… 118
| Topics | レナリドミドと血栓 ………………………………………………… 120

凝固阻止因子欠乏症/異常症 ………………………… 高木　夕希，小嶋　哲人　122
| Basic Point | AT 抵抗性 ……………………………………………………………… 125
| Basic Point | 後天性プロテイン S（PS）欠乏症 …………………………………… 129

線溶系異常症 ……………………………………………………………… 浦野　哲盟　131
| Basic Point | 偽膜（木質）性結膜炎 ………………………………………………… 132
| Advice from Expert | 後天性血友病と後天性 FXIII 欠損症 ……………………… 136

本態性血小板血症/多血症 …………………………… 田丸　智巳，西川　政勝　138
| Basic Point | 日本人 PV および ET 患者に関する疫学調査 ……………………… 140

第4章 血小板減少を伴う血栓性疾患

血栓性血小板減少性紫斑病（TTP） ...... 松本 雅則　150
- Basic Point　ADAMTS ファミリー 151

抗リン脂質抗体症候群 ...... 中川 育磨, 奥 健志, 渥美 達也　164

播種性血管内凝固症候群（DIC） ...... 和田 英夫, 松本 剛史, 山下 芳樹　174
- Basic Point　ISTH の DIC 診断・治療のガイダンスの推奨度 179
- Basic Point　「科学的根拠に基づいた感染症に伴う DIC 治療のエキスパートコンセンサス」の推奨度 180

血液疾患と DIC ...... 朝倉 英策　184
- Advice from Expert　FDP と D-ダイマー（DD）同時測定の意義 188
- Basic Point　アンチトロンビン（AT）活性 188
- Advice from Expert　TAT と SF の意義 189
- Advice from Expert　ナファモスタットメシル酸塩とガベキサートメシル酸塩の違い 191

ヘパリン起因性血小板減少症 ...... 松尾 武文　193
- Advice from Expert　HIT におけるワルファリン誘発性壊疽 203

第5章 標準治療と新規薬剤

抗血小板薬 ...... 大森 司　206
- Advice from Expert　観血的処置時における抗血小板薬の取り扱い 214

抗凝固薬 ...... 是恒 之宏　216

トロンボモジュリン製剤の使用の位置づけ ...... 池添 隆之　228
- Advice from Expert　造血細胞移植後への対応 230
- Topics　rTM の海外での開発状況 236

血小板輸血の実際 ...... 半田 誠　238
- Basic Point　血小板予防的投与基準（トリガー値）——1 万/μL 対 2 万/μL 242
- Basic Point　予防的投与と治療的投与 243

新鮮凍結血漿使用の実際 ...... 松本 剛史, 大石 晃嗣, 和田 英夫　248
- Basic Point　FFP の融解後の使用期限 249
- Pitfall　大量出血時の止血のための輸血療法——止血重視の輸血法 252

Advice from Expert クリオプレシピテート（クリオ）による止血療法 ………… 252

第6章 血栓・止血の検査値をどう読むか

出血性疾患における検査値異常とその意義 ……………………… 天野　景裕　258

血栓性疾患における検査値異常とその意義 ……………………… 家子　正裕　273

　Basic Point ループスアンチコアグラント−低プロトロンビン血症症候群
　　　　　　　（LAHPS）……………………………………………………………… 275

　Basic Point APTT 交差混合試験（APTT cross mixing test）……………… 275

皮膚症状からみた血栓・止血異常症 ………………………… 門野　岳史，佐藤　伸一　284

　Advice from Expert 血管炎と血栓症の鑑別 ………………………………… 289

索引 ……………………………………………………………………………………… 291

読者への注意

本書では，医薬品の適応，副作用，用量用法等の情報について極力正確な記載を心がけておりますが，常にそれらは変更となる可能性があります．読者には当該医薬品の製造者による最新の医薬品情報（添付文書）を参照することが強く求められます．著者，編者，および出版社は，本書にある情報を適用することによって生じた問題について責任を負うものではなく，また，本書に記載された内容についてすべてを保証するものではありません．読者ご自身の診療に応用される場合には，十分な注意を払われることを要望いたします．

中山書店

● 執筆者一覧 (執筆順)

池田　康夫	早稲田大学理工学術院共同先端生命医科学専攻／慶應義塾大学名誉教授
宮田　敏行	国立循環器病研究センター研究所分子病態部
田嶌　優子	大阪大学微生物病研究所免疫不全疾患研究分野
尾崎由基男	山梨大学大学院医学工学総合研究部臨床検査医学講座
松尾　　理	近畿大学名誉教授・近畿大学医学部顧問
野上　恵嗣	奈良県立医科大学小児科
田中　一郎	八尾市立病院小児科
松下　　正	名古屋大学医学部附属病院輸血部
森下英理子	金沢大学大学院医薬保健学総合研究科病態検査学
冨山　佳昭	大阪大学医学部附属病院輸血部
柏木　浩和	大阪大学大学院医学系研究科血液・腫瘍内科学
國島　伸治	国立病院機構名古屋医療センター臨床研究センター高度診断研究部分子診断研究室
横山　健次	東海大学医学部付属八王子病院血液内科
高木　夕希	名古屋大学大学院医学系研究科病態解析学講座
小嶋　哲人	名古屋大学大学院医学系研究科病態解析学講座
浦野　哲盟	浜松医科大学医生理学講座
田丸　智巳	三重大学医学部附属病院臨床研究開発センター
西川　政勝	三重大学医学部附属病院臨床研究開発センター
松本　雅則	奈良県立医科大学輸血部
中川　育磨	北海道大学大学院医学研究科内科学講座免疫・代謝内科学分野
奥　　健志	北海道大学大学院医学研究科内科学講座免疫・代謝内科学分野
渥美　達也	北海道大学大学院医学研究科内科学講座免疫・代謝内科学分野
和田　英夫	三重大学大学院医学系研究科臨床医学系講座検査医学
松本　剛史	三重大学医学部附属病院輸血部
山下　芳樹	三重大学大学院医学系研究科血液・腫瘍内科学／医学部医学・看護学教育センター
朝倉　英策	金沢大学附属病院高密度無菌治療部
松尾　武文	兵庫県立淡路医療センター名誉院長
大森　　司	自治医科大学分子病態治療研究センター分子病態研究部
是恒　之宏	国立病院機構大阪医療センター臨床研究センター
池添　隆之	高知大学医学部血液・呼吸器内科
半田　　誠	慶應義塾大学輸血・細胞療法センター
大石　晃嗣	三重大学医学部附属病院輸血部
天野　景裕	東京医科大学臨床検査医学分野
家子　正裕	北海道医療大学歯学部内科学分野
門野　岳史	東京大学大学院医学系研究科感覚・運動機能医学講座皮膚科学
佐藤　伸一	東京大学大学院医学系研究科感覚・運動機能医学講座皮膚科学

● 本書で用いられる主な略語

α₂-AP	α₂-antiplasmin	α₂-アンチプラスミン
α₂-PI	α₂-plasmin inhibitor	α₂-プラスミンインヒビター
aβ₂GPI	anti-β₂ glycoprotein I antibody	抗β₂-グリコプロテインI抗体
aCL	anti-cardiolipin antibody	抗カルジオリピン抗体
ADP	adenosine diphosphate	アデノシンニリン酸
APC	activated protein C	活性化プロテインC
APCC	activated prothrombin complex concentrate	活性型プロトロンビン複合体製剤
aPL	antiphospholipid antibodies	抗リン脂質抗体
APL	acute promyelocytic leukemia	急性前骨髄球性白血病
APS	antiphospholipid syndrome	抗リン脂質抗体症候群
APTT	activated partial thromboplastin time	活性化部分トロンボプラスチン時間
AT	antithrombin	アンチトロンビン
ATRA	all *trans*-retinoic acid	全トランス型レチノイン酸
BSS	Bernard-Soulier syndrome	Bernard-Soulier 症候群
COX-1	cyclooxygenase-1	シクロオキシゲナーゼ-1
DD	D dimer	D-ダイマー
DDAVP	1-deamino-8-D-arginine vasopressin	デスモプレシン
DIC	disseminated intravascular coagulation	播種性血管内凝固症候群
dRVVT	dilute Russell's viper venom time	希釈 Russell 蛇毒時間
DVT	deep vein thrombosis	深部静脈血栓症
EDRF	endothelium-derived relaxing factor	内皮細胞由来平滑筋弛緩因子
EPCR	endothelial cell protein C receptor	血管内皮細胞プロテインC受容体
ET	essential thrombocythemia	本態性血小板血症
F1+2	prothrombin fragment 1+2	プロトロンビンフラグメント1+2
Fbg	fibrinogen	フィブリノゲン
FDP	fibrin (and fibrinogen) degradation products	フィブリン（・フィブリノゲン）分解産物
FFP	fresh frozen plasma	新鮮凍結血漿
FgDP	fibrinogen degradation products	フィブリノゲン分解産物
FMC	fibrin monomer complex	フィブリンモノマー複合体
FMDP	fibrin monomer degradation products	フィブリンモノマー分解産物
GP	glycoprotein	血小板膜糖蛋白
HIT	heparin-induced thrombocytopenia	ヘパリン起因性血小板減少症
HPT	hepaplastin test	ヘパプラスチンテスト
HUS	hemolytic uremic syndrome	溶血性尿毒症症候群
INR	international normalized ratio	国際標準化
ITI	immune tolerance induction	免疫寛容療法
ITP	idiopathic thrombocytopenic purpura	特発性血小板減少性紫斑病
LA	lupus anticoagulant	ループスアンチコアグラント
LMWH	low molecular weight heparin	低分子ヘパリン

MF	myelofibrosis	骨髄線維症
MMP	matrix metalloproteinase	マトリックスメタロプロテイナーゼ
MPN	myeloproliferative neoplasms	骨髄増殖性腫瘍
NETs	neutrophil extracellular traps	
NOAC	novel oral anticoagulants	新規経口抗凝固薬
NSAIDs	nonsteroidal antiinflammatory drugs	非ステロイド抗炎症薬
PA	plasminogen activator	プラスミノゲンアクチベータ
PAI	plasminogen activator inhibitor	プラスミノゲンアクチベータインヒビター
PAIgG	platelet-associated IgG	血小板関連 IgG
PC	protein C	プロテイン C
PDE	phosphodiesterase	ホスホジエステラーゼ
PE	pulmonary embolism	肺塞栓症
PGI$_2$	prostaglandin I$_2$	プロスタグランジン I$_2$（プロスタサイクリン）
PIC	plasmin-α_2 plasmin inhibitor complex	プラスミン-α_2 プラスミンインヒビター複合体
PS	protein S	プロテイン S
PS	phosphatidylserine	ホスファチジルセリン
PT	prothrombin time	プロトロンビン時間
PV	polycythemia vera	真性多血症
SF	soluble fibrin	可溶性フィブリン
TAFI	thrombin-activatable fibrinolysis inhibitor	
TAT	thrombin-antithrombin complex	トロンビン-アンチトロンビン複合体
TF	tissue factor	組織因子
TFPI	tissue factor pathway inhibitor	組織因子経路インヒビター
TM	thrombomodulin	トロンボモジュリン
TMA	thrombotic microangiopathy	血栓性微小血管障害症
tPA	tissue-type plasminogen activator	組織型プラスミノゲンアクチベータ
TPO	thrombopoietin	トロンボポエチン
TTP	thrombotic thrombocytopenic purpura	血栓性血小板減少性紫斑病
TTR	time in therapeutic range	
TXA$_2$	thromboxane A$_2$	トロンボキサン A$_2$
UFH	unfractionated heparin	未分画ヘパリン
uPA	urokinase-type plasminogen activator	ウロキナーゼ型プラスミノゲンアクチベータ
USS	Upshaw-Schulman syndrome	Upshaw-Sculman 症候群
VTE	venous thromboembolism	静脈血栓塞栓症
VWD	von Willebrand disease	von Willebrand 病
VWF	von Willebrand factor	von Willebrand 因子
XDP	crosslinked fibrin degradation products	

# 第1章

血栓・止血異常症を理解するために

第1章 血栓・止血異常症を理解するために
血栓・止血機構オーバービュー

止血血栓の形成

　血液は血管内を決して固まることなく流動性を維持して流れている．しかし，外傷などにより血管が破損し，出血が起こると血液は直ちに固まり，血管損傷部位を塞ぐための「止血血栓」を形成する．

　「止血血栓」形成の主要な反応は，血小板の内皮下組織への粘着に始まる血小板凝集反応，放出反応であり，次いで起こる血小板凝集塊上での血液凝固反応である．前者の血小板主体の血栓は一次血栓と呼ばれ，血管損傷に素早く反応して出血に対応する生体反応として重要である．さらに，一次血栓をより強固にする反応として血小板血栓過程で血液凝固反応が起こり，二次血栓と呼ばれる強固な止血血栓が形成されて止血反応が完了する．一次血栓形成が障害されていると外傷直後の止血が上手く行かない．一方，二次血栓形成に障害があると，いったんは止血されたように見えるが，しばらくしてから再出血が起こるというような状況になることが多い．これらの止血血栓形成過程においては，強力な血小板凝集惹起作用を有するADPと血液凝固反応の中心をなすトロンビンが特に重要な役割を果たしており，それぞれの因子の作用機構については多くの知見が得られている．ここで特に強調しておきたいことは，止血血栓形成という身体にとって重要な防御反応は決して行き過ぎることはないということである．すなわち，止血血栓は止血に十分な大きさになるとそこで調節機構が働き，過剰な血栓形成反応の進展により血管内腔が閉塞されるようには決してならないのである．ここには実に精緻な調節機構が働いている．これらを理解するためには，血管内皮細胞の抗血栓性と線溶機構の詳細を知る必要がある．

病的血栓の形成

　一方，血液は時に血管内で血栓を形成し，血管を閉塞して重大な疾病をもたらすことがある．これは「病的血栓」と呼ばれるものであり，血栓が形成される部位により致死的となることも少なくない．

　「病的血栓」は動脈側に形成される場合と静脈側で形成される場合があり，形成される部位によりその形成機序に違いがある．

動脈血栓

　動脈内に形成される血栓は，通常，動脈硬化を基盤にしており，冠動脈内で

の血栓は心筋梗塞，脳動脈での血栓は脳梗塞をそれぞれ惹き起こす．動脈硬化部位において，内皮細胞の破綻によりリピッドコアの内容物が血液と接触することにより，直ちに血栓形成機構が作動する．動脈のように流れの速い部位で血栓が形成されるには，その部位近傍の流動状態が大きく影響してくるし，当該部位において生じる高いずり応力依存性の血栓形成の仕組みの理解が重要である．ずり応力依存性血栓形成機序として近年知られるようになったものは，血小板の血管内皮下組織への粘着とその後引き続いて起こる血小板凝集である．動脈のような速い流れの部位で血栓が形成されるには血栓の足場を作る反応が不可欠であり，それが血管内皮下組織内のコラーゲンへの血小板粘着反応である．血小板膜上には複数のコラーゲン受容体が存在しており，それらの受容体を介して血小板はコラーゲン線維に粘着するが，速い流れの状況下ではその直接反応は起こりにくく，コラーゲン上に固相化されたvon Willebrand因子と血小板膜糖蛋白，GPIb/V/IX複合体を介する反応が必要である．この反応が「ずり応力依存性反応」といわれるものである．実は，ずり応力依存性反応は粘着反応のみならず，血小板相互の反応である凝集でもGPIb/V/IX複合体，GPIIb/IIIa複合体が関与して起こっている．

静脈血栓

静脈側で形成される血栓は動脈血栓のそれとはまったく異なった機序が考えられている．静脈血栓や心房細動患者でみられる心房内血栓は血液がうっ滞している部位に形成される．その部位では血液凝固反応の中心をなすトロンビンの濃度が高まっている．静脈血栓では血液凝固反応が主体であり，動脈血栓の場合と異なり，血小板の果たす役割は少ない．生体内では絶えず少量のトロンビンが産生されているが，生体にはトロンビンを処理し過剰な凝固反応が起こらないような仕組みが備わっている．主なものは血管内皮細胞上に発現しているトロンボモジュリンであり，血液中の蛋白質であるアンチトロンビンである．これらの調節機構が作動しない状況下では当然のごとく血栓傾向に傾く．

静脈血栓は血管壁との相互反応が強固でないことから塞栓源となって遠隔部位の血管を閉塞することがしばしばである．心房細動症例での脳塞栓や深部静脈血栓での肺動脈血栓などである．血管を閉塞する血栓に成長するにはフィブリン形成のみでは十分ではなく，静脈血栓に巻き込まれる赤血球の役割も重要である．

「止血血栓」と「病的血栓」の形成機構についてその大略を述べたが，血栓形成に関与する血液凝固反応，血小板反応，そして線溶反応の詳細については，それぞれの項目で述べられているので参照されたい．それぞれの反応が血栓形成にどのように関与しているかを理解し，出血性・血栓性疾患の原因の精査，治療方針の決定に資することが重要である．

〔池田康夫〕

第1章 血栓・止血異常症を理解するために
凝固反応を理解する

Point

▶ 組織因子は，トロンビン生成とフィブリン形成を惹起する最も重要な因子である．
▶ 組織因子は，エンドトキシンや炎症性サイトカインなどの刺激で単球上に発現する．
▶ 凝固反応は，酸性リン脂質であるホスファチジルセリンを含む膜上で増幅される．
▶ 血管内皮細胞は強力な抗血栓能を示し，その破綻は血栓を起こす．
▶ 最近，経口投与のトロンビン阻害薬やXa阻害薬が血栓症患者の治療に用いられ始めた．

動脈血栓と静脈血栓

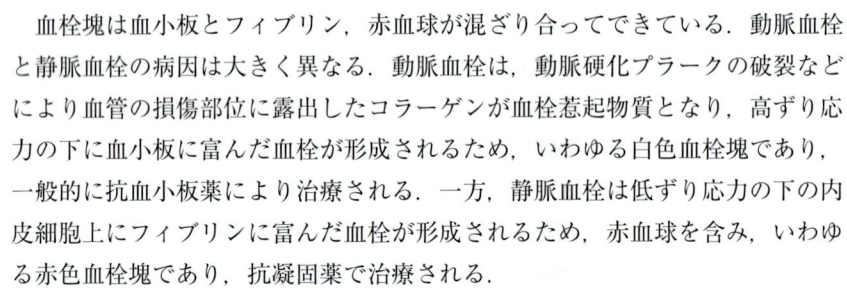

血栓塊は血小板とフィブリン，赤血球が混ざり合ってできている．動脈血栓と静脈血栓の病因は大きく異なる．動脈血栓は，動脈硬化プラークの破裂などにより血管の損傷部位に露出したコラーゲンが血栓惹起物質となり，高ずり応力の下に血小板に富んだ血栓が形成されるため，いわゆる白色血栓塊であり，一般的に抗血小板薬により治療される．一方，静脈血栓は低ずり応力の下の内皮細胞上にフィブリンに富んだ血栓が形成されるため，赤血球を含み，いわゆる赤色血栓塊であり，抗凝固薬で治療される．

トロンビンの生成とフィブリン塊の形成を目的とする凝固反応は，2つの異なった経路，すなわち傷害された血管壁への血液成分の接触（血管の傷害による組織因子のⅦ（a）への露出），および血液内の陰電荷物質（血小板などの細胞成分が放出するポリリン酸など）への接触により始まる．これらをそれぞれ外因系および内因系凝固反応と呼ぶ[1]．両経路は共通経路を構成する因子を活性化し，トロンビンとフィブリンの形成につながる（❶）．これらの経路にかかわる因子の生化学的性質を❷に示す．

止血反応は，血管の損傷部位から血液の流失を防ぐ生体防御機構であり，血管外膜に構成的に強く発現する組織因子が重要な役割を果たす．血液中には活性型Ⅶ因子（Ⅶa）がⅦの0.5〜1％程度存在し，これが組織因子に結合することによりⅦa-組織因子複合体が形成され，Ⅸ活性化能とⅩ活性化能を発揮する（外因系凝固）（❶）．Ⅶa単独ではこれらの因子の活性化能を示さず，組織因子と結合し複合体を形成して初めて活性化能を示す．

血中のⅦaはわずかな量なので，凝固の開始時に形成されるⅦa-組織因子複合体もわずかであり，こうして生成したⅩaからは少量のトロンビンしか生成しない．しかし，少量のトロンビンは凝固の補助因子であるⅧとⅤを活性化さ

MEMO
血友病のバイパス療法に使われる活性型Ⅶ因子（Ⅶa）製剤

Ⅶaそれ自体は触媒活性がきわめて低いが，リン脂質膜上で組織因子に結合しⅦa-組織因子複合体を形成すると触媒活性が約200万倍増加する．このⅦa-組織因子複合体がⅩとⅨを活性化させ，トロンビンとフィブリンの形成につながる．血友病のバイパス療法では止血のため大量のⅦaを静注する．この場合は，組織因子依存性の止血ではなく，Ⅶaが酸性リン脂質を露出する活性化血小板膜に結合し，Ⅹ因子の活性化を通してトロンビン産生につながることがマウスモデルで示されている．

Basic Point

APTT と PT

　活性化部分トロンボプラスチン時間（activated partial thromboplastin time；APTT）は，クエン酸加血漿に内因系凝固の活性化物質（陰電荷物質であるカオリン，セライト，エラジン酸など），リン脂質，カルシウムを添加して測定する．APTTは凝固反応の内因系と共通経路の凝固異常を判定する検査として用いられ，XII・XI・高分子量キニノゲン・IX・VIIIの質的・量的な異常を判定でき，IXもしくはVIIIの欠乏症である血友病患者のスクリーニングに用いられる．この凝固過程に阻害的に働く自己抗体やヘパリンに対して感受性をもつ．

　プロトロンビン時間（prothrombin time；PT）は，クエン酸加血漿に組織因子・リン脂質（もしくは組織因子を含む組織トロンボプラスチン）とカルシウムを添加して測定する．PTは凝固反応の外因系と共通経路の検査に用いられ，VII・X・V・プロトロンビンの質的・量的な異常の判定に用いられる．PTの測定には多量の組織因子を添加するので，VIIa–組織因子が多量に形成され，これがXを活性化するため，IXの活性化を介さずトロンビンが形成される．したがって，PTでは血友病患者をスクリーニングできない．PTはワルファリンのモニタリングと肝硬変などにおける肝機能検査（Child-Pugh分類の一項目）として用いられている．

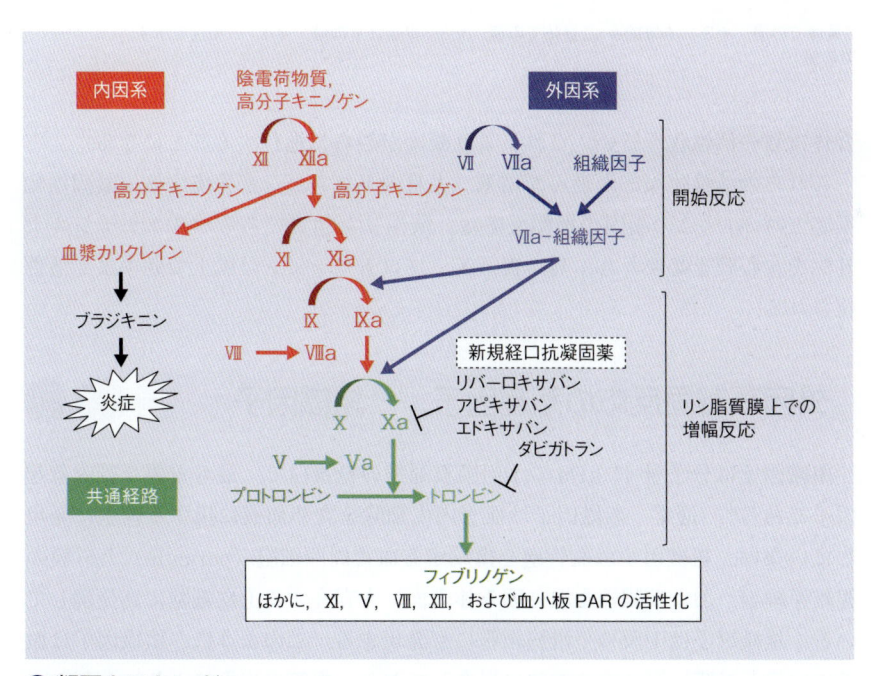

❶ 凝固カスケード

凝固カスケードを内因系，外因系，共通経路に分けて示した．内因系の活性化は炎症反応にもつながる．新規経口抗凝固薬の作用点も示した．
PAR：protease activated receptor（トロンビン受容体）

せる．活性型となったVIIIaとVaは，Xの活性化やプロトロンビンの活性化の際に補助因子として働き，Xとプロトロンビンの活性化が大きく亢進する．トロンビンはさらにXIを活性化し凝固反応を促進する．また，VIIa–組織因子複

❷ ヒト血液凝固蛋白の生化学的性質

蛋白質	分子量 (Da)	血漿中濃度 nmol/L	血漿中濃度 μg/mL	血漿中半減期 (日)
内因系凝固蛋白				
XII因子	80,000	500	40	2～3
XI因子	160,000 *1	30	5	2.5～3.3
IX因子	55,000	90	5	1
VIII因子	280,000	0.7	0.2	0.3～0.5
プレカリクレイン	85,000/88,000	486	42	
高分子キニノゲン	120,000	670	80	
外因系凝固蛋白				
VII因子	50,000	10	0.5	0.25
組織因子（III因子）	44,000	(膜蛋白)		
共通経路凝固蛋白				
X因子	59,000	170	10	1.5
V因子	330,000	20	6.6	0.5
プロトロンビン（II因子）	72,000	1,400	100	2.5
フィブリノゲン（I因子）	340,000 *2	7,400	2,500	3～5
その他				
von Willebrand 因子	250,000 *3	40	10	0.125, 0.5～0.83 *4
XIII因子	320,000 *5	93	30	9～10

*1：ホモ二量体での値，*2：(AαBβγ) 二量体での値，*3：単量体での値，*4：二相性を示す，
*5：a2b2 での値

合体はVIIの活性化も行い，これにより凝固がさらに進行することになる[1]．
　これらの活性化反応が進んだ結果，大量のトロンビンが生成する（凝固増幅反応と呼ぶ）．この凝固の増幅反応は，酸性リン脂質であるホスファチジルセリンを含む膜を必要とし，VII，IX，X，プロトロンビンは膜上で効率よく活性化される．

外因系凝固反応の惹起因子 ── 組織因子

　組織因子は分子量 44 kDa の1回膜貫通型の糖蛋白で，最も重要な凝固惹起因子である[2]．通常，組織因子は血管内皮細胞を含め血液に接する細胞に発現していない．組織因子は血管壁を構成する血管周囲細胞（pericyte）と外膜の線維芽細胞，および臓器を取り囲み体表面にも存在する上皮細胞に高発現している．組織因子は中膜の平滑筋細胞にも発現する．このように，組織因子は血管の中膜と外膜に存在する細胞に局在しており，血管の損傷により，これらの組織因子が血中のVII/VIIaに結合し，VIIa-組織因子複合体が形成され凝固反応が開始する．組織因子は胎盤，脳，心臓，腎臓，肺といった高度に血管が発達した臓器の実質細胞に発現し，これらの臓器を過度の出血から守っている．
　血栓が生じる病理的な条件下では，組織因子は循環している白血球に発現し，活性化した血管内皮細胞にも発現するといわれる．敗血症では，エンドトキシン（リポ多糖〈LPS〉）や炎症性サイトカイン（腫瘍壊死因子〈TNF〉，インターロイキン1〈IL-1〉など）により単球や顆粒球，内皮細胞に組織因子が発現誘

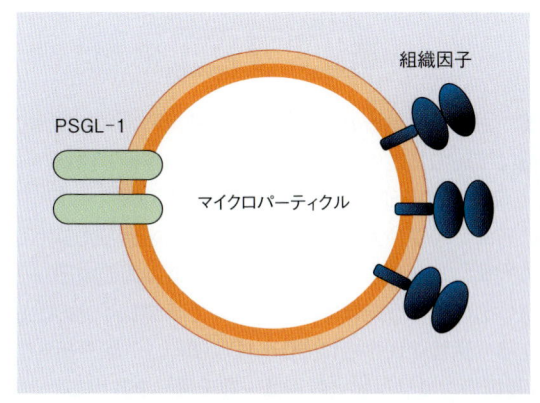

❸ 組織因子含有マイクロパーティクル

病的な状態下では，活性化された単球に組織因子が発現し，マイクロパーティクルとして放出される．このマイクロパーティクルは，組織因子とPSGL-1（P-selectin glycoprotein ligand 1）を表面にもつ．PSGL-1は接着因子P-セレクチンおよびE-セレクチンに結合する．したがって，組織因子とPSGL-1の両方をもつマイクロパーティクルは，P-セレクチンもしくはE-セレクチンを発現する活性化血管内皮細胞および血小板に結合し，これらの細胞上に組織因子を運ぶ役割を果たす．こうして運ばれた組織因子は凝固系を作動し，局所のフィブリン形成に寄与する．

導され，凝固反応を作動させる[1,2]．また，アテローム性動脈硬化部位には組織因子が検出されており，動脈閉塞性血栓ではコラーゲン依存性の血小板血栓に加え，組織因子によるフィブリン形成も起こる．また，組織因子は活性化した単球などから放出される小さな膜小胞であるマイクロパーティクル（microparticle）にも存在する（❸）[1-3]．

このように，組織因子は，①血管壁の外膜と中膜での構成的発現，②単球・顆粒球・内皮細胞への刺激依存性の誘導（内皮細胞での誘導には疑問視する向きもある），③マイクロパーティクル，の3つの様態で存在し，それぞれの組織因子は異なった止血・血栓のイベントで重要な役割を果たしている．

内因系経路

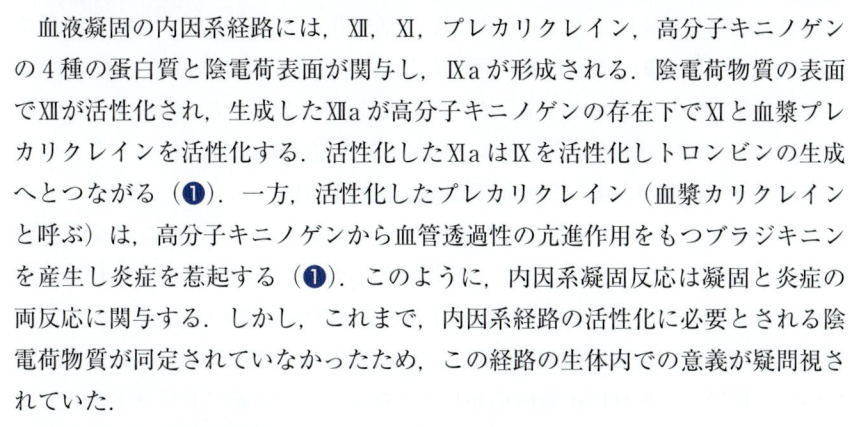

血液凝固の内因系経路には，XII, XI，プレカリクレイン，高分子キニノゲンの4種の蛋白質と陰電荷表面が関与し，IXaが形成される．陰電荷物質の表面でXIIが活性化され，生成したXIIaが高分子キニノゲンの存在下でXIと血漿プレカリクレインを活性化する．活性化したXIaはIXを活性化しトロンビンの生成へとつながる（❶）．一方，活性化したプレカリクレイン（血漿カリクレインと呼ぶ）は，高分子キニノゲンから血管透過性の亢進作用をもつブラジキニンを産生し炎症を惹起する（❶）．このように，内因系凝固反応は凝固と炎症の両反応に関与する．しかし，これまで，内因系経路の活性化に必要とされる陰電荷物質が同定されていなかったため，この経路の生体内での意義が疑問視されていた．

最近，血小板濃染顆粒中の陰電荷物質であるポリリン酸が，トロンビンなどの血小板活性化刺激により放出されて内因系経路を活性化すると報告された（Basic Point〈p.8〉参照）．動物実験でもポリリン酸による血栓形成とキニンの遊離が示され，ポリリン酸による内因系経路の活性化は重要な血栓開始反応であると考えられるようになった[2]．

Basic Point

内因系凝固惹起物質――ポリリン酸

　ポリリン酸はリン酸が直鎖状につながった陰電荷物質であり，血小板の濃染顆粒中に蓄えられ，トロンビンなどの刺激で血小板から放出される．ポリリン酸は下記の多岐にわたる作用により血栓促進物質として働く．①XIIの自己活性化，②トロンビンによるVの活性化の促進，③トロンビンによるXIのフィードバック活性化の促進，④太くて強いフィブリン線維の形成，⑤プレカリクレインの活性化を通したブラジキニンの遊離，⑥ブラジキニンによる血管透過性の亢進．すなわち，ポリリン酸は血液凝固の内因系経路の活性化を通してトロンビン形成とフィブリン塊の形成を行うだけでなく，プレカリクレインの活性化を通してブラジキニン産生を介した炎症も惹起する．活性化血小板は60〜100個のリン酸が結合した中鎖ポリリン酸を放出するが，バクテリアはより長鎖のポリリン酸（数百個〜数千個）を放出し，血小板由来のポリリン酸に比べ，きわめて強力なXIIとプレカリクレインを活性化し，凝固と炎症を強く惹起する．

凝固増幅反応

　凝固反応は，酸性リン脂質であるホスファチジルセリンを含むリン脂質膜上で増幅される（❶）．プロトロンビン，X，IX，VIIといった凝固因子はN末端領域にγ-カルボキシグルタミン酸（Gla）残基をもつ．この領域はGlaドメインと呼ばれ，カルシウムイオンを結合すると疎水性アミノ酸残基が露出し，ホスファチジルセリンを露出した膜に結合し，膜上でトロンビン形成反応が効率よく進行する．この際，蛋白性補助因子であるVIIIaおよびVaは，IXaによるX活性化およびXaによるプロトロンビン活性化を亢進し，トロンビン形成を強く促進する[4]（❶）．Gla残基の形成にはビタミンKが要求されるので，Glaドメインをもつプロトロンビン，X，IX，VII，プロテインC，プロテインSをビタミンK依存性凝固因子と呼ぶ．ビタミンK依存性凝固因子の生合成はワルファリンで抑制される（Basic Point〈p.9〉参照）．

　トロンビンとXaなどの凝固プロテアーゼは，アンチトロンビンにより阻害され，ヘパリンはその作用を飛躍的に増強するので，抗凝固薬として使われている．ワルファリンとヘパリンは50年以上にわたって用いられてきたが，これらの薬剤の使用には制約が大きく，そのため新しい抗凝固薬の開発が待たれていた．最近，新規経口抗凝固薬としてトロンビン阻害薬（ダビガトラン）とXa阻害薬（リバーロキサバン，アピキサバン，エドキサバン）が上市され，静脈血栓塞栓症患者や心房細動患者などの治療に用いられている（❶）．

　トロンビンはフィブリノペプチドAとBを遊離させてフィブリノゲンを不溶性フィブリンに変換する．それぞれの鎖からわずか16残基と14残基のペプチドが遊離するだけで，可溶性フィブリノゲンが不溶性フィブリンに変換される．生成したフィブリンはXIIIaにより架橋が形成され強固なフィブリンとなる．

> **Basic Point**
>
> ## 経口抗凝固薬ワルファリンの作用機序
>
> 凝固因子であるプロトロンビン，Ⅶ，Ⅸ，Ⅹおよび凝固制御因子であるプロテインC，S，Zは，N末端約50残基中にある8残基程度のGlu残基がカルボキシル化され，成熟因子となり凝固能を発揮する．このカルボキシル化は還元型ビタミンKを要求し，カルボキシル化によりビタミンKはエポキシド型に変換される．エポキシド型ビタミンKはビタミンKエポキシド還元酵素（VKORC1）により還元型に戻り，再度この反応に用いられる．これをビタミンKサイクルと呼ぶ．ワルファリンはVKORC1の活性を阻害し，ビタミンKの再生を阻害する．その結果，プロトロンビンをはじめとする凝固因子の成熟型への変換を阻害し，凝固能を低下させる．これがワルファリンの作用である．ワルファリンはCYP2C9により分解される．
>
> 　ワルファリンの投与量には個人差がある．この個人差はVKORC1とCYP2C9の遺伝子に存在する多型で40％程度を説明できる．両遺伝子多型がともにワルファリンの低用量で維持可能な患者では，ワルファリンの維持用量は低用量となるため，こういった患者への初期のワルファリン投与は注意を払う必要がある．
>
> 　遺伝子多型情報に基づいて，適切なワルファリン投与量を推定するアルゴリズムが公開されている（http://www.warfarindosing.org）．高用量（49 mg/週以上）もしくは低用量（21 mg/週以下）のワルファリンでコントロールされる患者には，このアルゴリズムの使用が勧められる．

多機能プロテアーゼトロンビン

　トロンビンは多機能プロテアーゼであり，凝固反応で中心的役割を果たしている．トロンビンは多岐にわたる凝固促進機能をもつので，その活性を厳重に制御する必要がある．凝固反応の抑制はトロンビン産生や活性の制御といっても過言ではない．トロンビンは2か所に陰電荷物質との結合部位が存在し，これらがトロンビンに多様な特異性をもたせている．

血管内皮細胞上での血栓制御機構 ❹

プロテアーゼインヒビターによる制御機構

　アンチトロンビンは血中に豊富に含まれるプロテアーゼインヒビターであり，その量はプロトロンビンより多い（❷，❺）．アンチトロンビンは，トロンビンを含めすべての凝固プロテアーゼを阻害する．その阻害活性はヘパリンもしくはヘパラン硫酸プロテオグリカンで促進される[4]．ヘパリンは肥満細胞の顆粒内に存在し，通常血中には存在しない．生体内では，血管内皮細胞上のsyndecan-1やsyndecan-4（ryudocan）といったコア蛋白に結合するヘパラン硫酸プロテオグリカンが，アンチトロンビンの活性を促進する（❹）．glypican-1とperlecanもコア蛋白として同定されている．

　アンチトロンビンの活性測定は，ヘパリン依存性のXa阻害活性もしくはトロンビン阻害活性で測定される．アンチトロンビンの先天性欠損症は静脈血栓

> **MEMO**
>
> **トロンビンの機能**
> ① フィブリノゲンのフィブリンへの変換
> ② 血小板膜上のトロンビン受容体（プロテアーゼ活性化受容体）の活性化
> ③ トロンビン-トロンボモジュリン複合体でのプロテインCの活性化
> ④ ⅤとⅧの活性化
> ⑤ Ⅺの活性化
> ⑥ トランスグルタミナーゼであるⅩⅢの活性化
> （❶参照）

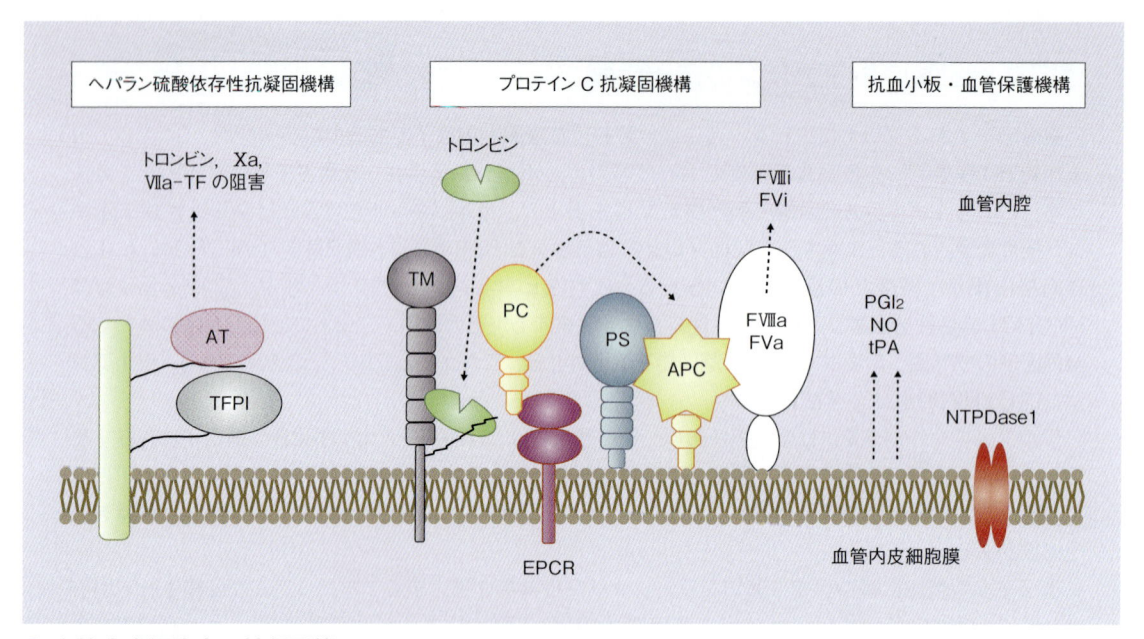

❹ 血管内皮細胞上の抗凝固能

トロンビン産生の抑制機構として，ヘパラン硫酸依存性抗凝固機構とプロテインC抗凝固機構がある．
AT：アンチトロンビン，TFPI：組織因子経路インヒビター，TM：トロンボモジュリン，PC：プロテインC，EPCR：血管内皮細胞プロテインC受容体，PS：プロテインS，APC：活性化プロテインC，FVa：活性型V因子，FⅧa：活性型Ⅷ因子，FVi：不活性型V因子，FⅧi：不活性型Ⅷ因子，PGI2：プロスタサイクリン（プロスタグランジンI2），NO：一酸化窒素，tPA：組織型プラスミノゲンアクチベータ，NTPDase1：ecto-nucleoside triphosphate diphosphohydrolase 1

❺ 凝固制御因子の生化学的性質

蛋白質	分子量 (Da)	血漿中濃度 nmol/L	血漿中濃度 μg/mL	血漿中半減期 （日）
プロテインC	62,000	65	4	0.33
プロテインS	69,000	300	20	1.75
トロンボモジュリン	100,000	(膜蛋白)		
血管内皮細胞プロテインC受容体		(膜蛋白)		
アンチトロンビン	58,000	2,400	140	2.5〜3.0
ヘパリンコファクターⅡ	66,000	500〜1,400	33〜90	2.5
組織因子経路インヒビター	40,000	2.5	0.1	$6.4 \times 10^{-4} \sim 1.4 \times 10^{-3}$
α2-マクログロブリン	735,000*	2,700〜4,000	2,000〜3,000	0.002
プロテインCインヒビター	57,000	90	5	1
C1エステラーゼインヒビター	104,000	962	100	0.07
α1-プロテアーゼインヒビター	53,000	28,000	1,500〜3,500	6
プロテインZ	62,000	47	2.9	2.5
ADAMTS13	150,000	6.7	1	2.1 or 3.3

＊：ホモ四量体の値

症のリスクである．血栓症患者は，血栓の成長と塞栓形成を阻止するために即効性のあるヘパリン類の静注を受けるが，投与されたヘパリン類はアンチトロンビンに結合することにより抗凝固活性を発揮し凝固系を抑制する．ヘパリンの抗凝固活性は活性化部分トロンボプラスチン時間（APTT）でモニターする．

Advice from Expert

■静脈内腔での血栓（静脈血栓）形成機構——動脈血栓症との違い

　静脈血栓の発症は多段階から成ると考えられる[2,3]（❻参照）．はじめに，血管内皮細胞は虚血や炎症性メディエーターで活性化され，接着蛋白である P-セレクチン，von Willebrand 因子（VWF），E-セレクチンを発現する．この場合，内皮細胞は剥がれず，内皮下層が血液成分に露出することはない．静脈で血栓が最もできやすい部位は，渦状の血流のうっ滞により低酸素状態になりやすい静脈弁の内側の洞（ポケット）である[5]（❻参照）．次いで，循環血中の好中球，単球，組織因子含有マイクロパーティクル（❸参照），血小板が，活性化した内皮細胞に結合する．この結合は，内皮細胞上の P-セレクチン，E-セレクチンと，好中球，単球，組織因子含有マイクロパーティクル上の PSGL-1 が仲介する．また，血小板は GPIb を介して内皮細胞上の VWF に結合する．局所に集積した好中球は，核内のクロマチン DNA や顆粒球内の殺菌物質などを含む neutrophil extracellular traps（NETs）を放出し，赤血球を絡めつつ血栓形成を促進する．内皮に結合した単球は刺激依存性の遺伝子発現により組織因子を発現し，マイクロパーティクル上の組織因子とともに，凝固カスケードを活性化させフィブリン形成を促進する．この際，血小板から放出されるポリリン酸は凝固促進物質として働く．静脈弁の内側のポケットで形成された小さな血栓は時間をかけてゆっくり成長し，静脈壁の内側に沿って伸展し血管を閉塞すると考えられる（❻参照）．血栓は血流で運ばれ塞栓となることもある．

　一方，動脈血栓症では，血管が損傷し内皮下層に存在するコラーゲンが血液に露出する．血小板はコラーゲン受容体である GPVI を介してコラーゲンが露出した局所で活性化され，血小板血栓を形成すると考えられる．

最近では，未分画ヘパリンや低分子ヘパリンに加え，五単糖から成る化学合成ヘパリンも使用されている．

　組織因子経路インヒビター（tissue factor pathway inhibitor；TFPI）は VIIa-組織因子複合体および Xa を阻害し，初期の凝固反応を抑制する[4]（❹）．しかし，TFPI の血中濃度はきわめて低いので（❺），トロンビンが形成され凝固が進行した段階の反応を抑制する能力はない．静脈血栓症患者に TFPI 欠損症は同定されていない．TFPI による Xa 活性阻害はプロテイン S で促進される．TFPI は，ヘパラン硫酸プロテオグリカンもしくはグリコシルホスファチジルイノシトール（GPI）アンカーを介して内皮細胞に結合する．

プロテイン C 抗凝固機構による制御

　プロテイン C，プロテイン S，トロンボモジュリン，血管内皮細胞プロテイン C 受容体（endothelial cell protein C receptor；EPCR）は，血管内皮細胞上でプロテイン C 抗凝固系を構成する[4]（❹）．トロンビンが血管内皮細胞上のトロンボモジュリンに結合すると，トロンビンの基質特異性がフィブリノゲンの切断からプロテイン C の活性化へと変化する．プロテイン C が血管内皮細胞上の 1 回膜貫通蛋白である EPCR へ結合すると，トロンビン-トロンボモジュリン複合体によるプロテイン C 活性化が亢進する．活性化プロテイン C

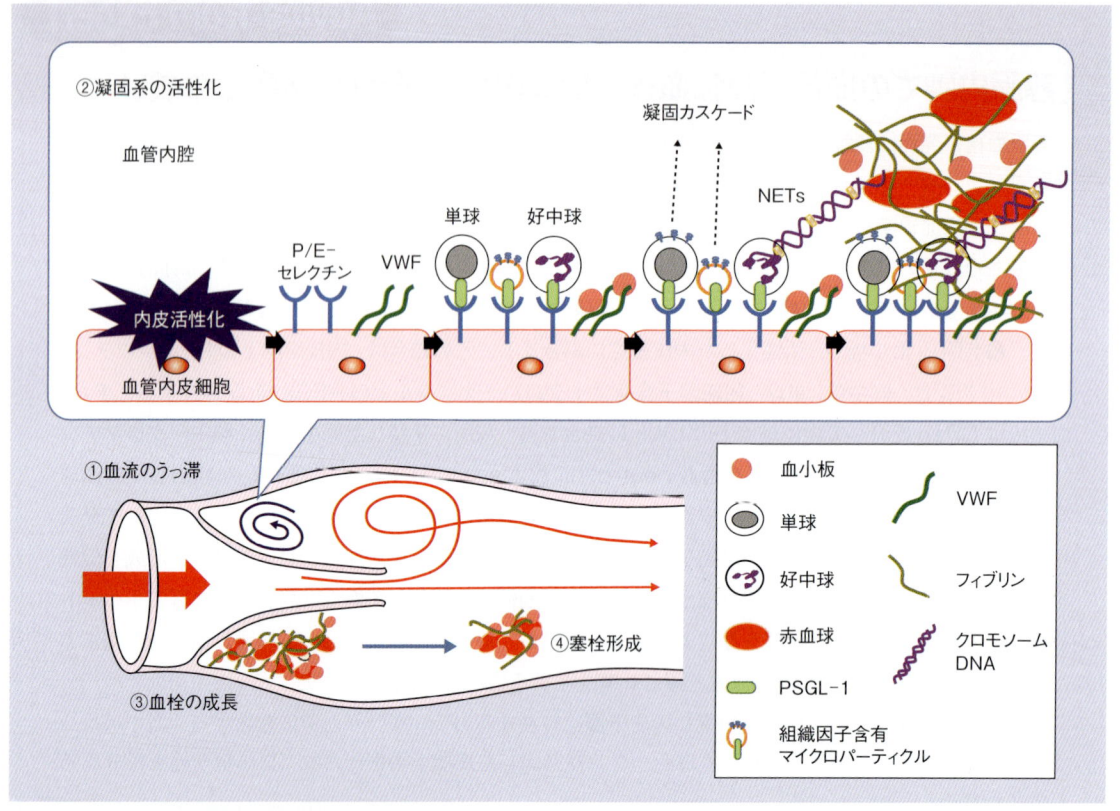

❻ 静脈内腔での血栓（静脈血栓）形成機構
Advice from Expert を参照．

はコファクターであるプロテイン S の存在下で Va と Ⅷa を限定分解し不活化する．これにより，プロトロンビン活性化速度および X 活性化速度は，約 1/1,000 および約 1/10,000 に低下する．このように，活性化プロテイン C は凝固反応の進行を遅延させ，トロンビンの過剰生成を抑制する．プロテイン C とプロテイン S の先天性欠損症は，静脈血栓症のリスクである．

プロテイン S の 60〜70 % は，血漿中で補体系制御因子の C4b 結合蛋白（C4BP）と複合体を形成している．残りの約 30〜40 % は遊離状態で存在し，この遊離型プロテイン S が活性化プロテイン C の補助因子としての抗凝固能を示す．C4BP 結合型の抗凝固能はきわめて低い．血中プロテイン S 量は，抗凝固療法や腎不全，播種性血管内凝固症候群（DIC），妊娠で低下する．特に，妊娠中のプロテイン S の低下は顕著である．プロテイン S は TFPI による外因系凝固の阻害を促進する活性をもつ．

プロテイン C 欠損症患者にワルファリンを投与すると，まれであるが，皮膚壊死が起こる．これは，ビタミン K 依存性因子であるプロテイン C の血漿中半減期（0.33 日）（❺）が Ⅸ，X，プロトロンビンといった凝固因子の半減期（それぞれ，1 日，1.5 日，2.5 日）（❷）より短いので，ワルファリン療法の開始時にまずプロテイン C の血中濃度が低下し，微小循環器系に血栓が生

じることが原因である．

その他の因子による血栓制御

　内皮細胞は血小板アゴニストであるADPを分解するecto-nucleoside triphosphate diphosphohydrolase 1（CD39/NTPDase1）を発現しており，ADPをAMPに分解する能力をもつ．また，内皮細胞は，血小板活性化を抑える一酸化窒素（NO）とプロスタサイクリンを分泌する（❹）．しかし，内皮細胞が虚血や炎症性サイトカインなどの刺激により活性化すると，抗凝固蛋白トロンボモジュリンの発現低下や，白血球や血小板，マイクロパーティクルを結合して捕えるP-セレクチン，E-セレクチン，von Willebrand因子（VWF）といった接着因子の細胞表面への表出がみられる（❻）．

（宮田敏行，田嶌優子）

文献

1) Furie B, Furie BC. Mechanisms of thrombus formation. N Engl J Med 2008; 359: 938-49.
2) Mackman N. New insights into the mechanisms of venous thrombosis. J Clin Invest 2012; 122: 2331-6.
3) Schulz C, et al. Crossroads of coagulation and innate immunity: the case of deep vein thrombosis. J Thromb Haemost 2013; 11 Suppl 1: 233-41.
4) Esmon CT, Esmon NL. The link between vascular features and thrombosis. Annu Rev Physiol 2011; 73: 503-14.
5) Bovill EG, van der Vliet A. Venous valvular stasis-associated hypoxia and thrombosis: what is the link? Annu Rev Physiol 2011; 73: 527-45.

第1章 血栓・止血異常症を理解するために
血小板による止血・血栓形成を理解する

Point

▶ 血栓形成の最も初期の反応は，内皮下組織と von Willebrand 因子（VWF）の結合，それに引き続き起きる血小板粘着である．
▶ 最初にできる血栓は血小板凝集塊から成る一次血栓であるが，もろく崩れやすい．
▶ 活性化血小板の膜上で凝固反応が進行し，フィブリンを含むより強固な二次血栓となる．
▶ 血小板による生理的な止血も，病的血栓形成も，基本的な血小板活性化機序は同じと考えられている．

一次止血機序と二次止血機序

　生体内では血液は流動性を保ちながら血管の中を循環している．しかし，何らかの原因により血管が損傷を受ける，または病的な変化をきたしたときには，血液は速やかに，血栓，凝固塊を形成する．血栓形成は血小板が血管内皮下組織と反応して，粘着，凝集を起こす一次血栓形成と，血液凝固反応が進行して血栓塊を形成する二次血栓に分けられる．血小板凝集塊から成る一次血栓は一般的にはもろく，そのままでは崩れてしまうことが多いが，活性化された血小板細胞膜は，第Ⅸ因子，第Ⅷ因子，第Ⅴ因子などの凝固因子の反応の場を与える．このようにして凝固反応が促進され，最終的にフィブリノゲンがフィブリンとなり血小板を巻き込む形でフィブリンネットワークが形成されて強固な二次血栓となる（❶）．

血管内皮細胞の血小板機能抑制作用

　血管の内面は血管内皮細胞にて覆われており，その機能が正常であれば内皮細胞上での血小板付着，凝集，凝固系活性化は起きない．内皮細胞の抗血栓性に寄与する因子は複数存在するが，主要なものとして内皮細胞由来平滑筋弛緩因子（endothelium-derived relaxing factor；EDRF），プロスタサイクリン（prostacyclin = prostaglandin I$_2$；PGI$_2$），ecto-ADPase があげられる．
　EDRF の本体は一酸化窒素（NO）であり，内皮細胞の NO 合成酵素（endothelial nitric oxide synthase；eNOS）により産生される．NO は細胞膜を自由に透過する小分子であり，内皮細胞から血小板に移行すると血小板内のグアニル酸シクラーゼを活性化し，cGMP 濃度を増加させる．cGMP は種々の血小板

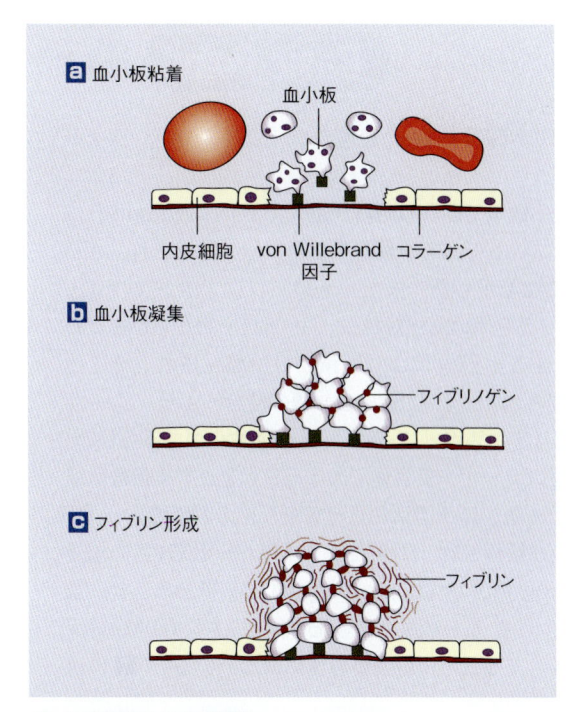

❶ 止血反応の各段階
a：初期反応．血小板と von Willebrand 因子を介する血小板粘着．
b：一次止血反応．血小板活性化によりフィブリノゲンを介する血小板凝集塊形成．
c：二次止血反応．凝固反応によりフィブリンができ，強固な血栓となる．

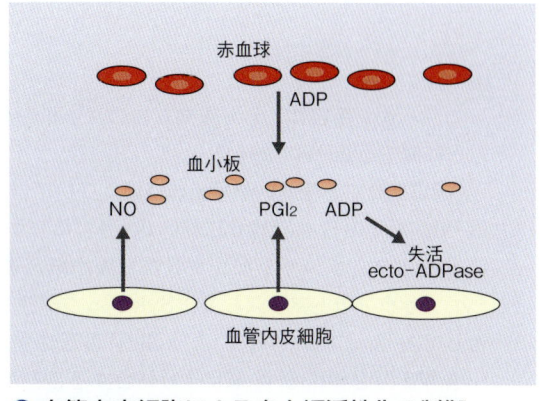

❷ 血管内皮細胞による血小板活性化の制御
一酸化窒素（NO）は血管内皮細胞の eNOS により産生され，細胞内の cGMP を増加させることにより血管平滑筋の弛緩，血小板の粘着，凝集などを抑制する．アラキドン酸代謝産物の PGI2 は細胞内 cAMP を増加させ，NO と同様に抑制作用を発揮する．また，赤血球や血管損傷部位から放出される ADP は血小板を活性化するが，内皮細胞上にはその ADP を分解する ecto-ADPase が大量に存在する．

機能を強く抑制する[1]．また，血管内皮細胞でアラキドン酸代謝が起きると，PGI2 が産生され細胞外へ放出される．PGI2 は血小板膜上の受容体に結合することによりグアニル酸シクラーゼを活性化し，血小板内 cAMP 濃度が増加する．cAMP も前述した cGMP と同様に血小板活性化を強く抑制する．破壊された細胞や活性化された血小板から放出される ADP は血小板を活性化する物質であるが，血管内皮上には ADP を分解する ecto-ADPase（CD39）が大量に存在し血中 ADP 濃度を低下させ，血小板活性を防ぐ役割を担っている．また，血管内皮細胞膜上にはトロンボモジュリンが発現しており，トロンボモジュリンはトロンビンと結合すると，プロテイン C を活性化する．活性化プロテイン C は凝固因子 Va や Ⅷa を分解し，凝固系活性化を抑制することによりトロンビンの産生を低下させる．❷に血管内皮細胞による血小板機能抑制の機序を示す．

血管傷害部位における止血のメカニズム

一次血栓形成

血管の内面は血管内皮細胞で覆われているが，血管内皮には血小板付着，血小板凝集，凝固系活性化を阻止する機能が備わっている．しかし，血管傷害が

Basic Point

コラーゲン受容体

　コラーゲン受容体として重要なものは，インテグリン GPⅠa/Ⅱa と免疫グロブリンスーパーファミリーに属する GPⅥ である．

　GPⅥ を介する細胞内信号伝達経路については，この数年でかなり理解が進んできた．Watson らは GPⅥ 刺激後の Syk 活性化に伴い Fc 受容体のサブユニットである γ 鎖がチロシンリン酸化され，さらに Syk とチロシンリン酸化された γ 鎖が結合することを示した．また，γ 鎖ノックアウトマウス，Fyn ノックアウトマウスおよび Syk ノックアウトマウスを用いた検討から，GPⅥ と γ 鎖がもともと結合しており，コラーゲンにより GPⅥ の活性化が起きると Fyn により γ 鎖がリン酸化され，そこへ Syk がその 2 つの SH2 基により結合することが発見された．この Syk と γ 鎖の結合により，Syk が活性化され，その下流に細胞内カルシウムの動員を起こすホスホリパーゼ Cγ2 の活性化があるらしい．このように，γ 鎖という免疫系に関与する信号分子がコラーゲン受容体である GPⅥ を介する信号伝達系に重要な役割を果たすことが示された．さらにコラーゲンによる活性化と免疫反応の類似性から，T 細胞活性化に関与する信号分子の血小板における機能が解析され，Syk とホスホリパーゼ Cγ2 の橋渡しをする分子が，SLP-76（SH2 domain-containing leukocyte protein of 76）であること，またコラーゲン刺激によりホスファチジルイノシトール 3 キナーゼが上述した γ 鎖と LAT（linker for activator of T cells）と結合することなど，GPⅥ を介する信号の解明が急速に進んでいる[2]．**1** に現在の GPⅥ を介する活性化信号伝達系路の仮説を示す．

　GPⅠa/Ⅱa は GPⅥ により活性化されると考えられているが，GPⅥ 自身のコラーゲン結合力は弱いことなどより，GPⅠa/Ⅱa の活性化がコラーゲン上における血小板の強固な粘着に必用と考えられている．最近，GPⅠa/Ⅱa を介した信号伝達系路（outside-in 信号）にも Src やホスホリパーゼ Cγ2 が重要であることが報告された．

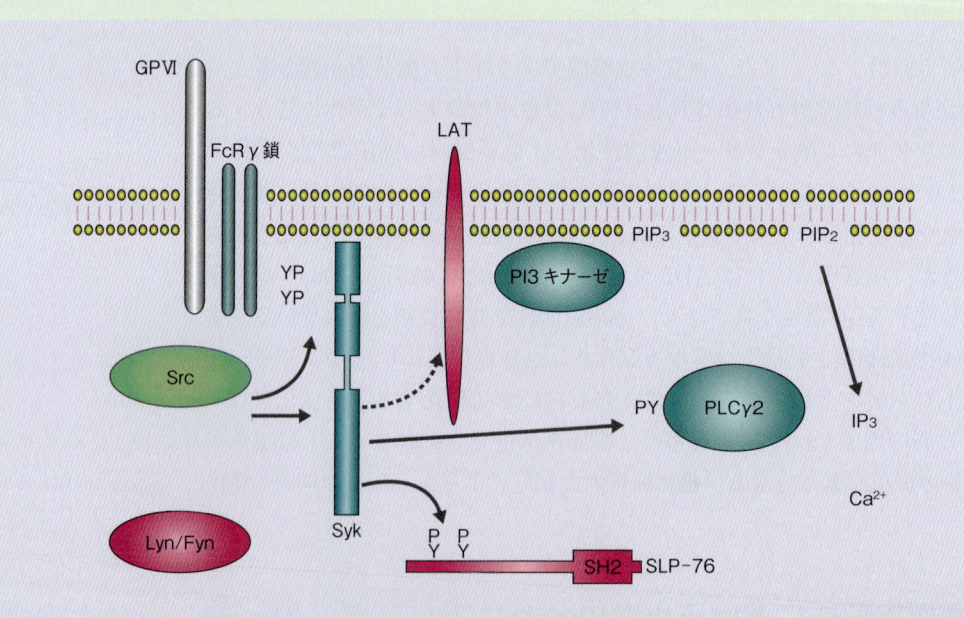

1 コラーゲン受容体 GP Ⅵ を介する血小板活性化経路
LAT：linker for activator of T cells, PLCγ2：ホスホリパーゼ Cγ2, SLP-76：SH2 domain-containing leukocye protein of 76, PIP$_3$：ホスファチジルイノシトール三リン酸, PIP$_2$：ホスファチジルイノシトール二リン酸, IP$_3$：イノシトール三リン酸

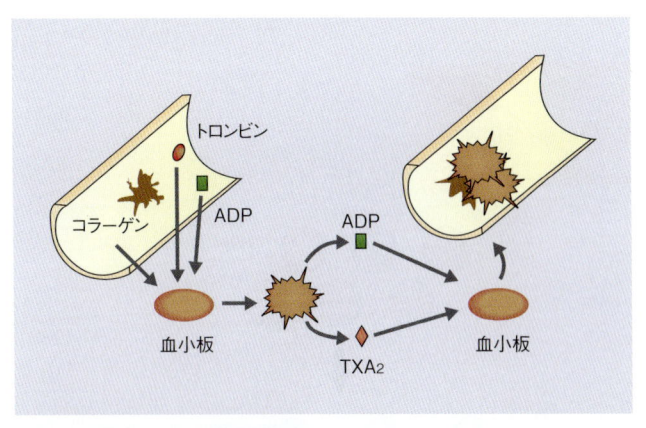

❸ 血管傷害と血小板活性化
血管傷害部では，コラーゲンが露出し，破壊された細胞からADPが放出され，凝固系の活性化によりトロンビンが生成される．これらは血小板を活性化し，さらに血小板からはADP，トロンボキサンA₂（TXA₂）が放出され，ポジティブフィードバックで，短時間で多数の血小板が活性化される．

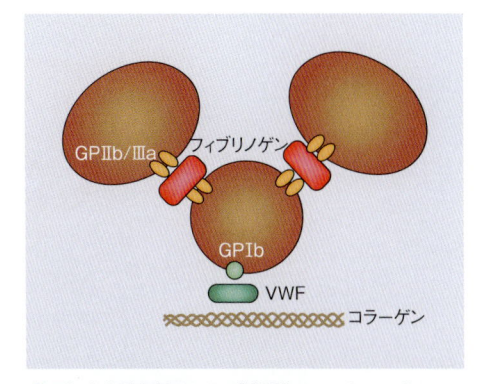

❹ 血小板粘着および凝集のメカニズム
血管内皮の傷害により，内皮下組織のコラーゲンが露出すると，そこにvon Willebrand因子（VWF）が結合し，さらに血小板GPⅠbがVWFに結合することにより，血小板粘着が起きる．活性化血小板では，GPⅡb/Ⅲaにフィブリノゲンが結合し，これにより多数の血小板が凝集塊を形成する．

起き，血管内皮細胞が脱落すると血管内皮下組織のコラーゲンが露出する．露出したコラーゲンに血液中のvon Willebrand因子（VWF）が結合するとVWFが活性化され，血小板膜上の糖蛋白GPⅠbを結合することにより血小板粘着，凝集が起きる．また，血小板膜上のコラーゲン受容体もコラーゲンに直接結合し，血小板の粘着，凝集に寄与する．さらに破壊された細胞からADPが放出され，また活性化血小板の濃染顆粒からはADP，セロトニンが放出される．これらの物質は血小板膜上にそれぞれの受容体があり，血小板を活性化させる．また，細胞膜断片，陰性荷電をもった細胞膜内面の露出，組織液中の組織因子（tissue factor）などの関与により，血管傷害部位では凝固系が活性化され，最終的にトロンビンが形成される．トロンビンは凝固系の最終酵素としてフィブリン形成に関与するのみでなく，血小板上のトロンビン受容体を活性化する．活性化された血小板自身もアラキドン酸の放出，代謝を経て自らをさらに活性化するトロンボキサンA₂（TXA₂）を産生し，同様に濃染顆粒からADPなどの活性化物質を放出することによりポジティブフィードバックを形成し，短時間に多数の血小板を活性化させる（❸）．活性化血小板では，フィブリノゲン受容体である糖蛋白GPⅡb/Ⅲaが活性化され，GPⅡb/Ⅲaとの結合部位を2個有するフィブリノゲンを介して，血小板同士が結合し，凝集塊を形成する（血小板血栓，一次血栓）．主として，フィブリノゲンとGPⅡb/Ⅲaの結合を介して形成されている一次血栓はもろいことが知られており，血流が速い環境などでは破壊され，押し流されることがある（❹）．

二次血栓形成

血管傷害部位では，細胞膜断片，また一次血栓を形成している活性化血小板上に陰性荷電をもったホスファチジルセリン（phosphatidylserine；PS）が発現する．PSは，第Ⅹ因子活性化複合体などの凝固因子，血中に存在する微量の組織因子などが結合すると，凝固カスケードの反応速度が飛躍的に増加し，

MEMO

glycoprotein Ⅰb (GPⅠb)
GPⅠbは，GPⅠbα，GPⅠbβ，GPⅨおよびGPⅤから成る複合体であり，血小板膜上に25,000コピー存在する．GPⅠbは血小板粘着の初期の反応に重要な膜糖蛋白である（p.19参照）．GPⅠbはVWF以外にも種々の結合対象があり，白血球Mac-1，P-セレクチンなどとも結合することにより，白血球の粘着にも寄与している．以前は，GPⅠbの役割は物理的な結合のみと考えられていたが，最近になり，GPⅠbがSrcを介して細胞内活性化信号を惹起するなど，コラーゲン受容体であるGPⅥに類似した活性化経路に関与することが示唆されている[3]．

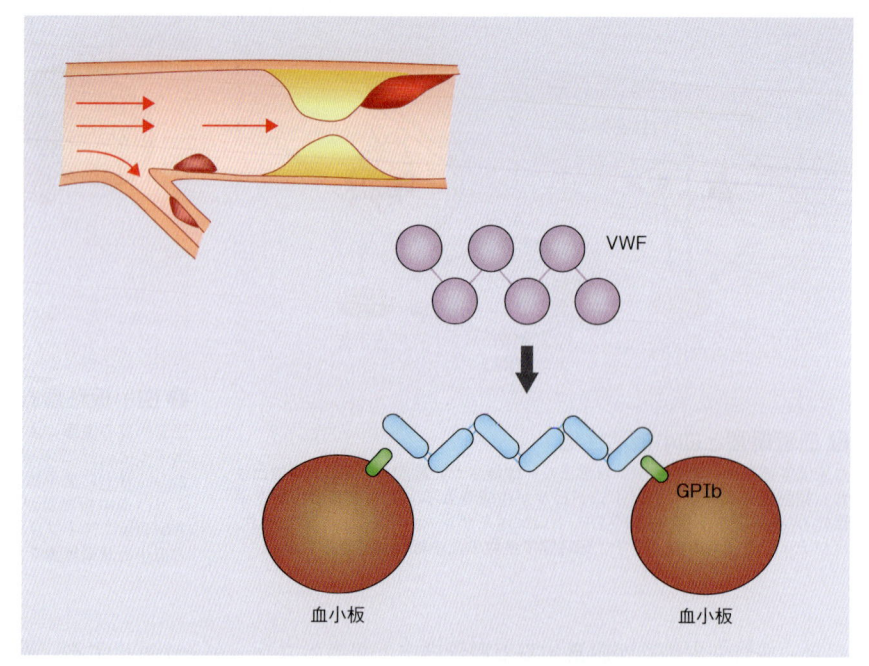

❺ プラーク，狭窄部によるずり応力による血小板活性化
ずり応力により VWF の立体構造の変化が起き，血小板 GPIb と結合することにより血小板凝集，活性化が起きる．

短時間に大量のトロンビンが形成される．トロンビンは，フィブリノゲンを生体糊であるフィブリンに変換するので，主として血小板から成る一次血栓がフィブリンで覆われ，ここに強固なフィブリン血栓とも呼ばれる二次血栓が形成される．一次血栓，二次血栓は，便宜的に定義したもので，実際には両者はかなりの部分は同時進行をしていると考えられる．

病的血栓形成

粥状硬化病変では，抗血栓作用，抗血小板作用を発揮する血管内皮機能障害が起きる．また局所では炎症性変化が起き，種々の血小板機能を増強するサイトカインが産生される．炎症細胞の浸潤が強く，大きな脂質コアを薄い皮膜が覆う不安定プラークは，特にその皮膜が破綻しやすく，いったんプラークの破綻が起きると，内皮下組織のコラーゲン，破壊された組織から放出されたADP などの血小板活性化物質による血小板活性化，組織因子を発現している泡沫細胞による凝固反応の進展などにより，血小板血栓やフィブリン血栓が形成されやすい．

また，最近ではこれらの生理的血小板活性化物質以外にもずり応力（shear stress）が血管分岐部，狭窄部などで変化し，VWF の立体変化，血小板膜糖蛋白 GPIb との結合を介して，血小板を活性化することが注目されている[4]（❺）．

血栓形成に関与する血小板機能

最近，血小板は炎症，感染防御など種々の機能があることが報告されている

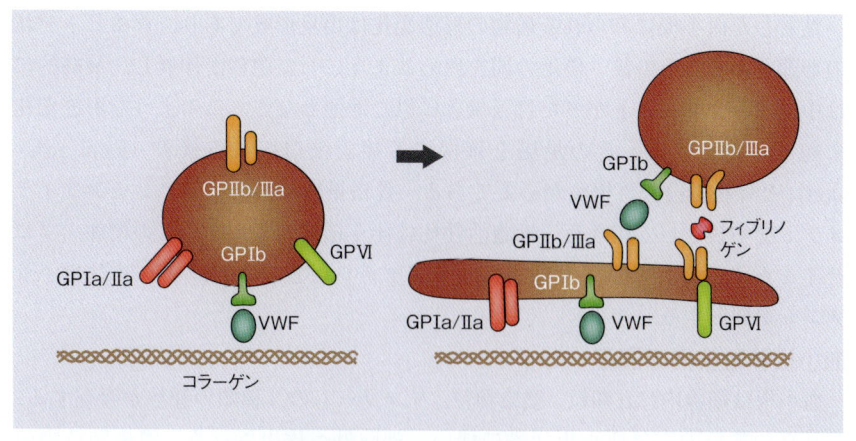

❻ **コラーゲンによる血小板活性化，血小板粘着**
内皮下組織のコラーゲンと血小板 GPIb が VWF を介して結合し，その後，コラーゲン受容体 GP Ia/IIa，GPVIとコラーゲンの結合が血小板を強く活性化する．結果として，フィブリノゲン受容体 GP IIb/IIIa が活性化され，血小板凝集塊が形成される．

が，血小板機能の最も代表的なものはやはり止血，血栓形成であり，これらのプロセスには，粘着，顆粒放出，凝集機能が重要である．血管の内面は血管内皮細胞にて覆われ，血小板粘着，凝集を阻止する機序が働いている．しかし，血管傷害が起き血管内皮下組織が露出すると，血小板は血管内皮下組織に粘着する．粘着した血小板は活性化され，顆粒内容物を放出し，さらに周囲の血小板を活性化させる物質を産生する．これにより多くの血小板がリクルートされ，凝集塊が形成され，さらには凝固経路も活性化され，強固な血栓が形成される．

粘着

内皮細胞が何らかの原因により傷害されると，コラーゲン，ラミニン，フィブロネクチンなどの血管内皮下組織が露出し，血液と接触する．コラーゲンやラミニンと血液中のVWFが結合するとVWFの立体構造の変化が起き，VWFは血小板膜上の糖蛋白GPIbと結合できるようになる．このGPIbを介した血小板の血管壁への付着力は弱く，血小板は血管壁上にごく短期間のみ固定化されるか（tethering），あるいは血管壁を転がるような動態（rolling）を示す．しかし，GPIbを介して血小板と内皮下組織が短期間接触する間に，血小板上のコラーゲン受容体が血管内皮下組織のコラーゲンと反応する．血小板のコラーゲン受容体は少なくとも2種類あるとされているが，最初に血管内皮下組織コラーゲンと反応するものは免疫グロブリンスーパーファミリーに属するGPVIであり[5]，GPVIからの活性化信号によりインテグリンであるもう一つのコラーゲン受容体GPIa/IIaが活性化される．血小板はこの2つのコラーゲン受容体により，血管壁上へより強固に粘着することができる（❻）．また最近ではあるが，コラーゲンのみでなく，ラミニンもGPVIに結合することが報告されている．これらの受容体から惹起される活性化信号により，血小板膜上に最も数多く存在する蛋白といわれるフィブリノゲン受容体であるGPIIb/IIIaが活性化され，粘着した血小板の上に他の血小板が結合する凝集反応が起きる．

粘着した血小板にみられる最初の形態変化は偽足形成であり，クモヒトデ状の形態をとる．その後，偽足の間を埋めるようにして胞体が伸展し，最終的には中央部がやや盛り上がった目玉焼きに似た形態となる．このような形態変化を起こすためには，その足場を確保する接着蛋白による接着（focal adhesion）と骨格蛋白の再構築が必要である．骨格蛋白の再構築はアクチンフィラメントを中核として起きる．細胞活性化に伴う細胞内カルシウムの増加，プロテインキナーゼCの活性化などによりアクチンが重合され，アクチンフィラメントが伸展する．

血小板顆粒放出の機序

血小板は細胞内にα顆粒，濃染顆粒，リソソームの3種類の顆粒が存在する．これらの顆粒内容は血小板活性に伴い，細胞外へ放出される．濃染顆粒中のADPやセロトニンは，放出後周囲の血小板に作用し，速やかに血管傷害部に血栓を作り，止血に貢献する．α顆粒からは種々の成長因子が放出され，血管修復に貢献する．リソソームから放出される水解酵素は，役目を終えた血小板血栓の分解に寄与すると考えられている．

顆粒放出は，顆粒の中心化，顆粒同士の融合，顆粒と開放小管系との融合，顆粒内容の放出などの過程から成るが，顆粒の中心化にはアクトミオシン系が重要とされている．血小板活性化とともに起きる骨格蛋白の再構成において，顆粒は微小管とアクチンから成るミクロフィラメントに取り囲まれるように胞体の中央部に移動する．ミオシンがアクチンフィラメントと重合することにより形成されたアクトミオシンが収縮力を発揮し，顆粒の中心化，顆粒放出反応が惹起される．血小板における顆粒同士の融合，顆粒と開放小管系との融合には，多くの細胞に共通して認められる膜，小胞輸送と同様の機序が関与する．すなわち，運ばれる小胞に存在するv-SNARE（vesicle-SNARE）が融合する膜に存在するt-SNARE（target-SNARE）に特異的に結合し，このようにして特定の膜同士が融合する．その後，NSFが結合したt-SNAREとv-SNAREを分解する．この系に低分子量GTP結合蛋白Rabも関与しており，v-SNAREとt-SNAREの結合を促進することが知られている．α顆粒，濃染顆粒の膜との融合，顆粒放出はそれぞれ特定のSNARE，Rabが関与していると思われる[6]（❼）．

◆ SNARE：soluble NSF attachment proteins receptor
◆ NSF：N-ethylmaleimide-sensitive factor

血小板凝集

凝集反応，すなわち血小板凝集塊形成は，生理的止血機構，病的血栓の形成に欠くことのできないものであり，血小板機能を最もよく代表するものといえよう．しかし，凝集反応は，血小板の粘着またはそれに伴う形態変化，放出反応と密接に関連しており，これらの反応に異常があると正常な凝集反応は起きない．このように血小板凝集塊形成は，生体内においては複数の血小板刺激物質，接着蛋白，細胞内活性化経路が関与して可能になる複雑な反応である．

血小板上のフィブリノゲン受容体GPⅡb/Ⅲaは無刺激時には不活性型であり，フィブリノゲンと結合することはない．しかし，コラーゲン，ADP，トロンビンなどの刺激物質により血小板が活性化されると細胞内カルシウム増

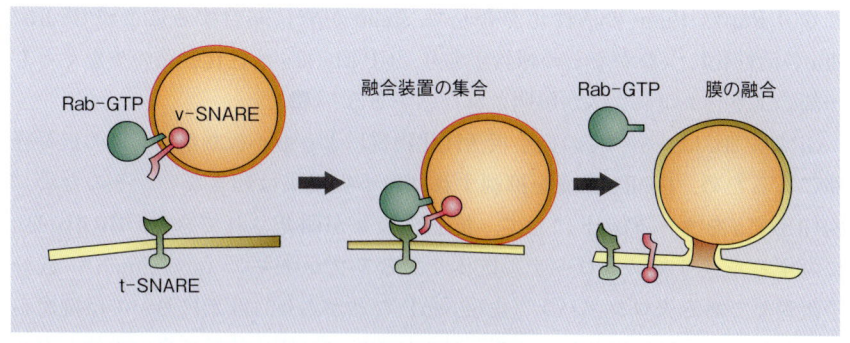

❼ v-SNARE, t-SNARE による膜の融合機構

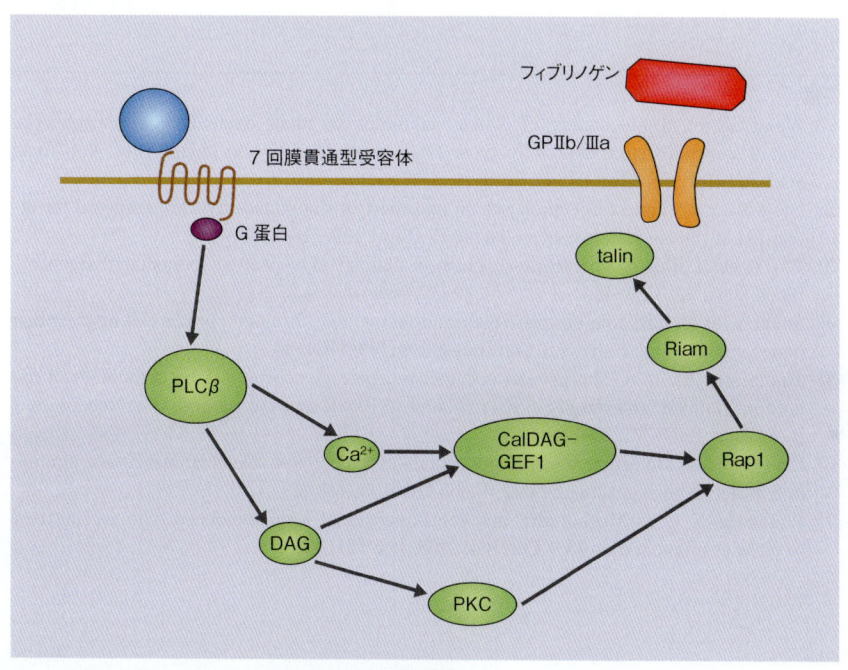

❽ GPⅡb/Ⅲa 活性化に至る信号伝達経路
PLCβ：ホスホリパーゼCβ, DAG：ジアシルグリセロール, PKC：プロテインキナーゼC

加，プロテインキナーゼC，チロシンキナーゼ活性化などによりGPⅡb/Ⅲaが活性化され，フィブリノゲンとの結合能が高まる．

GPⅡb/Ⅲaの活性化

　GPⅡb/Ⅲa（$α_{IIb}β_3$）はα鎖β鎖から成るインテグリンに属する接着蛋白であり，血小板のみに存在する．血小板1個あたり8万個発現する重要な膜糖蛋白であり，血小板活性化後GPⅡb/Ⅲaは構造変化を起こし，フィブリノゲンとの結合性を獲得する（inside-out シグナル）．GPⅡb/Ⅲaが構造変化を起こすためには，細胞内カルシウム上昇，プロテインキナーゼC，Sykなどのチロシンキナーゼ活性化など，複数の細胞内信号伝達系路が関与することが知られているが，いまだにGPⅡb/Ⅲa活性化機構の全容は解明されていない．最近

になり Rap1, Riam の活性化を介して, talin が β_3 に結合することが GPⅡb/Ⅲa の活性化につながるとの報告があり, GPⅡb/Ⅲa 活性化経路の少なくとも一部のブラックボックスが解明された感がある[7] (❽).

GPⅡb/Ⅲa は, すべての血小板活性化物質による血小板凝集の共通の最終経路にあるため, GPⅡb/Ⅲa を抑制すれば血小板凝集は起きない. そのため, GPⅡb/Ⅲa をターゲットにして, 抗血小板薬が開発されてきた. GPⅡb/Ⅲa に対するキメラモノクローナル抗体であるアブシキマブ (abciximab), 低分子阻害薬であるチロフィバン (tirofiban) などがあり, 欧米においては抗血小板薬として臨床に使用されている. 日本においては臨床治験で良い成績が出せず, 使用されていない.

(尾崎由基男)

文献

1) Wang GR, et al. Mechanism of platelet inhibition by nitric oxide: in vivo phosphorylation of thromboxane receptor by cyclic GMP-dependent protein kinase. Proc Natl Acad Sci USA 1998; 95: 4888-93.
2) Poole A, et al. The Fc receptor γ-chain and the tyrosine kinase Syk are essential for activation of mouse platelets by collagen. EMBO J 1997; 16: 2333-41.
3) Wu Y, et al. Role of Fc receptor γ-chain in platelet glycoprotein Ib-mediated signaling. Blood 2001; 97: 3836-45.
4) Ikeda Y, et al. The role of von Willebrand factor and fibrinogen in platelet aggregation under varying shear stress. J Clin Invest 1991; 87: 1234-40.
5) Clemetson JM, et al. The platelet collagen receptor glycoprotein VI is a member of the immunoglobulin superfamily closely related to FcαR and the natural killer receptors. J Biol Chem 1999; 274: 29019-24.
6) Chen D, et al. Molecular mechanism of platelet exocytosis: role of SNAP-23 and syntaxin 2 in dense core granule release. Blood 2000; 95: 921-9.
7) Watanabe N, et al. Mechanisms and consequences of agonist-induced talin recruitment to platelet integrin αⅡbβ3. J Cell Biol 2008; 181: 1211-22.

第1章 血栓・止血異常症を理解するために

線溶反応とは

Point

- 線溶反応は止血系の反応の一つである．
- 線溶の主反応はプラスミン生成反応であり，反応が生じる「場」によって，生理学的意義が異なる．
- プラスミノゲンアクチベータ（PA）が効率的にプラスミン生成を起こす「場」がフィブリンである．
- 血栓溶解療法にはフィブリン親和性の高いPAを適切な時間内に投与する．
- 細胞周囲での蛋白分解反応としての線溶反応が多くの生理的機能に関与している．

反応の場

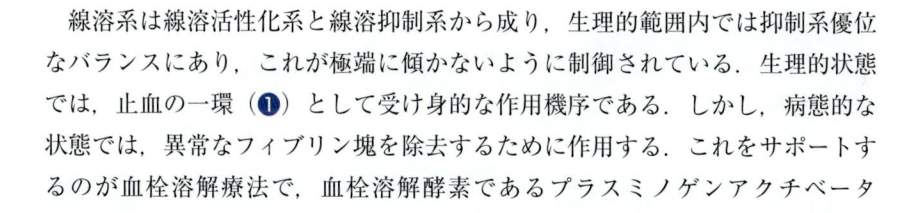

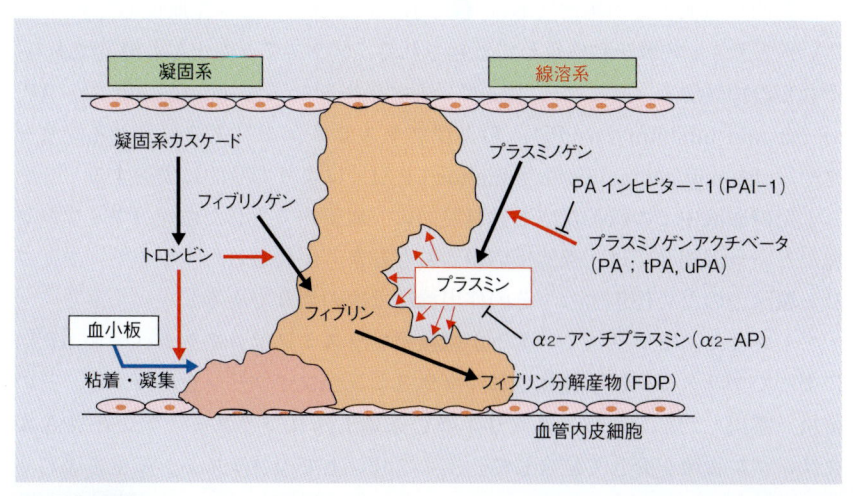

　線溶系は線溶活性化系と線溶抑制系から成り，生理的範囲内では抑制系優位なバランスにあり，これが極端に傾かないように制御されている．生理的状態では，止血の一環（❶）として受け身的な作用機序である．しかし，病態的な状態では，異常なフィブリン塊を除去するために作用する．これをサポートするのが血栓溶解療法で，血栓溶解酵素であるプラスミノゲンアクチベータ

❶ 止血機構

血管内皮細胞が障害を受けると，血小板系が作動し，続いて凝固カスケードが始動して凝固塊を形成する．その後に線溶系が凝固塊を分解し血流を再開させるために始動する．長期に血管が閉塞すると末梢組織に障害が出るので，再開通させるのが線溶系の役割である．

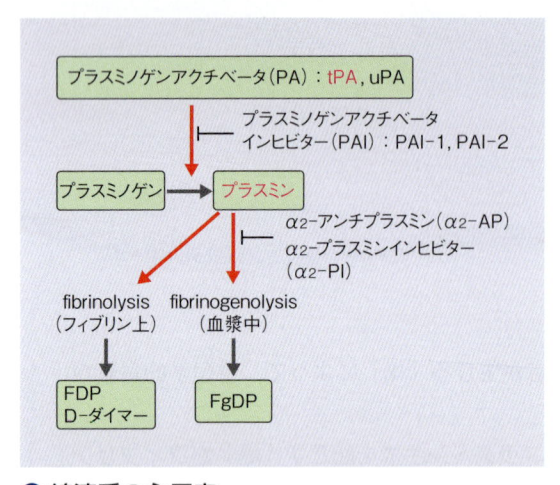

❷ 線溶系の主反応

線溶系は前駆体のプラスミノゲンをプラスミンという酵素に活性化させる反応である．プラスミンの基質として血管内のフィブリンを分解させるのが血栓溶解療法で，フィブリン分解産物（FDP）やD-ダイマーが検出される．フィブリンのないところでプラスミンが生成されると，フィブリノゲンや凝固因子などを分解し，その産物が血中に出る．血管外では，プラスミンは細胞外マトリックス（ECM）蛋白やマトリックスメタロプロテイナーゼ（MMP）などを基質とする．
FgDP：フィブリノゲン分解産物

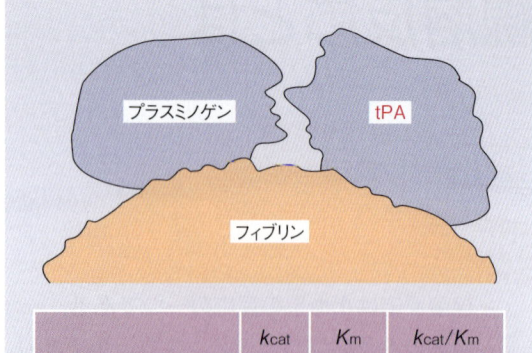

❸ 三量体による血栓溶解の効率化

	k_{cat} (s^{-1})	K_m (mM)	k_{cat}/K_m ($s^{-1}mM^{-1}$)
フィブリン非存在下	0.06	65	0.001
フィブリン存在下	0.1	0.16	0.63

プラスミノゲンもtPAもフィブリン上のLys残基にLys結合部位（LBS）を介して結合する．フィブリン上で両者が反応してプラスミンが生じ，フィブリン分解を行う．その際LBSがフィブリン結合に使用されているため，α2アンチプラスミン（α2-AP）の阻害作用を受けず，効率的にフィブリンを分解する．プラスミノゲン活性化反応がフィブリン上で約600倍から1,000倍亢進する．

MEMO

血栓溶解療法
血栓が血管内に形成されると，可及的速やかにPAを投与する．投与までの時間が疾患によって決められている．血管の閉塞によって末梢の細胞が壊死に至るまでに再開通させるのがtime window（治療開始までの許容時間）設定の意義である．これをオーバーすると，たとえば脳梗塞が血栓溶解療法によって脳出血になってしまう．

PAの投与方法
PAを局所投与すると血栓周辺のPA濃度が高くなりやすく，フィブリン親和性とともに，濃度勾配に準じてPAが移動するので溶解過程が速やかに進展する．血栓内に投与する方法もある．末梢静脈内投与は投与までの時間が短くてすむが，全身線溶活性化という危険に配慮しておく必要がある．

（plasminogen activator；PA）を投与して線溶活性化系優位にさせ，血管内の血栓を溶解する．

血管内での線溶反応

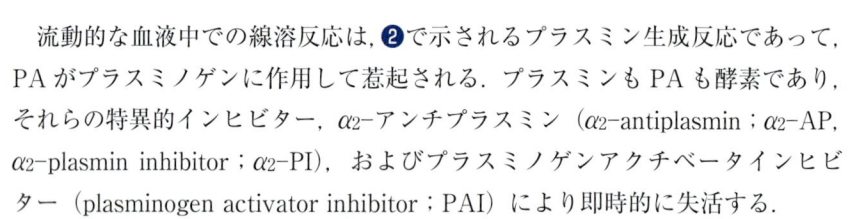

流動的な血液中での線溶反応は，❷で示されるプラスミン生成反応であって，PAがプラスミノゲンに作用して惹起される．プラスミンもPAも酵素であり，それらの特異的インヒビター，α2-アンチプラスミン（α2-antiplasmin；α2-AP，α2-plasmin inhibitor；α2-PI），およびプラスミノゲンアクチベータインヒビター（plasminogen activator inhibitor；PAI）により即時的に失活する．

上記の血液中での線溶反応とは対照的に，血管内で生じた血栓（フィブリン塊）という固相上では，線溶反応の「おもむき」が異なる．すなわち，フィブリン塊除去のため作用する．その作用機序は次の通りである．

フィブリン上でプラスミノゲンが組織型プラスミノゲンアクチベータ（tPA）によってプラスミンに活性化され，プラスミンがフィブリンを切断する．その結果，露出した部分分解フィブリンのC末端Lysにプラスミノゲンと tPA がクリングル領域を介して結合して，フィブリン上でのプラスミン産生を著しく増強する．すなわち，部分分解のフィブリンに生じたC末端Lysがプラスミノゲンと tPA を結合して三量体を形成して，プラスミンによるフィブリン溶解を促進させる（❸）．固相上で生じたプラスミンはα2-APの作用を受けない

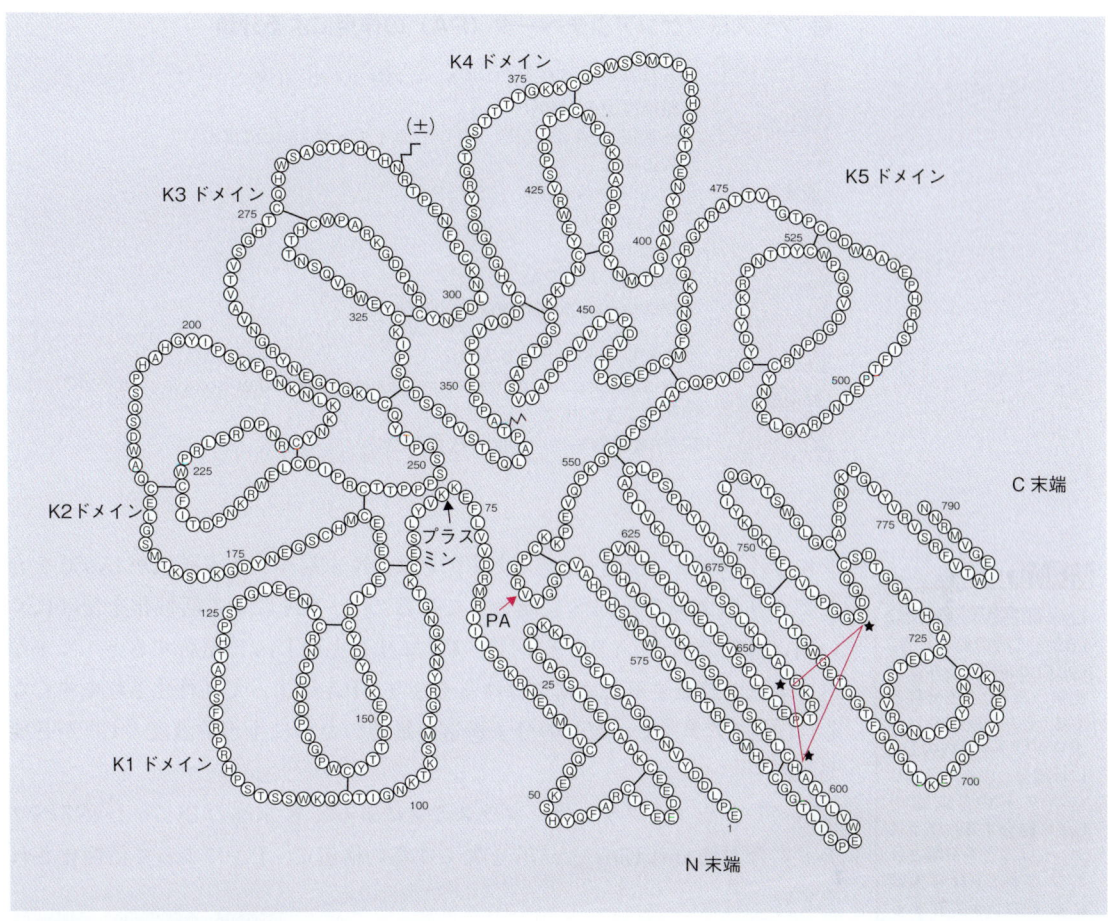

❹ **プラスミノゲンの構造**
プラスミノゲンアクチベータ（PA）によって Arg561-Val562（→）が切断されると，二本鎖になって酵素活性が出現する．活性中心は Asp645-His603-Ser740 から成る．Lys77-Lys78（→）が切断されると，Lys プラスミノゲンになり，PA によるプラスミンへの活性化を受けやすくなる．

ので，効率的にフィブリンを分解できる．これが血栓溶解療法の原理である．

線溶反応を惹起させる因子

プラスミノゲン

　線溶反応の主役であるプラスミンは前駆体のプラスミノゲンとして血中に存在する．プラスミノゲンの構造は非常に特徴的である（❹）．すなわち，N末端ペプチド領域，5個のクリングル領域（K1，K2，K3，K4，K5）およびセリン酵素としてのプロテアーゼ領域から成る．
　クリングル領域は約80個のアミノ酸から成り，3組のS-S架橋が特徴的な二次構造を作る．ここに Lys 結合部位（lysine binding site；LBS）があり，そこに Lys および一部分解されたフィブリンや α2-AP の C 末端 Lys が結合する．
　N 末端のアミノ酸の種類により，Glu-プラスミノゲンと Lys-プラスミノゲ

> **MEMO**
> **クリングル**
> uPA，tPA やプラスミノゲンにあるクリングル領域という名前は，これを同定した研究者がデンマークのお菓子の形と類似しているので命名した．プロトロンビンにもクリングル領域があり，その他，アンジオスタチン，アポリポプロテイン（a），肝細胞増殖因子，第XII因子などにもある．

❺ **プラスミノゲンアクチベータ（PA）の作用による分類**

直接型	①ウロキナーゼ型PA（uPA，ウロキナーゼ〈UK〉） ②組織型PA（tPA） ③一本鎖uPA（scuPA，プロウロキナーゼ〈pro-UK〉） ④bat PA ⑤snake venom PA（TSV-PA） ⑥mutant PA ⑦hybrid PA ⑧IgG carrying PA ⑨bispecific monoclonal antibody
間接型	⑩ストレプトキナーゼ（SK） ⑪anisoylaled plasminogen streptokinase activator complex（APSAC） ⑫スタフィロキナーゼ（SAK） ⑬snake venom（Haly-PA，LV-PA）

MEMO
Lys 結合部位（LBS）
LBSとLysの結合には，Lysのカルボキシル基と側鎖のアミノ基を必要とする．そのためLBSは，ポリペプチド鎖内のLysには結合しにくく，ポリペプチドのC末端のLysに結合する．プラスミンにより部分分解されたフィブリンはC末端に多くのLysを有するので，さらに多くのプラスミノゲンが結合し血栓溶解を加速させる．

ンに分けられる．Glu1-プラスミノゲンは，N末端ペプチド領域がLys50を介してクリングル5のLBSに結合しているので，PAによる活性化を受けにくい固い構造である．LBSを介してフィブリン上のLysに結合すると，N末端ペプチドが遊離するため構造はゆるくなり，PAによって活性化されやすくなる．Glu1-プラスミノゲンの分子構造の維持のために生理的濃度のCl$^-$が必要である．

Lys77-プラスミノゲンは，プラスミンによってN末端のLys76-Lys77ペプチド結合が切られGlu1-Lys76を欠くゆるい構造で，PAによって活性化されやすい．

プラスミノゲンアクチベータ（PA）
分類
❺のようにPAには多数あり，作用機序により分類できる．

フィブリン親和性をもたないPA（❻）：このPAを血管内に投与すると，直ちに血液中のプラスミノゲンをプラスミンに活性化する．活性化されたプラスミンの大部分は，プラスミンの特異的インヒビターであるα_2-APによって失活化される．失活を免れたプラスミンあるいは過剰に生成されたプラスミンが，血液中のフィブリノゲンや他の凝固因子を分解し出血傾向を引き起こす．その際ごく一部のプラスミンが血栓に到達し血栓に作用して溶解するが，血栓溶解効率は大変悪い．

フィブリン親和性を有するPA：このPAは，血栓を構成するフィブリンに対して親和性が高いため，血栓に特異的に結合する．そして血栓上でプラスミノゲンを効率的にプラスミンに活性化する．そのため，血栓溶解効率は大変高い．

組織型プラスミノゲンアクチベータ（tissue-type PA；tPA）
tPAは分子量約7万の一本鎖の糖蛋白であり，Arg275-Ile276のペプチド結合（❼の→）がプラスミンなどにより切断されると二本鎖になる．tPAは，N末端から順番にfinger（F）領域，epidermal growth factor（E）領域，2つのクリングル（K1とK2）領域およびcatalytic（C）領域から成る．

Basic Point

tPAの分泌

tPAは主に血管内皮細胞で合成され，小さな高密度の分泌顆粒中に貯留される．静脈閉塞，各種血管作動薬による刺激，激しい運動などによりtPAが放出される．浦野らはGFP（green fluorescent protein）結合tPAを用いた分泌過程の解析から，tPA分子は分泌後も血管内皮細胞上に長くとどまり，プラスミノゲンの血管内皮細胞結合とともに血管内皮細胞の高線溶活性の維持に重要であることが明らかになった．さらに，PAI-1が血管内皮細胞上でtPA/PAI-1複合体を形成し細胞膜から血中へ放出させる．

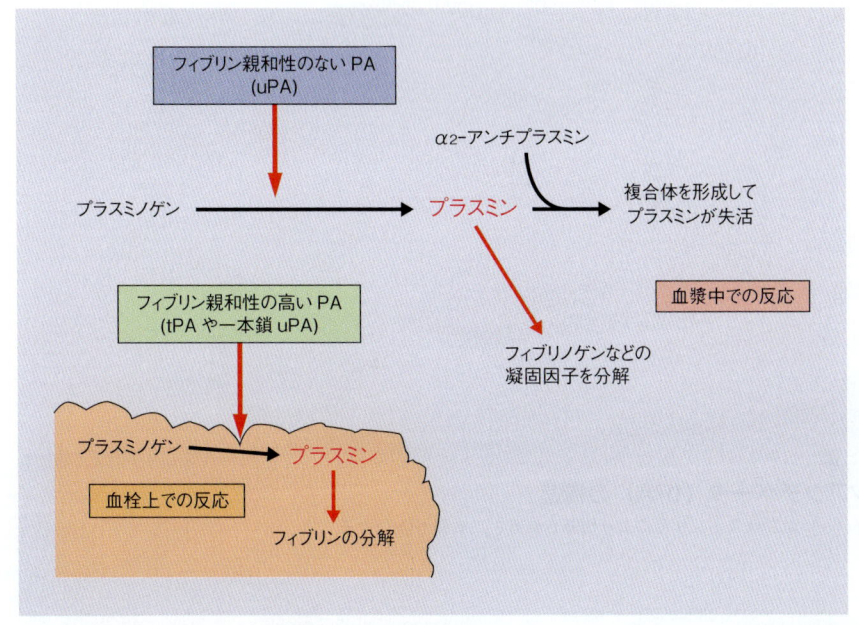

❻ **フィブリン親和性の有無によるプラスミノゲンアクチベータ（PA）の作用の差異**
フィブリン親和性のないPAは血漿中で線溶活性化を起こすが，フィブリン親和性のあるPAはフィブリンという固相上で線溶活性化を起こし血栓溶解を惹起する．

tPAには高いフィブリン親和性があり，その発現にはF領域と2番目のクリングル領域が関与する．さらに，tPAとフィブリンとの反応にC領域のLys295-Arg299も重要である．同じくC領域のLys296-Gly302には，PAI-1が結合してtPAの活性を制御する．

一本鎖tPAにも酵素活性が存在し，一本鎖tPAと二本鎖tPAの酵素活性はほぼ同等である．フィブリン存在下でtPAのプラスミノゲン活性化能が約1,000倍にも増強する（❸参照）．人種的な差異により，日本人は欧米人に比べて低用量のtPAで同等の血栓溶解効果が得られる．

改変型tPA

tPAの半減期を延長させるためtPA分子の構造-機能解析が精力的に行われた．その結果，第二世代tPAが臨床応用されている．E領域に存在するCys84

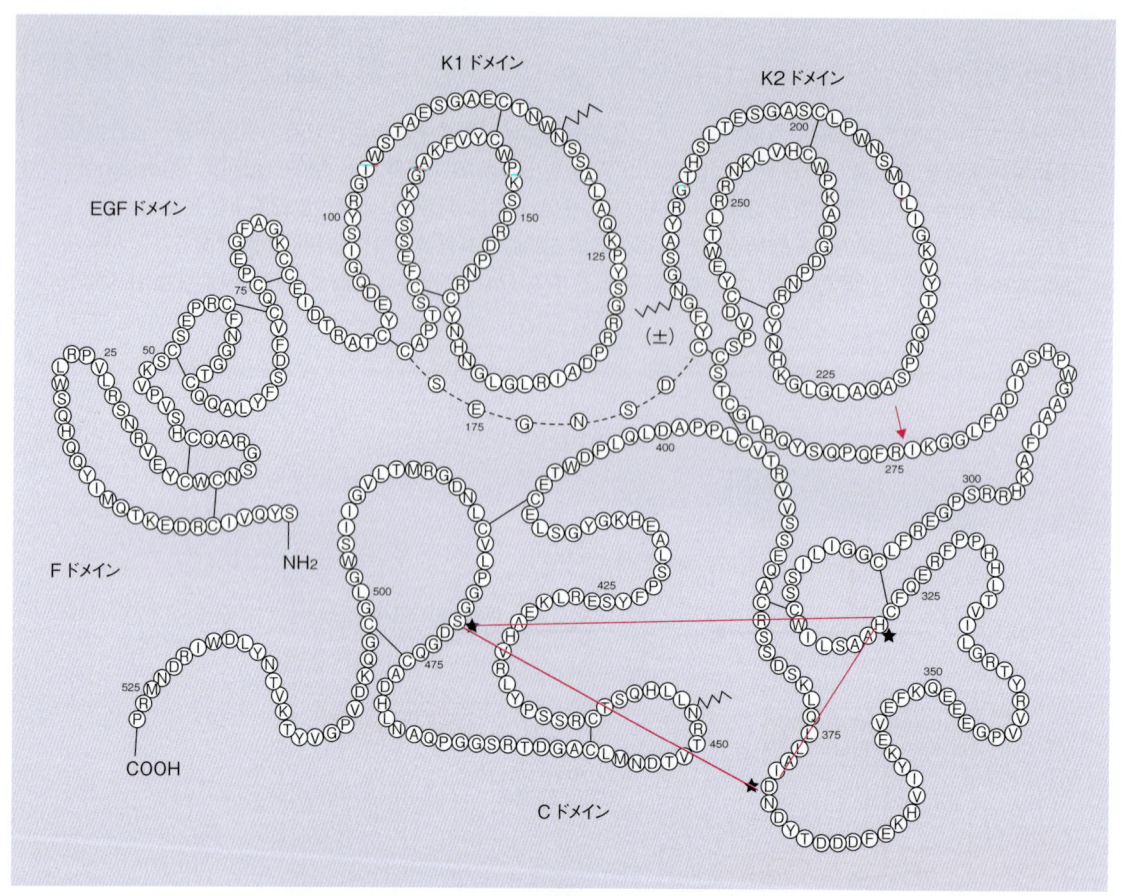

❼ 組織型プラスミノゲンアクチベータ（tPA）の構造
Arg275-Ile276 のペプチド結合（→）がプラスミンなどにより切断されると二本鎖 tPA になる．

を Ser に変換したモンテプラーゼと，tPA の K1 領域を除去し，さらに tPA が二本鎖に解離しないように Arg275 を Glu に変換したパミテプラーゼが臨床応用されている．また，tPA の K2 領域と C 領域から成り，二本鎖に解離しないように Arg275 を Asp に変換した D-K2P が開発されている．

スタフィロキナーゼ（staphylokinase；SAK）

SAK は，プラスミンと 1：1 の複合体を形成して PA となり，プラスミノゲンをプラスミンへ活性化させる（❽）．

SAK の PA 活性は α_2-AP により阻害される．この α_2-AP による阻害はフィブリン上では起こらない．つまり，SAK の線溶活性化は血栓上で特異的に発現する．一方，ストレプトキナーゼ（streptokinase；SK）は，同様にプラスミノゲンと複合体を形成し PA 活性を発現するが，血栓特異性がない．

SAK の立体構造はコンパクトで，プラスミンと結合しても活性部位の修飾のみで，プラスミンの LBS に影響を与えない．これに対して，SK はプラスミノゲンと結合すると，活性部位の修飾のほかに LBS に影響を与える．この点が SAK と SK の血栓特異性の違いの原因である．

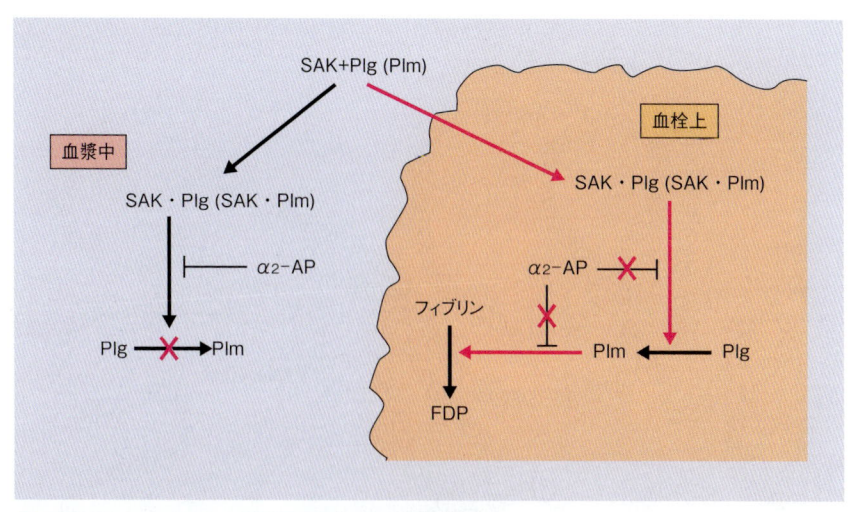

❽ **スタフィロキナーゼ（SAK）の作用機序**
プラスミン（plm）と1：1の複合体を形成してPAとなり，プラスミノゲン（Plg）をplmへ活性化する．SAKのPA活性は血漿中ではα2-APにより阻害されるが，フィブリン上では阻害されない．つまり，SAKの線溶活性化は血栓上で特異的に発現する．

pro-UK，一本鎖ウロキナーゼ型プラスミノゲンアクチベータ（scu-PA もしくは pro-uPA）

pro-UK の一次構造は❾のようにN末端からC末端まで一本鎖構造である．Lys158-Ile159（❾のA→）がプラスミンで切断され二本鎖になると，通常のウロキナーゼ（UK）になる．プラスミンが Lys135-Lys136（❾のB→）にも作用するとN末端側の領域が除かれた低分子UKになる．

pro-UK の特徴は，PA 活性を完全に発現していないので，投与後にPAIによる阻害を受けない．pro-UK は内因性の微弱な活性を有し，微量のプラスミノゲンをプラスミンに活性化する．そのプラスミンが pro-UK をUKに活性化し，UK がさらにプラスミノゲンをプラスミンにするというポジティブフィードバックが働き，PA 活性が著明に増強する．また，pro-UK は軽度のフィブリン親和性を有しフィブリンに結合する．そのため，フィブリン上で pro-UK から UK に活性され，フィブリン上のプラスミノゲンをプラスミンに活性化する．

bat PA

吸血コウモリの唾液腺にある PA はフィブリンに対する親和性が非常に強く，またフィブリン存在下での酵素活性亢進が著しいのが特徴である．治験が進行中である．

ウロキナーゼ型プラスミノゲンアクチベータ（urokinase-type PA；uPA）

uPA は分子量5.5万の二本鎖糖蛋白で，フィブリン親和性はなく，循環血液中で線溶活性を亢進させる．したがって，静脈内への全身性投与を避け，血栓近傍への直接投与が効果的である．

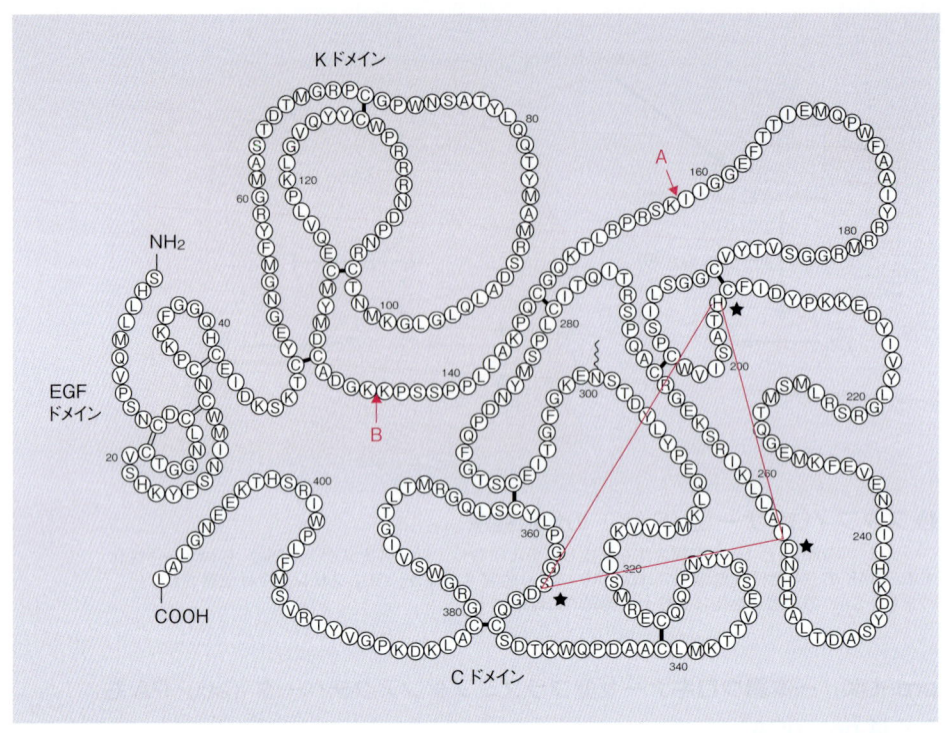

❾ **一本鎖ウロキナーゼ型プラスミノゲンアクチベータ（uPA）（pro-UK）の構造**
一本鎖構造で，A→がプラスミンで切断され二本鎖 uPA になる．プラスミンが B→にも作用すると低分子 uPA になる．pro-UK は内因性活性を有し，プラスミノゲンをプラスミンに活性化する．そのプラスミンが pro-UK を uPA に活性化し，uPA がさらにプラスミノゲンをプラスミンにすることによって血栓溶解を惹起する．

組織線溶としての線溶反応 ── 線溶反応の増強・限定のためのレセプター群

　血管内皮細胞をはじめ，血球細胞や各組織の正常細胞（あるいは腫瘍細胞）の多くはプラスミノゲンや PA に対する特異的受容体を発現している．プラスミノゲン受容体（plasminogen receptor；Plg-R）や PA 受容体が細胞膜表面に存在すると，細胞上で局所的かつ効率的なプラスミノゲン活性化が惹起される．

　細胞表面に限局されたプラスミンは周辺のマトリックスメタロプロテイナーゼ（matrix metalloproteinase；MMP）も活性化するので，細胞周囲で局所的蛋白分解活性が発現する（❿）．このような細胞周囲の蛋白分解カスケードによる細胞環境の変化は，細胞の生物学的反応に反映される．炎症や免疫反応，組織修復過程，腫瘍細胞の浸潤や転移など，組織線溶をトリガーとした生理学的および病態生理的反応は数多い．

uPA 受容体（uPAR）

　uPA 受容体（uPA receptor；uPAR）は，細胞周囲の酵素活性制御を行っている．uPAR は細胞膜上に GPI（glycosylphosphatidylinositol；グリコシルホスファチジルイノシトール）をアンカーとして結合した糖蛋白である．28

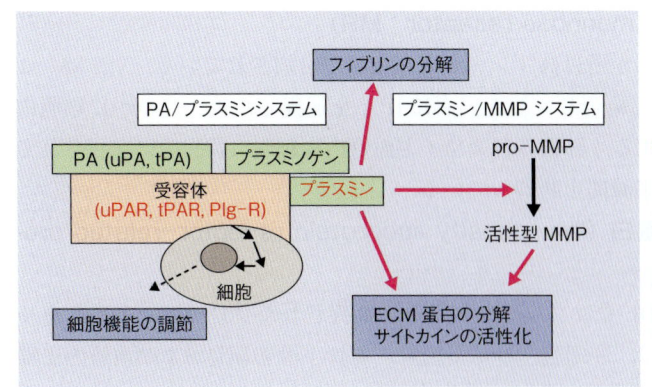

❿ **細胞周囲での蛋白分解反応としての線溶反応**

多くの細胞はプラスミノゲンやPAに対する特異的受容体を発現している．プラスミノゲン受容体（Plg-R）やPA受容体（PAR）が細胞膜表面に存在すると，細胞上で局所的かつ効率的なプラスミノゲン活性化が惹起される．生じたプラスミンはMMPも活性化して，細胞周囲で局所的蛋白分解カスケードが生じ，ECMの分解を通じて多くの生理的・病態生理的な事象に関与する．

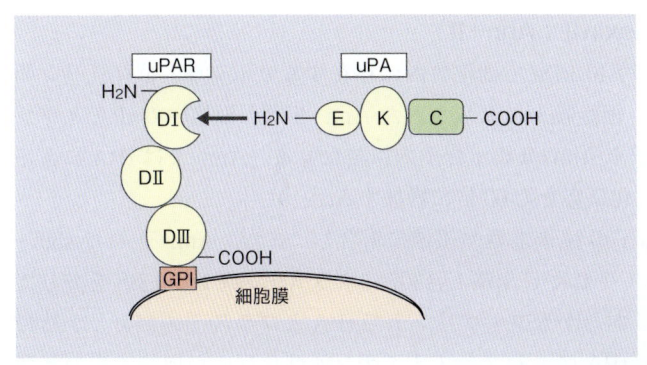

⓫ **ウロキナーゼ型プラスミノゲンアクチベータ（uPA）とuPA受容体（uPAR）との反応**

uPARは細胞膜上にGPI（グリコシルホスファチジルイノシトール）をアンカーとして結合した糖蛋白である．uPAのN末端領域がuPARのDⅠに結合するので，酵素活性部位Cが活性を有している．
E：EGFドメイン

個のCysによる14のジスルフィド結合を分子内にもつ．N末端側から約90残基ごとに類似した繰り返し領域が3つあり，順にドメインⅠ（DⅠ），ドメインⅡ（DⅡ），ドメインⅢ（DⅢ）である（⓫）．

uPAはuPARと高親和性結合（$Kd=10^{-10}\sim10^{-9}$M）をする．uPAはそのN末端領域のATF（amino-terminal fragment）がuPARのDⅠに結合するため，一本鎖uPAおよび二本鎖uPAも同程度の結合性がある．uPAの酵素活性領域は結合部位と関係ないので，uPARに結合uPAがそのまま酵素活性を発現できる．これが細胞周囲酵素活性の中心的な役割を果たす．また，uPARはuPAをリガンドとする受容体として細胞内シグナル伝達系にも関与する．

このように，uPARはuPAの酵素活性に依存した細胞表面/周囲の蛋白分解制御機能とuPAの酵素活性を必要とせず，uPAの結合自体に依存する細胞内シグナル伝達機能を介した細胞応答制御機構を併せもつ．

tPA受容体（tPAR）

tPA受容体（tPA receptor；tPAR）は2種類に分類できる．すなわち，結合したtPAを細胞内に取り込み・分解を行うための代謝型（マンノース受容体，LDL受容体関連蛋白）と，結合したtPAの酵素活性を保持し，さらにその活性を修飾するいわゆる組織線溶調節型（アネキシンⅡ，20kDa tPAR，56kDa tPAR）である．

マンノース受容体（mannose receptor；MR）

tPAの分子内の3か所に高マンノース型糖鎖が付加されている．MRは，これらの糖鎖を認識し結合して細胞表面にtPAを捕捉した後，速やかに細胞内に取り込み，分解する．肝臓のジヌソイド血管内皮細胞に特異的に発現されていて，tPAの血中半減期を制御している．

LDL受容体関連蛋白（low-density lipoprotein receptor-related protein；LRP）

LRPは，本来LDLやマクログロブリンに捕捉されたプロテアーゼなどをリガンドする受容体で，肝細胞，単球系細胞，血管平滑筋細胞および血管内皮細胞などで発現されている．tPAやtPA/PAI-1複合体とも結合し，細胞内に取り込み，分解を行う．

アネキシンⅡ（annexinⅡ；Ann-Ⅱ）

Ann-Ⅱは分子量約40 kDaで細胞質内に存在するカルシウム依存性リン脂質結合蛋白である．細胞膜上に発現されたAnn-Ⅱは，液相中のtPAとプラスミノゲンの両分子をAnn-Ⅱの1分子内に結合する．Ann-ⅡはtPAによるプラスミノゲン活性化反応を約60倍に増加する．

tPAはAnn-Ⅱ分子のN末端側の領域に結合し，また，Ann-ⅡのLys307-Arg308が切断されて生じたC末端Lys307にプラスミノゲンがLBSを介して結合する．これは，あたかもフィブリン上でtPAとプラスミノゲンとが結合し三量体を形成し，tPAによるプラスミノゲン活性化反応が増強するのと類似している．

20kDa tPAR

このtPARはtPAのみと結合する．tPAのK2領域にtPARとの結合に重要なエピトープが存在する．tPAR結合tPAは，プラスミノゲン活性化反応を90倍以上に増強する．この増強反応は抗Ann-Ⅱ抗体で阻害されない．

56kDa tPAR

分子量56 kDaのtPARはtPAと複合体を形成し，著しいプラスミノゲン活性化反応を示す．このtPARは，tPAのB鎖中の疎水性アミノ酸配列に結合する．このtPARもtPAのみと結合する．

プラスミノゲン受容体（Plg-R）

プラスミンがα_2-APによって阻害されるとき，プラスミンのLBSおよび活性中心のSer740がα_2-APと反応する．一方，プラスミノゲンはクリングル領域に存在するLBSを介してPlg-Rに結合するため，プラスミノゲンはPlg-Rに結合したままuPAやtPAによりプラスミンに変換される．したがって，プラスミンがPlg-RとLBSを介して結合している限り，α_2-APによる阻害を受けない．このように，細胞に結合したプラスミンはα_2-APによる阻害から保護されており，組織線溶の発現を増強できる．

血管内皮細胞上には，プラスミノゲンともtPAとも結合する45 kDa蛋白がある．また，血管内皮細胞上では，細胞骨格蛋白のアクチンがプラスミノゲンともtPAとも結合する．単球系細胞などではPlg-Rとしてαエノラーゼがあ

る．本来，細胞内に存在するアンホテリンは，N 末端にきわめて多くの Lys 残基を有するヘパリン結合性の分子量約 30 kDa の蛋白で，N 末端 Lys 残基を介して tPA ともプラスミノゲンとも結合する．アンホテリン存在下では，tPA によるプラスミノゲン活性化反応が増強する．

線溶抑制系

PAI-1

PAI-1 は他の SERPIN（serine protease inhibitor）と同様に，標的酵素と 1：1 の複合体を形成して活性を阻害する．PAI-1 は分子量約 5 万の一本鎖の糖蛋白で，一本鎖ならびに二本鎖 tPA，二本鎖 uPA と即時的に複合体を形成し活性を阻害する．ヘパリンやビトロネクチンの存在下では安定化し酵素と反応性が高まる．血漿中には tPA の約 2〜3 倍量存在するので，血液は抑制系優位である．

PAI-1 は，血管内皮細胞や肺・腎・心臓など血管に富む臓器や，脂肪組織，肝臓で産生される．特に脂肪細胞での産生増加が脂質異常症，肥満，糖尿病と強い関係があり，インスリン抵抗性糖尿病やメタボリックシンドロームとの関連がある．また，PAI-1 は急性相蛋白の一つで，感染症や重症熱傷，外科手術などで血漿中濃度が上昇する．

PAI-2

PAI-2 はマクロファージや胎盤で産生される分子量約 6 万の糖蛋白で SERPIN に属する PA インヒビターである．妊娠後期に上昇するが PAI-1 も上昇するので，PAI-2 による線溶活性制御は不明である．

α_2-AP

α_2-AP は PAI-1 と同様に SERPIN の一員で，プラスミンと 1：1 の複合体を形成し，プラスミン活性を即時的に阻害する．α_2-AP の反応部位ループ（RCL）が長く C 末端に Lys を有する．この C 末端 Lys はプラスミンの LBS と結合し，反応速度が約 10 倍促進される．α_2-AP は FXIIIa によってフィブリンに架橋し安定化フィブリンの早期の溶解を防ぐ．

α_2-AP の欠損症の特徴は，出血の数時間後に止血部位から再出血するという特徴的な後出血である．α_2-AP は生体内で線溶活性の過剰発現の制御とともに，止血血栓の溶解抵抗性に深くかかわっている．

α_2 マクログロブリン

α_2 マクログロブリン（α_2 macroglobulin；α_2M）もプラスミンと複合体を形成しプラスミンの活性を阻害する．SERPIN による酵素活性の阻害とは異なり，複合体中のプラスミンの小分子基質に対する活性は残存する．これは巨大分子の α_2M がプラスミンを包み込み，基質との結合を阻害するためである．

TAFI

TAFI（thrombin-activatable fibrinolysis inhibitor）は肝臓で産生される．トロンビンまたはプラスミンによって活性化ペプチドが切り離され，活性型

TAFI (TAFIa) となる．TAFIa はフィブリン上の C 末端 Lys を切断し，フィブリンへのプラスミノゲンと tPA の結合を阻害して線溶を制御する．

　トロンビンによる TAFI 活性化はトロンボモジュリン (TM) によって約 1,000 倍加速されるため，生理的な TAFI 活性化はトロンビン-TM 複合体による．ちなみに TM は TAFI 活性化を通しての線溶阻害と，プロテイン C 活性化を通しての凝固阻害という相反する生理機能を示す．プラスミンも TAFI を切断して活性化するが，さらに低分子化する．

（松尾　理）

文献

- American College of Emergency Physicians; American Academy of Neurology. Clinical Policy: Use of intravenous tPA for the management of acute ischemic stroke in the emergency department. Ann Emerg Med 2013; 61: 225-43.
- Alberts MJ. Cerebral hemorrhage, warfarin, and intravenous tPA: the real risk is not treating. JAMA 2012; 307: 2637-9.
- Ford AL, et al. Reducing door-to-needle times using Toyota's lean manufacturing principles and value stream analysis. Stroke 2012; 43: 3395-8.
- Kawata H, et al. A new drug delivery system for intravenous coronary thrombolysis with thrombus targeting and stealth activity recoverable by ultrasound. J Am Coll Cardiol 2012; 60: 2550-7.
- Lippi G, et al. Novel and emerging therapies: thrombus-targeted fibrinolysis. Semin Thromb Hemost 2013; 39: 48-58.
- Millard WB. New guidelines on tPA in stroke: putting out fires with gasoline? Ann Emerg Med 2013; 62: A13-8.
- Ramaiah SS, Yan B. Low-dose tissue plasminogen activator and standard-dose tissue plasminogen activator in acute ischemic stroke in Asian populations: a review. Cerebrovasc Dis 2013; 36: 161-6.
- Saver JL, et al. Time to treatment with intravenous tissue plasminogen activator and outcome from acute ischemic stroke. JAMA 2013; 309: 2480-8.
- Yeo LL, et al. Timing of recanalization after intravenous thrombolysis and functional outcomes after acute ischemic stroke. JAMA Neurol 2013; 70: 353-8.
- Suzuki Y, et al. Unique secretory dynamics of tissue plasminogen activator and its modulation by plasminogen activator inhibitor-1 in vascular endothelial cells. Blood 2009; 113: 470-8.

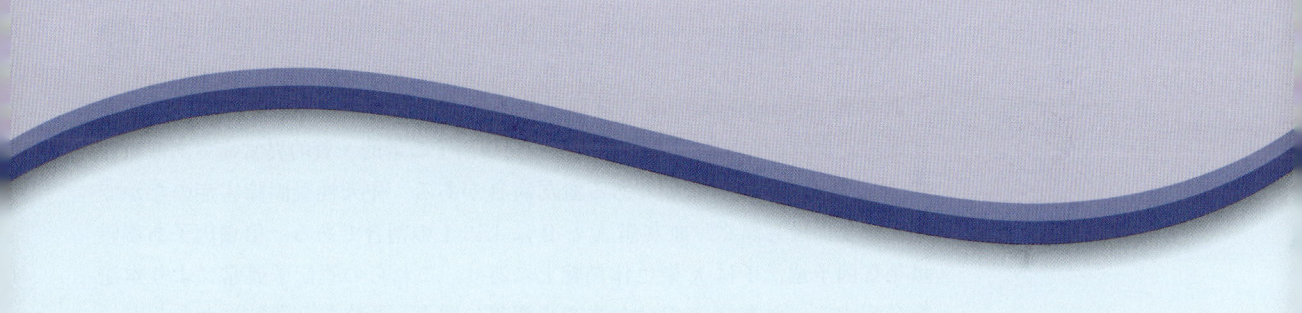

第2章

出血性疾患

第2章 出血性疾患

凝固因子の異常
血友病

Point

- 血友病の診断は，反復する出血症状と第Ⅷあるいは第Ⅸ因子活性の低下によりなされるが，X連鎖劣性遺伝を示唆する家族歴があれば確実である．
- 治療の原則は第Ⅷあるいは第Ⅸ因子製剤の補充療法であるが，軽症や中等症血友病Aではデスモプレシン静注療法も行われる．
- 家庭内（自己注射）補充療法により，出血予防を目的とした定期補充療法も普及している．
- インヒビター保有患者の止血療法として，バイパス止血療法あるいはインヒビター中和療法が行われる．また，インヒビター消失を目的とした免疫寛容導入療法も有効である．

病態・病因

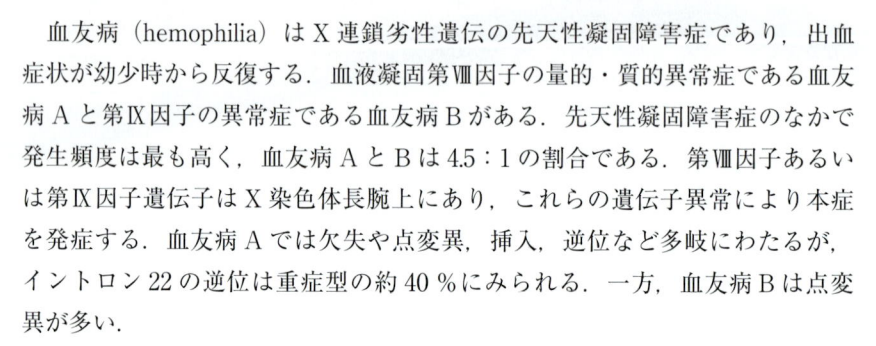

　血友病（hemophilia）はX連鎖劣性遺伝の先天性凝固障害症であり，出血症状が幼少時から反復する．血液凝固第Ⅷ因子の量的・質的異常症である血友病Aと第Ⅸ因子の異常症である血友病Bがある．先天性凝固障害症のなかで発生頻度は最も高く，血友病AとBは4.5：1の割合である．第Ⅷ因子あるいは第Ⅸ因子遺伝子はX染色体長腕上にあり，これらの遺伝子異常により本症を発症する．血友病Aでは欠失や点変異，挿入，逆位など多岐にわたるが，イントロン22の逆位は重症型の約40％にみられる．一方，血友病Bは点変異が多い．

　第Ⅷ因子と第Ⅸ因子はともに第Ⅹ因子の活性化に必須である．第Ⅷ因子はトロンビンや活性型第Ⅹ因子によって活性化され，活性型第Ⅸ因子による第Ⅹ因子活性化反応を増幅する．したがって本症は，第Ⅷあるいは第Ⅸ因子が低下して第Ⅹ因子活性化障害をきたし，トロンビン産生が低下することにより易出血性を呈する．

診断・検査

出血症状

　重症型では，活動性が高まる乳児期後半から四肢や殿部を中心に血腫を伴う皮下出血が反復して出現し，幼児期以降は関節内や筋肉内出血などの深部出血が多くみられる．特に足や膝，肘など大関節に出血が多く，関節痛，腫脹，運動障害がみられる．関節内出血を反復すると，次第に関節変形や拘縮をきたし

血友病性関節症に至る．筋肉内出血は腫脹，疼痛と当該部位の運動障害をきたし，腸腰筋出血では股関節が屈曲する特有の腸腰筋位を呈する．時に口腔内出血，肉眼的血尿，消化管出血もみられ，頭蓋内や腹腔内出血などの重篤な出血も起こりえる．

一方，中等症〜軽症例では出血症状はほとんどみられず，抜歯や手術，外傷後の止血困難か，スクリーニング検査で偶然診断されることが多い．

家族歴

X連鎖劣性遺伝のため患者は通常男性であり，保因者女性は無症状であるが，Lyon仮説に従い第Ⅷあるいは第Ⅸ因子が極度に低い場合は，出血症状を示す女性血友病がまれに存在する．また，家系内に血友病患者がいない，いわゆる孤発例も約1/3にみられる．

検査所見

血友病は第Ⅷあるいは第Ⅸ因子が低下するため，内因系を反映する活性化部分トロンボプラスチン時間（APTT）が延長するが，外因系を反映するプロトロンビン時間は正常である．確定診断は第Ⅷ因子あるいは第Ⅸ因子の欠乏〜低下所見による．von Willebrand因子（VWF）は正常〜軽度上昇する．一般に，血友病の臨床的重症度は，第Ⅷあるいは第Ⅸ因子の凝固活性に相関する．活性が<1％を重症型，1〜5％が中等症，>5％を軽症と分類される．凝固因子活性は一般にAPTT測定を基盤とした凝固一段法か合成発色基質を用いた測定法による．症例に応じて，第Ⅷまたは第Ⅸ因子抗原量の測定や遺伝子解析が必要となることもある．

鑑別診断

von Willebrand病（VWD）

VWFは第Ⅷ因子と複合体を形成して第Ⅷ因子を保護する作用を有する．したがって，VWDではVWFの量に相関して第Ⅷ因子は低下する．VWFの欠損するタイプ3では，VWDの特徴的な粘膜出血のほかに関節内や筋肉内出血など血友病Aの臨床症状を呈することがある．第Ⅷ因子結合異常を呈するタイプ2Nでは，第Ⅷ因子は低下し中等症〜軽症血友病Aの臨床症状を呈する．

血友病A保因者

保因者は通常無症状であるが，極端な不活化（Lyon仮説から）により凝固因子レベルが低下するために出血症状を呈することがある．この場合は，ホモ接合体例とともに女性血友病と診断される．

第Ⅷ因子・第Ⅴ因子欠乏合併症

きわめてまれな先天性凝固障害症である．第Ⅷ因子活性のみならず第Ⅴ因子活性も低下する．常染色体劣性疾患である．

後天性血友病A

過去に出血歴のない非血友病者に，突然抗第Ⅷ因子自己抗体が出現して第Ⅷ因子が低下した結果，重篤な出血症状を呈する．広範囲な皮下・筋肉内出血が特徴で，時に重篤な貧血を呈する．関節内出血はまれである．本症の約半数に膠原病や悪性腫瘍などの基礎疾患を認める．また，周産期中の発症もよく経験

> **MEMO**
>
> **Lyon仮説**
> X染色体を男性は1本しかもたないが，女性は2本もち，2本のうちの1本が不活化される．このX染色体の不活化はランダムに起こるため，X染色体の不活化に偏りが生じ，健常なX染色体が高率に不活化されることがある．この場合，遺伝的には保因者であるが，凝固因子活性が極度に低値を示し，出血傾向を認めることがある．

する．出血症状，APTT 延長，第Ⅷ因子活性低下と抗第Ⅷ因子インヒビターの検出により診断される．

合併症

　製剤中の第Ⅷ因子や第Ⅸ因子を非自己と認識して，抗第Ⅷあるいは抗第Ⅸ因子同種抗体（インヒビター）が発生することがある．インヒビターが発生すると，以後の止血効果は激減ないし消失する．したがって，補充療法の効果が低下・消失する場合には，回収率の確認とインヒビターの検査が必要である．インヒビターは凝固一段法に基づく Bethesda 法により測定される．インヒビター力価が高値の場合（≧5 BU/mL）を high responder（HR），低値の場合（＜5 BU/mL）は low responder（LR）と呼ぶ．HR では，補充療法製剤を投与すると，投与 5～7 日後にインヒビターが急上昇する既往免疫反応（anamnestic response）をきたす．

◆ BU：Bethesda 単位

治療の実際

　血友病の治療は，急性出血や外科手術の際に実施される止血療法と，定期的に製剤を投与して出血を予防する定期補充療法に大別される．

出血時の止血管理

第Ⅷ因子や第Ⅸ因子製剤による補充療法

　血友病の止血治療は，血漿由来あるいは遺伝子組換え型第Ⅷあるいは第Ⅸ因子製剤による早期補充療法が基本である．現在わが国で使用可能な製剤を❶に示す．製剤投与による凝固因子レベルの上昇度（％）は，第Ⅷ因子製剤では血漿由来・遺伝子組換え型製剤のいずれも 2.0×投与単位/kg であるが，第Ⅸ因

❶ 血友病の治療製剤

疾患	治療製剤	製剤名	会社名
血友病 A	血漿由来第Ⅷ因子	クロスエイト M®	日血機/日赤
	血漿由来第Ⅷ因子/VWF	コンファクト®F コンコエイト®-HT	化血研/アステラス ベネシス/田辺三菱
	遺伝子組換え型第Ⅷ因子	コージネイト®FS アドベイト ノボエイト®	バイエル バクスター ノボノルディスク
	デスモプレシン酢酸塩	デスモプレシン注	協和発酵キリン
血友病 B	血漿由来第Ⅸ因子	ノバクト®M クリスマシン®M	化血研/アステラス 日血機/田辺三菱
	遺伝子組換え型第Ⅸ因子	ベネフィクス®	ファイザー/武田
血友病インヒビター	遺伝子組換え型活性型第Ⅶ因子	ノボセブン®HI	ノボノルディスク
	活性化複合体製剤	ファイバ	バクスター

❷ インヒビター非保有血友病Aの第Ⅷ因子製剤補充療法

症状	程度	目標ピーク値（%）	投与量（単位/kg）/回	投与回数/日	投与期間
皮下出血	重度	20～40	10～20	1～2	1～3日
関節・筋肉内出血	軽度	20～40	10～20	1	1～2日
	重度	40～80 → 20～80	20～40 → 10～40	1～2	3～7日
粘膜出血	軽度	20～40	10～20	1	1～2日
	重度	40～60	20～30	1～2	1～3日
肉眼的血尿		40～60	20～30	1	1～3日
重篤出血		80～100	40～50	2	5～7日
処置（穿刺など）や小外科手術		20～80	10～40	1～2	1～4日
大外科的手術（関節，開腹，開胸，開頭など）		トラフ値80～100	3～4 単位/kg/時	持続	5～10日
		100または持続	50	1～2	全抜糸まで

重篤出血は頭蓋内，頸部，腹腔内，消化管，気道などの出血を示す．血友病Bでは第Ⅸ因子を第Ⅷ因子に比べ約2倍の量をおよそ2倍の間隔で輸注する．詳細は日本血栓止血学会のガイドラインを参照．
（藤井輝久ほか．血栓止血誌2013[1]を参考に作成）

子製剤では血漿由来製剤が約1.0×投与単位/kgであるのに対して遺伝子組換え型では0.6～1.0×投与単位/kgと差があるのに注意する．これらを目安にして，出血の部位や重症度に応じて目標とする第Ⅷ（Ⅸ）因子活性レベルを設定する（❷）[1]．

　　第Ⅷ因子必要投与単位＝体重（kg）×目標ピーク値（%）×0.5
　　第Ⅸ因子必要投与単位＝体重（kg）×目標ピーク値（%）×1.0～1.5

止血レベルを維持する必要のある場合は，第Ⅷ（Ⅸ）因子活性の血中半減期が約8～10（約16～24）時間であることを参考に，投与間隔や投与期間を決定する．適宜，第Ⅷ（Ⅸ）因子活性を測定し，その理論値と実測値を確認する．

> 【処方例】
> - 血友病A患者（重症型）の重症関節内出血
>   第Ⅷ因子製剤（血漿由来，遺伝子組換え型）20～40単位/kg，1～2回/日静注，3～5日間
> - 血友病B患者（重症型）の抜歯
>   第Ⅸ因子製剤（血漿由来，遺伝子組換え型）40～80単位/kg，抜歯前に静注，以後1回/日静注，1～3日間．トラネキサム酸（トランサミン®）30～50 mg/kg/日，分3内服，7日間

最近の製剤は高純度で安定性も高く，手術時や頭蓋内出血などの重篤な止血管理の際，因子レベルを効率的に維持するために持続輸注療法を実施することが多い．日本血栓止血学会学術標準化委員会血友病部会の「インヒビターのな

い血友病患者に対する止血治療ガイドライン：2013年改訂版」では，各出血症状や処置，外科手術の種類別に製剤の推奨投与量や投与期間が記載されている[1]．持続輸注投与の際は，100％を維持するためには通常はボーラス投与で100％に凝固因子レベルを上昇させた後，第Ⅷ因子製剤では3～4単位/kg/時，第Ⅸ因子製剤では4～5単位/kg/時で持続投与することで血液中の凝固因子レベルが80～100％に維持できる．しかしながら，個人差や同じ患者でも差があり，凝固因子活性またはAPTTでモニタリングして投与量を調整する．

製剤輸注速度（単位/kg/時）＝クリアランス（mL/kg/時）＊×目標因子レベル（％）

＊血漿由来・遺伝子組換え型第Ⅷ因子製剤：2.4～3.4 mL/kg/時
血漿由来第Ⅸ因子製剤：3.8～4.3 mL/kg/時
遺伝子組換え型第Ⅸ因子製剤：8.4 mL/kg/時

インヒビターの発生と製剤の関係について，重症血友病A 574症例の前方視的調査が最近報告された．本調査は世界最大規模であり，574症例中177例にインヒビターが発生し，累積発生率は32.4％であった．そのなかで，>5 BU/mLのインヒビター累積発生率は22.4％であったが，血漿由来製剤と遺伝子組換え型製剤とではインヒビター発生率に有意差はなかったと報告された[2]．

【処方例】
- 血友病A患者（重症型）の頭蓋内出血
  第Ⅷ因子製剤50単位/kgを1回静注後，20～30単位/kgを2回/日静注，5～7日間，以後漸減
  または
  第Ⅷ因子製剤50単位/kgを1回静注後，3～4単位/kg/時で5～7日間持続輸注，以後漸減

デスモプレシン酢酸塩静注療法

軽症または中等症血友病A患者に，デスモプレシン注（DDAVP）0.2～0.4 μg/kgを静脈内投与すると，血管内皮などに貯蔵されている第Ⅷ因子/VWFが血中に放出され，30分～1時間後には第Ⅷ因子活性が1.5～6倍に上昇する．重症型血友病Aや血友病Bには無効である．

定期補充療法

血友病性関節症の進行や日常の活動制限の軽減を目的とした，定期的に製剤の予防投与を行う定期補充療法が普及している．これは，定期的に第Ⅷあるいは第Ⅸ因子製剤を投与することで，トラフ（最低値）を1％以上に維持することにより凝固因子のベースラインレベルを中等症以上に維持して自然出血を予防する方法である．現在，小児血友病患者の60～70％で定期補充療法が実施されている．さらに，近年は成人の定期補充療法実施例も増加している．

実際の投与量は，血友病Aで20～40単位/kg，週3回もしくは隔日，血友病Bでは20～50単位，週2回または3日ごとが一般的であるが，各患者の半減期やトラフ値の測定によって投与量を調整する必要がある．定期補充療法は

Basic Point

急性出血への対応

急性出血症状に対して，予防目的のための投与量では不十分なことが多い．特に，臨床症状の頻度の高い関節出血では，目標因子レベルを 40〜80％ に上昇させることが必要である．関節内出血が反復すると滑膜炎を発症する危険性があり，これはその後の非可逆的な血友病性関節症の原因になりうる．したがって，小児期においては定期補充を遵守するように指導・教育を徹底する必要がある．

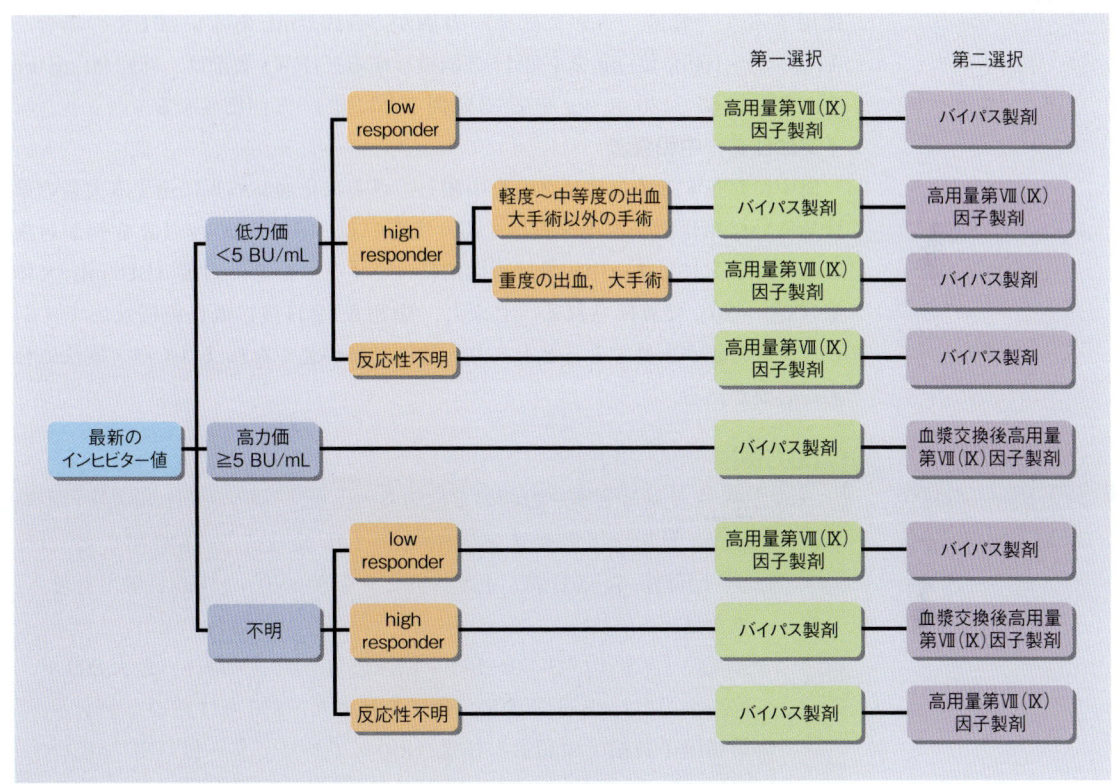

❸ **インヒビター保有血友病患者の止血管理の治療薬選択のアルゴリズム**
（酒井道生ほか．血栓止血誌 2013[4] より）

2歳未満あるいは関節内出血が1回でも出現した場合に開始する一次定期補充療法と，2歳以上あるいは関節内出血が2回以上で開始する二次定期補充療法に分けられる．最近，早期一次定期補充療法が出血回数を減少させるのみならず血友病性関節症の進行も防ぐことが明らかにされた[3]．

インヒビター保有患者に対する治療法

血友病に対して反復する補充療法を行った結果，第Ⅷあるいは第Ⅸ因子に対するインヒビターが出現することがある．いったん出現すると，従来有効であった凝固因子製剤のみでは止血管理が困難であることが多い．インヒビター保有患者の治療アルゴリズムについて，日本血栓止血学会学術標準化委員会血友病部会から止血治療ガイドラインが発表されている（❸）[4]．本ガイドライ

ンでは，定期的にインヒビターを測定することが重要で，インヒビターの反応性（HRかLR），力価，さらに出血症状の重症度により止血療法を決定することが勧められている．

バイパス止血療法

インヒビターにより失活される第VIIIあるいは第IX因子を経由せず，凝固過程を迂回することで止血を図る．バイパス止血製剤として活性型プロトロンビン複合体製剤（activated prothrombin complex concentrate；APCC）または遺伝子組換え活性型第VII因子（recombinant activated factor VII；rFVIIa）製剤を使用する．一般に，インヒビター力価が>5 BU/mL あるいは HR の場合，APCC 50～100 単位/kg を 1 日 1～3 回投与する．rFVIIa 製剤は，初回 90 μg/kg を，その後 60～120 μg/kg を 2～3 時間ごとに計 1～3 回投与する．

インヒビター中和療法

血中に存在するインヒビターを中和し，さらに止血レベルに達する大量の第VIIIあるいは第IX因子製剤を投与する．実際には<5 BU/mL の LR 症例が対象となる．インヒビター中和量は理論的には「インヒビター力価（BU/mL）×体重（kg）×20」で算出される．しかし，中和5～7日後に既往免疫反応でインヒビター力価が上昇することもあり，輸注効果が悪くなればバイパス療法に替える必要がある．

【処方例】
- 血友病 A インヒビター患者の重症筋肉内出血
  ① rFVIIa 製剤（ノボセブン®HI）90～120 μg/kg，2～3 時間ごと，1～3 回静注，1～3 日間．トランサミン® 30～50 mg/kg/日併用も可．
  または，
  APCC（ファイバ®）50～100 単位/kg，1～2 回/日静注（最大 200 単位/kg/日），1～3 日間．HR ではインヒビターが上昇することがある．
  ② 第VIII因子製剤［中和量：体重（kg）×インヒビター値（BU/mL）×20］+20～40 単位/kg，1～2 回/日静注，1～3 日間．<5 BU/mL の LR 症例に限る．

免疫寛容療法（immune tolerance induction；ITI）

インヒビター保有患者に第VIII（IX）因子製剤を繰り返し投与することで免疫寛容状態に導入し，インヒビター力価を低下あるいは消失させる方法で，インヒビター保有例の最も重要な治療法になりつつある．

血友病 A インヒビターでは，ITI 成功の要因は過去のピークインヒビター力価と ITI 開始時のインヒビター力価が低いことが統計学的に有意とされている．国内外でいくつかのプロトコールが試みられ，60～90％の成功率である．

ITI の有効性と第VIII因子製剤投与量との関連性について，2002年から国際共同研究が開始され，最近研究結果が発表された．本研究は 17 か国，計 70 施設が参加した前向き無作為調査で，血友病 A の ITI のプロトコールは，高用量群（第VIII因子製剤 200 単位/kg，連日投与），低用量群（50 単位/kg，3 回/週）

Topics

新しい治療薬の開発

現在，糖PEG化，IgGのFcあるいはアルブミン融合蛋白などの長時間作用型第Ⅷ因子あるいは第Ⅸ因子製剤の臨床試験が国際的に実施されており，より投与回数の少ない定期補充療法が期待されている[5]．また，抗組織因子経路インヒビター（TFPI）抗体や第Ⅷ因子代替bispecific抗体など，まったく新たな概念の止血治療製剤も開発され臨床試験が開始され[6,7]，インヒビター保有例での新規止血製剤として期待されている．

が，無作為に振り分けられた．インヒビター消失およびインヒビター消失から正常回収率までの期間では，高用量群が低用量群と比較して統計学的有意に短縮していたが，正常回収率までの全ITI期間において有意差はなかった．ITI期間中の出血回数は，低用量群のほうが有意に多かった．各治療段階別では，出血回数の有意差はインヒビター消失までの期間で明らかであったが，消失後，回収率が正常になるまでの期間において有意差はなかった[8]．一方，ITI成功率と製剤の種類の関連性は，VWF含有第Ⅷ因子製剤の成功率が91％に対して，高純度第Ⅷ因子製剤では29％という後ろ向き調査で報告されている[9]．現在，明らかなエビデンスを得るためにVWF含有第Ⅷ因子製剤と遺伝子組換え型第Ⅷ因子製剤を用いたITIの前向き調査（RESIST研究）が実施されている[10]．

◆ RESIST：Rescue Immunotolerance Study

血友病BインヒビターのITIについては症例数が少なく，明らかな推奨プロトコールが存在しない．成功率は30％であったとの報告がある[11]．血友病BインヒビターでのITI実施には，アレルギー症状やネフローゼ症候群の発生リスクを十分念頭におく必要がある．特に，アレルギー歴のある患者では，あらかじめ脱感作を検討すべきである．

生活指導とリハビリテーション

診断時

初めて血友病と診断したとき，両親には血友病の病態，症状，治療方針などについて時間をかけて十分に説明する．治療内容を具体的に説明すること，適切な治療を実施することで健常の子どもたちと同等の活動性が得られることを理解してもらうこと，両親の心理的負担を軽減して治療意欲を高めることなどが説明時のポイントである．

乳児期後半～幼児期

出血症状が増加する時期でもあり，関節内出血を認めた場合には定期補充療法の開始を考慮する．その際，週1回の投与から開始するのが現実的であろう．注射は外来通院にて行うが，その際は両親に製剤の溶解操作，消毒（清潔・不潔の理解），注射手技，後片づけなどを徐々に指導していく．関節内出血をきたした場合，またはインヒビターの発生リスクが激減する50投与日数を超える頃から2～3回/週の投与を考慮する．輸注記録をつけることの重要性を指導

する.

幼児期～学童期

保育所や幼稚園での対応について説明する．必要な場合には担任の先生とも面談を行う．定期補充療法がすでに実施されている場合は，なるべく他の児童と同等に対処してもらうことを告げる．さらに患児にも病気について学習させる．小学校高学年になれば自己注射も可能になるが，その際は入院のうえ，血友病や自己注射について教育するのが効率的である．

学童期～青年期

定期的に診察を行い，出血症状の有無や定期補充の実施状況をチェックする．口腔衛生も重要であり，しっかりと歯磨きをすることも指導する．この時期から活動性がいっそう高くなるために，定期的な整形外科的診察も望ましい．血友病についてしっかりと理解させる重要な時期であるため，この時期に不十分な理解のまま経過すると，思春期以降の定期補充の遵守（アドヒアランス）が低下する危険性がある．

成人期

血友病性関節症を有する成人患者については，3か月ごとの診察は必須である．出血回数や自己注射の実施状況について毎回チェックする．幼少期に定期補充療法を実施して高い活動性を維持できても，定期補充療法のアドヒアランスが低下すると関節症は進行する．定期的な整形外科的フォローが重要である．関節内出血が特定の関節（target joint）に集中する場合には滑膜切除術を，関節痛が著明で運動障害も強く日常生活に支障をきたす場合には人工関節置換術を考慮する．また，リハビリテーションも有効であり，整形外科医やリハビリテーション医と連携して実施する．

院内・院外診療連携

血友病診療は出血症状の止血管理，定期補充療法の指導，整形外科・口腔外科的なフォローアップ，リハビリテーションなどの包括的医療が重要となる．可能ならば院内で関連各科との連携体制を構築することが望ましい．さらに，近隣の専門施設との連携も重要である．日本小児血液・がん学会止血・血栓委員会の小児血友病診療ネットワークでは，300以上の全国の血友病診療施設が登録されており，各診療施設の担当医がリストアップされ，症例相談も実施されている．

〔野上恵嗣〕

文献

1) 藤井輝久ほか．インヒビターのない血友病患者に対する止血治療ガイドライン：2013年改訂版．血栓止血誌 2013；24：619-39.
2) Gouw SC, et al. Factor Ⅷ products and inhibitor development in severe hemophilia A. N Engl J Med 2013; 368; 231-9.
3) Manco-Johnson MJ, et al. Prophylaxis versus episodic treatment to prevent joint dis-

ease in boys with severe hemophilia. N Engl J Med 2007; 357: 535-44.
4) 酒井道生ほか．インヒビター保有先天性血友病患者に対する止血治療ガイドライン：2013年改訂版．血栓止血誌 2013；24：640-58.
5) 嶋　緑倫．血友病診療の展望―個別化治療の必要性．臨床血液 2012；53：1737-44.
6) Hilden I, et al. Hemostatic effect of a monoclonal antibody mAb 2021 blocking the interaction between FXa and TFPI in a rabbit hemophilia model. Blood 2012; 119: 5871-8.
7) Kitazawa T, et al. A bispecific antibody to factors IXa and X restores factor VIII hemostatic activity in a hemophilia A model. Nat Med 2012; 18: 1570-4.
8) Hay CR, et al. The principal results of the International Immune Tolerance Study: a randomized dose comparison. Blood 2012; 119: 1335-44.
9) Ettingshausen CE, Kreuz W. Role of von Willebrand factor in immune tolerance induction. Blood Coagul Fibrinolysis 2005; 16 Suppl 1: S27-31.
10) Gringeri A, et al. Immune tolerance induction with a high purity von Willebrand factor/factor VIII complex concentrate in haemophilia A patients with inhibitors at high risk of a poor response. Haemophilia 2007; 13: 373-9.
11) DiMichele DM, et al. The North American Immune Tolerance Registry: practices, outcomes, outcome predictors. Thromb Haemost 2002; 87: 52-7.

第2章 出血性疾患

凝固因子の異常
後天性血友病 A

Point

- 後天性血友病 A は自己免疫疾患や悪性腫瘍，妊娠・分娩などを背景に発症する．
- 突然の出血症状があり，APTT のみが延長し，第Ⅷ因子活性の低下があれば本症を疑う．
- 重篤な出血に対しては，バイパス止血製剤による止血治療を速やかに行う．
- 診断後，直ちにプレドニゾロン単独もしくはシクロホスファミドとの併用による免疫抑制療法を開始する．
- 予後は決して良好でなく，重篤な出血や免疫抑制療法による重症感染症に注意が必要である．

MEMO
自己抗体と同種抗体
後天性血友病 A に発生する抗第Ⅷ因子抗体は自己抗体であるが，先天性血友病 A 患者の補充療法後に発生する抗第Ⅷ因子抗体は同種抗体と呼ばれる．いずれも第Ⅷ因子の凝固活性を阻害する凝固抑制物質（インヒビター）である．

　後天性血友病 A（acquired hemophilia A）は自己免疫疾患や悪性腫瘍，妊娠・分娩などを背景に凝固第Ⅷ因子に対する自己抗体が発生する自己免疫疾患である．本症では，第Ⅷ因子活性が極端に低下するために，皮下出血や筋肉内出血など種々の出血症状を呈する．一方，後天性に第Ⅸ因子に対する自己抗体が発生する後天性血友病 B の報告もあるが，きわめてまれである．

疫学

発症頻度
　従来から後天性血友病 A はまれな疾患とされており，イギリスにおける調査では 100 万人あたり年間 1.48 人の発症と報告されている[1]．ただし，その発症頻度は年齢とともに増加し，16〜64 歳では 100 万人あたり年間 0.3 人であるが，65〜84 歳では 9.0 人，85 歳以上では 15 人と報告されている[1]．

性差および発症年齢
　本症は高齢者に多く，発症年齢は 60〜80 歳代に大きなピークを認める．20〜40 歳代に妊娠・分娩を背景にした女性患者の小さなピークが認められることがあるが，全体としては明らかな性差はないという報告が多い．2003 年の嶋らの報告では 58 例中，男性は 36 例，女性は 22 例（男女比 1：0.6）で，発症年齢は 2〜83 歳と幅広く，20〜30 歳代と 60〜70 歳代に二峰性のピークを認めている[2]．2007 年の Collins らの 154 例の解析では，男女比は 1：1.3 であり，発症年齢は 2〜98 歳（中央値 78 歳）で 20〜30 歳代に女性優位のピークを認めている[1]．2008 年のわが国の調査では 55 例中，男性 29 例，女性 26 例（男女比 1：0.9）で，発症年齢は 12〜85 歳と幅広く，中央値は 70 歳と報告されている[3]（❶）．2012 年に報告されたヨーロッパでの大規模調査（The European

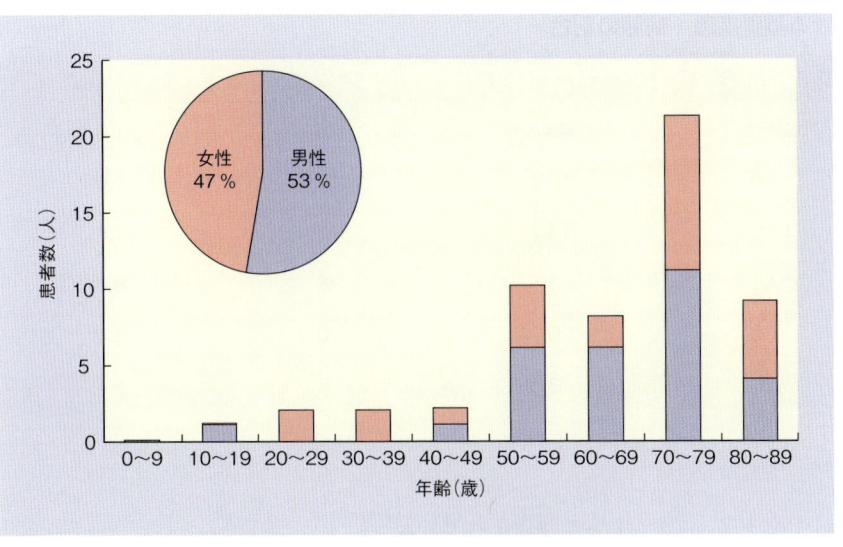

❶ わが国における後天性血友病 A の性別および年齢分布
男女比は 1：0.9 であり，発症年齢は 12～85 歳と幅広く，70 歳代にピークを認める．
（田中一郎ほか．血栓止血誌 2008[3]）より）

❷ 後天性血友病 A の基礎疾患・病態

特発性	妊娠・分娩
自己免疫疾患	薬剤関連性
全身性エリテマトーデス（SLE），関節リウマチ，Sjögren 症候群，皮膚筋炎，自己免疫性溶血性貧血，重症筋無力症，Basedow 病，橋本病，自己免疫性肝炎，Goodpasture 症候群	ペニシリン，クロラムフェニコール，フェニトイン，スルファミド，メチルドパ，フルダラビン，インターフェロンα，BCG ワクチン
固形腫瘍	皮膚疾患
肺がん，膵がん，胆管がん，舌がん，喉頭がん，胃がん，大腸がん，腎がん，前立腺がん，乳がん，皮膚がん，肝がん，子宮がん	天疱瘡，乾癬，剥脱性皮膚炎
	その他
血液腫瘍	多発性硬化症，側頭動脈炎，潰瘍性大腸炎，Crohn 病，気管支喘息，慢性閉塞性肺疾患，糖尿病，B 型肝炎，C 型肝炎，ネフローゼ症候群，移植片対宿主病（GVHD）
慢性リンパ性白血病，非 Hodgkin リンパ腫，多発性骨髄腫，Waldenström マクログロブリン血症，骨髄異形成症候群，骨髄線維症，赤白血病	

Acquired Haemophilia Registry；EACH2）では，登録された 501 例のうち，男女比は 1：0.9 で発症年齢の中央値は 73.9 歳と報告されている[4]．

基礎疾患・病態（❷，❸）

本症のすべてに基礎疾患が見つかるわけではなく，むしろ発症要因が明らかでない特発性の症例が最も多い．その割合は海外では 51.9～63.3 %，わが国で

❸ 後天性血友病 A における基礎疾患・病態の割合

関連する病態	嶋ら（2003）[2]	Collins, et al（2007）[1]	田中ら（2008）[3]	Knoebl, et al（2012）[4]
特発性	31 %	63.3 %	25 %	51.9 %
自己免疫疾患	16.9	16.7	17	11.6
腫瘍性疾患	19.9	14.7	17	11.8
妊娠・分娩後	7.7	2	6	8.4
薬剤関連性	1.5	0	0	3.4
皮膚疾患	4.6	3.3	5	1.4

はやや少なく 25〜31 %と報告されている[1-4].

自己免疫疾患

全身性エリテマトーデス（SLE）や関節リウマチ，Sjögren 症候群，皮膚筋炎などの自己免疫疾患が 11.6〜17.0 %を占める[1-4]．ほかに，自己免疫性溶血性貧血や重症筋無力症，Basedow 病，橋本病，自己免疫性肝炎，Goodpasture 症候群などの報告がある．

腫瘍性疾患

本症の 11.8〜19.9 %にみられ，血液腫瘍よりも固形腫瘍が多い[1-4]．わが国の報告では胃がんや大腸がんが，欧米の報告では肺がんや前立腺がんが多い．ほかに膵がんや腎がん，肝がん，胆管がん，舌がん，皮膚がん，喉頭がん，子宮がん，乳がんの報告がある．一方，非固形腫瘍としては多発性骨髄腫や慢性リンパ性白血病，Waldenström マクログロブリン血症，非 Hodgkin リンパ腫，骨髄異形成症候群，骨髄線維症，赤白血病が報告されている．

妊娠・分娩

妊娠・分娩に関連した発症は，全体の 2.0〜8.4 %を占めている[1-4]．発症時期は，妊娠中や分娩直後もあるが，分娩後 1〜4 か月が最も多い．報告例の 63 %でインヒビターが自然消失しており，予後は比較的良好とされるが，死亡例も報告されている．

薬剤

薬剤の関連が疑われる症例の頻度は 0〜3.4 %を占める[1-4]．ペニシリンやクロラムフェニコールなどの抗菌薬，フェニトインなどの抗けいれん薬，インターフェロンα，BCG，メチルドパ，フルダラビン，クロピドグレルなどの報告がある．該当する薬剤を中止することで，数か月でインヒビターが自然消失するとされている．

その他

天疱瘡や乾癬，剥脱性皮膚炎などの皮膚疾患は 1.4〜5.0 %にみられる[1-4]．ほかに多発性硬化症や気管支喘息，潰瘍性大腸炎，Crohn 病，移植片対宿主病（GVHD），糖尿病，慢性肝炎，ネフローゼ症候群，側頭動脈炎などの報告があ

> **Pitfall** 潜在する基礎疾患の検索
>
> 基礎疾患に先行してインヒビターが出現する場合があるので，インヒビターが検出された時点で明らかな基礎疾患がなくても，自己免疫疾患や悪性腫瘍などの存在を疑って慎重に検索を進める必要がある．

> **Pitfall** 新生児後天性血友病 A
>
> 妊娠中にインヒビターをもつ女性患者では IgG 抗体が経胎盤性に移行し，児に重大な影響を与える可能性がある．実際，児に重度の頭蓋内出血を引き起こした症例や鼻涙管閉塞症の処置後に重篤な出血を起こした症例が報告されている．

> **Basic Point** 抗第Ⅷ因子自己抗体発生のメカニズム
>
> 本症の発症機序には不明な点が多いが，種々の基礎疾患や加齢を背景に生体の免疫制御機構が破綻した結果，第Ⅷ因子に対する自己抗体が発生するものと考えられる．一方，本症における免疫応答の遺伝的要因についてもいくつかの知見が得られている．T 細胞補助シグナル分子である CTLA-4（cytotoxic T lymphocyte antigen-4）は T 細胞の活性化に抑制的に働くといわれているが，*CTLA4* 遺伝子の一塩基多型（SNP）のうち，+49SNP において G アレルが高頻度にみられ，なかでも自己免疫疾患を背景とする症例や特発性の症例に有意にこの SNP がみられるとの報告がある．

> **Basic Point** 自己抗体の標的エピトープ
>
> 本症に発生する自己抗体の IgG サブクラスは IgG4 優位であるが，その主要な標的エピトープは同種抗体と同様，第Ⅷ因子の A2 および C2 ドメインである．本症の自己抗体のうち A2 もしくは C2 ドメインを単独で認識するものが 62％，A2，C2 もしくは AR3-A3-C1 領域のうち複数のドメインを認識するものが 38％であり，同種抗体に比べ A2 もしくは C2 ドメインを単独で認識するものの割合が高いと報告されている．

る．手術を契機にインヒビターが発生した症例やウイルス感染後に発症した小児例も報告されている．

診断

本症の診断は，その出血症状に加え，以下に述べる凝血学的検査所見によってなされる．ただし，本症は致死的な出血で発症することもあり，その診断は迅速かつ適切でなければならない．そのため，国内外のガイドラインでは本症

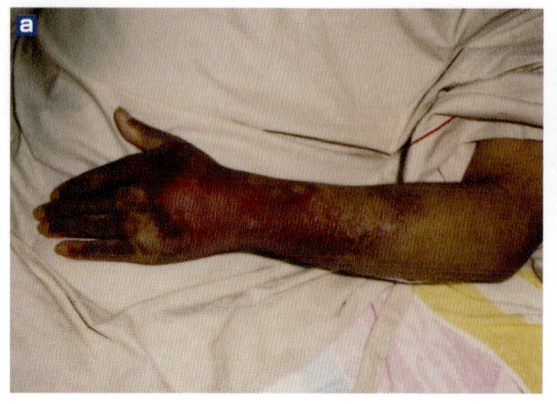

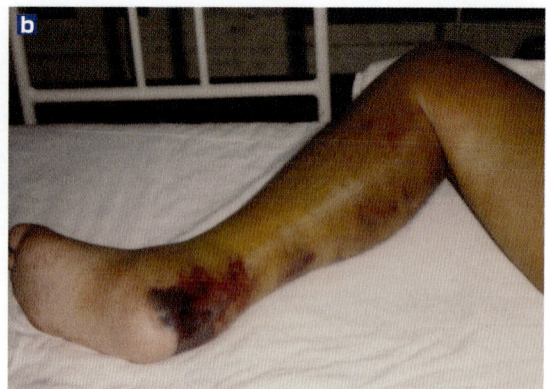

❹ 後天性血友病 A 患者にみられた皮下出血

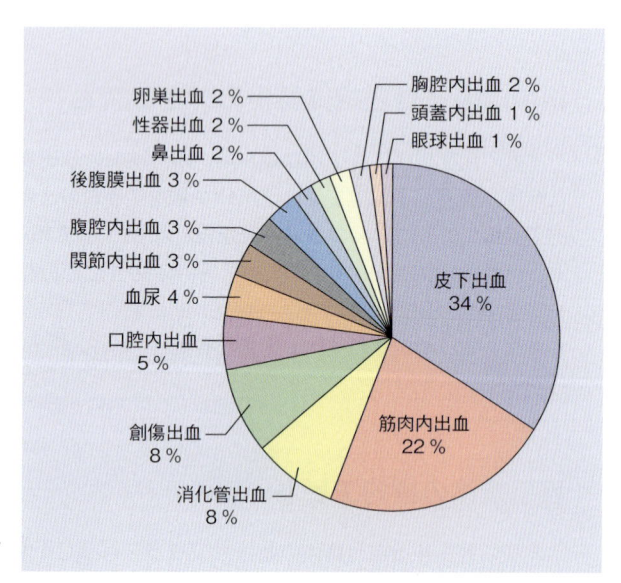

❺ 後天性血友病 A の出血症状
皮下出血や筋肉内出血が多く，関節内出血は比較的少ない．
重篤な腹腔内出血や胸腔内出血，頭蓋内出血などがみられる．
（田中一郎ほか．血栓止血誌 2008[3] より）

を疑った段階で専門家にコンサルトすることを推奨している[5,6]．

臨床徴候

　本症の出血症状は先天性血友病患者に比べ，より重篤であるといわれている．出血症状のうち，皮下出血は先天性のものと比べて広範なものが多い（❹）．また，先天性血友病で多くみられる関節内出血は少なく，むしろ筋肉内出血が多い．2008 年のわが国の調査報告[3]では，全経過中，皮下出血が 34 %，筋肉内出血が 22 %で全体の半数強を占め，続いて消化管出血と創傷出血が 8 %ずつを占めていた．腹腔内出血や胸腔内出血，頭蓋内出血，後腹膜出血，卵巣出血といった重篤な出血は合わせて 11 %にみられているが，これらの重篤な出血は初発時からみられることもある（❺）．

凝血学的検査所見

　本症ではプロトロンビン時間（PT）は正常，活性化部分トロンボプラスチン時間（APTT）は延長する．凝固因子のうち，第Ⅷ因子活性が特異的に低下

Advice from Expert

インヒビター測定上の注意

　タイプ2インヒビターでは，インヒビター力価が低ければ，残存する第Ⅷ因子活性の影響で見かけ上インヒビターが検出されない可能性がある．そのため，インヒビター測定時には患者血漿をあらかじめ56℃で30分間孵置する必要がある[5]．

Pitfall

第Ⅷ因子活性と重症度

　本症ではタイプ2インヒビターがしばしばみられるため，先天性血友病で用いられる重症度分類は当てはまらない．すなわち，第Ⅷ因子活性が数%存在しても出血症状は重篤なことが多く，決して軽症と考えてはならない．なお，インヒビター力価も重症度とは相関しないといわれており，インヒビターが存在する限り，低力価であっても重篤な出血症状を起こしうる．

Advice from Expert

ループスアンチコアグラント（LA）の鑑別

　LAの存在下ではAPTTが延長し，さらにAPTTクロスミキシング試験でもインヒビターの存在が疑われる．しかも，第Ⅷ因子活性が見かけ上低下し，インヒビター検査でも偽陽性を示すことがあるため，鑑別に苦慮することがある．鑑別のポイントとして，LAの存在は第Ⅷ因子以外の凝固因子の測定にも影響を与えるため，複数の凝固因子活性が低下する場合や，複数の凝固因子に対してインヒビターが陽性となる場合はLAの存在が疑わしい．

し，さらに，第Ⅷ因子に対するインヒビターが検出される．また，インヒビターが存在するにもかかわらず第Ⅷ因子活性の存在する，いわゆるタイプ2インヒビターがしばしばみられ，本症の検査上の特徴である[5,7]．

診断の手順（❻）

　まず，出血傾向の既往歴，家族歴がないことを確認する．止血スクリーニングでPT正常，APTT延長を示した場合，ヘパリンなど抗凝固薬の混入の有無を確認したうえで，鑑別のために第Ⅷ因子活性，第Ⅸ因子活性，第Ⅺ因子活性，第Ⅻ因子活性，von Willebrand因子（VWF）活性を測定する．このうち第Ⅷ因子活性のみが低下していれば，次に第Ⅷ因子インヒビターを測定する．第Ⅷ因子インヒビターが検出されれば後天性血友病Aと診断されるが，確定診断のためにはループスアンチコアグラント（LA）の存在を否定しておく必要がある[5,7]．

　インヒビターの結果が出るまで時間を要する場合は，APTTクロスミキシ

MEMO

インヒビターの第Ⅷ因子活性阻害様式

インヒビターが第Ⅷ因子活性を阻害する様式には2種類のタイプがある．タイプ1では抗体濃度の上昇とともに残存第Ⅷ因子活性は直線的に減衰し完全に失活する．一方，タイプ2では抗体濃度が上昇しても第Ⅷ因子活性は完全に不活化されず，インヒビターと第Ⅷ因子活性がしばしば共存する．

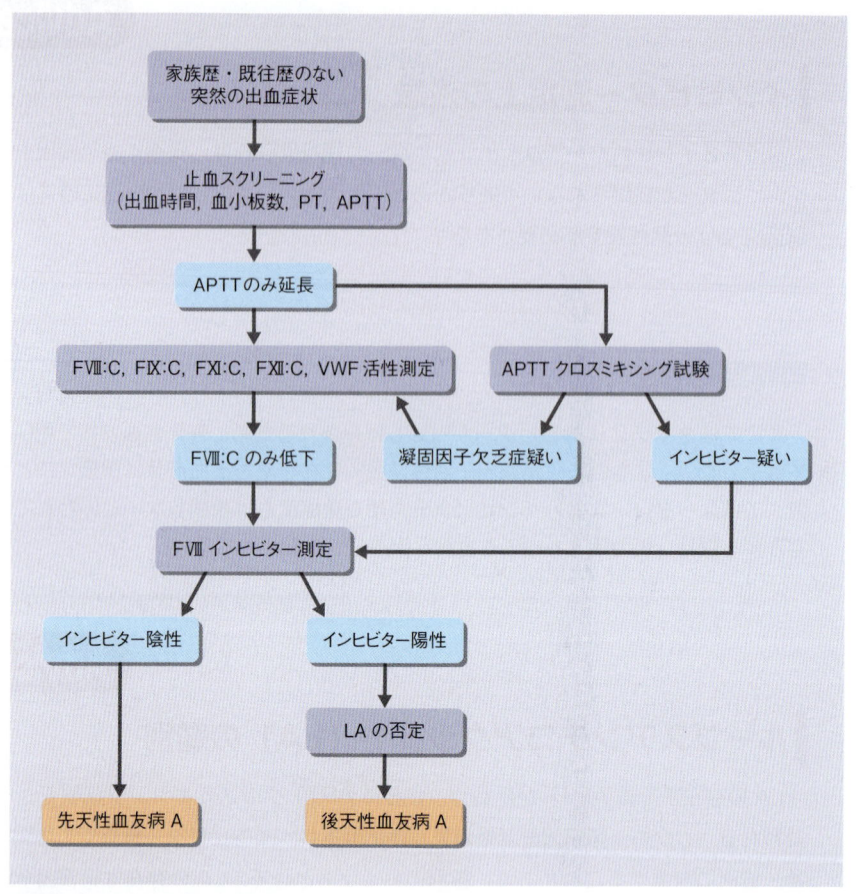

❻ 後天性血友病 A の診断

既往歴・家族歴のない突然の出血症状で, APTT のみが延長し, さらに FⅧ:C が低下, FⅧインヒビターが検出されれば本症と診断される. また, APTT クロスミキシング試験でインヒビターが存在するか, 凝固因子欠乏症かを鑑別することができる.
PT：プロトロンビン時間, APTT：活性化部分トロンボプラスチン時間, FⅧ:C：第Ⅷ因子活性, FⅨ:C：第Ⅸ因子活性, FⅪ:C：第Ⅺ因子活性, FⅫ:C：第Ⅻ因子活性, VWF：von Willebrand 因子, LA：ループスアンチコアグラント

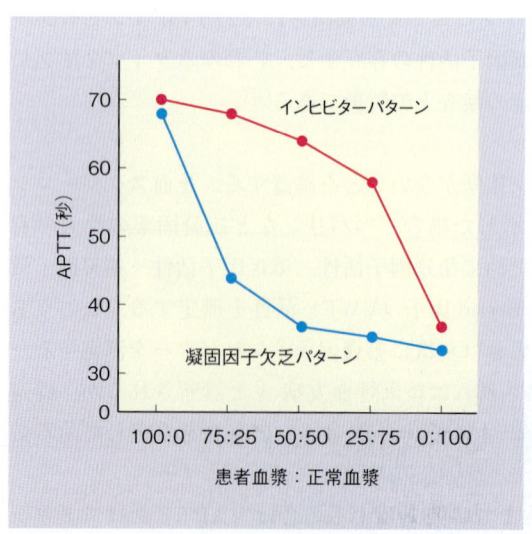

❼ APTT クロスミキシング試験

凝固因子欠乏症では下に凸のパターンをとるのに対し, インヒビター存在下では上に凸のパターンをとる.
APTT：活性化部分トロンボプラスチン時間

ング試験を行うことで，凝固因子欠乏症か，インヒビターが存在するのかをある程度鑑別することができる．すなわち，凝固因子欠乏症では正常血漿の添加によりAPTT延長が容易に補正されるのに対し，インヒビター存在下では補正されにくい（❼）．なお，第Ⅷ因子に対するインヒビターの阻害効果は時間および温度依存性であるため，APTTクロスミキシング試験を行う際には血漿混和直後だけでなく，37℃で2時間孵置後のAPTTも測定する必要がある[5]．

治療

本症の治療の二本柱は，急性出血時の止血治療とインヒビターの消失を目的とした免疫抑制療法である．もちろん，原因となる基礎疾患の治療もしくは疑わしい発症要因の排除を行わなければならない．

止血治療

バイパス止血製剤によるバイパス止血療法が第一選択である．重度の出血はもちろんであるが，それほど重篤でなくても貧血が進行するような活動性の出血は治療の対象となる．ただし，止血治療を必要としない軽度の出血もおよそ30％にみられる[4,6]．一方，バイパス止血製剤が入手できない状況では第Ⅷ因子製剤やデスモプレシン（DDAVP）の使用も考慮されるが，いずれも致死的ではない軽度の出血で，インヒビター力価が低い場合に限るとされている[5,7]．

バイパス止血製剤

バイパス止血療法として，遺伝子組換え活性型第Ⅶ因子（rFⅦa）製剤であるノボセブン®HI静注用（ノボノルディスクファーマ）もしくは活性型プロトロンビン複合体製剤（APCC）であるファイバ®注射用（バクスター）が用いられる．前者は通常90〜120 μg/kgを2〜3時間ごとに1〜3回使用し，後者は50〜100単位/kgを8〜12時間ごとに1〜3回使用する（最大1日量200単位/kg）．現時点でAPCCとrFⅦaのどちらが有効であるというエビデンスがないため，それぞれの製剤の特性を考慮して選択する必要がある（❽）．また，1つのバイパス止血製剤が無効の場合，別のバイパス止血製剤に切り替えることで止血効果が得られることがある[5,7]．

なお，これらバイパス止血製剤の単独投与がいずれも無効の場合に，rFⅦaとAPCCの両者を組み合わせて投与する併用療法が有効との報告もあるが，血栓症を引き起こすリスクが高くなるため，その使用には慎重な判断が求められる[7]．

第Ⅷ因子製剤

一般に，インヒビター力価が低値の場合に第Ⅷ因子製剤の使用が考慮されるが，その止血効果は乏しく不確実であるとの報告が多い．これは同種抗体に比べて中和に要する第Ⅷ因子量の推定が困難であるためと考えられる．もし，第Ⅷ因子製剤による治療を選択する場合は，製剤投与後の止血モニタリングが必須となる．

一方，インヒビター力価が5 Bethesda単位（BU）/mLを超えるような高力

> **MEMO**
> **rFⅦaの高用量単回投与**
> 2013年に，インヒビター保有先天性血友病患者に対するrFⅦaの高用量（270 μg/kg）単回投与がわが国でも追加承認されたが，本症では未承認であり，血栓症のリスクも高くなることから使用できない．

Advice from Expert

バイパス止血製剤の安全性

バイパス止血製剤による血栓症として，rFVIIaでは心筋梗塞や脳血管障害，深部静脈血栓症，肺血栓塞栓症，播種性血管内凝固症候群（DIC）が，APCCではDICや心筋梗塞，肺血栓塞栓症などが報告されている．特に本症では基礎疾患をもつ高齢者が多いために血栓症のリスクが高いと考えられる．バイパス止血製剤の使用にあたっては，血栓症のモニタリングを行うなど，十分な注意が必要である．

Advice from Expert

バイパス止血製剤と抗線溶薬の併用

バイパス止血製剤使用時に抗線溶薬を併用すれば血栓症のリスクが高くなることが予想される．そのため，わが国のガイドラインではAPCCとトラネキサム酸の併用は避けるべきとされている[5]．一方，rFVIIaとトラネキサム酸の併用は口腔内出血などの粘膜出血では使用されることがあるが，腎尿路出血では併用しないとされている[5]．

❽ バイパス止血製剤の比較

	活性型凝固第VII因子（rFVIIa）製剤	活性型プロトロンビン複合体製剤（APCC）
製剤名 （製造・販売会社名）	ノボセブン®HI静注用（ノボノルディスクファーマ）	ファイバ®注射用（バクスター）
種類	遺伝子組替え製剤	血漿分画製剤
規格	1 mg, 2 mg, 5 mg	500単位, 1,000単位
半減期	2.7〜3.5時間（小児1.3〜2.6時間）	4〜8時間
用法・用量	90〜120 µg/kg 2〜3時間ごとに1〜3回	50〜100単位/kg 8〜12時間ごとに1〜3回 1日最大200単位/kg

価の場合は通常の第VIII因子製剤の効果は期待できない．ただし，血漿交換後に高用量の第VIII因子製剤を投与するインヒビター中和療法が，重度の出血でバイパス止血療法が無効の場合のサルベージ治療として考慮されるが，この治療は態勢や設備の整った専門施設で行われるべきである．なお，わが国では認可されていないが，海外では免疫吸着カラムの使用も報告されている．

デスモプレシン（DDAVP）

DDAVPにはVWFとともに第VIII因子活性を上昇させる作用があり，インヒビター力価が低値で第VIII因子活性が検出される症例には有効とされている．ただし，確実な第VIII因子活性の上昇が期待できず，長期連用が困難なために重篤な出血には適さない．また，高齢者が多い本症では血圧上昇などの副作用にも

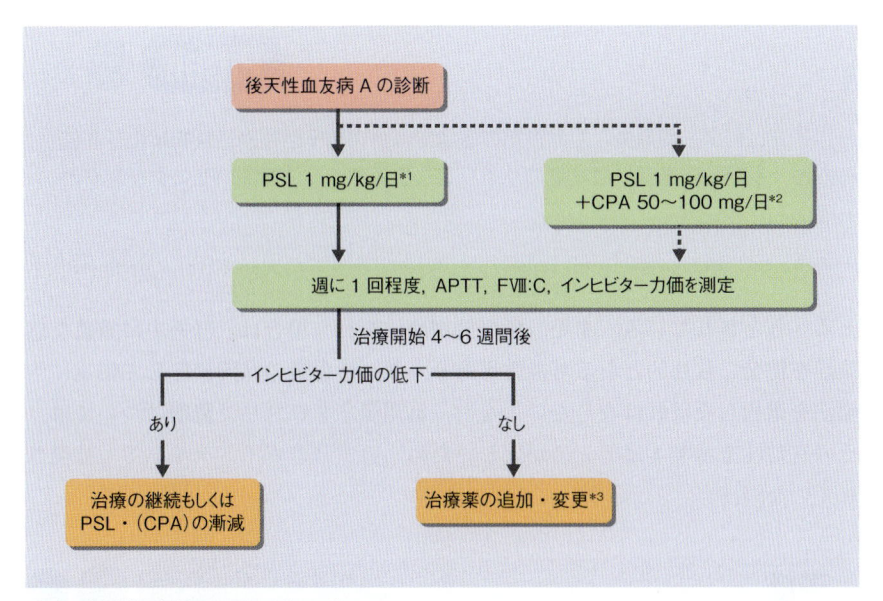

❾ **免疫抑制療法のアルゴリズム**

＊1：PSL（1 mg/kg/日）の単独療法を基本とするが，すでにステロイドが使用されている患者などでより強い免疫抑制に忍容可能であると判断される場合はPSLとCPAの併用療法も考慮する．
＊2：高齢者などでCPA連日投与の副作用の危険性が高いと判断される場合は，CPAパルス療法を考慮する．
＊3：追加・変更する薬剤はCPA（PSL単独で開始した場合），リツキシマブ，CyA，AZPなどから選択する．
PSL：プレドニゾロン，CPA：シクロホスファミド，CyA：シクロスポリンA，AZP：アザチオプリン，APTT：活性化部分トロンボプラスチン時間，FⅧ:C：第Ⅷ因子活性
（田中一郎ほか．血栓止血誌 2011[5] より）

注意が必要である[5]．

免疫抑制療法（❾）

　国内外のガイドラインでは本症の診断がつき次第，止血治療と並行して，直ちに免疫抑制療法を開始するよう推奨されている[5,6]．これは，インヒビターが存在する限り，常に重篤な出血のリスクがつきまとうためである．また，分娩後に発症した症例では，自然寛解を期待して経過観察が可能な場合もあるが，ガイドラインではこの場合でも直ちに免疫抑制療法を開始するよう推奨している．

　一般にファーストラインとしてプレドニゾロン（PSL）単独もしくはシクロホスファミド（CPA）との併用が行われることが多い．わが国のガイドライン[5]によると，PSLの単独療法（1 mg/kg/日）を基本とし，より強力な免疫抑制が必要で患者が忍容できると判断される場合はCPAの併用（50〜100 mg/日）を考慮するとされている．治療開始4〜6週間後を目処に治療効果の判定を行い，インヒビター力価の低下がなければ治療薬の追加もしくは変更を考慮する．追加・変更する薬剤として，PSL単独で治療を開始した場合はCPA，すでに両者の併用を行った場合はリツキシマブ，シクロスポリンA（CyA），アザチオプリン（AZP）などから選択する．このうちCPAなどのアルキル化薬は不妊の原因となる可能性があり，妊娠可能な年齢の女性にはその使用を控

MEMO
免疫寛容療法
第Ⅷ因子製剤と免疫抑制薬を組み合わせたプロトコールがいくつか試みられている．急速にインヒビターが消失し，比較的早期に寛解が得られるとの報告もあるが，いまだ確立されたものではなく，その適応を含め今後の検討が必要である．

> **Pitfall**
>
> ### 回復期の血栓予防
>
> 免疫抑制療法が奏効し，インヒビターが消失した回復期の患者では第Ⅷ因子活性が正常を超えて高値をとることがある．そのため，長期臥床患者や血栓症のハイリスク患者では，注意深いモニタリングと血栓予防対策が必要である．

えるべきとされている．また，免疫抑制療法を行う場合は，経過中に重篤な感染症を併発し致死的となる可能性もあり，個々の患者の状況に応じて慎重に治療法を選択しなければならない．なお，高用量γグロブリン製剤については，その有効性を示すエビデンスが乏しいため，いずれのガイドラインでも推奨されていない[5,6]．

予後

欧米の報告では，本症の70～80％で完全寛解が得られる一方，再燃も約20％の症例でみられている[1,4]．わが国でも，52～63％で寛解が得られ，再燃は7.5％と報告されている[2,3]．そのため，再燃例では治療が長期化するおそれがあり，他の自己免疫疾患の難治例でみられるようにステロイドや免疫抑制薬の副作用が問題になってくる．

一方，生命予後も決して良好ではなく，海外では死亡率が7.9～42％，わが国でも14～25％と報告されている[2,3]．出血死のみならず基礎疾患自体のリスクや免疫抑制療法に関連した重症感染症合併の可能性もあり，本症は重篤な疾患であるとの認識が必要である．

（田中一郎）

文献

1) Collins PW, et al. Acquired hemophilia A in the United Kingdom: a 2-year national surveillance study by the United Kingdom Haemophilia Centre Doctors' Organisation. Blood 2007; 109: 1870-7.
2) 嶋　緑倫ほか. 本邦における血液凝固後天性インヒビターの実態. 血栓止血誌 2003；14：107-21.
3) 田中一郎ほか. わが国における後天性凝固因子インヒビターの実態に関する3年間の継続調査—予後因子に関する検討. 血栓止血誌 2008；19：140-53.
4) Knoebl P, et al. Demographic and clinical data in acquired hemophilia A: results from the European Acquired Haemophilia Registry (EACH2). J Thromb Haemost 2012; 10: 622-31.
5) 田中一郎ほか. 後天性血友病A診療ガイドライン. 血栓止血誌 2011；22：295-322.
6) Collins P, et al. Consensus recommendations for the diagnosis and treatment of acquired hemophilia A. BMC Res Notes 2010; 3: 161-8.
7) Huth-Kühne A, et al. International recommendations on the diagnosis and treatment of patients with acquired hemophilia A. Haematologica 2009; 94: 566-75.

第2章 出血性疾患

凝固因子の異常
von Willebrand 病

> **Point**
> - von Willebrand 病（VWD）は von Willebrand 因子（VWF）の量的・質的異常による先天性の出血性疾患である．
> - VWD では，血友病と異なり出血時間は著明に延長する．
> - VWD の病型はタイプ 1〜3 に大別され，VWF：RCo，VWF：Ag，マルチマー解析などの検査によって診断する．
> - 基礎疾患に合併して VWD と類似した異常をきたす疾患は，後天性 von Willebrand 症候群（AvWS）と呼ばれる．

　von Willebrand 病（VWD）は von Willebrand 因子（VWF）の量的異常または質的異常による先天性の出血性疾患で，病型は，量的低下によるタイプ 1，質的異常によるタイプ 2，欠損によるタイプ 3 に大きく分類される．

VWF の産生

　VWF は巨大かつ multimeric な糖蛋白（glycoprotein）であり，生体では血漿，血小板α顆粒，内皮細胞 Weibel-Palade 小体，内皮下結合組織に存在する．VWF は全身の血管内皮細胞で産生されることがわかっており[1]，そのほかには巨核球がその産生ソースとなっている[2]．

VWF の構造と機能

　VWF はそのほかの一般的な凝固因子と異なり酵素蛋白ではないが，第Ⅷ因子，血小板表面膜蛋白，結合組織などさまざまな要素への結合を通して止血機能を発揮する．これらの機能を実現するために，VWF は 2,203 アミノ酸から成るサブユニット内のドメイン構造をそれぞれの結合相手（リガンド）への結合部位として利用して実現している（❶）．ただし，病的な場合を除いて流血中で VWF が血小板に自然に結合して凝集させることはなく，VWF の血小板への結合は制御されている．VWF の結合組織への結合や，高ずり応力は VWF の血小板への結合を促進させることから，VWF 分子自体に対するこれらの働きかけが血小板結合を制御していると思われる．

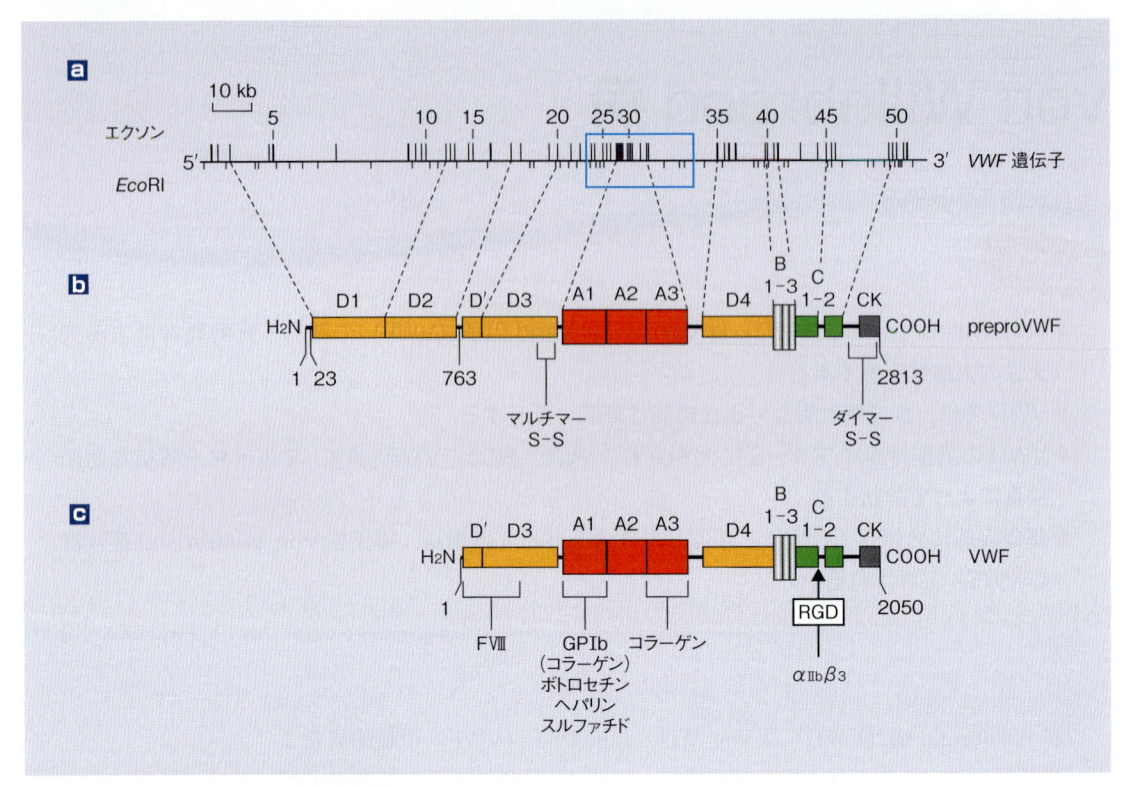

❶ **ヒト VWF 遺伝子および翻訳蛋白**

a：VWF 遺伝子の構造中にはエクソンの位置が縦棒で示されている．EcoRI site はクローニングに使用されたもの．青枠内は 22 番染色体にある pseudogene に相当する部分．エクソン 28 が特に大きい．
b：preproVWF は 2,813 アミノ酸から成り，現在この番号が使用される．したがって，764-2813 が mature subunit となる．図にはマルチマー形成，ダイマー形成に関与しているとみられるシステイン残基の場所を示した．
c：mature subunit における各機能単位を示した．

GPⅠbへの結合

　VWF が内皮下結合組織に固定されると血小板が VWF に粘着できるようになるが，この結合は血小板膜糖蛋白（GP）Ⅰb-Ⅸ-Ⅴ複合体を介する（❶）．GPⅠb-Ⅸ-Ⅴ は，GPⅠbα，GPⅠbβ，GPⅨ，GPⅤの4つのポリペプチドから成る複合体であるが，このうち VWF 結合部位は GPⅠbα 鎖のアミノ末端 293 アミノ酸残基のなかに存在する（VWF 結合ドメイン）[3]．血小板結合反応は生体内では高ずり応力環境などで起こるが，試験管内でこの反応を再現するのはしばしば困難であり，試験管内では低分子糖脂質であるリストセチン（ristocetin）（元々抗生物質として開発）が用いられる．リストセチンは GPⅠbα，VWF 双方と相互作用することによって[4]，VWF による血小板凝集を惹起できるので[5]，現在までリストセチンをコファクターとした VWF の GPⅠb への結合能（血小板凝集能）が VWF の（血小板に対する）活性として使用されている（リストセチンコファクター活性〈VWF：RCo〉）．GPⅠb 結合部位は VWF の A1 ドメインにあり[6]，mutagenesis などにより詳細に検討されている[7-9]．

第Ⅷ因子への結合

　重症型 VWD 症例では第Ⅷ因子活性は＜10％であることが多く，したがっ

て第Ⅷ因子の循環血液中での安定にはVWFとの非共有結合が必要であるといえる．第Ⅷ因子に対する結合部位はプロペプチド分離後のmature subunit，N末端アミノ酸272個のなかにあり，また第Ⅷ因子側のVWF結合部位は軽鎖のN末端近く1669-1689に存在するとされる[10,11]．Yeeらは，単独に発現させたこの第Ⅷ因子結合ドメイン（D′D3ドメイン）をVWFノックアウトマウスに静注した場合に第Ⅷ因子の活性を回復させると報告した[12]．

臨床検査

出血時間，血小板凝集能

VWDでは出血時間の延長が特徴であり，多くは10～15分以上の著明な延長を示し，原則正常とされる血友病と対照的である．出血時間の延長は血小板機能異常症でもみられる特徴であり，VWFが凝固因子でありながら，その機能は一次止血機能であることを反映している．

血小板凝集能ではリストセチン凝集能のみVWDでは低下する．リストセチン惹起血小板凝集（ristocetin induced platelet aggregation；RIPA）はリストセチン存在下での多血小板血漿（platelet rich plasma；PRP）の凝集能を検討するもので，VWDでは低下するが感度は低い．しかしタイプ2Bや血小板型のVWDでは低濃度のリストセチンによる血小板凝集が亢進することが特徴的である．

リストセチンコファクター活性（VWF：RCo）とVWF抗原量（VWF：Ag）定量

VWFの測定法には，GPIb結合活性を測定するVWFリストセチンコファクター活性（VWF：RCo）と免疫学的方法（ELISAなど）による抗原量（VWF：Ag）がある．VWF：Agは第Ⅷ因子関連抗原と呼ばれていたものと同じである．この呼称はかつてVWF：Agが第Ⅷ因子抗原と混同されて扱われていた時代の名残で，現在でも一部の検査機関はこの名称を用いているが不適当な名称であり，使用すべきでない．VWF：RCoはホルマリンなどで固定したヒト血小板に対するリストセチン存在下における凝集能を吸光度計にて半定量するものである．

SDSアガロースゲル電気泳動解析によるマルチマー解析

SDS-PAGE法と同様のバッファーを用いるが，ゲル担体はポリアクリルアミドではなく，アガロースを用いる．VWFマルチマーの分子量はダイマーでも500 kDa以上であり，核酸を泳動するのに用いるアガロース担体が必要である．

第Ⅷ因子のVWF結合能

マイクロプレートに純化ヒト第Ⅷ因子（遺伝子組換え型第Ⅷ因子などが用いられる）を固相化し，被検血漿を添加，抗VWF抗体を用いて検出する．

> **MEMO**
> **血小板型VWD**
> 血小板GPIbαのアミノ酸置換によるもの．タイプ2Bに症状が類似する．

❷ マルチマー構造による von Willebrand 病（VWD）の分類

タイプ 1：VWF の量的異常 • 循環中の VWF：Ag ↓ • マルチマー構成は正常	← 常染色体優性遺伝
タイプ 2：VWF の質的異常 　タイプ 2A 　　• 高分子マルチマーの欠如	← 常染色体優性遺伝
タイプ 2B 　　• 高分子マルチマーの欠如 　　• 血小板との結合性↑ → VWF の過剰吸着 → 血漿中の VWF ↓	← 常染色体優性遺伝
タイプ 2M 　　• 高分子マルチマーはしばしば正常 　　• 機能の異常な VWF	← 常染色体優性遺伝
タイプ 2N 　　• = Normandy type，FⅧへの結合能低下	← 常染色体劣性遺伝
タイプ 3（重症型）	← 常染色体劣性遺伝
血小板型（pseudo-von Willebrand 病） 　• GPIbαの mutation，VWF との結合性↑	← 常染色体優性遺伝

VWD の分類 ❷

　1994 年に国際血栓止血学会（ISTH）が提唱した病型分類[13]では，VWF：RCo，VWF：Ag，マルチマー解析結果をもとに，3 つの大きなカテゴリーに分ける．なお，VWD の病型，最新の mutation 情報などは Sheffield 大学が運用するデータベースに詳しい*．

*ISTH-SSC VWF On-line Database (VWFdb)：http://www.vwf.group.shef.ac.uk/

　VWF 遺伝子には多くの SNP（一塩基多型）が存在するが，近年機能との相関が少しずつ解明されつつある．ヨーロッパではまれだと考えられていた Arg2185Gln と His817Gln はアフリカ系アメリカ人には高頻度にみられることがわかっている．Johnsen らは 4,468 人のアフリカ系アメリカ人の exome sequencing による検討で上記 2 つを含めた 6 つの SNP が独立して VWF と第Ⅷ因子レベルの低下に関与していることがわかった[14]．今後，次世代シークエンシング技術により VWF レベルを左右する要因が同定されれば，出血・血栓リスクの評価がさらに精密になると期待される．

タイプ 1
　タイプ 1 は，VWF が量的に欠乏するタイプと定義されている．タイプ 1 では基本的に VWF マルチマー構成は正常で，VWF：RCo，VWF：Ag は平等に低下している．おそらく 70％の患者はこのタイプと考えられるが[15]，正確な頻度ではない．血漿中の VWF 量は ABO 血液型によっても左右され，O 型個体の平均 VWF：Ag は他の血液型の個人に比べ約 25％低い[16]．したがって正確な診断には臨床症状，家族歴と VWF 量との一致など，注意深い観察が必要であろう．

これまでタイプ1であると診断された患者にはフレームシフト変異，ナンセンス変異，塩基欠失などタイプ3にもみられるmutationが発見されているが，本来典型例では常染色体優性遺伝形式を示すことが多い．タイプ1ではmutationをもつサブユニットは小胞体（ER）以降移送されず，おそらく細胞内で消化されてしまうため，正常サブユニットのみが少量分泌され，マルチマー構成は正常となると考えられる（❸a）．

　一般的にコラーゲンはVWFのA3ドメインが主たる結合部位だと考えられているが，近年A3ドメインの異常が報告されるようになっている[17]．Legendreらが報告する2家系はVWF：Ag，VWFコラーゲン結合活性（VWF：CB）が低下するタイプで，これまでの分類ではタイプ1となるが，今後再分類されていく可能性のある病型と考えられる．

タイプ2A

　タイプ2はVWFの質的異常であると定義される．タイプ2Aはタイプ2のなかで最も多い．VWFではマルチマーサイズが大きいと，連なったA1ドメインを通じてより多くの血小板GPIbに結合することができるので，高分子マルチマーの相対的減少は止血異常につながる．タイプ2Aは典型的な常染色体優性遺伝形式をとるのが特徴で，これまで見出されたmutationはほとんどがA2ドメインに集中している※．

＊ 前述のデータベースを参照．

　これらのmutationの結果，①Golgi内でのマルチマー形成が阻害される，②マルチマーは正常に形成されるが，mutationにより血中でより速やかにADAMTS13などによりA2ドメインで分解を受けやすくなり，高分子のものが分解されて低分子マルチマーに移動する，の2つの可能性が考えられる[18]．

　タイプ2Aのなかでgroup I mutation（❸b）[18,19]では高分子マルチマーの移送が障害されることにより，相対的に高分子マルチマーが欠如し，低分子マルチマーが相対的に増加すると考えられる．一方，group II mutationでは（❸c），各マルチマーの分泌は正常に行われるが，ADAMTS13による分解を非常に受けやすく，高分子マルチマーが欠如することがわかっている[18]．

タイプ2B

　タイプ2BのmutationをもつVWFは血小板GPIbに対する結合能が増強している[20]．結合能は高分子マルチマーのほうがより強く，さらに高ずり応力下ではADAMTS13がより強く働くこともあって，高分子マルチマーが減少すると考えられている．また同時に血小板減少を伴うことが多く，この理由としてVWFに結合したままクリアランスされるためと説明されているが，正確な機序は不明である．しかしながらVWFの機能亢進として血栓性血小板減少性紫斑病（TTP）のような血栓症状を呈することはない．

　これまで33種類のmutationが見つかっているが※，これらはすべてA1ドメインにあり，立体構造上GPIb結合部位の主に反対側に位置することから，mutationにより，コンフォメーション変化が促進される可能性が示唆されている[15]．

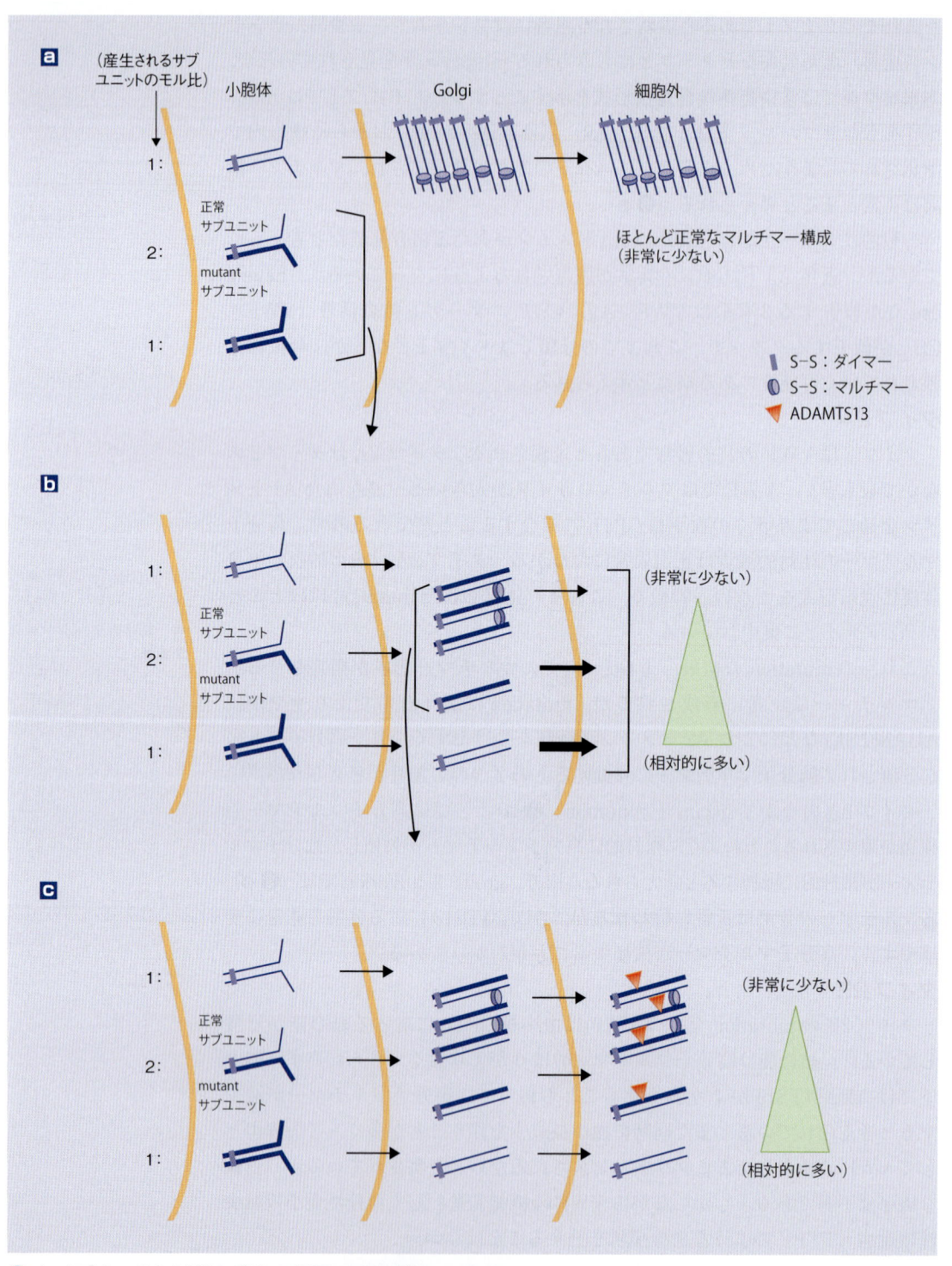

❸ **タイプ 1，2A VWD 成立の分子メカニズム**
a：タイプ 1 では mutation をもつサブユニット（太線で表示）は小胞体以降移送されず，おそらく細胞内で消化されてしまうため，正常サブユニットのみが少量分泌され，マルチマー構成は正常となる．
b：タイプ 2A の group Ⅰ mutation をもつサブユニットは Golgi 以降移送されないため細胞外に分泌されない．
c：タイプ 2A の group Ⅱ mutation ではすべて正常に分泌されるが，血中で mutant サブユニットを多くもつ高分子マルチマーほど ADAMTS13 による分解を受けやすいため，結果として血漿 VWF のマルチマー構成は高分子部分を欠いたものとなる．

タイプ2M

タイプ2M（"M"は"multimer"）は血小板への結合が低下しており，マルチマー構成は正常である．これまで機能の低下について詳細が確認されているmutationはすべてA1ドメインにあり[*]，たとえばG561S患者では重篤な出血症状を呈する[21]．

[*] 前述のデータベースを参照．

タイプ2N

タイプ2Nではミスセンス変異が第Ⅷ因子結合部分に見出されている．これらのmutationにより血小板GPⅠbへの結合，マルチマーのパターンは正常であるが，第Ⅷ因子の活性は＜10％で[22,23]，一見，血友病Aと同様の症状を呈する．症状発現には第Ⅷ因子結合ドメインのすべてが異常である必要があるようで，これまで確認された症例では一般的に常染色体劣性遺伝形式である．診断には第Ⅷ因子に対する結合低下をbinding assayによって証明する必要があり，このアッセイが一般に普及していないことから潜在的にはかなりの患者が，血友病，あるいは血友病保因者として，正確に診断されていない可能性がある．本疾患患者に対する第Ⅷ因子濃縮製剤の投与は疾患の性格から言って無効である可能性が高いので，血友病A，特に軽症例での診断には伴性劣性遺伝形式で遺伝していることを適切に確かめるなど，家族歴の詳細な聴取を欠かしてはならない．

タイプ3

タイプ3は常染色体劣性遺伝形式で，血漿中にVWF抗原は基本的に検出されない．症状も当然ながら重篤で，第Ⅷ因子の低下も著しく，血友病にみられるような関節内出血，軟部組織出血を頻繁に起こす．時に軽微な出血症状を呈することもあるとされるものの両親などタイプ3家系におけるヘテロ接合体個体は一般的に無症状である．

一方，約10％のタイプ3症例にアナフィラキシー症状を呈する抗VWFインヒビターを発症するとの報告が一部にある．タイプ3におけるインヒビターは抗原の輸注によりアナフィラキシー症状を惹起するため，止血効果が得られないばかりか，生命が危険でもある．したがって，タイプ3においては濃縮因子製剤による補充療法中も注意深いインヒビターのチェックが必要と考えられる[24]．

後天性VWD

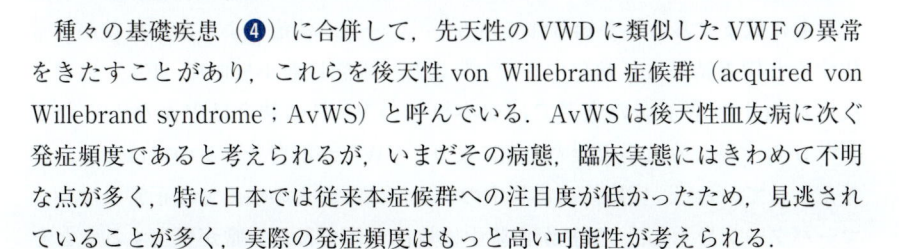

種々の基礎疾患（❹）に合併して，先天性のVWDに類似したVWFの異常をきたすことがあり，これらを後天性von Willebrand症候群（acquired von Willebrand syndrome；AvWS）と呼んでいる．AvWSは後天性血友病に次ぐ発症頻度であると考えられるが，いまだその病態，臨床実態にはきわめて不明な点が多く，特に日本では従来本症候群への注目度が低かったため，見逃されていることが多く，実際の発症頻度はもっと高い可能性が考えられる．

VWDと同様に皮膚や粘膜の出血症状がみられるが，比較的症状は軽い．時に消化管毛細血管拡張症を伴う消化管出血を認めることもある．

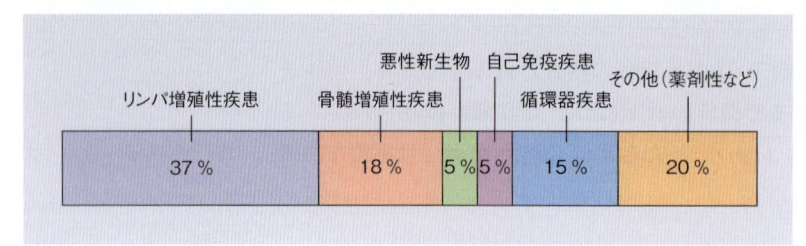

❹ AvWS の基礎疾患

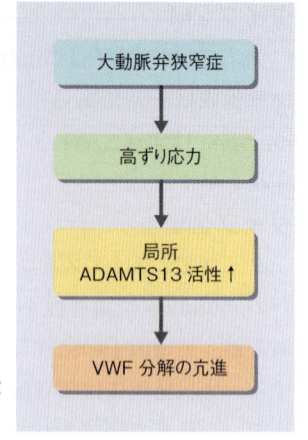

リンパ増殖性疾患 37％／骨髄増殖性疾患 18％／悪性新生物 5％／自己免疫疾患 5％／循環器疾患 15％／その他（薬剤性など）20％

❺ 大動脈弁狭窄症において AvWS が発症するメカニズム

大動脈弁狭窄症 → 高ずり応力 → 局所 ADAMTS13 活性↑ → VWF 分解の亢進

　提唱されている発症機序には大きく分けて，①免疫学的機序，②流体力学的機序による ADAMTS13 の過剰活性，③ VWF の血小板，組織，腫瘍細胞などへの吸着の 3 つが考えられる．このうち，①では VWF の機能部位を認識する抗体（インヒビター）による機能の阻害とともに，その免疫複合体が網内系への取り込みにより循環血液中から除去されることが考えられる．また，これらの抗体の認識部位は，GP Ib 結合ドメインあるいはコラーゲン結合ドメインであるとの報告もある[25]．

　②の機序によるものはほとんどが心血管病，特に大動脈弁狭窄症（AS）に伴うもので，諸外国では報告が比較的多いが，わが国では少ない．大動脈狭窄などにより血流の乱れが生じ，高ずり応力下で血栓傾向をきたし，血栓部位で高分子マルチマーが大量に消費されることにより，VWF が低下し AvWS の病態をきたすと考えられる（❺）．事実，ヒト AS 症例の検討によれば，出血傾向を有する AS 患者においては有意に VWF：RCo/VWF：Ag 比が低下し，大動脈弁圧較差の拡大と比例していた．また高分子マルチマーの減少がみられている[26]．この機序には ADAMTS13 活性の過剰が示唆されている（❺）が，直接的にこれを証明した研究はまだない．

　③の機序として，一部の骨髄増殖性疾患（MPD）患者においてはしばしば血小板数と血漿中 VWF マルチマーには逆相関関係が認められ[27]，AvWS と考えられる．患者にはしばしば高分子マルチマーの欠損がみられ，VWF：Ag と相関しないことがあり[28]，また VWF：CB や VWF：RCo も血小板数の増加とともに低下することが知られている[29,30]．一方，治療により血小板数が正常化すると検査結果も正常化する[27,28,30]こと，本態性血小板血症（ET）患者と反応性血小板増多症の患者では血小板への VWF の結合は差がなかったこと[31]から，単なる血小板数の増加により，VWF が消費されるのではないかと考えられている[27]．実際，血小板中の VWF はこれらの疾患では正常なマルチマーパターンを示し，VWF が血漿中に放出されて後に異常が発生することを示唆している[28,30]．

　一方で ET 患者では VWF の分解が亢進しているというデータもある．この

分解はおそらくADAMTS13が関連するもので，血小板が多いと，GPIbとVWFの相互作用が増加する結果，ADAMTS13のアクセスの機会がより増えると考えられる[28,32].

（松下　正）

文献

1) Jaffe EA, et al. Synthesis of von Willebrand factor by cultured human endothelial cells. Proc Natl Acad Sci U S A 1974; 71: 1906-9.
2) Nachman R, et al. Synthesis of factor VIII antigen by cultured guinea pig megakaryocytes. J Clin Invest 1977; 60: 914-21.
3) Marchese P, et al. Identification of three tyrosine residues of glycoprotein Ibα with distinct roles in von Willebrand factor and α-thrombin binding. J Biol Chem 1995; 270: 9571-8.
4) Scott JP, et al. Dimeric ristocetin flocculates proteins, binds to platelets, and mediates von Willebrand factor-dependent agglutination of platelets. J Biol Chem 1991; 266: 8149-55.
5) Berndt MC, et al. Ristocetin-dependent reconstitution of binding of von Willebrand factor to purified human platelet membrane glycoprotein Ib-IX complex. Biochemistry 1988; 27: 633-40.
6) Fujimura Y, et al. von Willebrand factor. A reduced and alkylated 52/48-kDa fragment beginning at amino acid residue 449 contains the domain interacting with platelet glycoprotein Ib. J Biol Chem 1986; 261: 381-5.
7) Matsushita T, Sadler JE. Identification of amino acid residues essential for von Willebrand factor binding to platelet glycoprotein Ib. Charged-to-alanine scanning mutagenesis of the A1 domain of human von Willebrand factor. J Biol Chem 1995; 270: 13406-14.
8) Kroner PA, Frey AB. Analysis of the structure and function of the von Willebrand factor A1 domain using targeted deletions and alanine-scanning mutagenesis. Biochemistry 1996; 35: 13460-8.
9) Matsushita T, et al. Localization of von Willebrand factor-binding sites for platelet glycoprotein Ib and botrocetin by charged-to-alanine scanning mutagenesis. J Biol Chem 2000; 275: 11044-9.
10) Lollar P, et al. Association of the factor VIII light chain with von Willebrand factor. J Biol Chem 1988; 263: 10451-5.
11) Leyte A, et al. Sulfation of Tyr1680 of human blood coagulation factor VIII is essential for the interaction of factor VIII with von Willebrand factor. J Biol Chem 1991; 266: 740-6.
12) Yee A, et al. A von Willebrand factor fragment containing the D'D3 domains is sufficient to stabilize coagulation factor VIII in mice. Blood 2014; 124: 445-52.
13) Sadler JE. A revised classification of von Willebrand disease. For the Subcommittee on von Willebrand Factor of the Scientific and Standardization Committee of the International Society on Thrombosis and Haemostasis. Thromb Haemost 1994; 71: 520-5.
14) Johnsen JM, et al. Common and rare von Willebrand factor (VWF) coding variants, VWF levels, and factor VIII levels in African Americans: the NHLBI Exome Sequencing Project. Blood 2013; 122: 590-7.
15) Sadler JE. Biochemistry and genetics of von Willebrand factor. Annu Rev Biochem 1998; 67: 395-424.
16) Gill JC, et al. The effect of ABO blood group on the diagnosis of von Willebrand disease. Blood 1987; 69: 1691-5.
17) Legendre P, et al. Mutations in the A3 domain of von Willebrand factor inducing combined qualitative and quantitative defects in the protein. Blood 2013; 121: 2135-43.
18) O'Brien LA, et al. Theoretical structural explanation for Group I and Group II, type 2A von Willebrand disease mutations. J Thromb Haemost 2005; 3: 796-7.
19) Kashiwagi T, et al. L1503R is a member of group I mutation and has dominant-negative effect on secretion of full-length VWF multimers: an analysis of two patients with type 2A von Willebrand disease. Haemophilia 2008; 14: 556-63.
20) Ruggeri ZM, et al. Heightened interaction between platelets and factor VIII/von

Willebrand factor in a new subtype of von Willebrand's disease. N Engl J Med 1980; 302: 1047-51.
21) Rabinowitz I, et al. Type ⅡB mutation His-505 → Asp implicates a new segment in the control of von Willebrand factor binding to platelet glycoprotein Ⅰb. J Biol Chem 1993; 268: 20497-501.
22) Nishino M, et al. New variant of von Willebrand disease with defective binding to factor Ⅷ. Blood 1989; 74: 1591-9.
23) Mazurier C, et al. A new von Willebrand factor (vWF) defect in a patient with factor Ⅷ (FⅧ) deficiency but with normal levels and multimeric patterns of both plasma and platelet vWF. Characterization of abnormal vWF/FⅧ interaction. Blood 1990; 75: 20-6.
24) Mannucci PM, et al. Life-threatening reaction to factor Ⅷ concentrate in a patient with severe von Willebrand disease and alloantibodies to von Willebrand factor. Eur J Haematol 1987; 39: 467-70.
25) Mohri H, et al. Clinical significance of inhibitors in acquired von Willebrand syndrome. Blood 1998; 91: 3623-9.
26) Casonato A, et al. von Willebrand factor abnormalities in aortic valve stenosis: pathophysiology and impact on bleeding. Thrombosis and haemostasis 2011; 106: 58-66.
27) Budde U, et al. Elevated platelet count as a cause of abnormal von Willebrand factor multimer distribution in plasma. Blood 1993; 82: 1749-57.
28) Budde U, et al. Acquired von Willebrand's disease in the myeloproliferative syndrome. Blood 1984; 64: 981-5.
29) van Genderen PJ, et al. The reduction of large von Willebrand factor multimers in plasma in essential thrombocythaemia is related to the platelet count. Br J Haematol 1996; 93: 962-5.
30) van Genderen PJ, et al. Decreased half-life time of plasma von Willebrand factor collagen binding activity in essential thrombocythaemia: normalization after cytoreduction of the increased platelet count. Br J Haematol 1997; 99: 832-6.
31) van Genderen PJ, Leenknegt H. Normal binding of plasma von Willebrand factor to platelets in essential thrombocythemia. Am J Hematol 1999; 61: 153-4.
32) Lopez-Fernandez MF, et al. Abnormal structure of von Willebrand factor in myeloproliferative syndrome is associated to either thrombotic or bleeding diathesis. Thromb Haemost 1987; 58: 753-7.

第2章 出血性疾患

凝固因子の異常
まれな凝固因子異常症

Point

- まれな先天性凝固因子欠乏症のホモ接合体の発症頻度は，50万〜200万人に1人ときわめて低い．
- 常染色体劣性遺伝形式をとる（フィブリノゲン異常症は常染色体優性遺伝）．
- 診断は，病歴・家族歴，出血症状，凝固スクリーニング検査，各種凝固因子活性を測定し，クロスミキシング試験などにより後天的低下要因を除外した後に行う．
- 活性・抗原量ともに低下する欠乏症と，抗原量は正常であるが活性が低下する異常症に分類される．
- 臨床症状は，欠乏する凝固因子によってさまざまであり，出血症状と凝固活性値が相関しない場合もある．
- 血液製剤の投与量や投与間隔は，出血の既往や重症度，出血の程度，それぞれの凝固因子の必要な止血レベル，生体内回収率・半減期などを考慮し決定する．

　先天性出血性疾患の代表は血友病と von Willebrand 病（VWD）であり，2013（平成25）年度血液凝固異常症全国調査[1])によると，両者合わせて95％（血友病A 65％，血友病B 13％，VWD 17％）を占め，残りの5％程度がまれな凝固因子欠乏症(rare bleeding disorders；RBDs)である．RBD として，フィブリノゲン（Fbg）欠乏症，プロトロンビン欠乏症，第V因子（FV）・第VII因子（FVII）・第X因子（FX）・第XI因子（FXI）・第XII因子（FXII）・第XIII因子（FXIII）欠乏症，第V・VIII因子複合欠乏症がある．わが国では，FVII欠乏症の頻度がRBDの23％と最も多く，次いでFXIII欠乏症（19％），Fbg欠乏症（19％）と続く（❶)[1])．RBDは常染色体劣性遺伝形式をとり（Fbg異常症は常染色体優性遺伝），ホモ接合体の発症頻度は50万〜200万人に1人ときわめてまれである（❷)[2-4])．活性・抗原量ともに低下する欠乏症と，抗原量は正常であるが活性が低下する異常症に分類される（ここでは異常症を含めて広義に欠乏症と表記する）．

　本項では，Fbg, プロトロンビン，FV, FVII, FX, FXI, FXII, FXIIIの先天性欠乏症について概説する．

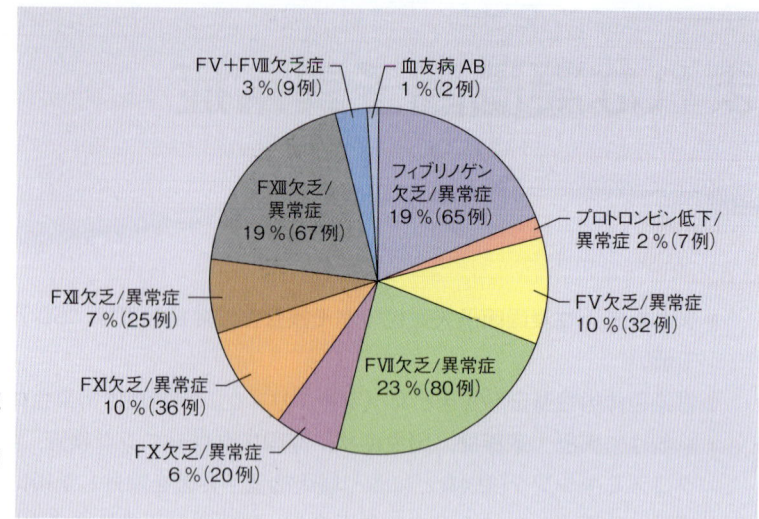

❶ わが国におけるまれな先天性凝固因子欠乏/異常症の割合
(瀧　正志ほか．血液凝固異常症全国調査　平成25年度報告書．2014[1] をもとに作成)

円グラフ:
- FV+FVIII欠乏症 3%（9例）
- 血友病AB 1%（2例）
- フィブリノゲン欠乏/異常症 19%（65例）
- プロトロンビン低下/異常症 2%（7例）
- FV欠乏/異常症 10%（32例）
- FVII欠乏/異常症 23%（80例）
- FX欠乏/異常症 6%（20例）
- FXI欠乏/異常症 10%（36例）
- FXII欠乏/異常症 7%（25例）
- FXIII欠乏/異常症 19%（67例）

❷ 各種先天性欠乏/異常症の特徴ならびにわが国で推奨される製剤

欠乏因子	発症頻度	止血レベル	血漿中半減期	主な臨床症状	推奨する製剤	商品名
フィブリノゲン	1：100万	50 mg/dL	2～4日	臍出血，関節内出血，筋肉内出血，習慣性流産，まれに血栓症	乾燥ヒトFbg製剤 / FFP	フィブリノゲンHT
プロトロンビン	1：200万	20～30%	3～4日	臍出血，関節内出血，筋肉内出血	血漿由来FIX複合体製剤	PPSB®-HT「ニチヤク」
第V因子	1：100万	15～20%	36時間	粘膜出血　まれに血栓症	FFP	
第VII因子	1：10万～50万	15～20%	4～6時間	粘膜出血，関節内出血，筋肉内出血	rFVIIa / 血漿由来FIX複合体製剤	ノボセブン®HI / PPSB®-HT「ニチヤク」
第X因子	1：100万	15～20%	40～60時間	臍出血，関節内出血，筋肉内出血	血漿由来FIX複合体製剤	PPSB®-HT「ニチヤク」
第XI因子	1：100万	15～20%	40～70時間	術後・外傷後出血	FFP	
第XII因子	—	—	50～70時間	出血・血栓傾向なし	治療の必要なし	
第XIII因子	1：200万	2～5%	11～14日	臍出血，頭蓋内出血，関節内出血，習慣性流産，創傷治癒遅延	血漿由来FXIII濃縮製剤	フィブロガミン®P

Fbg：フィブリノゲン，FFP：新鮮凍結血漿，rFVIIa：遺伝子組換え活性型第VII因子製剤
(Mannucci PM, et al. Blood 2004[2] ／Peyvandi F, et al. Haemophilia 2012[3] ／Bolton-Maggs PH, et al. Haemophilia 2004[4] より作成)

先天性フィブリノゲン（Fbg）欠乏症

疫学

先天性無Fbg血症は，Fbgの合成障害により量的欠損をきたす出血性疾患で，発症頻度は100万人に1人と推定される．一方，先天性Fbg異常症はFbg構造異常により機能障害をきたし，これまでに世界で400症例以上の家系が報告されている．

病態[2,3]

無Fbg血症の出血症状は，新生児期の臍出血から始まり，成長すると鼻出血，口腔内出血，過多月経，関節内出血などがしばしば認められる．重篤な出血として頭蓋内出血をきたし，致死的となる場合もある．また，自然流産の原因となる．低Fbg血症における出血傾向は，無Fbg血症と類似しているが，より穏やかである．

Fbg異常症の約半数は無症候であり，約25％に出血傾向，約20％に血栓傾向を認め，一部には両者の合併例もある．まれに，出血・血栓・創傷治癒不全を示す症例もある．出血症状は軽度であり，鼻出血，過多月経，術後出血がみられる．

診断

無Fbg血症では，プロトロンビン時間（PT），活性化部分トロンボプラスチン時間（APTT），トロンビン時間（TT）はすべて著明に延長し（❸），血小板粘着能やADP惹起血小板凝集も障害される．無Fbg血症では血漿Fbg量は10 mg/dL未満となる．

治療[2-4]

止血治療には，Fbg製剤を用いる（❷）．通常Fbgの止血レベルは50 mg/dL以上であるが，安全に手術を行うために，100 mg/dL以上を止血・創傷治癒が完了するまで維持する．Fbg製剤の半減期は2～4日であるが，手術時や出血時には消費により半減期が短縮することを考慮する必要がある．また，妊婦や頭蓋内出血の既往がある患者には，Fbg製剤の定期的補充投与が推奨される．しかし，Fbg製剤の投与は血液由来感染症，血栓傾向，反復投与による抗体産生，アナフィラキシーショックなどの危険性があり，十分注意が必要である．

Fbg異常症で血栓症を発症した症例では，半永続的な経口抗凝固療法を行う．

先天性プロトロンビン欠乏症

疫学

ホモ接合体あるいは複合ヘテロ接合体の発症頻度は，200万人に1人ときわめてまれである（❷）．活性および抗原を完全に欠失する無プロトロンビン血症はいまだに報告がなく，致死的と考えられている．活性・抗原量が低下して

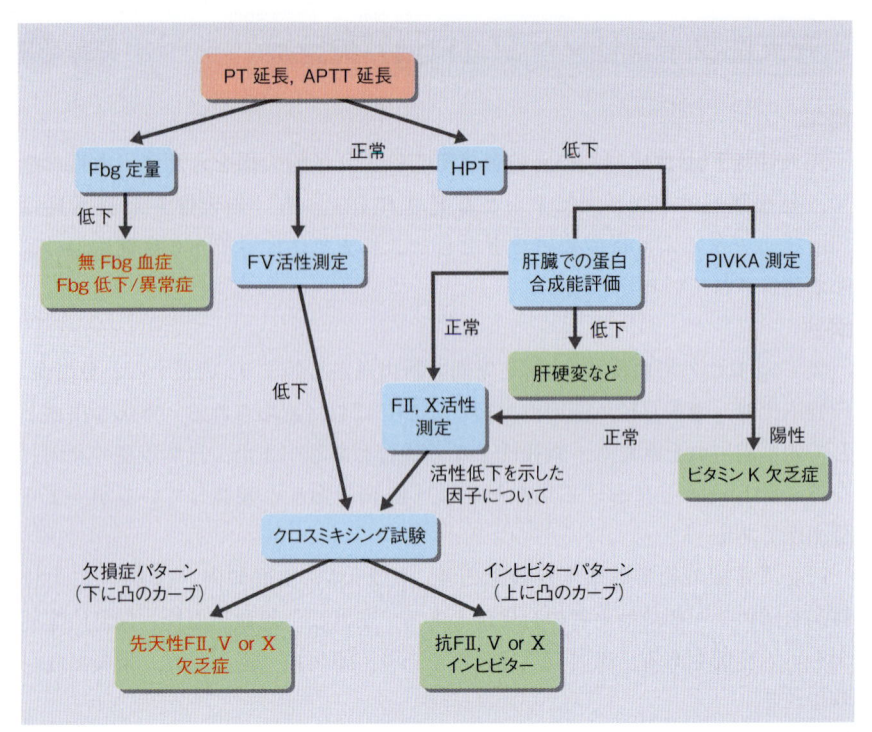

❸ **凝固スクリーニング検査——PT 延長，APTT 延長の場合の鑑別診断の進め方**

Fbg：フィブリノゲン，HPT：ヘパプラスチンテスト，PIVKA：ビタミン K 欠乏性蛋白，FⅡ：プロトロンビン

> **MEMO**
> **先天性プロトロンビン欠乏症の分類**
> フェノタイプは，①低プロトロンビン血症（ホモおよび複合ヘテロ接合体），②プロトロンビン異常症（ホモおよびヘテロ接合体），③低プロトロンビン/プロトロンビン異常症あるいは異なる2種類のプロトロンビン異常症の複合ヘテロ接合体，④プロトロンビンと他のγ-カルボキシル化凝固因子（第Ⅶ因子など）との複合欠損，の4つに分類される．

いるものを低プロトロンビン血症，抗原量は正常であるが活性が低下しているものをプロトロンビン異常症と分類する．わが国では低下症は2家系（prothrombin Saitama），異常症は prothrombin Tokushima, Obihiro, Himi, Kawaguchi, Yukuhashi[5] などの報告がある．

病態[2]

一般的にプロトロンビン低下症は，乳幼児期から皮下出血，筋肉内出血，関節内出血，頭蓋内出血，尿路出血などを認め，外傷や抜歯，手術後には止血困難を示す．新生児期に臍出血，頭蓋内出血を呈する場合もある．プロトロンビン異常症では低下症と同様の出血症状を示すが，prothrombin Himi は無症状で出血の既往はない．

一方，アンチトロンビン（AT）との結合部位に異常を有する prothrombin Yukuhashi[5] は著しい血栓傾向を示し，「AT 抵抗性」を示す血栓性素因として最近注目されている．

診断

ホモ接合体や複合ヘテロ接合体例では，PT，APTT が著しく延長し，プロトロンビン活性はきわめて低い場合が多い（❸）．後天性に，肝機能障害，ビタミン K 欠乏，ワルファリン服用などによりプロトロンビン活性は低下するので，鑑別の際に注意が必要である．たとえば，新生児や乳幼児期に PT・

APTTの延長を伴う出血傾向を認めたためビタミンK欠乏症を疑い，ビタミンKの補充を行ったが効果が得られない場合は，先天性プロトロンビン欠乏症などの存在も早期に考慮し，適切な検査および補充療法を開始すべきである．

また，ループスアンチコアグラント-低プロトロンビン血症症候群（lupus anticoagulant-hypoprothrombinemia syndrome；LAHPS）も鑑別診断として重要である．ループスアンチコアグラント（LA）陽性は臨床的には血栓症の危険因子と考えられているが，まれに低プロトロンビン血症，あるいは血小板減少症や機能異常を合併した場合は出血をきたす．

治療[2,4]

ホモ接合体で出血に対して迅速な治療が必要な場合や，手術前に予防投与する場合に，補充療法を行う．本症の補充療法には，プロトロンビンを含む血漿由来第IX因子（FIX）複合体製剤を用いる（❷）．プロトロンビンは血漿中半減期が3～4日間と比較的長く，血漿プロトロンビン活性は20～30％程度で止血レベルに入るため，30％を維持するようにFIX複合体製剤20～30 U/kgを投与する．しかし，血栓症を合併する危険性があるので，150％以上を超えないように注意する．重篤な出血を繰り返し発症するような症例では，血液製剤の定期補充療法も試みられている．

先天性第V因子欠乏症

疫学

本症はパラ血友病（血友病類似症〈parahemophilia〉）とも称され，100万人に1人の発生頻度と推定される（❷）．

病態[2]

ホモ接合体では，頭蓋内出血などの重症例もあるが，多くは血友病に比べて出血症状は軽く，無症候の場合もある．皮膚粘膜出血（歯肉出血，鼻出血），血腫および過多月経が最も一般的な症状である．血漿FV活性と出血症状の重症度は，必ずしも一致しない．FVの80％は血中，20％は血小板α顆粒中に存在するので，出血症状は血小板中のFV量も考慮する必要がある．

FV異常症は血栓傾向をきたす場合もあり，特にFV Leiden変異は欧米で高率に認められる先天性血栓性素因の一つとして重要である．日本人を含む東洋人にはFV Leidenは存在しないが，活性化プロテインC（APC）抵抗性を示し血栓症を発症したFV異常症はわが国でも2家系報告されている．

診断

PT，APTTともに延長するが，ヘパプラスチンテスト（HPT）は正常である．FV活性の低下を認め，クロスミキシング試験にて後天性抗FVインヒビターを否定できた場合，先天性FV欠乏症を疑う（❸）．FV Leidenは，FVの凝固活性測定値には異常を認めないので，APC抵抗性試験を行う必要がある．

> **MEMO**
> **ループスアンチコアグラント-低プロトロンビン血症症候群（LAHPS）**
> LA陽性で後天性低プロトロンビン血症を合併した症例では，血栓症よりむしろ出血傾向をきたす．若年者での発症が多く，診断時のプロトロンビン活性は著明に低下している（中央値11％）．基礎疾患としては，SLEなどの自己免疫疾患を認める場合が多く，また感染症や薬剤投与をきっかけに一過性に発症する場合もある．治療は副腎皮質ステロイドが第一選択薬であり有効であるが，プロトロンビン活性の増加とともに血栓症のリスクが増強するので注意が必要である．

> **MEMO**
> **factor V Leiden変異**
> 活性化プロテインCの主要切断部位であるFVの506番アミノ酸のArgがGlnへと置換した分子異常症で，欧米では高頻度にみられる血栓性素因を示す遺伝子多型である．ヘテロ接合体でも深部静脈血栓症などの血栓症を発症する．黒人や日本人を含む東洋人はこの変異をもっていない．

治療[2,4]

外傷・抜歯・外科手術時，重症出血時などの止血管理には，新鮮凍結血漿（FFP）投与を行う（❷）．FFP中のFVは早めに失活するため，調整後2か月以内のFFPを使用することが重要である．FVの生体内回収率は50～100％，半減期は36時間である．FFPはまず15～20 mL/kgを静注し，続いてFV活性20％を維持するように補充する．鼻出血や歯肉出血には，トラネキサム酸が有効である．

先天性第Ⅶ因子欠乏症

疫学

本症はRBDのなかで最も頻度が高く，発症頻度は10万～50万人に1人と推定される（❷）．

病態[2,3]

一般的に出血傾向は血友病より軽いが，FⅦ活性が1％以下を呈するホモ接合体や複合ヘテロ接合体例で重症血友病に類似した重篤な出血傾向を生じることがある．しかしながら，本症ではFⅦ活性と出血症状の重症度が一致しないことが知られており，FⅦ活性が1％以下でも無症候の場合もある．特に，日本人のホモ接合体は諸外国の症例に比べて無症候例が多い．

通常，皮膚粘膜出血（皮下出血，鼻出血，性器出血），抜歯後出血，外傷後出血が主であるが，関節内出血，消化管出血，頭蓋内出血，血尿，月経過多，分娩後異常出血なども認める．ヘテロ接合体例は無症候であるといわれてきたが，最近の報告ではヘテロ接合体499例のうち19％が症候性で，主に皮膚粘膜出血を認めることが判明した．一方，まれに血栓症の報告もあるが，わが国ではまだ認めない．

診断

本症は，出血症状が軽度あるいは無症候であるために，術前検査や乳児検診のヘパプラスチンテストなどで発見される．PT延長を示すが，APTTは基準範囲以内である．FⅦ活性が低下しており，クロスミキシング試験にて後天性抗FⅦインヒビター（きわめてまれ）が否定され，肝機能障害，ビタミンK欠乏などが除外された場合，先天性FⅦ欠乏症と診断する（❹）．FⅦaと組織因子（TF）との相互作用領域に変異がある場合は，FⅦ活性の測定に用いるTFの動物種の違いにより検査成績に乖離を示すので，ヒトTF，ウサギTF，ウシTFの3種類を測定試薬として用いる．

治療[2-4]

関節内出血や頭蓋内出血などの重症出血患者，ならびにFⅦ活性低下・出血の既往・手術部位によって過剰出血が予測される術前患者では，FⅦを十分含む製剤による補充療法が必要となる．現在日本で使用できる製剤には，遺伝子組換え活性型FⅦ（rFⅦa）製剤と血漿由来FⅨ複合体製剤がある（❷）．FⅦ活性が10～25％あれば，止血が可能である．rFⅦaは15～30 μg/kg（0.75～1.5

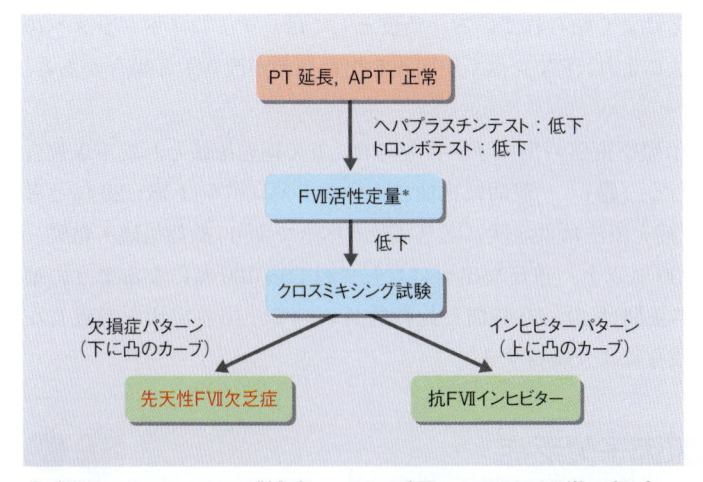

```
                PT 延長，APTT 正常
                        │
                        │ ヘパプラスチンテスト：低下
                        │ トロンボテスト：低下
                        ▼
                    FⅦ活性定量*
                        │
                        │ 低下
                        ▼
                   クロスミキシング試験
        ┌───────────────┴───────────────┐
   欠損症パターン                      インヒビターパターン
   （下に凸のカーブ）                   （上に凸のカーブ）
        ▼                               ▼
   先天性FⅦ欠乏症                    抗FⅦインヒビター
```

❹ 凝固スクリーニング検査──PT 延長，APTT 正常の場合の鑑別診断の進め方
＊：測定試薬中の組織因子の動物種の違いにより，Ⅶ活性が異なる場合がある．

KIU/kg）を止血が得られるまで4～6時間ごとに投与することで安全かつ有効に止血が図れるが，高価な薬剤である．一方，複合型FⅨ濃縮製剤で補充療法を行うと，血栓症などの合併症を併発しやすいので注意が必要である．また，FFPによる補充療法は，FⅦの半減期が4～6時間と短く，循環血液量の過剰をきたすため困難なことが多い．一方，無症候の患者で侵襲の少ない手術（抜歯など）の場合は，トラネキサム酸の投与が有効である．

先天性第Ⅹ因子欠乏症

疫学
　本症の発症頻度は100万人に1人で，FⅦ欠乏症と類似した出血傾向を示す（❷）．まれに，FⅩとFⅦ，FⅩとFⅧあるいはFⅩとFⅫの遺伝性欠乏症がある．

病態[2]
　ホモ接合体あるいは複合ヘテロ接合体の患者は出血傾向を示すが，その程度は活性の減少とよく相関する．鼻出血，歯肉出血，過多月経，外傷や術後の過剰出血が多いが，関節内出血，頭蓋内出血など重篤な出血をきたす場合もある．活性が50％程度のヘテロ接合体ではほとんど出血を認めず，スクリーニング検査や家系内調査のときに偶然発見されることが多い．

診断
　一般的には，明らかな家族歴があり，PT・APTTともに延長，FⅩ活性が低下しており，後天性FⅩ欠乏を除外できる場合，先天性FⅩ欠乏症を疑う（❸）．FⅩ活性は低値を示すが測定可能であり，FⅩノックアウトマウスの結果が示すようにFⅩの完全欠損は致死的である．
　全身性アミロイドL鎖（AL）アミロイドーシスの患者で，後天性FⅩ欠乏

症を合併することはよく知られている．治療としては，アミロイドーシスへの積極的な化学療法により，FXレベルが回復し出血傾向が改善する場合がある．

治療[2,4]

異常出血時の治療や術前の出血予防投与には，FX補充療法としてFIX複合体製剤の輸注を行う（❷）．一般的に止血に十分なFXレベルは15〜20％と考えられているが，補充療法は重症度に応じて行うべきであり，軟部組織・粘膜・関節内出血には30％以上，重篤な出血に対しては50〜100％になるように補充する．FXの半減期は40〜60時間と比較的長いので，出血症状を考慮しながら1日1回の投与により維持する．

先天性第XI因子欠乏症

疫学

本症は血友病Cとも称されたが，出血症状は血友病に比べて軽い．100万に1人の発生頻度と推定され（❷），そのほとんどがアシュケナージ系ユダヤ人である．アシュケナージ系ユダヤ人における頻度はきわめて高く，一般人口の8％程度がヘテロ接合体のキャリアである．日本人も報告が多く，40例以上が見出されている．

病態[2,3]

自然出血は起こさず，外傷や外科的処置後の出血がほとんどである．特に，線溶活性が高い口腔内や泌尿生殖器領域からの出血が特徴的である．女性の場合は過多月経を認める．関節・筋肉内出血はまれである．活性値と出血症状はまったく相関せず，FXI活性が1％未満の重症型でも無症候か術後の出血を認める程度の場合もあれば，軽症型で出血傾向を示す場合もある．ヘテロ接合体例は，臨床的には出血傾向を示さない．

診断

出血症状が軽度であり，術前検査などで偶然発見される場合が多い．APTTが著明に延長し，PTは基準範囲内にある．FXI活性は，過多月経のスクリーニング検査の項目としては，重要である．FXI活性が低下していた場合は，ミキシング試験にて後天性抗FXIインヒビター（きわめてまれ）を除外し，先天性FXI欠乏症と診断する（❺）．FXI活性は，通常ホモ接合体あるいは複合ヘテロ接合体例では15％未満，ヘテロ接合体例では25〜70％程度を示す．

治療[2-4]

本症では自然出血はまれなため，外傷後あるいは手術に際して補充療法を行う．海外では血漿分画製剤としてFXI製剤があるが，わが国では補充療法としてFFPを投与する（❷）．最小止血レベルは15〜20％とされているが，大手術時，または前立腺・下部尿路系，鼻・扁桃腺など線溶活性が高い部位の手術や外傷時には出血傾向が強く出現するので，FXI活性を7日間，45％以上に維持することが推奨されている．FXIの生体内回収率は90％，半減期は40〜70時間であり，FFP投与量は5〜20 mL/kg/日で通常適切なFXIレベルに保つこ

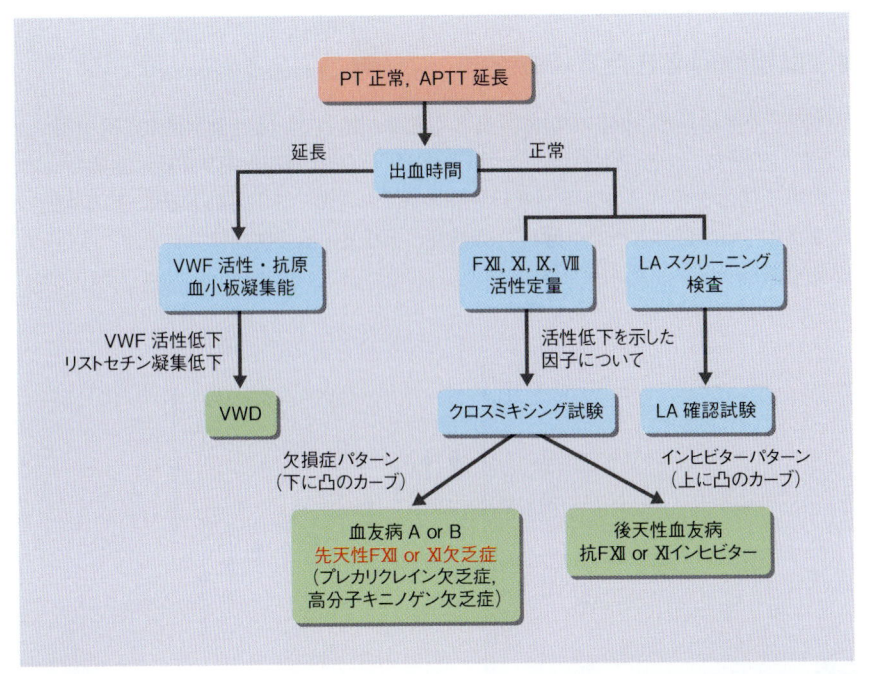

❺ 凝固スクリーニング検査──PT 正常，APTT 延長の場合の鑑別診断の進め方
VWF：von Willebrand 因子，LA：ループスアンチコアグラント，VWD：von Willebrand 病

とが可能である．

先天性第XII因子欠乏症

疫学
　本症は常染色体劣性遺伝であり，世界各国で約 300 症例が報告されている．APTT が著明に延長するが，臨床的に出血傾向も血栓傾向も示さない．

病態・診断
　臨床症状がないため，術前検査などで偶然発見される．APTT が著明に延長するが PT は基準範囲内である（❺）．日本人は活性低下をきたす遺伝子多型頻度が高く，欧米人に比べて FXII 活性が低値を示す．したがって，FXII 活性を測定する場合，コントロール血漿は輸入製品ではなく自家製のものが望ましい．

治療
　本症は臨床的に出血の原因にならないので，FXII 活性が 1％で大手術を施行する場合でも，治療は必要ない．

Basic Point

先天性 FXII欠損症は血栓傾向をきたすのか？

　FXII欠損が血栓症の危険因子であるかどうかについて，長らく議論が続いている．実験的な FXII欠損マウスは，血栓予防効果を有していた．一方，約9,000人がエントリーした大規模な疫学解析によると，FXII活性値が90〜10％の幅では活性値と全生存率が強い正相関を示したが，10％以下では90％以上の群と同等の全生存率を示し，U字形となった（**1**）[6]．血栓症と FXII欠損との関連については，今後さらなる疫学的研究が必要であろう．

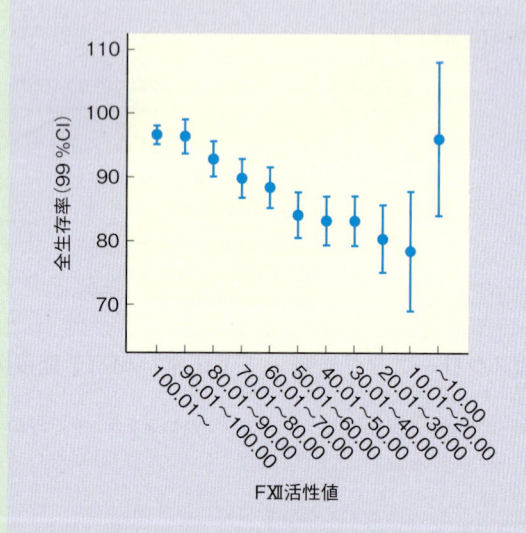

1 FXII活性値と全生存率
オーストリアで1991〜2003年に凝固異常あるいは血栓症のスクリーニングとしてFXII活性を測定した8,936例を対象とし，全生存率との関連を検討した．その結果，FXII活性は低下するにつれて全生存率は低下するが，10％未満群は逆に生存率は100〜90％群のレベルまで増加することが示され，U字形となった．
(Endler G, et al. J Thromb Haemost 2007[6]より)

先天性第XIII因子欠乏症

疫学

　発症頻度は200万に1人と推定されており（**2**），現在までに200例以上の報告がみられる．FXIIIはトランスグルタミナーゼ本体であるAサブユニット（FXIIIA）と，その保護に働くBサブユニット（FXIIIB）のそれぞれ2つずつから成るヘテロ四量体として血中を循環している．欠乏症には，*F13A1*遺伝子変異に起因するFXIIIA欠乏症と，*F13B*遺伝子変異により二次的FXIIIA低下をきたすFXIIIB欠乏症とがある．

病態[2]

　特徴的な出血症状は，臍出血と頭蓋内出血である．その他の出血症状としては，皮下出血，血腫などがしばしば認められ，一時的に止血しても翌日に再出血する"遷延性出血（後出血）"も特徴的である．また，習慣性流産や創傷治癒遅延も認められる．

診断

　通常の凝血学的スクリーニング検査であるPT，APTT，Fbg値は正常であ

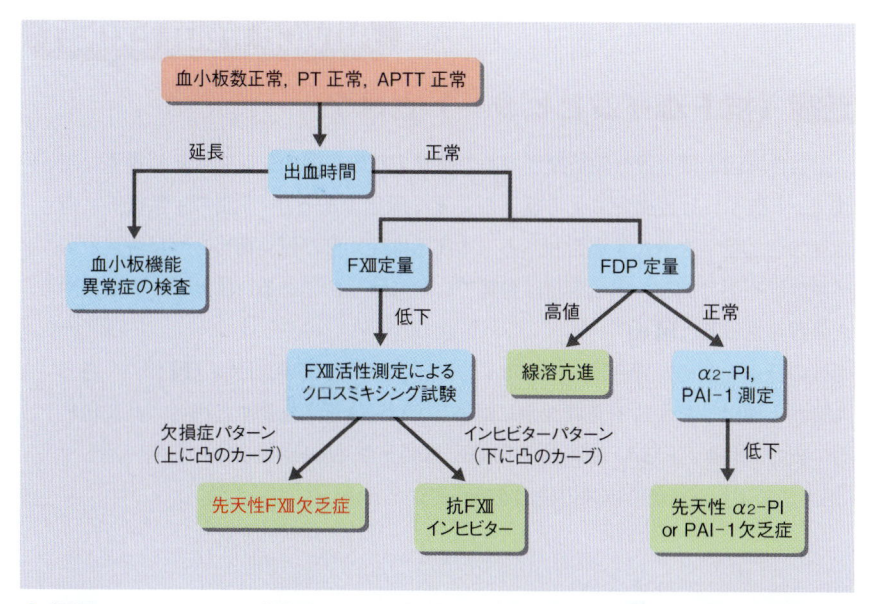

❻ **凝固スクリーニング検査──PT 正常，APTT 正常の場合の鑑別診断の進め方**
FDP：フィブリノゲン分解産物，α2-PI：α2-プラスミンインヒビター，PAI-1：プラスミノゲンアクチベータインヒビター-1

るので，本症を疑うときは FXIII 活性や抗原量の測定が必要である．FXIII 活性低下を認めた場合は抗 FXIII インヒビター定性試験を行い，後天性 FXIII 欠乏症（抗 FXIII インヒビター）を否定する（❻）．先天性が疑われた場合は抗原量を測定し，A サブユニットが正常の 5％以下，B サブユニットが約半分であれば FXIII A 欠乏，両サブユニットともに 5％以下であれば FXIII B 欠乏を疑う．

治療[2,4]

補充療法には，血漿由来 FXIII 濃縮製剤が用いられる（❷）．FXIII の生体内回収率は 100％，半減期は 11〜14 日と長いため，消費機転が働かない場合は輸注された FXIII は長時間維持される．通常，FXIII の止血レベルは 2〜5％で，1 回の輸注によって止血が得られる．小出血では FXIII レベルを 10％に，筋肉内出血では 20〜30％に保つ．しかしながら，頭蓋内出血などの重篤な出血や大手術時には創部での FXIII の消費が大きいため，100％以上にすることが望ましく，小手術時では 50％以上を目安とする．また，妊娠の維持には FXIII は必須であり 10％以上を保つように，妊娠 5〜6 週頃から FXIII 濃縮製剤の定期補充（1〜2 V/週）を行う．近年は重篤な出血の既往がある患者の出血予防を目的として，4 週間隔で定期的予防投与が試みられている．

血友病や VWD 以外のまれな凝固因子欠乏症に遭遇した場合，いちばん悩むのが補充療法である．先天性 FVII 欠乏症や先天性 FXI 欠乏症など，凝固活性と出血症状が相関しない場合もあり，血液製剤の投与量や投与間隔は出血の既往や重症度，出血の程度，それぞれの凝固因子の必要な止血レベル，生体内回収

Advice from Expert

後天性FXIII欠乏症（抗FXIIIインヒビター）とは？

　後天性FXIII欠乏症は，出血性素因の既往歴や家族歴がなく，突然FXIIIの高度の欠乏をきたし重篤な出血傾向をきたす疾患である．FXIIIインヒビターによる低下が重要な原因であるが，FXIIIの産生低下と過剰消費により二次性に重度の活性低下をきたす場合もある．本疾患は周知度が低く相当数が見逃されている可能性があり，発症頻度は不明である．出血症状は重篤で，時に致死的である．広範な皮下出血や筋肉内・軟部組織の巨大血腫を生じる（**2** a)[7]．

　原因不明の出血でXIII活性の低値を認めた場合は，抗FXIIIインヒビター定性試験を行う（**2** b)[7]．さらに専門施設では，患者血漿から抽出したIgGを正常血漿に添加しFXIII活性低下を認めた場合，インヒビター陽性と診断している．また，組換えFXIIIA，精製血漿FXIIIB，精製FXIII（A_2B_2複合体）を用いたドットブロット法およびELISA法によりFXIII結合抗体の検出を行っている．

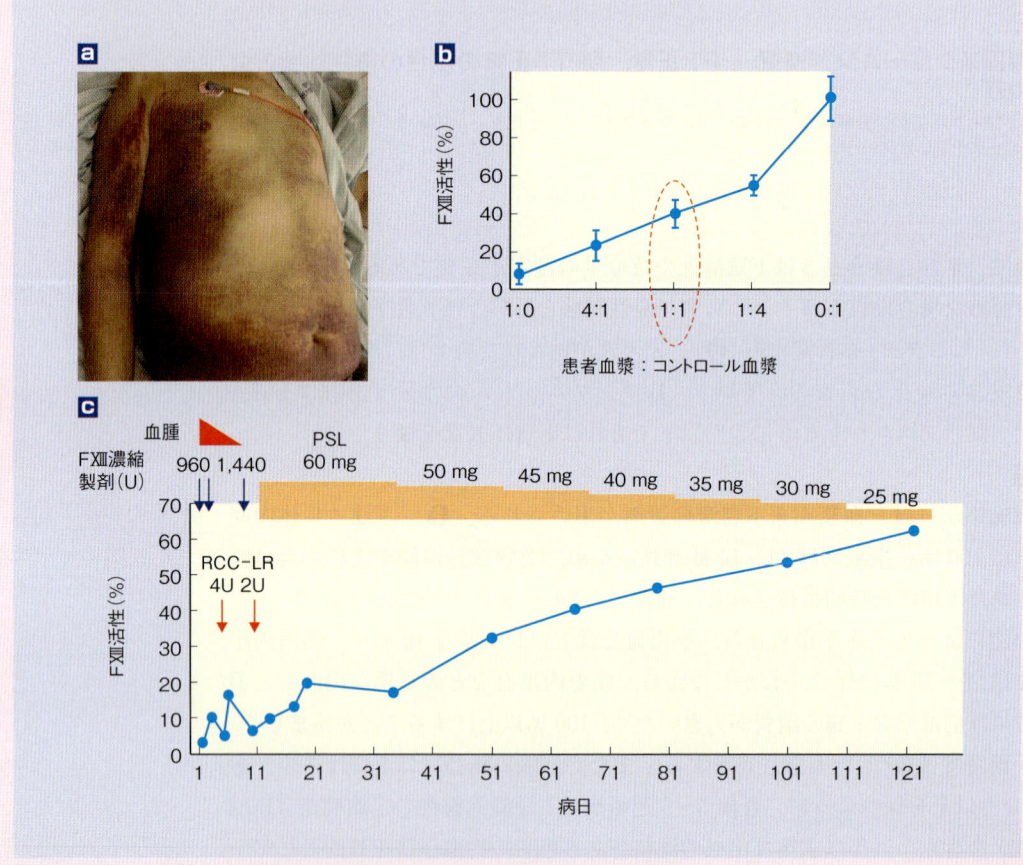

2 後天性FXIII欠乏症の症状，検査所見および治療経過（自験例）
a：臨床症状．広範囲に皮下血腫を形成．
b：FXIII活性によるクロスミキシング試験．患者血漿と正常血漿を1：1に混合して2時間37℃でインキュベーション後にFXIII活性を測定する．正常血漿の添加によりFXIII活性が補正されにくく下に凸のパターンを示す場合は，インヒビターの存在を疑う．
c：治療経過．血漿FXIII濃縮製剤と副腎皮質ステロイドの投与により止血され，FXIII活性も正常範囲にまで改善した．
PSL：プレドニゾロン，RCC-LR：赤血球濃厚液
（Hayashi T, et al. Haemophilia 2012[7]より）

治療としては，診断後速やかに血漿由来FXIII濃縮製剤（フィブロガミン®P）を出血の程度と部位に応じて十分量投与することが推奨されており，ほとんどの症例で止血が可能である．インヒビターを有する症例では，輸注FXIIIが中和されて血中半減期が短縮するため，活性の増加が得られにくい場合がある．したがって，FXIII濃縮製剤投与後のFXIII活性のモニタリング（2 c）[7]は必須であり，活性値と止血効果を観察しながら投与する必要がある．一方，FXIII欠乏の原因が，出血や過剰消費，産生低下などではなくインヒビターである場合は，インヒビター消失を目的とした免疫抑制療法も必要となる．特に，自己抗体が原因の場合は，速やかに副腎皮質ステロイドやシクロホスファミドの併用を開始する．しかし，効果が不十分な場合は，抗CD20抗体であるリツキシマブの投与を考慮する．また，血漿交換や免疫吸着療法は急速にインヒビター力価を低下させることができ，効果的な治療法である．高用量γグロブリン製剤の投与も，有効である．

率・半減期などを考慮し，治療計画を立てる必要がある．十分量の補充療法を行っても，大出血や手術時には消費により半減期が短縮することがあるため，凝固因子活性のモニタリングを施行しながら止血管理を行うべきである．さらに，FFPの使用は2005年の血液製剤の使用指針に則って適性使用を心掛けると同時に，血漿由来血液凝固因子製剤の使用にあたっては感染症や抗体産生などの危険性を常に認識しながら使用すべきである．

（森下英理子）

文献

1) 瀧　正志ほか．血液凝固異常症全国調査 平成25年度報告書．東京：財団法人エイズ予防財団；2014．
2) Mannucci PM, et al. Recessively inherited coagulation disorders. Blood 2004; 104: 1243-52.
3) Peyvandi F, et al. Rare bleeding disorders. Haemophilia 2012; 18: 148-53.
4) Bolton-Maggs PH, et al. The rare coagulation disorders—review with guidelines for management from the United Kingdom Haemophilia Centre Doctors' Organization. Haemophilia 2004; 10: 593-628.
5) Miyawaki Y, et al. Thrombosis from a prothrombin mutation conveying antithrombin resistance. N Engl J Med 2012; 366: 2390-6.
6) Endler G, et al. Evidence of a U-shaped association between factor XII activity and overall survival. J Thromb Haemost 2007; 5: 1143-8.
7) Hayashi T, et al. A case of acquired FXIII deficiency with severe bleeding symptoms. Haemophilia 2012; 18: 618-20.

第2章 出血性疾患

血小板の異常
特発性血小板減少性紫斑病（ITP）

Point

- ▶ 特発性血小板減少性紫斑病（ITP）では，抗血小板自己抗体による血小板破壊亢進が主体である．同時に，抗体による巨核球の成熟障害などにより血小板産生も抑制されている．
- ▶ 診断は除外診断が主体である．病態に即した検査法として網状血小板比率や血漿トロンボポエチン濃度が有用であるが，いまだ保険適用外である．
- ▶ 治療目標は，血小板数を正常に戻すことではなく，重篤な出血を予防しうる血小板数に維持することである．
- ▶ 治療の第一選択は副腎皮質ステロイドである．*Helicobacter pylori* 感染例の場合は除菌療法を試みる．
- ▶ トロンボポエチン受容体作動薬の使用は難治症例に限定すべきである．

疾患の名称

　特発性血小板減少性紫斑病（idiopathic thrombocytopenic purpura；ITP）は，抗血小板自己抗体により主として脾臓での血小板破壊が亢進し血小板減少をきたす後天性の自己免疫疾患であり[1,2]，厚生労働省の特定疾患治療研究事業対象疾患（特定疾患）に認定されている．autoimmune thrombocytopenic purpura（自己免疫性血小板減少性紫斑病）や，chronic immune thrombocytopenic purpura（慢性免疫性血小板減少性紫斑病）などの用語も用いられているが，2009年に国際作業部会（International Working Group；IWG）が本疾患に対して primary ITP（primary immune thrombocytopenia）との名称を提唱している．全身性エリテマトーデス（SLE）や HIV 感染など基礎疾患に随伴する ITP は，二次性（secondary）ITP として区別する[1]．

疫学

患者数

　ITP の臨床個人調査票（2004〜2007年）をもとに解析すると，わが国における ITP の有病者数は約2万人で，年間発症率は人口10万人あたり約2.16人と推計される．つまり，年間約3,000人が新規に発症・登録されている計算になる．慢性 ITP は，従来20〜40歳代の若年女性に発症することが多いとされていたが，最近の調査では20〜40歳代の若年女性の発症ピークに加え，60〜

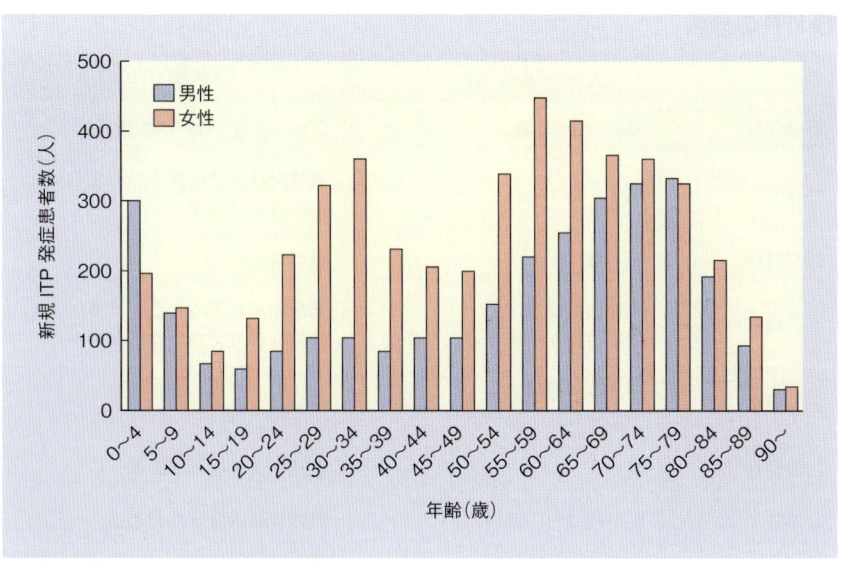

❶ **新規登録ITP症例の年齢分布**
血液凝固異常症に関する調査研究班による2004〜2007年度臨床調査個人票の解析結果の平均を示している．従来の20〜40歳代の若年女性での発症に加え，60〜80歳代での発症ピークが認められる．10万人あたり年間2.16人が新規に発症している（男性10万人あたり1.72人，女性10万人あたり2.58人）．
(Kurata Y, et al. Int J Hematol 2011[3] より）

80歳代でのピークが認められるようになってきている．高齢者の発症には男女比に差はない（❶）[3]．急性ITPは5歳以下の発症が圧倒的である．この調査結果から，慢性ITPの治療を考えるうえで，高齢者が多く存在することを念頭に置くべきであり，骨髄異形成症候群などをきっちりと鑑別する必要がある．

急性型と慢性型

ITPはその発症様式と経過から急性型と慢性型に分類され，6か月以内に自然寛解する病型は急性型，それ以後も血小板減少が持続する病型は慢性型と分類される（❷）．しかしながら，発症時に急性型か慢性型かを区別することはきわめて困難であり，実際には発症後6か月経過した時点において，6か月以内に寛解したものを急性型，そうでないものを慢性型として分類することになる．

小児ITPの特徴

小児ITPでは急性ITPが約75〜80％を占め，ウイルス感染や予防接種を先行事象として有する場合が多い．急性ITPでは数週間で血小板が増加することが多いが，6か月以降でも（多くは1年以内）自然軽快する症例も経験されるため，上記の6か月という期間は急性と慢性を分ける明確な分岐点というよりは，あくまで便宜上の期間である．

❷ ITP の分類

	急性 ITP	慢性 ITP
好発年齢	幼児（2〜5歳）	20〜40歳，60〜80歳
性差	男1：女1	若年発症例では男1：女3 高齢者では性差なし
好発時期	冬〜春	特になし
発症様式	急性の発症 発症時期が明確なことが多い	発症時期が不明なことが多い 検診などで見つかることがある
先行事象	ウイルス感染 予防接種	なし
出血症状	強い	症状を欠く場合もある
経過	6か月以内に寛解	慢性に経過し6か月以上

病態生理[1,2]

抗血小板自己抗体

　1951年，Harringtonらは彼自身も含め健常者に対しITP患者血漿の輸注試験を行い，ITPの原因が血漿中の血小板減少因子（後に抗血小板自己抗体と判明）であることを初めて示した．抗血小板自己抗体の主要な標的抗原に関しては，1982年のvon Leeuwenらの論文に端を発し，現在では血小板膜糖蛋白（GP）Ⅱb-Ⅲa および GPⅠb-Ⅸ がITPの主要な標的抗原であることが明らかにされている．

血小板結合抗体 vs 血清抗体

　Harringtonらの成績は患者血清（血漿）抗体が重要であることを示唆しているものの，ITPにおいては血小板自己抗体の大部分がすでに患者血小板に結合しており，血清中には親和性の弱い抗体しか存在していないと考えられる．実際，血清抗体よりも血小板結合抗体のほうが検出率は高く，さらに治療により血小板数が増加すると血小板結合抗体は減少するが，血清中の抗体はほとんど変化しない．これらの成績から，血清抗体よりも血小板結合抗体が密接にITPの病態と関連しており，血小板破壊に主要な役割を果たしていると考えられる．

血小板減少機序

　ITPにおける血小板減少の主たる病態は，血小板の破壊亢進である．血小板の寿命は健常者において8〜10日であるが，ITP患者では血小板寿命は短縮しており，血小板数が減少するに従い血小板寿命は著明に短縮する．慢性ITPでは，血小板は抗血小板自己抗体（主にIgG）により感作されており，自己抗体に感作された血小板は早期に脾臓を中心とした網内系においてマクロファー

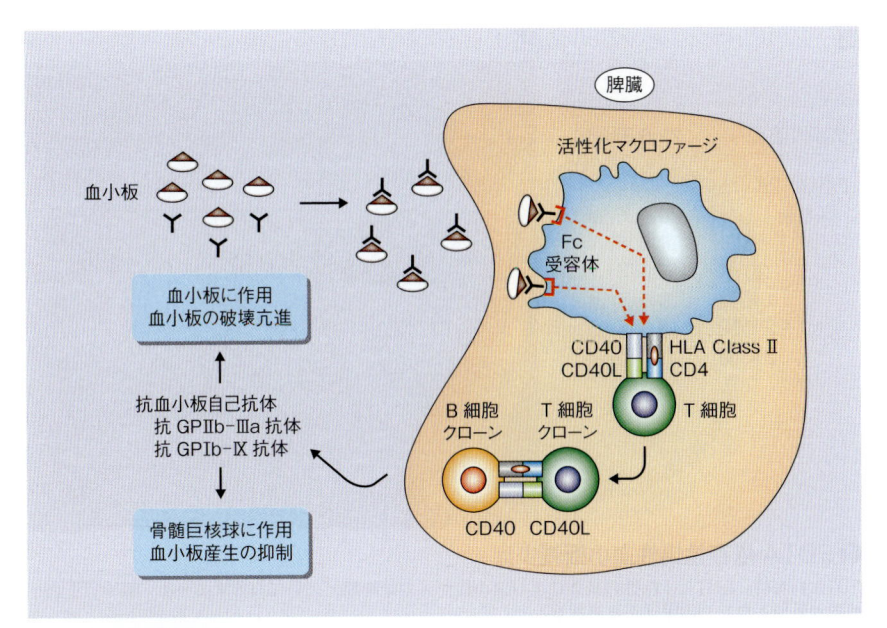

❸ **ITPの病態生理**
主に脾臓で産生された抗血小板自己抗体（主にIgG）は，血小板膜GPⅡb-Ⅲaあるいは GPIb-Ⅸに結合し，感作血小板は主として脾臓内でマクロファージ上のFc受容体を介して捕捉され，破壊される．血小板を取り込んだマクロファージは，GPⅡb-ⅢaあるいはGPIb-Ⅸの抗原ペプチドをHLA抗原上に表出し，HLA Class Ⅱ-CD4 に加え副刺激経路（ここではCD40-CD40Lを提示）などを介して自己反応性ヘルパーT細胞を活性化し，さらにはB細胞を活性化し抗体産生を誘導する．一方では，これらの抗体は巨核球の成熟障害などを誘導し，血小板産生を抑制する．
（冨山佳昭．臨床血液 2011[4]）より）

ジのFc受容体を介して捕捉され，破壊され血小板減少をきたす．抗血小板自己抗体の主要な標的抗原がGPⅡb-ⅢaおよびGPIb-Ⅸであることはすでに述べたが，これらの標的抗原は抗原提示細胞であるマクロファージによりプロセッシングを受け，そのHLA上に表出され，自己反応性のCD4$^+$T細胞を活性化し，そのヘルパー活性により自己抗体産生B細胞を刺激し抗体産生を誘導する．このようにITPでは，脾臓が主な血小板破壊部位であるとともに，血小板抗体産生部位でもある．

　血小板破壊亢進に加え，ITPにおいては巨核球の成熟障害や細胞障害を生じており，血小板産生も抑制されていることが明らかにされている．血小板自己抗体が骨髄巨核球にも結合し，血小板の産生障害を引き起こしていると考えられる（❸）[4]．

臨床症状

　個人差はあるものの，一般的には血小板数が5万/μL以上あれば出血傾向は明らかではなく，打撲時に四肢を中心に紫斑が出現する程度である．3万～5万/μLであれば易出血性を自覚することが多く，3万/μL未満であれば出血傾向が明らかとなる．症状は皮下出血，歯肉出血，鼻出血，性器出血など皮膚粘膜出血が主症状である．血小板数が1万/μL未満となると血尿，消化管出血，吐血，

a	血小板数
抗凝固薬（−）	22.6 万/μL
EDTA-2K 採血後　1 分	20.4 万/μL
15 分	8.5 万/μL
30 分	5.2 万/μL
1 時間	3.5 万/μL
2 時間	3.3 万/μL
3 時間	3.2 万/μL

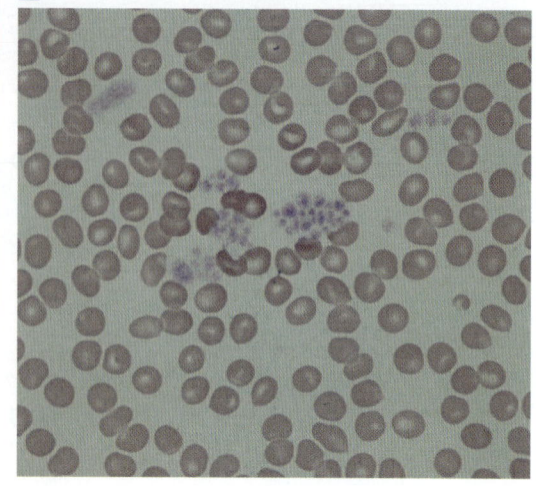

❹ EDTA 依存性偽性血小板減少症
EDTA 採血時，EDTA 依存性の抗体により血小板が採血後時間とともに凝集するため，見かけ上血小板数が低値となる．治療は不要である．
a：自験例における血小板減少の経時的変化．
b：採血 1 時間後の末梢血塗抹標本．

網膜出血を認めることもある．口腔内に高度の粘膜出血を認める場合は，消化管出血や頭蓋内出血をきたす危険があり，早急な対応が必要である．血友病など凝固因子欠損症では関節内出血や筋肉内出血を生じるが，ITP では通常これら深部出血は認めない．

診断[1]

ITP の診断は除外診断が主体

　ITP の診断に関しては，いまだに他の疾患の除外診断が主体となる．血小板減少の基準は，10 万/μL 未満である．出血の持続により貧血を示すことがある．凝固検査は正常である．骨髄検査は必須ではないが，高齢者（60 歳以上）や骨髄異形成症候群などが疑われる場合は，積極的に行うべきである．

　また，血小板数が 5 万/μL 未満の症例で出血傾向がまったくみられない場合や末梢血の検査コメントに血小板凝集（＋）とある場合は，EDTA（エチレンジアミン四酢酸）依存性偽性血小板減少症を積極的に疑うべきである（❹）．

　ITP と同様の免疫学的機序で血小板が減少する病態として，SLE などの膠原病やリンパ系腫瘍，HIV 感染などがあげられるが，これらの疾患に伴う血小板減少は二次性 ITP として分類される．詳しい病歴の聴取や身体所見，検査成績などにより，先天性血小板減少症や薬剤性血小板減少症，さらには血小板産生障害に起因する骨髄異形成症候群や再生不良性貧血などの鑑別を行う．

PAIgG の ITP 診断における臨床的意義

　PAIgG（platelet-associated IgG；血小板関連 IgG）は，ITP の補助診断として 2006 年に保険収載された．ITP においてはその 90 ％以上の症例におい

MEMO
EDTA 依存性偽性血小板減少症
末梢血用のスピッツには抗凝固薬 EDTA-2K が含まれているため，EDTA 依存性の抗体により血小板が採血後時間とともに凝集し，自動血球計算器において白血球と認識され，見かけ上血小板数低値となることがある．塗抹標本や抗凝固薬なしの採血直後に測定し，血小板数が正常であることを確認する．治療は不要である．

> **Basic Point**
>
> ## PAIgG（platelet-associated IgG；血小板関連IgG）
>
> 　1970年代にITP患者の血小板においてPAIgGが増加していることが多くのグループにより報告され，わが国においてもITPの補助診断として2006年に保険収載されるに至った．当初，PAIgGが血小板自己抗体量を反映していると考えられていた．しかしながら，PAIgGはITP症例の90％以上に上昇しているものの，再生不良性貧血など他の疾患でもPAIgGが高値になることがあり，その疾患特異度は低く27％とも報告されている．そのため，現在ではITPにおけるPAIgGの診断的意義は少ない．その理由は，PAIgGは血小板に結合したIgGを測定しているため，血小板自己抗体のみならず血小板に結合した（あるいは付着した）非特異的なIgGも測定しているためである．
>
> 　PAIgGに代わり血小板抗体をより特異的に検出する測定系として，ITPの標的抗原（GPⅡb-ⅢaやGPIb-Ⅸ）をモノクローナル抗体で捕捉しELISAにて検出するMAIPA（monoclonal antibody-specific immobilization of platelet antigen）法やMACE（modified antigen capture ELISA）法などが開発されている．これらの感度は50～60％，特異度は80～90％であるが，いまだ研究室レベルでの検査法である．

てPAIgGが上昇しておりその疾患感度は高いが，PAIgGは血小板に結合した（あるいは付着した）非特異的なIgGも測定するため，ITPのみならず再生不良性貧血などの血小板減少時にもPAIgGが高値になることが多い．そのため，ITPの診断においてPAIgGの診断的意義は少ない（Basic Point参照）．

ITPの病態に即した新たな診断法（2014年現在，保険未収載）

　ITPの病態に即した新たな診断法として，以下のような検査が行われている．しかしながら，これらの検査の保険適用はなく，日常臨床での使用には至っていない．

網状血小板比率

　網状血小板比率（％）は，新たに産生された幼若血小板の指標として用いられる．ITPなど血小板破壊亢進時では網状血小板比率が増加するが，再生不良性貧血など血小板造血障害においては増加しない．このように，網状血小板比率は血小板減少の病態を解析するうえで有力な検査法と考えられる（❺a）[1]．

血漿トロンボポエチン（TPO）濃度

　ITPでは，血小板造血因子であるTPO値は正常ないしは軽度増加しているのみである．一方，再生不良性貧血など造血障害による血小板減少では血漿TPO値は著増する（❺b）[1]．ITPにおいては巨核球の成熟障害や細胞障害が示されているが，巨核数は正常～増加していること，また，ITP血小板に結合したTPOは早期に血管内からクリアされることなどにより，ITPでは血小板減少にもかかわらずTPO値が正常範囲ないしは軽度増加にとどまると考えられる．

GPⅡb-ⅢaもしくはGPIb-Ⅸに対する自己抗体検出

　GPⅡb-ⅢaもしくはGPIb-Ⅸに対する自己抗体が検出されれば，その診断

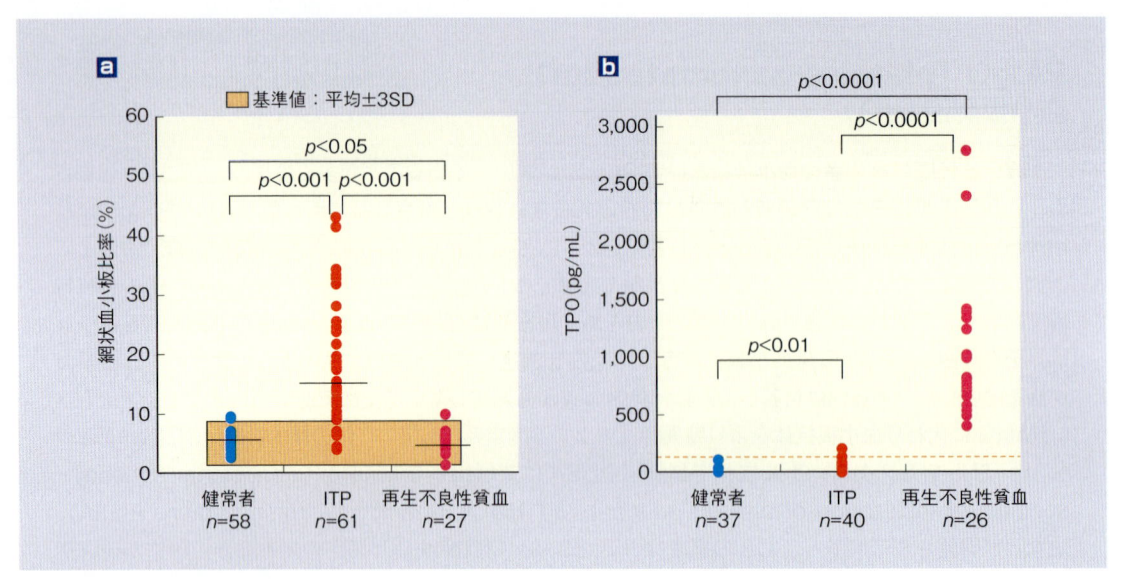

❺ ITPおよび再生不良性貧血における網状血小板比率および血漿トロンボポエチン（TPO）濃度の比較検討

a：網状血小板比率．網状血小板（reticulated platelets；RP）はRNAが豊富に存在する大型血小板で，巨核球から新たに産生された幼若血小板である．患者血小板数あたりの網状血小板比率（RP%）を検討すると，ITPではRP%は著明に増加しているが，再生不良性貧血ではそのような増加はみられない．
b：血漿TPO濃度．TPOはその大部分が肝臓で産生されており，血小板数の変動に関係なくその産生量は一定に保たれている．TPO受容体であるc-Mplは血小板/巨核球系に発現しており，c-MplによるTPO吸着が血漿TPOレベルを制御している．再生不良性貧血では，巨核球が減少し血小板産生が低下しているため血漿TPO濃度は著増する．一方，ITPにおいては，血小板減少にもかかわらず血漿TPO濃度は正常ないしは軽度増加しているのみであることが特徴である．-----は基準値上限を示す．
（冨山佳昭ほか．臨床免疫・アレルギー科 2013[1]より）

特異性は80～90％と高いが，ITPの約40～60％にしか検出されない点が問題である．また，これらの自己抗体の測定は，いまだ研究室レベルでの検査法である（**Basic Point**参照）．

治療[5]

治療目標

　治療目標は，血小板数を正常化させることではなく，危険な出血を予防することである．ITPでは，血小板数が3万/μL以上では死亡率は正常コントロールと同じであるが，3万/μL未満だと出血や感染が多くなり死亡率が約4倍に増加すると報告されており，3万/μL以上であれば比較的予後は良好であると考えられる．そのため，当面の目標は血小板数3万/μL以上であり，可能なら5万/μL以上を目指す．一方，初診時血小板が3万/μL以上あり出血傾向を認めない場合は，無治療での経過観察とする．血小板数を正常に維持するために高用量の副腎皮質ステロイドを長期に使用すべきではない．❻に「成人特発性血小板減少性紫斑病治療の参照ガイド2012年版」の概要を示す[5]．

Helicobacter pylori（*H. pylori*）除菌療法

　ITPにおいて*H. pylori*感染陽性の場合は，緊急時を除き血小板数に関係な

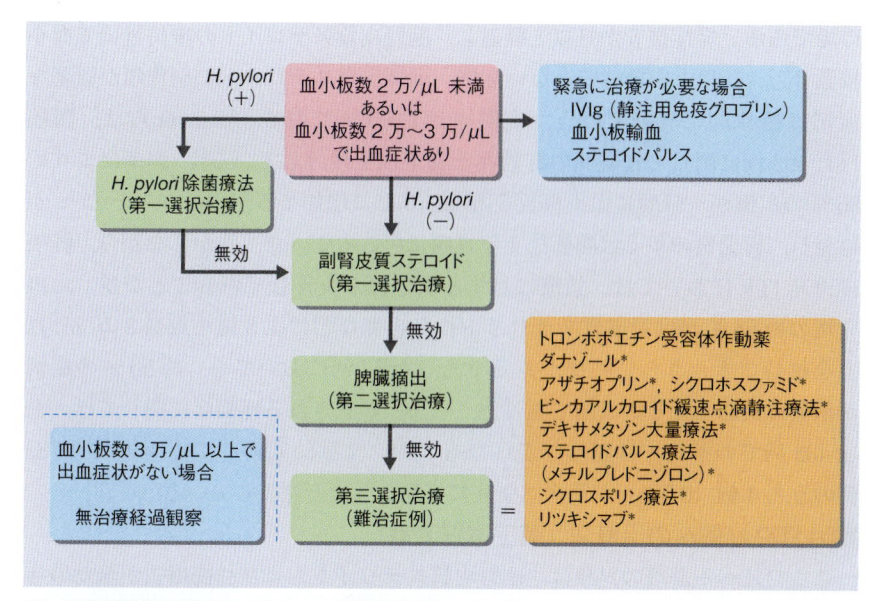

❻ 血液凝固異常症に関する調査研究班で作成した「成人特発性血小板減少性紫斑病治療の参照ガイド2012年版」の概要
＊：現時点で保険適用のない薬剤．

く，H. pylori 除菌療法を行う．除菌療法奏効例のうち約60〜70％において血小板増加が認められる．2010年6月から保険適用となっている．興味深いことに，日本およびイタリアではITPにおけるH. pylori 除菌療法の有効性は高いが，アメリカやスペインでは除菌療法のITPへの有効性は低く，除菌療法の効果は一定ではない．H. pylori 感染とITP発症の詳細はいまだ不明であるが，H. pylori 陽性ITPではマクロファージの血小板貪食能が亢進しており，除菌療法が奏効したH. pylori 陽性ITPではその貪食能が抑制され，血小板が増加することが示されている．H. pylori 除菌によりITPが寛解すれば，正確にはH. pylori 感染に起因する二次性ITPということになるが，治療前にprimary ITPか二次性ITPかを予測することは困難である．

副腎皮質ステロイド療法（第一選択治療）

ITPは血小板に対する自己抗体が産生される自己免疫疾患であるため，その治療には副腎皮質ステロイド（プレドニゾロン）が有効であり，治療の第一選択薬である．副腎皮質ステロイドは，網内系における血小板の貪食および血小板自己抗体の産生を抑制する．血小板数2万/μL未満の症例，2万〜3万/μLで出血症状を伴う症例が対象である．特に口腔内や鼻腔内の出血を認める場合は積極的に治療を行う．50〜75％において血小板が増加するが，多くは副腎皮質ステロイド減量に伴い血小板が減少する．4〜6週間投与後，血小板数の増加がなくても徐々に減量する．血小板数および出血症状をみながら5 mgの割合でゆっくり減量し，10 mg/日で維持し，経過が良ければさらに減量する．

脾臓摘出術（脾摘）（第二選択治療）

ITPにおいて脾臓は主たる自己抗体産生の部位であるとともに，血小板破壊

の場である．発症後6か月以上経過し，副腎皮質ステロイドの維持量にて血小板数3万/μL 以上を維持できない症例，副腎皮質ステロイドの副作用が顕著な症例は積極的に脾摘を行う．寛解率は約60％である．Vianelli らは，脾摘 ITP 402 例に関して長期間の有効性と安全性を検討している[6]．脾摘により約86％の症例が一時的に血小板数5万/μL 以上に増加するがそのうちの23％が再発し，再発例の多くは脾摘後4年以内に起こっていた．しかしながら，脾摘後再発 ITP においては，治療に対する反応性も改善していることが多く，再発例の約68％が副腎皮質ステロイド投与再開などにより血小板数3万/μL 以上を維持でき，さらに脾摘が無効であった57例においても，約50％の症例が治療に反応したとの成績であった．一方，懸念される感染症に関しては，上記402例での解析では認めなかったものの，文献的考察にて脾摘後 ITP 785例のうち4例（0.5％）が重症感染症にて死亡したと報告している[6]．

難治 ITP 症例への治療法（第三選択治療）

ここで述べる薬剤の対象は，副腎皮質ステロイドおよび脾摘療法が無効の症例，脾摘の了解が得られない症例もしくは合併症により脾摘が困難な症例，副腎皮質ステロイド不耐容症例で，血小板が3万/μL 未満であり出血症状を伴う症例，である．このような症例には第三選択治療を行うが，保険収載されているのは現時点では TPO 受容体作動薬のみである．

TPO 受容体作動薬[4,7]

リコンビナント TPO の開発中止：ITP では血小板造血が障害されていること，また血漿 TPO 濃度が正常～軽度上昇にとどまることから，治療薬として TPO が期待されていた．しかしながら，健常者を対象にしたペグ化リコンビナント MGDF（pegylated recombinant human megakaryocyte growth and development factor〈PEG-rHuMGDF〉，TPO の N 末端163個のアミノ酸残基から構成されている）の治験にて，血小板は増加したものの，投与を繰り返すと TPO に対する抗体が産生され内因性 TPO も抑制された結果，血小板減少をきたす重篤な有害事象が発生し PEG-rHuMGDF およびリコンビナント TPO の開発が中止となった．

TPO 受容体作動薬の種類と作用機序：上記の有害事象を克服する薬剤として，TPO とは構造的に異なる TPO 受容体作動薬が開発され，難治性 ITP に保険適用となっている．経口薬のエルトロンボパグ（毎日内服〈空腹時服用〉）と皮下注製剤のロミプロスチム（週1回投与）の2種類がある．❼に両剤の TPO 受容体（c-Mpl）への結合部位を示す（**Advice from Expert** 参照）．TPO 受容体作動薬は c-Mpl に結合し，巨核球の成熟を促進し血小板産生を亢進させる薬剤である（❽）[7]．いずれも用量依存的に血小板増加反応を示す．一定用量投与により5～7日目から血小板数が増加し始め，12～16日目に最大の血小板数となる．継続使用により血小板数の増加効果を維持することができる．難治症例の80％以上に有効であり，血小板数が5万/μL 以上に増加し，出血が回避される．

> **MEMO**
> **日本人におけるエルトロンボパグの用量**
> 日本人を対象とした臨床試験において，エルトロンボパグは日本人では欧米人と比べより低用量で同等の効果を発揮することが明らかとなった．その結果，わが国における投与開始量は安全性を重視し12.5 mg/日に設定され，最大用量は50 mg/日までとなった（欧米では50 mg/日が開始量，最大75 mg/日）．なお，12.5 mg 錠は世界でも日本のみの発売となっている．

Advice from Expert

エルトロンボパグの TPO 受容体，c-Mpl における作用部位

　エルトロンボパグをはじめとして，非ペプチド化合物 TPO 受容体作動薬の特徴として，種特異性があること，TPO とは異なる機序で TPO 受容体である c-Mpl を活性化させること，TPO に相加的作用を有することがあげられる．エルトロンボパグはヒトおよびチンパンジーには作用を有するが，マウス，ラット，カニクイザルに対する作用は有さない．ヒトとカニクイザルの c-Mpl の swapping 実験にて，膜貫通領域をカニクイザルの構造に変えるとエルトロンボパグの作用は消失し，逆にカニクイザルの膜貫通領域をヒト型にするとエルトロンボパグに反応するようになることが示されている．この反応性の違いは，主として膜貫通領域における 1 アミノ酸の相違により規定されている．ヒトおよびチンパンジーの c-Mpl の 499 番目は His であるが，他の種では Leu であり，このアミノ酸を入れ替えることにより，エルトロンボパグへの反応性を変化させることができる．これらの成績から，TPO がその受容体である c-Mpl の細胞外領域の CRM1（cytokine receptor homology module 1）がその作用点であるのに対して，エルトロンボパグは膜貫通領域がその結合部位である，あるいはその作用を発現させるのにきわめて重要な部位であると考えられる．

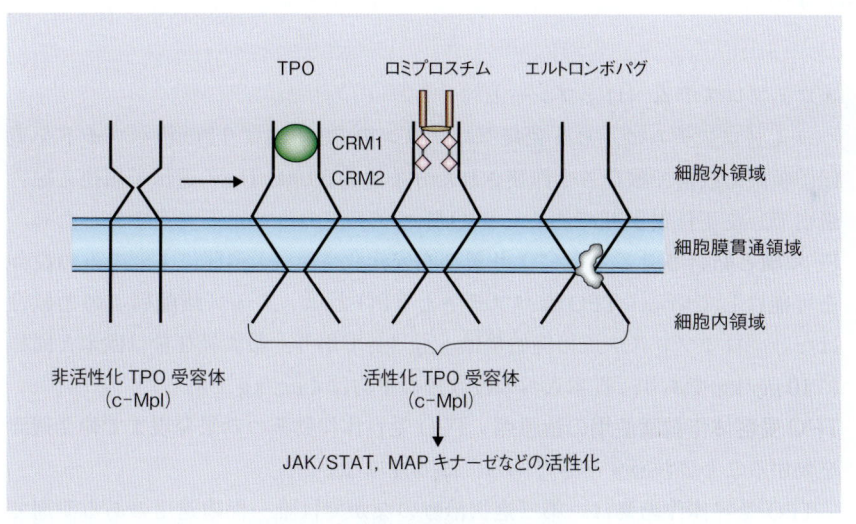

❼ トロンボポエチン（TPO）受容体作動薬の作用部位
ロミプロスチムは c-Mpl の細胞外領域に，一方，エルトロンボパグは c-Mpl の細胞膜貫通領域に作用すると考えられている．
CRM : cytokine receptor homology module

- エルトロンボパグ（レボレード®）

　エルトロンボパグは分子量 546 Da の小さな非ペプチド化合物で，経口製剤である．その吸収は食事やミネラルに影響されるため空腹時に服用する．この化合物は，TPO 依存性の細胞株においてレポーターとして STAT（signal transducer and activator of transcription）などのリン酸化を誘導する非ペプチド化合物ライブラリーから同定され，TPO との相同性はない．

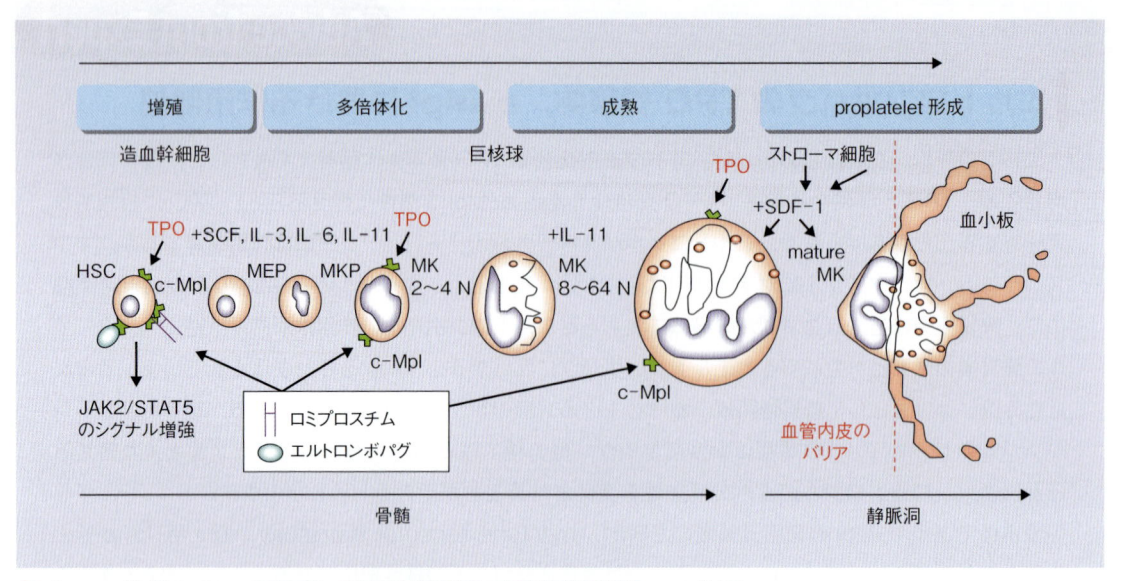

❽ **トロンボポエチン（TPO）受容体作動薬の巨核球系細胞への作用**
TPO 受容体作動薬は，巨核球のみならず造血幹細胞にも作用し巨核球分化を促進する．血小板数のピークは薬剤開始後，約 10～14 日で得られる．
HSC：hematopoietic stem cells（造血幹細胞），MEP：megakaryocyte and erythroid progenitors，MKP：megakaryocyte-committed progenitors，MK：megakaryocytes（巨核球），SDF-1：stromal-derived factor-1
（Nurden AT, et al. Lancet 2009[7] より）

・ロミプロスチム（ロミプレート®）

ロミプロスチムは，ヒト免疫グロブリンの Fc 領域に TPO 様ペプチドを遺伝子組換え技術で融合させ作製された分子量約 59,000 Da の遺伝子組換え融合蛋白で，皮下注射製剤である．TPO 様ペプチドのみでは不安定であるため，Fc 領域と結合させることにより製剤を安定化させ，1 週間に 1 度のみの投与を可能にしている．TPO 様ペプチドと TPO とは，アミノ酸配列上の類似性はない．ロミプロスチムの開始量は 1 µg/kg であり，最大投与量は欧米と同様に 10 µg/kg であり，日本人への投与量の平均は 4 µg/kg であった．

TPO 受容体作動薬使用の留意点：TPO 受容体作動薬の効果発現まで約 2 週間を要することに注意すべきである．即効性はない．

TPO 受容体作動薬は，第三選択治療のなかでは唯一保険適用のある薬剤であるが，作用機序から ITP を治癒させる根本治療ではなく，出血症状をコントロールすることに主眼を置いた治療薬剤で，長期に使用し続ける必要がある．発売から 3 年が経過し，比較的安全な薬剤であることが示されつつあるが，長期の安全性を今後検証する必要がある．

懸念される副作用としては，以下のものがあげられている．
① 血栓症，血栓塞栓症を誘発する可能性があり，血小板数が正常以下でも起こる場合がある．そのため，脳梗塞，心筋梗塞，肺塞栓などの血栓症の既往のある症例，抗リン脂質抗体を有する症例や担がん症例には慎重投与すべきである．
② 肝障害（特にエルトロンボパグ）．

③使用中止後に血小板数は治療前値よりも低下する可能性がある．
④骨髄でレチクリン（細網）線維が増加する可能性がある（投与を中止すれば回復するとの報告がある）．
⑤白血病細胞の増殖を刺激する可能性がある．

　TPO受容体作動薬の投与量に関しては，初めに記載したように血小板数を正常化することを目標とせず，出血症状の軽減や血小板数が3万～5万/μL以上に維持されるように，投与量を最小にすべきである．エルトロンボパグに関しては，血中濃度が併用薬や食事の影響を受けやすく，使用については服薬時間，併用薬などの注意点を確認し処方する．

抗CD20抗体（リツキシマブ）（保険適用外）

　抗CD20キメラ抗体であるリツキシマブは，B細胞性リンパ腫に対して開発されたが，自己抗体産生B細胞に対しても細胞傷害作用を有することから現在までに種々の自己免疫疾患に対してその有効性が示されている．欧米における後方視的解析では，48％に完全寛解（血小板数15万/μL以上），60％に部分寛解以上（5万/μL以上）の効果を誘導しうるとされている．しかしながら，肝炎ウイルス再活性化などに留意する必要がある．

　わが国において，ITPに対するリツキシマブの医師主導型治験が2013年9月に終了し，2014年現在保険収載に向け申請準備中である．

緊急時の治療

　診断時消化管出血や頭蓋内出血などの重篤な出血を認める症例や，脾摘など外科的処置が必要な症例には，γグロブリン大量療法やメチルプレドニゾロンパルス療法にて血小板数を速やかに増加させ出血をコントロールする必要がある．血小板輸血は一般には行わないが，急性ITPの重症例では治療抵抗性であることもあり，このような場合には血小板輸血も考慮する．

（冨山佳昭）

文献

1) 冨山佳昭ほか．免疫性血小板減少性紫斑病の免疫病態．臨床免疫・アレルギー科 2013；59：649-57．
2) McMillan R. The pathogenesis of chronic immune thrombocytopenic purpura. Semin Hematol 2007; 44 (Suppl 5): S3-11.
3) Kurata Y, et al. Epidemiology of primary immune thrombocytopenia in children and adults in Japan: a population-based study and literature review. Int J Hematol 2011; 93: 329-35.
4) 冨山佳昭．トロンボポエチン受容体作動薬による難治性ITPの治療．臨床血液 2011；52：627-32．
5) 藤村欣吾ほか．成人特発性血小板減少性紫斑病治療の参照ガイド2012年版．臨床血液 2012；53：433-42．
6) Vianelli N, et al. Efficacy and safety of splenectomy in immune thrombocytopenic purpura: long-term results of 402 cases. Haematologica 2005; 90: 72-7.
7) Nurden AT, et al. New-generation drugs that stimulate platelet production in chronic immune thrombocytopenic purpura. Lancet 2009; 373: 1562-9.

第2章 出血性疾患

血小板の異常
血小板機能異常症

> **Point**
> - 血小板機能異常症では，紫斑（点状出血〜斑状出血），過多月経，消化管出血などの皮膚粘膜出血を認める．
> - 出血症状の丁寧な観察と問診（程度，誘因，発現時期など），既往歴，服用薬剤，嗜好品，詳細な家族歴の聴取が重要である．
> - 血小板数正常（〜軽度低下），PT・APTT正常，出血時間延長例では血小板機能異常症を疑う．
> - 血小板無力症などの先天性血小板機能異常症における重篤な出血傾向には血小板輸血で対応するが，同種抗体の産生に注意する．
> - 多くの薬剤，サプリメント，嗜好品が血小板機能に影響することに留意する．

血小板による止血機構

　血管損傷時には，血小板は損傷を受け露出したコラーゲンを中心とする血管内皮下組織にvon Willebrand因子（VWF）とGPIb-IX-V複合体を介して接着する．この結合は強いものではなく，血小板は一時的に停留した後，血流により剥がれ，また接着するという反応を繰り返す．この間にGPIb-IX-V複合体およびコラーゲン受容体（主にGPVI）からのシグナルを受け，ADPを含む細胞内顆粒の放出およびトロンボキサンA_2（TXA_2）の合成・放出が進行する．さらに凝固系の活性化によりトロンビンの産生も進行し，これら可溶性アゴニストによるさらなる血小板活性化シグナルにより，非活性化型であったGPIIb-IIIa複合体（インテグリン$\alpha_{IIb}\beta_3$）が活性化型に構造変化する．これによりGPIIb-IIIaはフィブリノゲンやVWFとの結合能を獲得し，血小板凝集塊が形成される．リガンドが結合したGPIIb-IIIaからは血小板内に新たなシグナルが励起され，血餅退縮反応などが生じる．これら一連の過程のいずれかに異常が生じた場合に血小板機能異常が生じることになる（❶）．

診察

　血小板機能異常症（platelet function disorders）では，主に紫斑（点状出血〜斑状出血），鼻出血などの粘膜出血，過多月経および手術や抜歯時の止血困難などの出血傾向をきたす．関節内出血や筋肉内出血などの深部出血はほとんど認めない．出血傾向の程度は疾患および症例によりさまざまであり，血尿，

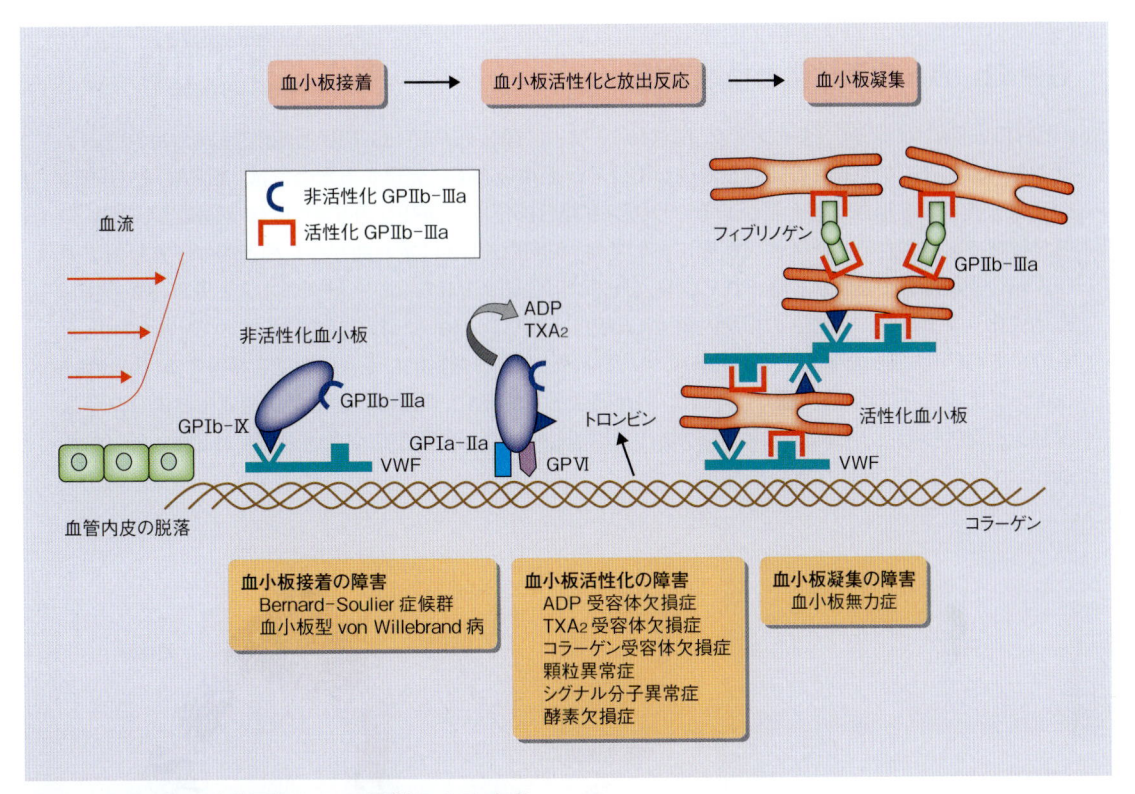

❶ 血小板血栓の形成過程とその異常による疾患
TXA₂：トロンボキサンA₂，VWF：von Willebrand因子

　消化管出血，頭蓋内出血など重篤な出血をきたす例もある一方で，有意な出血症状をほとんど認めない例も少なくない．診察においては，出血症状の確認とともに，その発現時期，既往歴，服用薬剤，アルコールなどの嗜好品，さらに血族結婚を含めた詳細な家族歴の聴取が重要である．

検査

　プロトロンビン時間（PT），活性化部分トロンボプラスチン時間（APTT），フィブリノゲン，フィブリン分解産物（FDP）などの凝固系スクリーニング検査およびVWF抗原量/活性が正常であり，かつ血小板数に見合わない出血傾向を認める場合に血小板機能異常症を疑う．最初に末梢血塗抹標本にて，血小板の形態異常（サイズ，顆粒の異常）について確認する．一次止血能を全般的に把握する検査として出血時間測定がある．しかし，出血時間測定は穿刺部の皮膚の状態や穿刺手技によるばらつきが大きく，その有用性はあまり高くない．一般的には，比濁法を用いた血小板凝集能検査にて血小板機能異常症のスクリーニングを行う．血小板凝集能の異常パターンから，血小板機能異常の原因を類推し，より詳細な血小板凝集能検査，さらにフローサイトメトリー法，電子顕微鏡を含めた形態検査，遺伝子解析などを用いて診断を確定する．

MEMO
血小板凝集能検査
血小板機能検査のゴールドスタンダードである．多血小板血漿に各種血小板活性化物質（アゴニスト）を添加し，血小板が凝集することにより透光度が増すことを利用し，血小板凝集能を検出する．血小板減少患者，著しい血小板増多患者および乳糜血漿においては測定が困難であることに注意する．

GPⅡb-Ⅲaの活性化と構造変化　Basic Point

　GPⅡb-Ⅲa（$\alpha_{IIb}\beta_3$）はインテグリンファミリーに属しており，GPⅡbとGPⅢaがカルシウムイオン依存性に1：1の非共有結合を形成している．血小板表面に発現するためには，GPⅡbとGPⅢaが正常な複合体を形成する必要がある．リガンド結合部位は，GPⅡbのβ-プロペラ領域とGPⅢaのβA領域で形成される．非活性化状態においては，GPⅡb-Ⅲaは折れ曲がった構造をしており，リガンド結合領域は分子表面から隠されており，リガンドと結合できない．各種アゴニスト受容体から生じた活性化シグナルは，GPⅢaの細胞内領域に結合するタリン（talin）およびキンドリン-3（kindlin-3）を介してGPⅡb-Ⅲaの構造変化を誘導し，リガンド結合部位が露出し受容体機能を獲得する（inside-outシグナルと呼ばれる）（**1**）[1]．リガンドが結合したGPⅡb-Ⅲaは，さらに構造変化およびクラスタリングを生じるとともに細胞内にシグナルを誘導し，血小板伸展反応や血餅退縮などを生じる（outside-inシグナルと呼ばれる）．

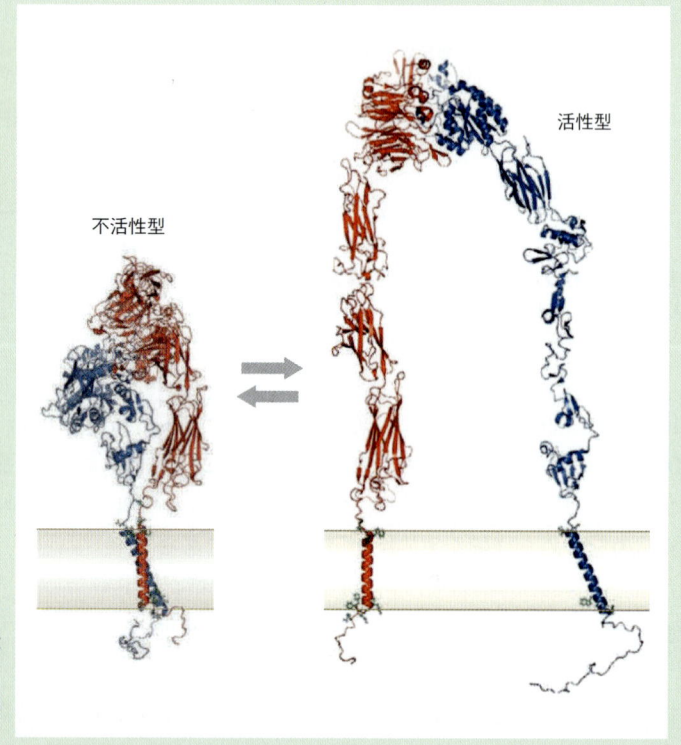

1 GPⅡb-Ⅲa活性化に伴う構造変化
(Shattil SJ, et al. Nat Rev Mol Cell Biol 2010[1] より)

先天性血小板機能異常症

　先天性血小板機能異常症は，その分子メカニズムおよび原因遺伝子から❶，❷のように分類することができる[2,3]．代表的な疾患について以下に述べる．

接着蛋白の異常
血小板無力症（Glanzmann thrombasthenia；GT）

　GPⅡb-Ⅲa（$\alpha_{IIb}\beta_3$）はフィブリノゲン，VWFなどの受容体であり，血小板

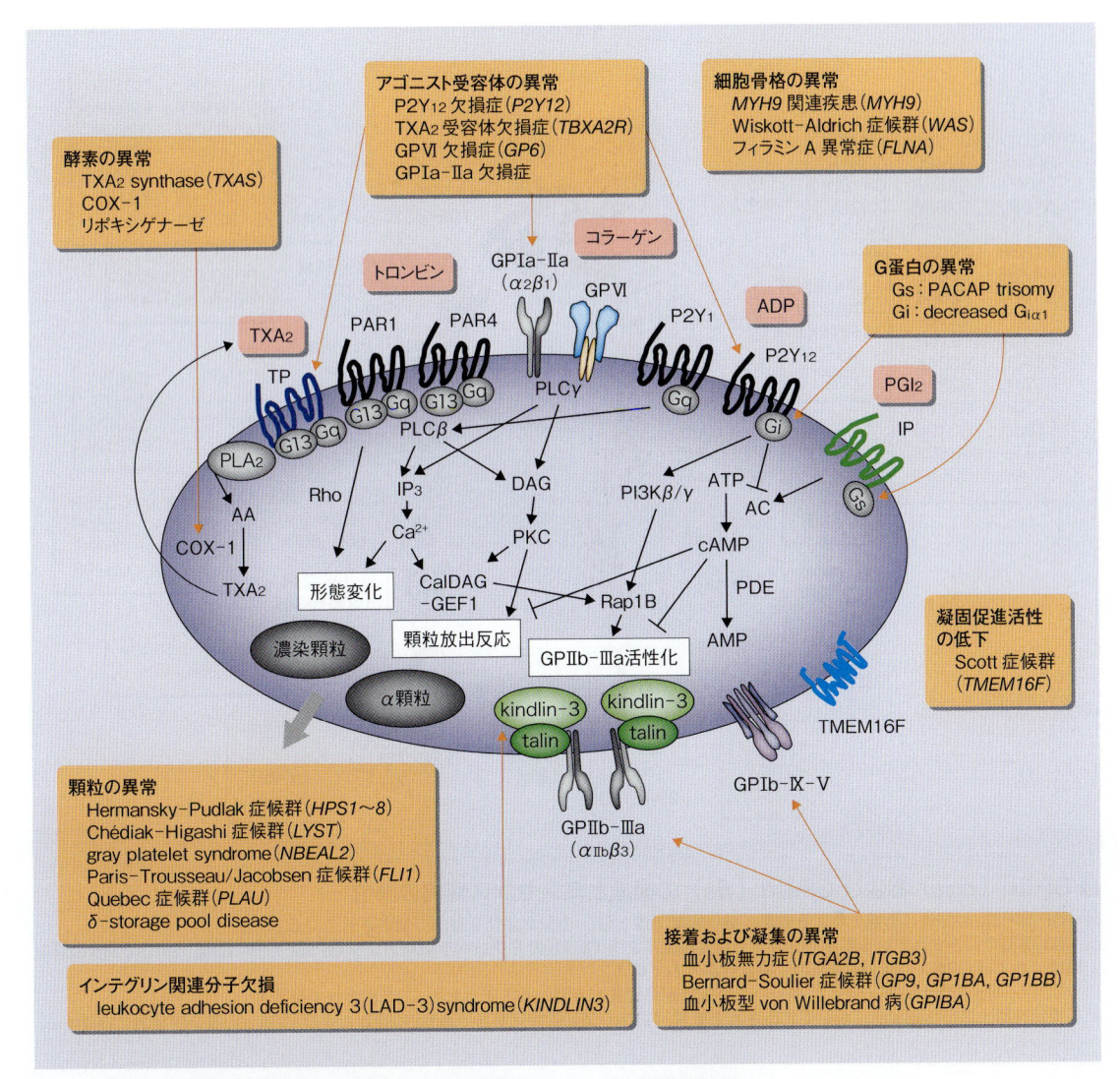

❷ 先天性血小板機能異常症の分類と主な疾患およびその原因遺伝子

凝集に必須の分子である．GTはGPIIb-IIIaの異常により血小板凝集能が障害され出血傾向をきたす常染色体劣性の先天性疾患である[4]．

分類，疫学と遺伝子異常：GTは血小板表面におけるGPIIb-IIIaの発現量により，正常の5％未満に低下しているI型，5〜20％に低下しているII型，および20％以上発現しているがリガンド結合能が欠如する亜型（variant型）に分類される．わが国における1986年の調査では，GTは222例が登録されており50万人に1人程度の頻度と考えられているが，その後の診断の進歩により報告症例数は増加している．筆者らが行った日本人GT 44例の解析では，I型欠損が23例（52％），II型欠損が19例（43％），亜型が2例（5％）であった．現在まで，GPIIb，GPIIIaそれぞれにおいて多数の遺伝子異常が報告されているが（❸），わが国では比較的特定の遺伝子異常（GPIIbではQ747P，GPIIIaではH280Pなど）が原因となっている場合が多い（未発表データ）．

血小板の異常／血小板機能異常症 | 95

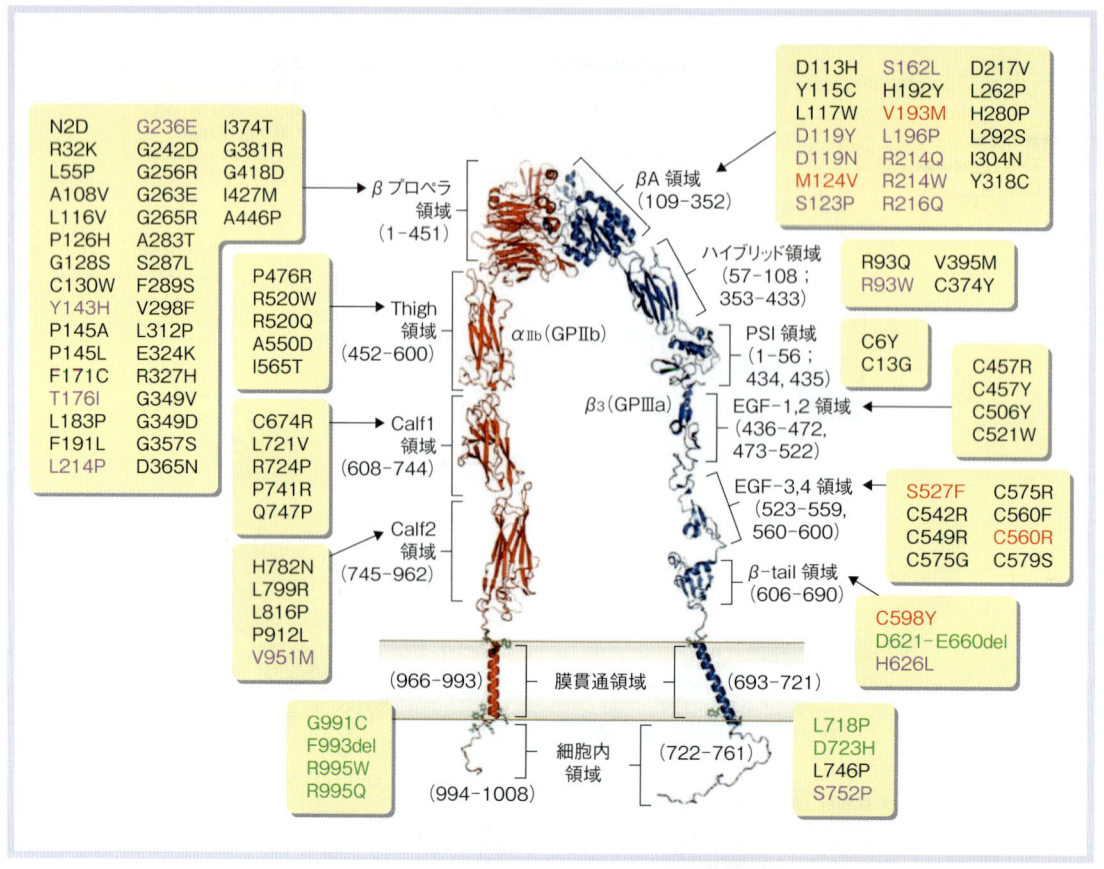

N2D	G236E	I374T			
R32K	G242D	G381R		D113H S162L	D217V
L55P	G256R	G418D		Y115C H192Y	L262P
A108V	G263E	I427M	βプロペラ	L117W V193M	H280P
L116V	G265R	A446P	領域	D119Y L196P	L292S
P126H	A283T		(1-451)	D119N R214Q	I304N
G128S	S287L			M124V R214W	Y318C
C130W	F289S		βA領域	S123P R216Q	
Y143H	V298F		(109-352)		
P145A	L312P				
P145L	E324K	P476R		ハイブリッド領域	
F171C	R327H	R520W	Thigh	(57-108;	R93Q V395M
T176I	G349V	R520Q	領域	353-433)	R93W C374Y
L183P	G349D	A550D	(452-600)		
F191L	G357S	I565R		PSI領域	
L214P	D365N		αIIb (GPIIb)	(1-56;	C6Y
				434, 435)	C13G
		C674R		β3 (GPIIIa)	
		L721V	Calf1		C457R
		R724P	領域	EGF-1,2領域	C457Y
		P741R	(608-744)	(436-472,	C506Y
		Q747P		473-522)	C521W
				EGF-3,4領域	S527F C575R
		H782N	Calf2	(523-559,	C542R C560F
		L799R	領域	560-600)	C549R C560R
		L816P	(745-962)		C575G C579S
		P912L		β-tail領域	
		V951M		(606-690)	C598Y
					D621-E660del
			(966-993) 膜貫通領域 (693-721)		H626L
		G991C			
		F993del	細胞内		L718P
		R995W	領域		D723H
		R995Q	(994-1008) (722-761)		L746P
					S752P

❸ GPIIb (αIIb) およびGPIIIa (β3) の構造とミスセンス変異の部位

黒：GPIIb-IIIaの発現に影響を与える変異．血小板無力症 (GT) I型およびII型例で報告されている．
紫：GT亜型で報告されている変異．リガンド結合部位であるGPIIbのβプロペラ領域およびGPIIIaのβA領域，GPIIb-IIIaの膜直上領域，およびGPIIIaの細胞内領域の変異が報告されている．
赤：GPIIb-IIIa活性化変異．GPIIb-IIIaの血小板表面発現量が著明に低下するため，GT様病状を呈する．
緑：遺伝性巨大血小板減少例において見出された変異．GPIIb-IIIa活性化変異であり，GPIIbおよびGPIIIaの膜近傍領域に存在する．

MEMO

GPIIb-IIIa変異と血小板減少

GPIIb-IIIaの変異は血小板数や血小板形態に影響を与えないと考えられてきたが，最近，遺伝性巨大血小板減少症においてGPIIbあるいはGPIIIaの膜貫通領域近傍に存在しGPIIb-IIIaの活性化を誘導する遺伝子変異が複数報告されている (❸)．(次項「先天性血小板減少症」〈p.105〉を参照)．

症状：遺伝子異常のホモ接合体や複合ヘテロ接合体において出血症状が出現する．生後まもなくから鼻出血や紫斑を繰り返し，多くは小児期前半までに診断される．しかし，出血症状をほとんど認めない例も存在し，成人期になってから診断されるものもある．

診断：血小板数，血小板形態，PT，APTTは正常，出血時間の著明な延長を認める．血小板凝集能検査にてリストセチンを除くすべてのアゴニストによる血小板凝集が欠如している (❹a)．確定診断はフローサイトメトリーなどを用いて，血小板表面におけるGPIIb-IIIa発現低下を証明することによりなされる (❹b)．亜型においてはGPIIb-IIIa発現は正常であるが，リガンド類似抗体 (PAC1やOPG2) の結合が欠如していることから診断される．GPIIbあるいはGPIIIaの遺伝子異常のキャリア (ヘテロ接合体) では，GPIIb-IIIaの発現は50％程度に低下していることが多いが，出血症状や臨床検査上の異常は認めない．

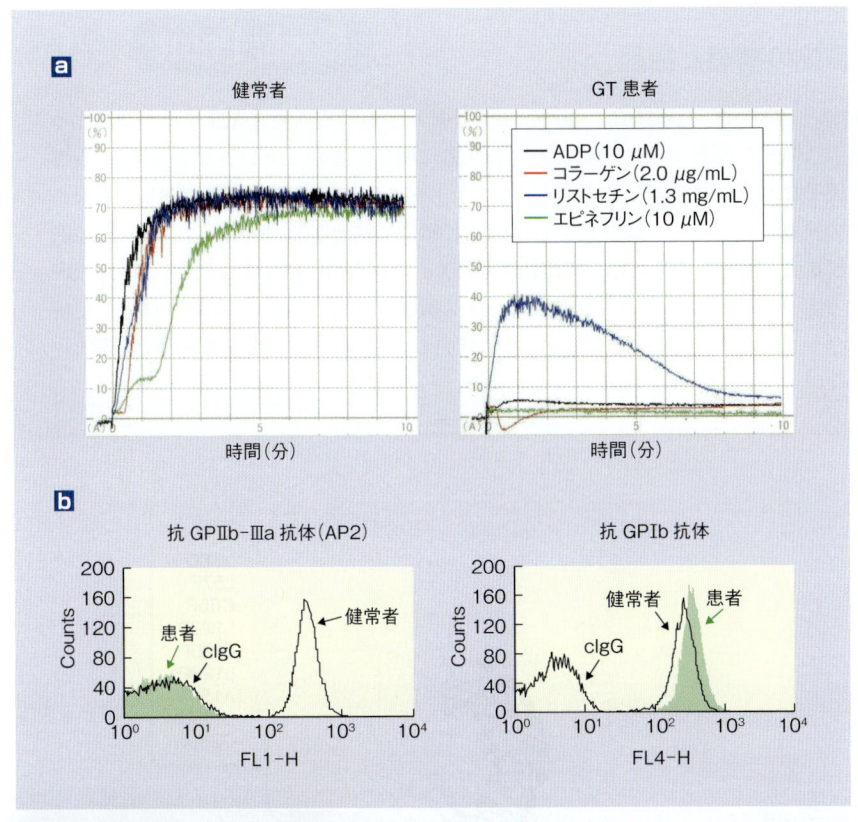

❹ 血小板無力症（GT）症例
a：血小板凝集能検査．GT 患者では，ADP，コラーゲンおよびエピネフリンによる血小板凝集を認めない．
b：フローサイトメトリーを用いた血小板 GPⅡb-Ⅲa 発現の検討．患者では，抗 GPⅡb-Ⅲa 抗体（AP2）の結合を認めない．抗 GPIb 抗体の結合は正常であった．

Bernard-Soulier 症候群（Bernard-Soulier syndrome；BSS）

BSS は GPIb-Ⅸ-Ⅴ欠損/異常症であり，常染色体劣性遺伝形式を示す．巨大血小板と血小板減少を伴い，血小板接着障害により出血傾向をきたす[5]．

疫学と遺伝子異常：GPIb-Ⅸ-Ⅴ複合体は，GPIbα，GPIbβ，GPⅨ，GPⅤの 4 つの膜貫通領域を有するサブユニットの複合体である．BSS は GPIbα，GPIbβ あるいは GPⅨ における遺伝子異常をホモ接合体で有する場合に発症し，GPⅤ の遺伝子異常は報告されていない（❺）．BSS の頻度は GT よりも少なく，100 万人に 1 人程度といわれている．ヘテロ接合体（キャリア）の頻度はかなり多いと考えられている．

症候：ホモ接合体症例においては，幼児期から皮下出血，鼻出血などの出血症状が出現する．さらに抜歯時の出血，過多月経などとともに，消化管出血や血尿など重篤な出血をきたす場合もある．キャリアでは出血傾向は通常認めない．

診断：巨大血小板を伴う血小板減少を認める（❻a）．そのため特発性血小板減少性紫斑病（ITP）としばしば誤診される．PT，APTT は正常であり，出血時間は著明な延長を認める．血小板凝集能検査では，VWF と GPIb-Ⅸ-Ⅴ

GPIb-Ⅸ-Ⅴ複合体の構造と機能　Basic Point

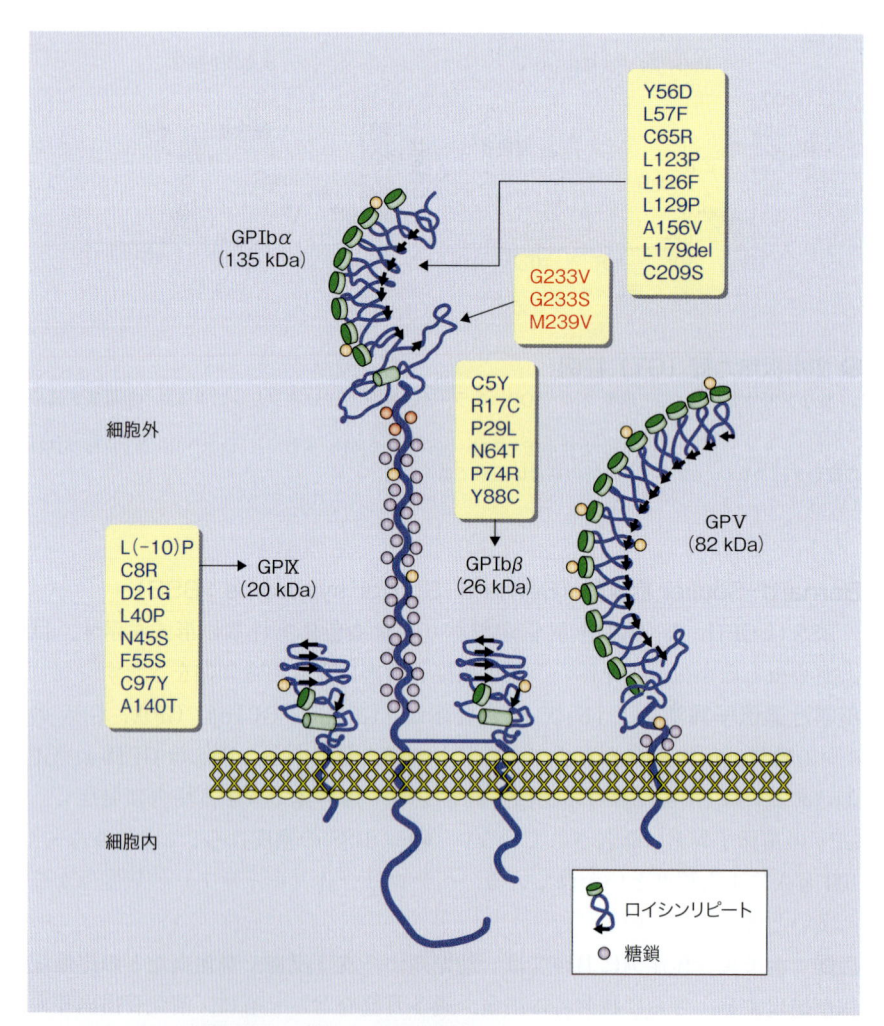

　GPIb-Ⅸ-Ⅴ複合体は，GPIbα，GPIbβ，GPⅨ，GPⅤの4つの膜貫通領域を有するサブユニットの複合体である．主にVWFの受容体として血小板粘着反応に関与するが，トロンビン，P-セレクチン，第Ⅺ因子，第Ⅻ因子などとも結合する．すべてのリガンド結合部位はGPIbαに存在しており，VWFとはAA1-282の領域に結合し，トロンビンもほぼ同じ部位に結合すると考えられている．GPIbαはGPIbβとS-S結合を形成し，さらにGPIbβはGPⅨと非共有的に結合することにより，GPIb-Ⅸは強固な複合体を形成する．これらのいずれかの分子の異常により，GPIb-Ⅸ複合体の血小板表面の発現は低下する．一方，GPⅤとGPIb-Ⅸの結合は強いものではなく，GPⅤの発現はGPIb-Ⅸの発現に影響を与えない．

❺ GPIb-Ⅸ-Ⅴ複合体における遺伝子異常

青：Bernard-Soulier症候群患者において報告されている遺伝子変異．GPIbα，GPIbβおよびGPⅨにおいて遺伝子異常が報告されている．GPⅤの異常は報告されていない．
赤：血小板型von Willebrand病において報告されている変異．Cys209とCys248のS-S結合により生じるループ内に変異は存在する．
(GPIb-Ⅸ-Ⅴ複合体の図は，Lanza F. Orphanet J Rare Dis 2006[5] より)

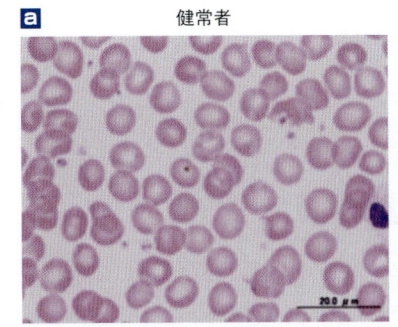

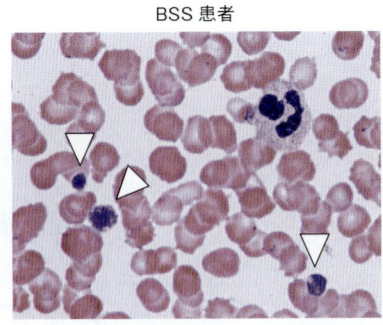

❻ Bernard-Soulier 症候群（BSS）症例
a：塗抹標本にて巨大血小板（▽）を伴う血小板減少を認める．
b：フローサイトメトリーにて，BSS 患者では GPIb および GPIX の発現低下を認める．

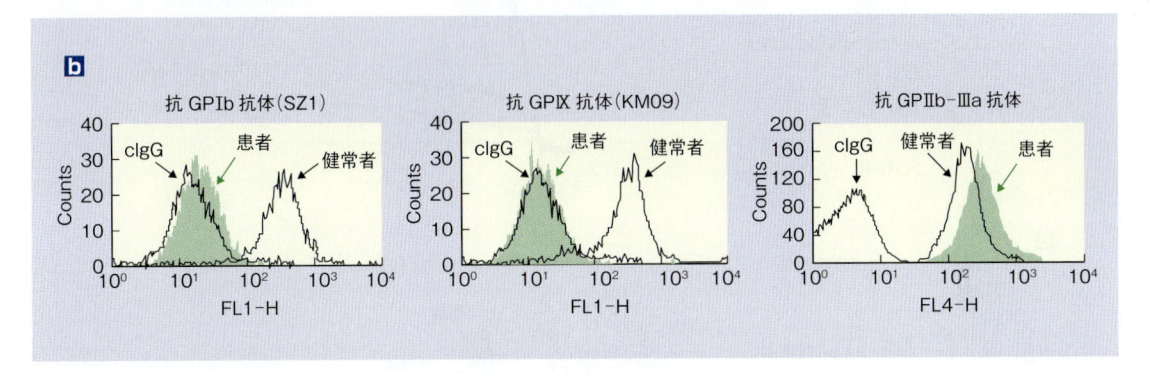

結合に依存するリストセチン凝集が欠如する．GPIb-IX-V の発現低下をフローサイトメトリーなどを用いて証明することにより診断される（❻ b）．まれに GPIb-IX-V 発現は正常であるが，VWF 結合能が欠如している亜型が報告されている．キャリアでは軽度～中等度の血小板減少と血小板サイズの増大を認めることが多い．

血小板型 von Willebrand 病

　GPIbα における VWF との結合親和性が亢進する変異により，血漿中の VWF 高分子マルチマーが低下すること，また血小板への VWF 結合により血小板寿命が短縮し，種々の程度の血小板減少が生じることにより出血傾向をきたす常染色体優性遺伝の疾患である．低濃度のリストセチンでも血小板凝集能が亢進し，VWF 高分子マルチマーが減少している点は，2B 型 von Willebrand 病と同様であり，診断には異常が VWF ではなく血小板にあることを示す必要がある．

血小板アゴニスト受容体の異常
コラーゲン受容体異常症

　血小板の主要なコラーゲン受容体は，GPIa-IIa（インテグリン $\alpha_2\beta_1$）と GPVI である．GPVI は免疫グロブリンスーパーファミリーに属し，FcRγ 鎖と複合体を形成し，血小板活性化シグナル伝達に関与する（❼ a）[6]．現在まで 10 数例の GPVI 欠損症が報告されており，*GP6* 遺伝子の異常に起因する先天性 GPVI 欠損例も報告されているが，GPVI 欠損の多くは，ITP などの自己免疫疾患に合併した後天性欠損である．抗 GPVI 自己抗体は，GPVI の細胞外領域の切断や

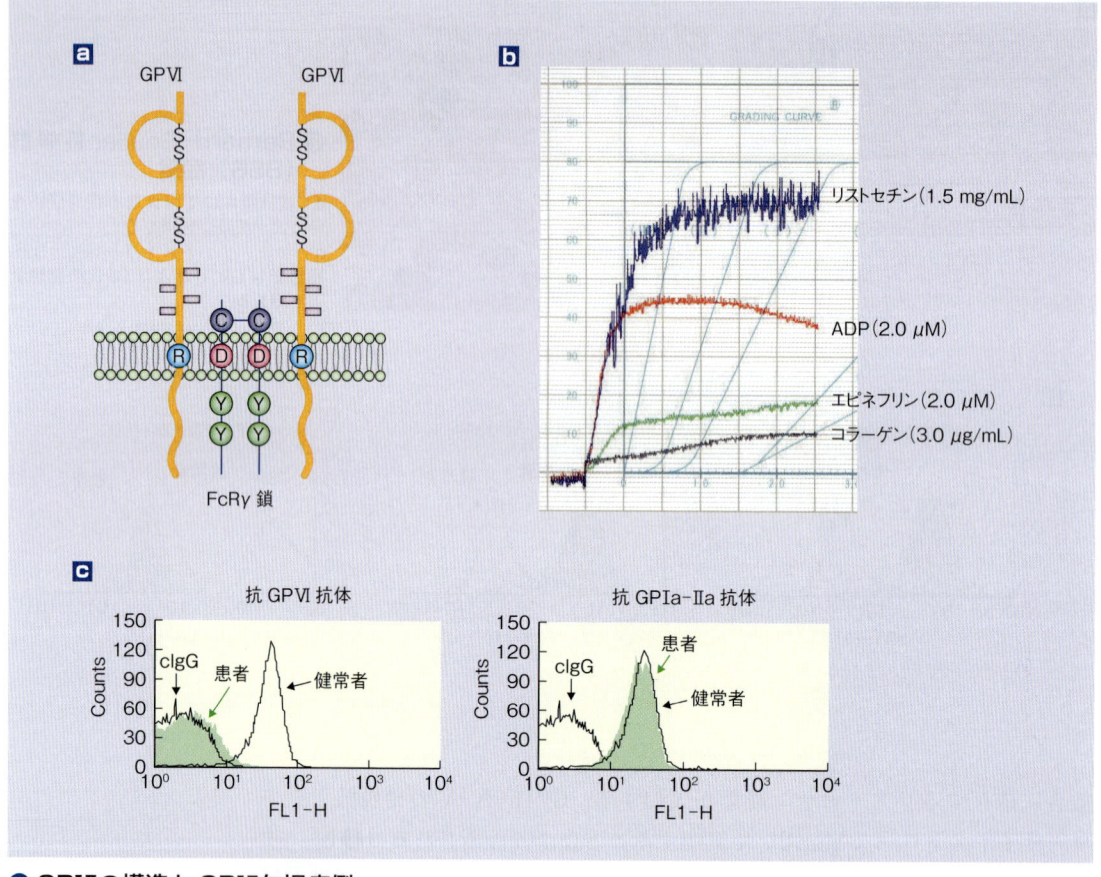

❼ **GPVIの構造とGPVI欠損症例**
a：GPVIの構造．GPVIはFcRγ鎖と複合体を形成している．（Moroi M, et al. Thromb Res 2004[6]）より）
b：血小板凝集能検査．ITP発症後に後天性GPVI欠損症を合併した一例．コラーゲン凝集が著明に障害されていた．
c：フローサイトメトリー．本患者においては血小板表面のGPVIの発現が著明に低下していたが，GPIa-IIaの発現は正常であった．

GPVIの細胞内への取り込みを促進することにより血小板表面のGPVI発現を低下させる[7]（❼c）．GPVI欠損患者においてはコラーゲン凝集能が欠如するが（❼b），出血傾向は通常軽度である．

P2Y$_{12}$欠損症

ADPは血小板内の濃染顆粒に存在し，血小板活性化とともに外部に放出される．血小板には2種類のADP受容体，P2Y$_1$とP2Y$_{12}$が存在する．P2Y$_{12}$受容体にはGiが共役しており，主にアデニル酸シクラーゼを抑制することにより細胞内cAMP濃度を低下させ，血小板の活性化を維持する働きがある．P2Y$_{12}$欠損患者は，わが国での症例を含め，世界で数例報告されている．出血傾向は軽度であり，出血時間の延長と，ADPによる二次凝集の欠如およびコラーゲン凝集の低下を認める．

血小板放出顆粒の異常（ストレージ・プール病）

血小板内には，α顆粒，濃染顆粒およびリソソームと呼ばれる顆粒が存在し，血小板活性化刺激により顆粒内容物の放出反応が生じる．これら顆粒の形成あ

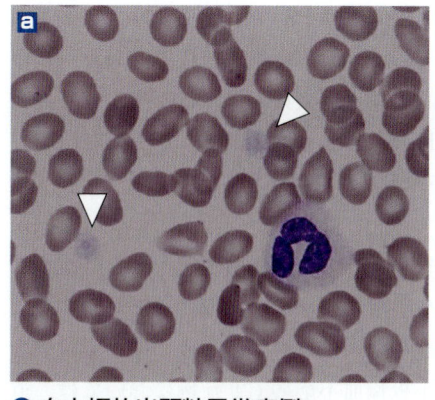

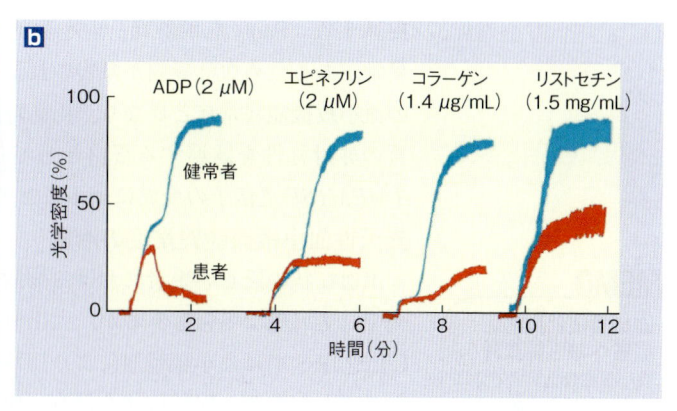

❽ 血小板放出顆粒異常症例
a：gray platelet syndrome の末梢血塗抹標本．顆粒の欠損した大型，灰白色の血小板を認める（▽）．
b：濃染顆粒異常症における血小板凝集能．ADP における二次凝集の欠如，エピネフリン・コラーゲン凝集の低下を認める．（http://www.practical-haemostasis.com/Platelets/platelet_function_testing_lta.html より）

るいは放出異常に伴う血小板機能異常症をストレージ・プール病と呼ぶ．

α顆粒異常症（α-storage pool disease；α-SPD）

α顆粒には，フィブロネクチン，VWF，トロンボスポンジンなどの接着蛋白，フィブリノゲン，第 V，Ⅶ，ⅩⅠ，ⅩⅢ因子などの凝固系蛋白，PDGF（血小板由来増殖因子），TGFβ（transforming growth factor β）などのサイトカインが含まれている．gray platelet syndrome（GPS；灰白血小板症候群）は，α顆粒の欠損した大型血小板が出現する先天性疾患である．出血症状は軽度〜中等度で症例によりさまざまである．通常，中等度で進行性の血小板減少と骨髄線維症および脾腫を伴う．末梢血塗抹標本にて顆粒が欠損した大型かつ灰白色の血小板がみられる（❽a）．GPS の原因遺伝子として，*NBEAL2* が同定されている[8]．

濃染顆粒異常症（δ-storage pool disease；δ-SPD）

濃染顆粒には，血小板活性化に関与する ADP，ATP，セロトニン，カルシウムや，血液凝固に関与するポリリン酸を含んでいる．症例によって濃染顆粒異常の程度はさまざまであり，α顆粒異常を伴う症例もある（α，δ顆粒放出異常症）．濃染顆粒異常とともに皮膚や毛髪の脱色を伴う Hermansky-Pudlak 症候群，Chédiak-Higashi 症候群などにおいては，責任遺伝子が明らかにされてきている．出血傾向は通常軽度である．血小板凝集能検査において，ADP における二次凝集の欠如，エピネフリン，コラーゲン凝集などの低下を認めるが（❽b），ほとんど正常の場合もある．確定診断には，ADP，ATP あるいはセロトニン放出能や電子顕微鏡における観察などが必要である．

凝固促進活性の低下──Scott 症候群

非活性化状態の血小板細胞膜では，ホスファチジルセリン（PS）は細胞内膜層にのみ存在している．血小板が活性化されると PS は細胞外膜層に露出され，またマイクロパーティクルを形成し，Va-Xa やⅧa-Ⅸa などの凝固中間産物が複合体を形成する場を提供する．これによりトロンビン産生が飛躍的に

促進する．Scott 症候群は，血小板活性化に伴う PS の細胞外膜層への移送に異常があるため血液凝固が障害されるきわめてまれな出血性疾患である．ほかの血小板機能異常症と異なり，出血時間，血小板凝集能は正常である．リン脂質の非対称性を誘導する蛋白として TMEM16F が同定され，Scott 症候群は *TMEM16F* 遺伝子の変異によることが報告されている[9]．

先天性血小板機能異常症の治療

出血症状の乏しい患者における抜歯や小手術では，局所圧迫とともに抗線溶薬で対処可能な場合もあるが，大出血や手術時には血小板輸血にて対応する．GT や BSS では血小板輸血により同種抗体が産生され，血小板輸血不応状態となることがある．同種抗体を保有し血小板輸血不応の GT 症例においては，遺伝子組換え活性型第Ⅶ因子製剤（ノボセブン®）が有効である．

後天性血小板機能異常

血液疾患に限らず，さまざまな基礎疾患，あるいはその治療に用いられる薬剤が血小板機能に影響し，予期せぬ出血症状を呈する場合がある．血小板機能異常のほとんどは，このような後天的要因によるものである．

薬剤性血小板機能異常

抗血小板薬はもちろん，多くの薬剤，さらに食物あるいはサプリメントが血小板機能に影響することが知られている（❾）[10]．

抗血小板薬

現在，脳梗塞や心血管イベントの予防のために多くの患者が抗血小板薬を内服しており，出血合併症が問題となる場合がある．最も広く用いられている抗血小板薬であるアスピリンは，シクロオキシゲナーゼ-1（COX-1）を不可逆的にアセチル化することにより，アラキドン酸からの TXA_2 合成を抑制し血小板活性化を抑制する．次いで，よく用いられるチエノピリジン系抗血小板薬は $P2Y_{12}$ を不可逆的に阻害する．わが国ではチクロピジンとクロピドグレルが使用されている．これら抗血小板薬単剤での出血合併症の頻度は年間 0.4 ～ 1 ％程度であり，抗血小板薬併用療法においては，年間 2 ％程度である．

非ステロイド抗炎症薬（nonsteroidal antiinflammatory drugs；NSAIDs）

NSAIDs は，アスピリンと同様に COX-1 を阻害することにより血小板機能を抑制する．しかしこの作用は可逆的であり，たとえばイブプロフェンの出血リスクは 24 時間で消失する．

その他の薬剤

多くの薬剤が *in vitro* において血小板機能に影響を与えることが示されているが，実際に出血リスクをどの程度増加させるかはほとんど明らかにされていない．ペニシリンなどの β ラクタム系抗菌薬を大量投与した際に，血小板機能を抑制し出血が増加することが報告されている．これはエピネフリンおよび ADP 凝集抑制，顆粒放出抑制および血小板と VWF の反応を抑制することによると考えられている．選択的セロトニン再取り込み阻害薬（SSRIs）は，血

MEMO
血小板機能異常症患者への患者教育
血小板機能異常症では二次止血は正常であることから，いったん止血すれば再出血することはまれである．外傷を避けること，血小板機能を抑制する可能性のある薬剤（非ステロイド抗炎症薬など）の使用に注意するとともに，鼻出血時の効果的な止血方法などを指導しておくことが重要である．

MEMO
本当に薬剤性血小板機能異常か？
薬剤使用後の出血例から，ストレージ・プール病などの先天性血小板機能異常症を有していることが明らかにされる場合がある．可能であれば薬剤中止後に，血小板機能検査を行っておくことが望ましい．

❾ 血小板機能に影響する薬剤

出血が報告されているもの	シクロオキシゲナーゼ-1 阻害薬 　アスピリン 　　イブプロフェン，ナプロキサン，インドメタシン， 　　ジクロフェナクなど チエノピリジン系 　クロピドグレル，プラスグレル GPⅡb-Ⅲa 阻害薬 ジピリダモール シロスタゾール βラクタム系抗菌薬 選択的セロトニン再取り込み阻害薬（SSRIs） デキストラン アルコール
出血の報告はないが血小板機能に影響を与えるもの	カルシウムチャネル阻害薬 麻酔薬 β遮断薬 三環系抗うつ薬 硝酸薬

(Konkle BA. Hematology Am Soc Hematol Educ Program 2011[10] より)

小板におけるセロトニン含有量を低下させることにより血小板機能に影響を与える可能性がある．また，アルコールも血小板機能を抑制することが報告されている．

全身性疾患に伴う血小板機能異常
尿毒症
　尿毒症，特に透析患者における出血傾向は古くから知られており，出血時間の延長を認めることから血小板機能異常が関与していると考えられてきた．しかし，多くの研究にもかかわらず尿毒症患者における血小板機能異常に関する一定の見解は得られていない．出血時間の延長には貧血が関与しており，赤血球輸血あるいはエリスロポエチンでヘマトクリットを 30 % 以上に維持することにより出血時間の改善が認められる．

骨髄増殖性疾患
　真性多血症および本態性血小板血症では，血栓症の増加が問題になるが，出血症状もしばしば認められる．特に血小板数が著増している場合に出血リスクが増加する．VWF 高分子マルチマーが血小板への結合により減少し，von Willebrand 病様の病態を呈することが出血の主な原因であると考えられている．*JAK2* 変異と血小板機能異常に関しては，一定の見解は得られていない．

異常蛋白血症（paraproteinemia）
　多発性骨髄腫，マクログロブリン血症などにおいて，血小板機能異常および凝固反応障害を認めることがある．非特異的な免疫グロブリンの血小板表面への粘着が血小板機能障害の原因であると考えられている．出血に対して血小板輸血は無効であり，異常免疫グロブリンの除去が有効である．

抗血小板抗体による血小板機能異常

　SLEやITPなどの自己免疫疾患において，血小板機能異常をきたす抗血小板抗体が産生される場合がある．抗GPⅥ抗体は，GPⅥの切断や細胞内への取り込みを促進し，後天性GPⅥ欠損症を引き起こす．また，まれではあるがリガンド結合を阻害する抗GPⅡb-Ⅲa抗体や抗GPⅠb抗体により後天性血小板無力症や後天性BSSが発症することがある．ITPなどにおいて血小板数に比して強い出血症状を認める場合は，これらの病態も考慮する．

（柏木浩和，冨山佳昭）

文献

1) Shattil SJ, et al. The final steps of integrin activation: the end game. Nat Rev Mol Cell Biol 2010; 11: 288-300.
2) 柏木浩和, 冨山佳昭. 血栓形成の分子機構—血小板機能異常症の解析からみた最近の進歩. PharmaMedica 2012；30：9-14.
3) Nurden A, et al. Advances in our understanding of the molecular basis of disorders of platelet function. J Thromb Haemost 2011; 9 Suppl 1: 76-91.
4) Nurden AT, et al. Glanzmann thrombasthenia: a review of *ITGA2B* and *ITGB3* defects with emphasis on variants, phenotypic variability, and mouse models. Blood 2011; 118: 5996-6005.
5) Lanza F. Bernard-Soulier syndrome (hemorrhagiparous thrombocytic dystrophy). Orphanet J Rare Dis 2006; 1: 46.
6) Moroi M, Jung SM. Platelet glycoprotein Ⅵ: its structure and function. Thromb Res 2004; 114: 221-33.
7) Takayama H, et al. A novel antiplatelet antibody therapy that induces cAMP-dependent endocytosis of the GPⅥ/Fc receptor γ-chain complex. J Clin Invest 2008; 118: 1785-95.
8) Gunay-Aygun M, et al. *NBEAL2* is mutated in gray platelet syndrome and is required for biogenesis of platelet α-granules. Nat Genet 2011; 43: 732-4.
9) Suzuki J, et al. Calcium-dependent phospholipid scrambling by TMEM16F. Nature 2010; 468: 834-8.
10) Konkle BA. Acquired disorders of platelet function. Hematology Am Soc Hematol Educ Program 2011; 2011: 391-6.

第2章 出血性疾患

血小板の異常
先天性血小板減少症

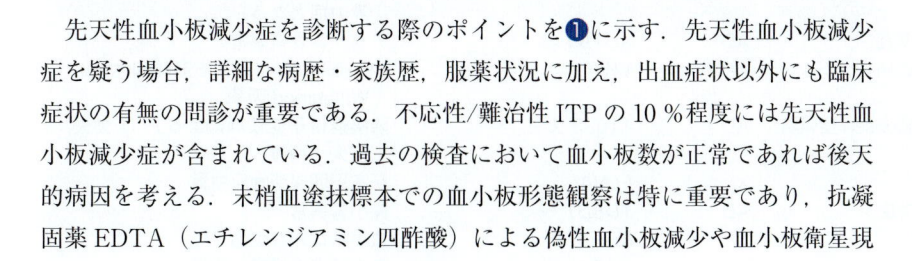

> **Point**
> - 先天性血小板減少症を疑う症例では，注意深い末梢血塗抹標本の観察が肝要である．
> - 不応性/難治性特発性血小板減少性紫斑病（ITP）では，先天性血小板減少症を除外することが望ましい．
> - 正常大血小板の先天性血小板減少症では，先天性骨髄不全症候群との鑑別が必要である．
> - 先天性巨大血小板症の約半数では，遺伝子レベルでの確定診断が可能である．

　日常診療において血小板減少をみる機会は少なくない．血小板減少をきたす原因は，血小板産生低下，消費あるいは破壊亢進，脾機能亢進に大別される．多くの場合は後天的要因によるものであり，肝硬変，全身性エリテマトーデス（SLE），特発性血小板減少性紫斑病（idiopathic thrombocytopenic purpura；ITP），急性白血病，再生不良性貧血などが原因にあげられる．先天性血小板減少症はきわめてまれと考えられてきたが，従来考えられていたほどまれではなく，日常診療において十分遭遇する頻度で存在する．また，先天性血小板減少症患者ではITPと診断され，副腎皮質ステロイドなどの不必要な治療を受けることが少なくない．治療は補充療法が中心となるが，不必要な治療を施行しないためにも確定診断は重要である．

診断

　先天性血小板減少症を診断する際のポイントを❶に示す．先天性血小板減少症を疑う場合，詳細な病歴・家族歴，服薬状況に加え，出血症状以外にも臨床症状の有無の問診が重要である．不応性/難治性ITPの10％程度には先天性血小板減少症が含まれている．過去の検査において血小板数が正常であれば後天的病因を考える．末梢血塗抹標本での血小板形態観察は特に重要であり，抗凝固薬EDTA（エチレンジアミン四酢酸）による偽性血小板減少や血小板衛星現

❶ 先天性血小板減少症を疑うとき

家族歴がある
不応性/難治性特発性血小板減少性紫斑病（ITP）
過去に正常血小板数が計測されていない
血小板形態の異常（大きさ，色調）

血小板サイズの定義と巨大血小板症 —— Basic Point

　血小板サイズは自動血球計数装置にて平均血小板容積（mean platelet volume；MPV）として算定されるが，大型の血小板は血小板として計数されないことがあるためMPVのみで血小板サイズを評価してはならない．巨大血小板の明確な定義はないが，末梢血塗抹標本上，おおむね正常血小板の大きさの2倍程度（直径4 μm）は大型血小板，赤血球大（直径8 μm）以上は巨大血小板と判別される．先天性巨大血小板症では大多数の血小板が大型から巨大である．一方，ITPでは大型血小板もしばしば観察されるが，大多数の血小板は正常大である．

❷ 血小板サイズによる先天性血小板減少症の分類

疾患	遺伝形式*	遺伝子	特徴
小型血小板			
Wiskott-Aldrich症候群	X	*WASP*	免疫不全，湿疹
X連鎖性血小板減少症	X	*WASP*	Wiskott-Aldrich症候群の軽症型
正常大血小板			
先天性無巨核球性血小板減少症	AR	*MPL*	巨核球著減，骨髄不全へ移行
橈骨尺骨癒合を伴う血小板減少症	AD	*HOXA11*	橈骨尺骨癒合
橈骨欠損を伴う血小板減少症	AR	*RBM8A*	橈骨欠損，年齢とともに血小板数は正常化
急性骨髄性白血病を伴う家族性血小板減少症	AD	*RUNX1*	AML/MDSへ移行
常染色体優性遺伝性血小板減少症（THC2）	AD	*ANKRD26*	血小板α顆粒減少，急性白血病へ移行
チトクローム c 異常症	AD	*CYCS*	巨核球アポトーシス
大型血小板			
MYH9 異常症	AD	*MYH9*	腎炎，難聴，白内障を合併
Bernard-Soulier症候群	AR	*GP1BA*, *GP1BB*, *GP9*	GP Ib/IX/V複合体欠損，リストセチンによる血小板凝集を欠如
DiGeorge/口蓋心顔面症候群	AD	22q11.2 欠失	隣接遺伝子症候群による *GP1BB* 欠失
GP IIb/IIIa 異常症	AD	*ITGA2B*, *ITGB3*	恒常的活性化型GP IIb/IIIa（機能喪失型変異のホモ接合体では血小板無力症となる）
α-アクチニン-1 異常症	AD	*ACTN1*	アクチン骨格異常
2B型 von Willebrand病	AD	*VWF*	GP Ib/IX/Vに対する高親和性 von Willebrand因子
Paris-Trousseau/Jacobsen症候群	AD	11q23 欠失	隣接遺伝子症候群による *FLI1* 欠失，巨大α顆粒
フィラミンA異常症	X	*FLNA*	脳室周囲異所性灰白質
β1-チューブリン異常症	AD	*TUBB1*	微小管異常
Gray platelet 症候群	AR	*NBEAL2*	血小板α顆粒欠損
GATA-1異常	X	*GATA1*	赤血球造血異常を合併
シトステロール血症	AR	*ABCG5*, *ABCG8*	黄色腫，動脈硬化

＊AD：常染色体優性，AR：常染色体劣性，X：X連鎖性
AML/MDS：急性骨髄性白血病/骨髄異形成症候群

象は常に念頭におく必要がある．先天性血小板減少症の原因はさまざまであるが，臨床的には血小板サイズにより分類することが容易で理解しやすい[1-3]（❷）．

小型血小板性先天性血小板減少症

　本疾患にはWiskott-Aldrich症候群（WAS）と軽症型のX連鎖性血小板減少症がある．WASは小型血小板性血小板減少症，易感染性，難治性湿疹を三主徴とし，その原因遺伝子は*WASP*である．男児の出生時からの血小板減少では念頭におく必要がある．診断にはフローサイトメトリーによる白血球WAS蛋白発現量解析が有用である．

正常大血小板性先天性血小板減少症

先天性無巨核球性血小板減少症

　先天性無巨核球性血小板減少症は，新生児から乳児期において血小板減少症と出血症状を呈する常染色体劣性遺伝疾患である．巨核球は出生時から著減しているが，骨髄不全が徐々に進行し再生不良性貧血へと移行するため，造血幹細胞移植が唯一の治療法となる．本疾患はトロンボポエチン（thrombopoietin；TPO）受容体であるc-Mpl異常により引き起こされる．血中TPO濃度は異常高値となる．血小板c-Mpl発現低下を証明することが鑑別診断に有用であるが，正常でもc-Mplは数十分子しか発現しないため，フローサイトメトリーによる定量解析には困難を伴う．確定診断には*MPL*遺伝子検査が必要であるが，遺伝子異常が同定される症例は多くない．再生不良性貧血や先天性骨髄不全症候群の初期症状との鑑別が必要である．

急性骨髄性白血病を伴う家族性血小板減少症と常染色体優性遺伝性血小板減少症　（autosomal dominant thrombocytopenia, thrombocytopenia 2；THC2）

　常染色体優性遺伝の軽度～中等度血小板減少を呈し，それぞれ*RUNX1*および*ANKRD26*遺伝子異常が同定される．急性骨髄性白血病/骨髄異形成症候群（AML/MDS）あるいは急性白血病への移行頻度が高い．THC2は世界で200例以上の報告があり，正常大血小板性先天性血小板減少症では最も高頻度である．

大型血小板性先天性血小板減少症（先天性巨大血小板症）

*MYH9*異常症

　May-Hegglin異常（MHA）に代表される*MYH9*異常症は，常染色体優性遺伝形式をとり，巨大血小板，血小板減少および顆粒球封入体を特徴とする．本疾患は非筋ミオシン重鎖ⅡA（NMMHCA-ⅡA）をコードする*MYH9*遺伝子

> **MEMO**
> **顆粒球の非筋ミオシン重鎖ⅡA局在**
> 正常顆粒球では，非筋ミオシン重鎖ⅡAは細胞質全体にびまん性に存在するが，*MYH9*異常顆粒球では，May-Giemsa染色にて観察される封入体と同様な形態で斑状に存在する．Ⅰ型では，1あるいは2個の大きな斑状に凝集し，Ⅱ型では，3個から20個程度の顆粒状に凝集する．

Basic Point

MYH9 異常症の表現型相違

MYH9 異常症は, 血液学的形態異常を呈するだけではなく, 腎臓, 内耳, 水晶体を侵す症候群である. MHA の類縁疾患と考えられていた Sebastian 症候群, Alport 症状（腎炎, 難聴, 白内障）を合併する Fechtner 症候群, 封入体を認めない Epstein 症候群も *MYH9* 異常症に包括される. 診断時には MHA であっても, 経過とともに Alport 症状を発症する可能性があるため十分な経過観察が必要である[4].

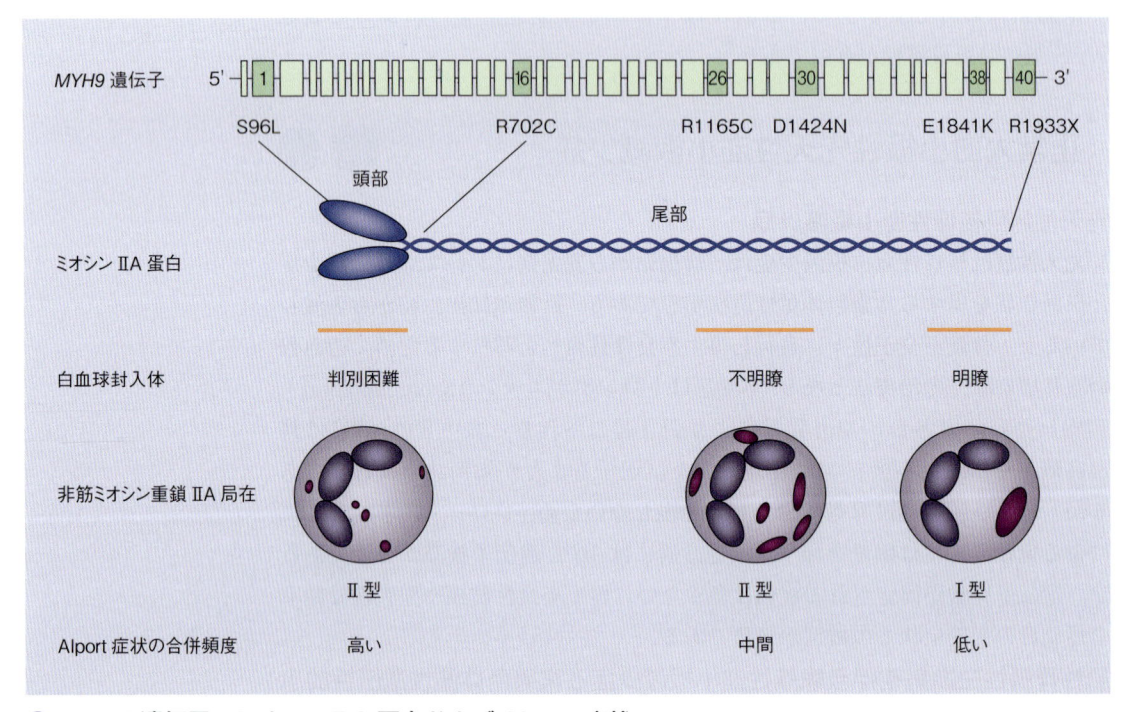

❸ *MYH9* 遺伝子, ミオシンⅡA 蛋白および Alport 症状

MYH9 異常症の原因となる遺伝子変異はエクソン 1, 16, 26, 30, 38, 40 に集中する. 代表的な遺伝子異常を示す. 2 分子の非筋ミオシン重鎖ⅡA 蛋白は尾部において互いにコイルを巻き二量体となり, 頭部にはミオシン軽鎖が結合し, ミオシンⅡA を形成する. *MYH9* 頭部変異を有する症例での白血球封入体の判別は困難であることが多いが, 顆粒球の非筋ミオシン重鎖ⅡA 凝集がみられる. Alport 症状合併頻度は, 頭部変異で高く, 尾部変異で低い.
（Kunishima S, et al. Curr Opin Hematol 2010[4] より）

異常が原因である. *MYH9* 異常症の最大の特徴は顆粒球封入体であるが, 通常の May-Giemsa 染色標本では不明瞭な場合が多い. 封入体は NMMHCA-ⅡA 蛋白の異常集積であるため, NMMHCA-ⅡA 免疫染色による局在解析により診断と分類が可能である. *MYH9* 頭部変異は高頻度に腎炎や難聴を合併し, 尾部変異ではその頻度は低いため, *MYH9* 遺伝子検査の臨床的意義は高い（❸）[4].

Bernard-Soulier 症候群 （Bernald-Soulier syndrome；BSS）

BSS は常染色体劣性遺伝性疾患で, GPIb/Ⅸ/Ⅴ 複合体の先天的欠損が原因である. 巨大血小板, 血小板減少, 出血時間の延長, リストセチンによる血小板凝集の欠如を特徴とする. 血小板機能異常を伴うため, 血小板減少の割合に

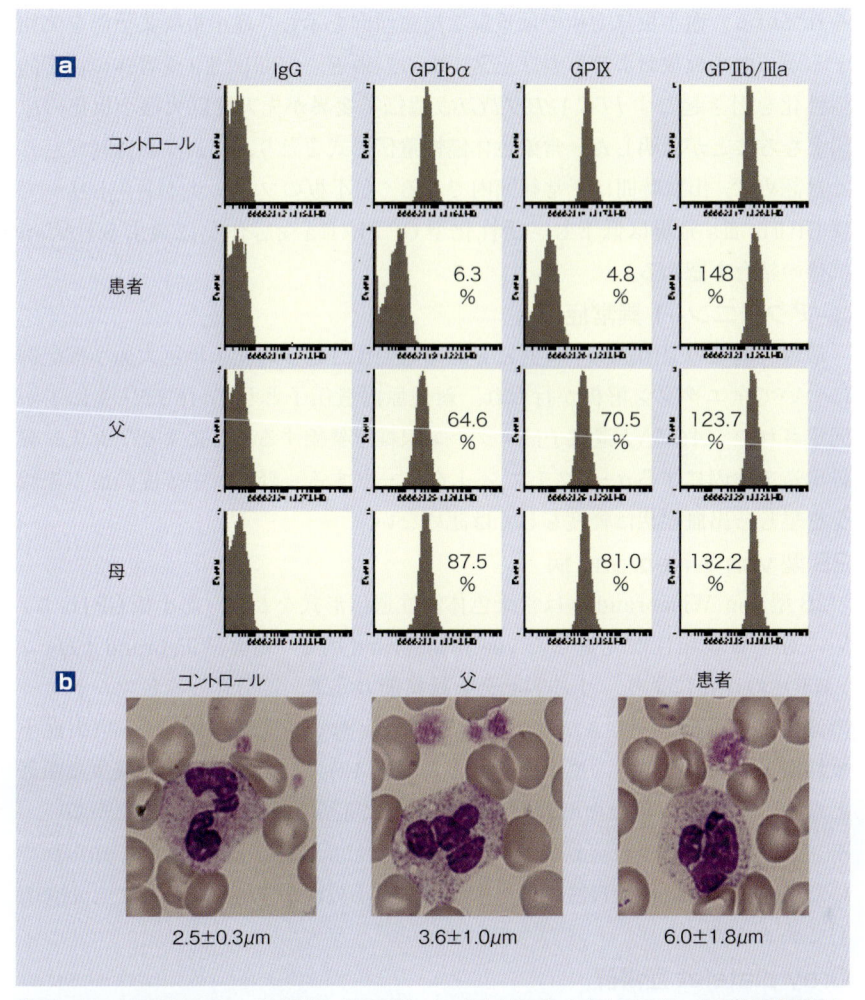

❹ **Bernard-Soulier 症候群（BSS）における血小板 GPⅠb/Ⅸ 発現解析と血小板形態**

a：BSS 患者では血小板膜上への GPⅠb/Ⅸ 発現を欠如する．大型血小板であるために GPⅡb/Ⅲa の平均蛍光強度は正常より高値となる．ヘテロ接合性変異を有する保因者（父，母）では GPⅠb/Ⅸ は低値，GPⅡb/Ⅲa は高値となる．ヒストグラム内の数字はコントロール血小板で得られた平均蛍光強度に対するパーセント比率を表す．
b：正常コントロール，ヘテロ接合性保因者の父，ホモ接合性 BSS 患者の血小板と平均血小板直径を示す．

比較して出血症状は重篤である．診断にはフローサイトメトリーによる血小板 GPⅠb/Ⅸ/V 発現量解析が有用である（❹）．日本人特有の創始者変異があり，九州・沖縄地方に多くみられる．ヘテロ接合性保因者では出血症状を示さないが，大型血小板を有することが多く，自動血球計数装置による血小板数測定では見かけ上さらに血小板減少が高度になる．ホモ接合性およびヘテロ接合性 BSS は，慢性 ITP あるいは原因不明の血小板減少症として経過観察されている症例が多い[5]．

GPⅡb/Ⅲa 異常症

　GPⅡb/Ⅲa 複合体の先天性欠損が血小板無力症の原因となることはよく知

られている．血小板無力症では重篤な出血傾向を示し，血小板凝集機能を欠如するが，血小板数および形態は正常である．最近，GPⅡb/Ⅲa受容体の恒常的活性化を引き起こす*ITGA2B/ITGB3*遺伝子変異が先天性巨大血小板症の原因となることが判明した．常染色体優性遺伝形式をとり，出血症状は軽度もしくは認めず，出血時間は正常範囲内である．血小板のフローサイトメトリーではGPⅡb/Ⅲa発現は低下し，活性化型GPⅡb/Ⅲa受容体を認識するPAC-1抗体の結合を認める．

α-アクチニン-1異常症

　最近，既知の原因遺伝子に異常を認めない優性遺伝の先天性巨大血小板症例について全エクソン解析が行われ，新規原因遺伝子として*ACTN1*遺伝子が同定された．*ACTN1*遺伝子はアクチン線維を架橋することによりアクチン線維構造を強固にするα-アクチニン-1をコードする．軽度～中等度の血小板減少を呈し，出血症状は軽度もしくは認めない．

2B型von Willebrand病

　2B型von Willebrand病は常染色体優性遺伝形式をとり，血小板GPIb/Ⅸ/Ⅴに対する親和性が亢進したvon Willebrand因子（von Willebrand facor；VWF）の存在により，リストセチン凝集能の亢進，高分子VWFマルチマーの減少と血小板減少をきたす．30％程度の症例で平常時においても巨大血小板性血小板減少を呈し，感染症などのストレス時にはさらに血小板減少は顕著となる．平常時には出血時間，APTTともに正常範囲内であることが多い．モントリオール血小板症候群（Montreal platelet syndrome）として知られていた出血傾向と血小板自然凝集を示す巨大血小板症が本疾患であることが判明している．

Gray platelet症候群

　Gray platelet症候群は常染色体劣性遺伝形式をとり，血小板α顆粒およびその内容物を欠如することにより，塗抹標本上灰色あるいは無色の血小板がみられる．電顕解析ではα顆粒のない特徴的な形態異常が観察される．α顆粒にはフィブリノゲンやVWFなどの接着分子が貯蔵されるため，出血傾向を示す．近年*NBEAL2*が原因遺伝子であることが判明した．

β1-チューブリン異常症

　β1-チューブリンは巨核球，血小板に特異的に発現し，α-チューブリンと会合することにより微小管を形成する．血小板が産生される際には，巨核球細胞質内で微小管が再構成され，胞体突起が伸張する．β1-チューブリン異常症は常染色体優性遺伝形式をとり，正常な微小管形成が阻害されるため血小板産生と正常な血小板形態保持に影響を及ぼすと考えられる．

フィラミンA異常症

　フィラミンAの先天性欠損は，発生期の大脳皮質における神経細胞の移動障害を引き起こす．*FLNA*遺伝子はX染色体上に存在するため，男性では胎生致死となり，女性患者ではX染色体のランダムな不活性化によりフィラミンAをもたない大型血小板が出現する．*FLNA*の変異部位によっては神経細

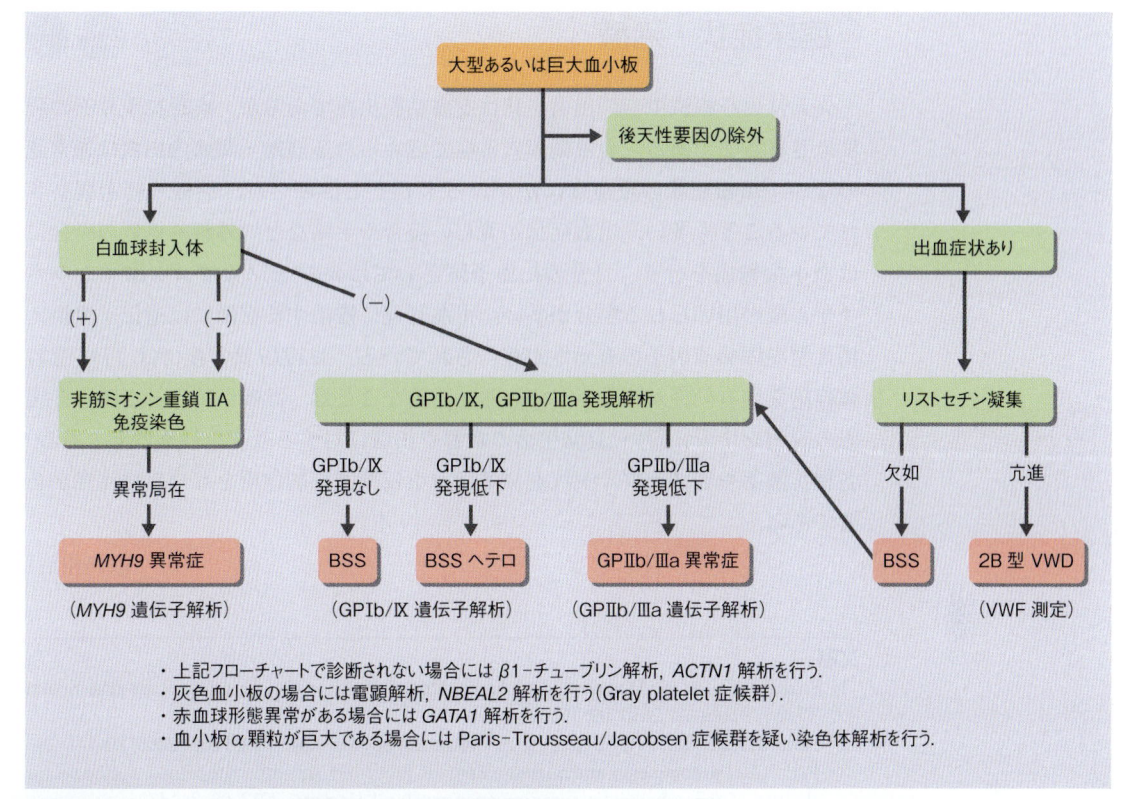

❺ 自験例からまとめた先天性巨大血小板症の診断フローチャート
(Kunishima S, et al. Blood Rev 2006[2] より改変)

胞の機能障害を伴わず，血小板異常のみを示すこともある．

先天性巨大血小板症の系統的診断

　先天性巨大血小板症については診断フローチャートが提唱されており，先天性巨大血小板症を疑う約半数において遺伝子レベルでの診断が可能である（❺）．出血傾向が明らかでリストセチン凝集能の欠如がある場合にはBSSを，亢進がある場合には2B型von Willebrand病を疑う．末梢血塗抹標本の目視による血小板，白血球（顆粒球封入体の有無），赤血球の形態観察は特に重要である．塗抹標本を用いたNMMHC-ⅡA免疫染色を行い，局在分類により関連する*MYH9*遺伝子解析を行う．封入体の存在が不明な場合には，NMMHC-ⅡA免疫染色に加え，フローサイトメトリーによりGPⅠb/Ⅸ/VとGPⅡb/Ⅲa発現を解析する．血小板の色調が薄い場合にはGray platelet症候群，大型のα顆粒がある場合にはParis-Trousseau/Jacobsen症候群，赤血球形態異常（サラセミア様貧血）を合併する場合には*GATA1*変異の可能性がある．わが国の先天性巨大血小板症では*MYH9*異常症が最も高頻度で，BSS，GPⅡb/Ⅲa異常症，α-アクチニン-1異常症と続く．

臨床症状・治療

　先天性血小板減少症の出血症状は皮膚粘膜出血であるが，疾患によりその程度はさまざまである．血液凝固異常症で認められる筋肉・関節内出血は通常認めない．出血症状の重症度にかかわらずITPと診断され，治療・経過観察されていることも多い．出血症状が著しい場合や手術などの外科的処置の場合には血小板輸血を行う．日常の出血予防としてはε-アミノカプロン酸やトラネキサム酸が用いられる場合が多い．止血管理に難渋する症例には遺伝子組換え活性型凝固第Ⅶ因子の有効性が報告されている．MYH9異常症ではTPO受容体作動薬の有効性が報告されている．重要なことは，診断が確定した時点で疾患の説明を十分に行い，日常生活の指導や出血に対する教育を行うことである．各種抗菌薬や非ステロイド抗炎症薬は血小板機能抑制作用をもつため注意が必要である．

〈國島伸治〉

文献

1) Balduini CL, et al. Diagnosis and management of inherited thrombocytopenias. Semin Thromb Hemost 2013; 39: 161-71.
2) Kunishima S, Saito H. Congenital macrothrombocytopenias. Blood Rev 2006; 20: 111-21.
3) Pecci A. Pathogenesis and management of inherited thrombocytopenias: rationale for the use of thrombopoietin-receptor agonists. Int J Hematol 2013; 98: 34-47.
4) Kunishima S, Saito H. Advances in the understanding of MYH9 disorders. Curr Opin Hematol 2010; 17: 405-10.
5) Kunishima S, et al. Genetic abnormalities of Bernard-Soulier syndrome. Int J Hematol 2002; 76: 319-27.

第3章 血栓性疾患

第3章 血栓性疾患

静脈血栓塞栓症の診断と予防，治療

Point

- 静脈血栓塞栓症（VTE）の多くは，何らかの誘因のある provoked VTE である．
- VTE に特異的な症状はなく，問診，身体所見から VTE の可能性を疑ったときには，D-ダイマー測定，下肢エコー，造影 CT などを行い診断する．
- VTE の治療は抗凝固療法である．また，発症リスクに応じて適切な予防策をとることが大切である．
- がん患者では VTE 発症率が高く，がん患者の主要な死因の一つとなっている．

概要

深部静脈血栓症（deep vein thrombosis；DVT）は主に下肢の深部静脈（筋膜より深い静脈）に血栓を生じる病態であり，肺血栓塞栓症（pulmonary thromboembolism；PTE）〔肺塞栓症（pulmonary embolism；PE）〕は肺動脈が血栓で閉塞される病態である．肺動脈内の血栓の 90％以上は下肢や骨盤内の DVT に由来し，深部静脈，肺動脈の血栓塞栓症を合わせて静脈血栓塞栓症（venous thromboembolism；VTE）と呼ばれている．

疫学

欧米では1年間に1,000人あたり約1人が VTE を発症するとされている．VTE 発症率は年齢とともに高くなる傾向があり，性差の有無ははっきりしない．また，人種差があることはよく知られており，黒人，次いで白人で発症率が高く，アジア人での発症率は黒人の約 20％といわれている．日本人における VTE 発症率は明らかではないが近年増加傾向にあると考えられており，手術後のがん患者など VTE 発症の高リスク患者の発症率は欧米人とほぼ同等であることも報告されている[1]．

病因・病態

血栓形成には Virchow の三徴と呼ばれる血流の停滞，血管内皮の損傷，血液凝固能亢進が関与している．VTE の多くは大手術，長期臥床による血流の停滞，カテーテルによる血管内皮の損傷，がんおよび化学療法に伴う血液凝固

❶ 臨床的深部静脈血栓症（DVT）診断評価の指標

活動性のがんまたは 6 か月以内のがん治療	1 点
下肢麻痺または最近の下肢固定	1 点
3 日以上のベッド上安静または 12 週間以内の麻酔を必要とする大手術	1 点
深部静脈領域に限局する圧痛	1 点
下肢全体の浮腫	1 点
膝下 10 cm の患側肢下腿周囲径が健側と比較して 3 cm 以上大きい	1 点
患側肢のみに認める浮腫	1 点
表在静脈の側副血行路（静脈瘤は除く）	1 点
DVT の既往	1 点
DVT 以外に可能性の高い疾患	－2 点
2 点以上で DVT が疑われる	

（Wells PS, et al. N Engl J Med 2003[2]）を参考に作成）

能亢進，血管内皮細胞障害，妊娠・出産による血液凝固能亢進など何らかの誘因があって発症する provoked VTE（誘因のある VTE）であるが，明らかな誘因がなく発症する unprovoked VTE もある．また，多くの場合に VTE は下腿のヒラメ静脈，腓骨静脈，後脛骨静脈など遠位部の静脈に発症して，その後，大腿静脈など近位に進展，さらに遊離した血栓が肺動脈を閉塞して PE を発症すると考えられている．中心静脈カテーテル留置患者などでは，上肢や頸部の静脈に VTE を発症することもある．

症状，診断

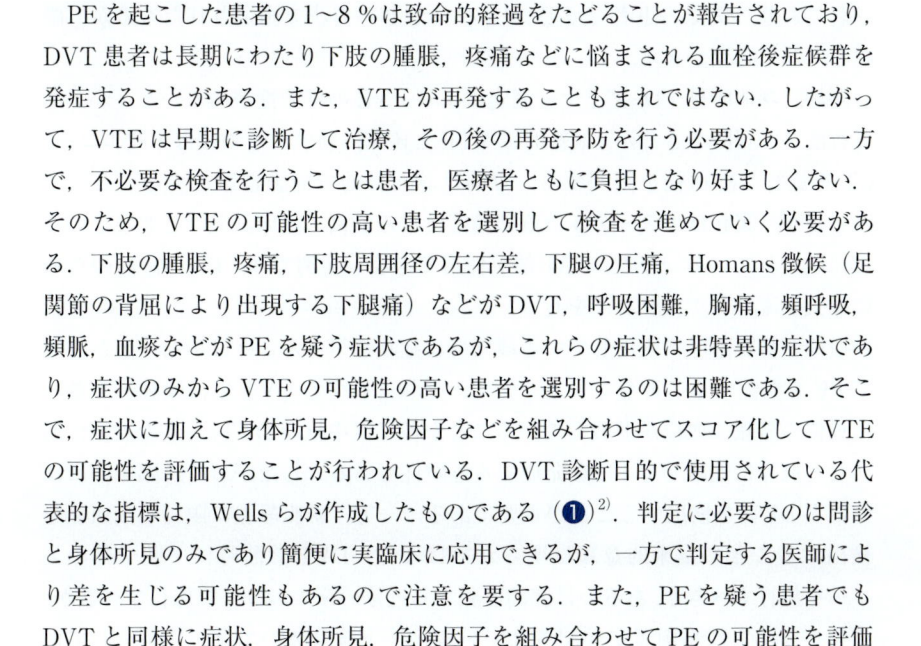

PE を起こした患者の 1〜8 ％は致命的経過をたどることが報告されており，DVT 患者は長期にわたり下肢の腫脹，疼痛などに悩まされる血栓後症候群を発症することがある．また，VTE が再発することもまれではない．したがって，VTE は早期に診断して治療，その後の再発予防を行う必要がある．一方で，不必要な検査を行うことは患者，医療者ともに負担となり好ましくない．そのため，VTE の可能性の高い患者を選別して検査を進めていく必要がある．下肢の腫脹，疼痛，下肢周囲径の左右差，下腿の圧痛，Homans 徴候（足関節の背屈により出現する下腿痛）などが DVT，呼吸困難，胸痛，頻呼吸，頻脈，血痰などが PE を疑う症状であるが，これらの症状は非特異的症状であり，症状のみから VTE の可能性の高い患者を選別するのは困難である．そこで，症状に加えて身体所見，危険因子などを組み合わせてスコア化して VTE の可能性を評価することが行われている．DVT 診断目的で使用されている代表的な指標は，Wells らが作成したものである（❶）[2]．判定に必要なのは問診と身体所見のみであり簡便に実臨床に応用できるが，一方で判定する医師により差を生じる可能性もあるので注意を要する．また，PE を疑う患者でも DVT と同様に症状，身体所見，危険因子を組み合わせて PE の可能性を評価

❷ 臨床的肺血栓塞栓症（PE）診断評価の指標（revised Geneva score）

66歳以上	1点
VTEの既往	3点
1か月以内の全身麻酔下手術または下肢骨折	2点
活動性固形がんまたは造血器腫瘍，あるいは1年以内の既往	2点
片側の下肢痛	3点
血痰	2点
心拍数75〜94/分	3点
心拍数95/分以上	5点
深部静脈の拍動性の疼痛と片側性の浮腫	4点
PEの可能性大：11点以上，中等度：4〜10点，低：3点以下	

(Le Gal G, et al. Ann Intern Med 2006[3]を参考に作成)

した後に検査に進むことが行われており，Geneva scoreなどが使用されている（❷）[3]．

　VTEの可能性を臨床的に評価した後に引き続き行う検査はD-ダイマー測定である．血栓が形成されると速やかに線溶反応が起きてフィブリンが分解されD-ダイマーが上昇する．したがって，D-ダイマーが上昇していない場合にはVTEの可能性は低い．一方でがん，炎症，妊娠などさまざまな要因でD-ダイマーは上昇するため，D-ダイマー高値のみでVTEと診断することはできない．また，D-ダイマーの測定法には全血凝集法，ラテックス凝集法，ELISAがあり，順に感度が高くなる．D-ダイマーをVTE除外のために使用した場合，感度の高いELISAでは5〜7％，ラテックス凝集法では10〜12％，感度の低い全血凝集法では12〜15％のVTEを見逃す危険性があるとされており，実際の患者ではD-ダイマーがどの方法で測定されたものか，確認しておく必要がある．

　問診，身体所見，D-ダイマー測定によりVTEの可能性があるかどうかはある程度まで判断できるが，最終的にVTEと確定診断するためには下肢エコー，CTを施行して血栓を証明する．以前は診断目的で静脈造影をすることも多かったが，現在はカテーテル治療の適応となる症例，臨床試験で必要な症例などに限られている．また，造影剤が使用できない症例では，PEの診断のために換気血流シンチグラフィを行う．

　血栓が腓腹静脈に限局している段階では症状を呈することは少なく，遊離してPEを発症することもない．一方で，症状を有するDVTでは膝窩静脈さらに近位の静脈に血栓が進展していることが多く（中枢型DVT），また近位に進展した血栓は遊離してPEを発症する危険性もある．したがって，臨床的には中枢型DVTを検出することが重要である．一方，腓腹静脈に限局した血栓を検出することの臨床的意義は明らかではなく，DVT診断時に下肢全体のエコーを施行すべきか，あるいは膝窩静脈より近位のみのエコーを施行すべきか，ガイドラインにも両者が併記されている[4,5]．下肢全体のエコーを施行して血

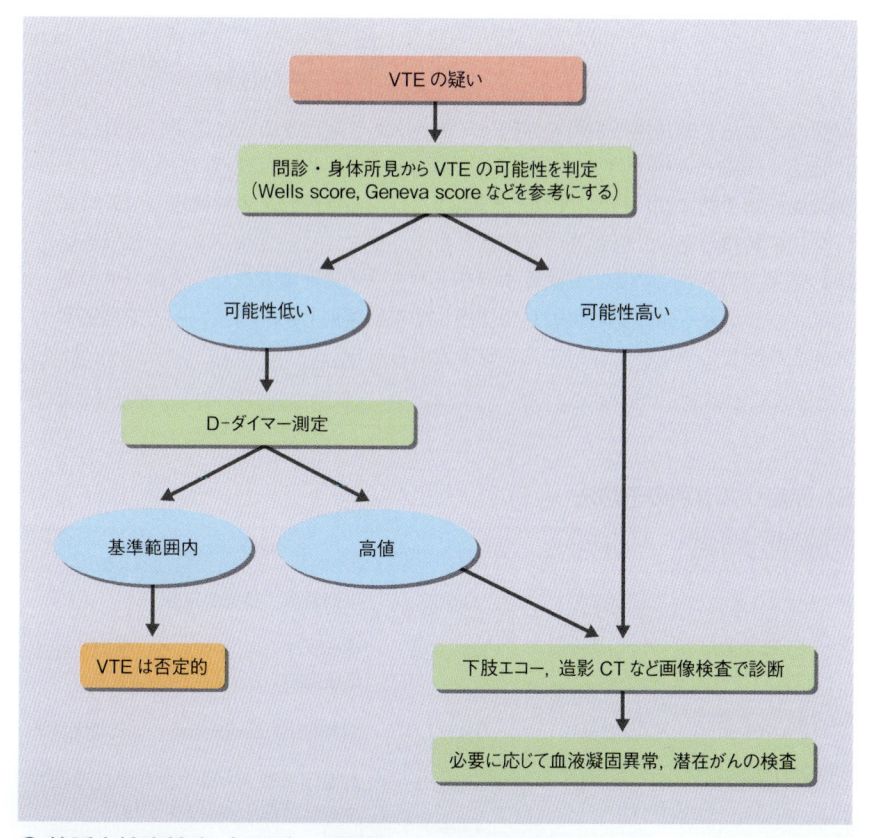

```
                    ┌─────────────┐
                    │  VTE の疑い  │
                    └──────┬──────┘
                           ↓
            ┌──────────────────────────────┐
            │ 問診・身体所見からVTEの可能性を判定 │
            │ (Wells score, Geneva score などを参考にする) │
            └──────┬───────────────┬───────┘
                   ↓               ↓
              ┌────────┐      ┌────────┐
              │可能性低い│      │可能性高い│
              └───┬────┘      └───┬────┘
                  ↓               │
           ┌────────────┐         │
           │ D-ダイマー測定│         │
           └──┬──────┬──┘         │
              ↓      ↓            │
        ┌──────┐ ┌────┐           │
        │基準範囲内│ │高値 │           │
        └──┬───┘ └─┬──┘           │
           ↓       └──────┬───────┘
      ┌────────┐          ↓
      │VTEは否定的│  ┌──────────────────────────┐
      └────────┘  │下肢エコー，造影CTなど画像検査で診断│
                  └───────────┬──────────────┘
                              ↓
                  ┌──────────────────────────────┐
                  │必要に応じて血液凝固異常，潜在がんの検査│
                  └──────────────────────────────┘
```

❸ **静脈血栓塞栓症（VTE）の診断フローチャート**
（MacLean S, et al. Chest 2012[4]／NICE. 2012[5]／日本循環器学会. 2009[6]を参考に作成）

栓を認めなければVTEを除外できるが検査時間がかかる．一方，近位部のみのエコーは検査時間を短縮できるが，血栓を認めなかった場合にも下腿のVTEを否定できないので，1週間後に再検査，あるいはD-ダイマー測定を行って再検討する必要がある．❸にVTE診断のフローチャートの一例を示すが，実臨床では国内外のガイドラインを参考にして[4-6]，自施設のD-ダイマー測定法，VTE疑いの患者数とエコー検査の状況なども考慮したうえで，診断手順を決めておく必要がある．

予防

前述したように，VTEの多くは何らかの誘因があって発症するprovoked VTEである．したがって，VTE発症リスクが高いと考えられる状況では適切な予防策を行う．手術患者，あるいは内科疾患により臥床中の患者であれば可能な限り早期に離床すること，可能な範囲で下肢を動かすこと，さらにVTE発症リスクに応じて弾性ストッキング着用，間欠的空気圧迫法，さらに予防的抗凝固薬投与を行う．また，下肢にDVTを発症している患者が外科手術を要する場合には，致命的PE発症を予防するために下大静脈フィルターの留置を考慮する．ど

> **Basic Point**
>
> ### 選択的Xa阻害薬
>
> 　選択的Xa阻害薬は凝固カスケードの共通系の最初の因子であるXaを阻害することによりトロンビン産生を抑制する薬剤である．現在わが国ではエドキサバンが術後のVTE予防，リバーロキサバン，アピキサバンが心房細動の血栓症予防に使用されている．ワルファリンと比較して効果発現までの時間が短い，半減期が短い，などの特徴があり，有効性，安全性ともに，少なくともワルファリンと同等以上であることが臨床試験の結果で示されている．凝固系検査をモニターする必要がなく，食物や他の薬剤との相互作用が少ないことからワルファリンと比較して使用しやすい薬剤といえるが，一方で拮抗薬がない，飲み忘れると血栓症を起こしやすい，など注意を要する点もある．

❹ 静脈血栓塞栓症（VTE）発症リスク別の予防法

VTEリスク	下腿DVT(%)	中枢型DVT(%)	症候性PE(%)	致死性PE(%)	推奨される予防法
低リスク	2	0.4	0.2	0.002	早期離床，積極的運動
中リスク	10〜20	2〜4	1〜2	0.1〜0.4	弾性ストッキングあるいは間欠的空気圧迫法
高リスク	20〜40	4〜8	2〜4	0.4〜1.0	間欠的空気圧迫法あるいは抗凝固療法
最高リスク	40〜80	10〜20	4〜10	0.2〜5	抗凝固療法と，間欠的空気圧迫法あるいは弾性ストッキング併用

（肺血栓塞栓症/深部静脈血栓症（静脈血栓塞栓症）予防ガイドライン．ダイジェスト版　第2版．東京：メディカルフロントインターナショナル；2004 より）

のような状態の患者に対してどのような予防策を行うべきかに関しては，海外およびわが国で多くのガイドラインが作成されている[4-6]（❹）．VTE予防に使用される抗凝固薬としては，わが国では未分画ヘパリン（UFH）およびワルファリンのみが承認されていたが，最近になり低分子ヘパリン（LMWH）のエノキサパリン，選択的Xa阻害薬のフォンダパリヌクス，エドキサバンが術後のVTE予防目的での使用が承認された．

治療

　VTEの治療の基本は抗凝固療法である．診断後速やかにUFHないしLMWH（わが国では2013年10月現在未承認）投与を開始するとともにワルファリン投与を開始，UFH，LMWHは最低5日間継続かつワルファリンが治療域に入ったことを確認した後に中止，その後ワルファリン投与を一定期間継続，という治療が行われてきた．しかし，近年新規抗凝固薬が開発されて，有効性は少なくともヘパリンと同等，安全性はヘパリンを上回ることが証明されて，海外ではフォンダパリヌクス，リバーロキサバンも急性期治療に使用されている．わが国でもフォンダパリヌクスが急性期VTEの治療薬として承認さ

れた．また，血行動態が不安定な PE ではプラスミノゲンアクチベータ投与による血栓溶解療法，さらに血栓溶解療法を施行しても血行動態が回復しない症例ではカテーテルによる血栓粉砕，吸引，さらには外科手術による血栓除去が試みられることもある．

　ワルファリンを継続する期間は，VTE の発症部位，原因，患者の出血リスクにより異なる．手術，長期臥床などが原因となって発症した provoked VTE では，ワルファリンを 3 か月継続して中止する．一方で中枢型 unprovoked VTE，unprovoked PE では，ワルファリンを 3 か月継続した時点で患者の出血リスクを評価し，出血リスクが中等度までであればワルファリンを長期に継続，出血リスクの高い症例では 3 か月時点で中止する[5,6]．また，活動性のがん患者では，ワルファリンではなく LMWH を継続することが海外のガイドラインで推奨されているが[5,6]，わが国では 2013 年 10 月現在未承認である．

血液凝固異常症と VTE

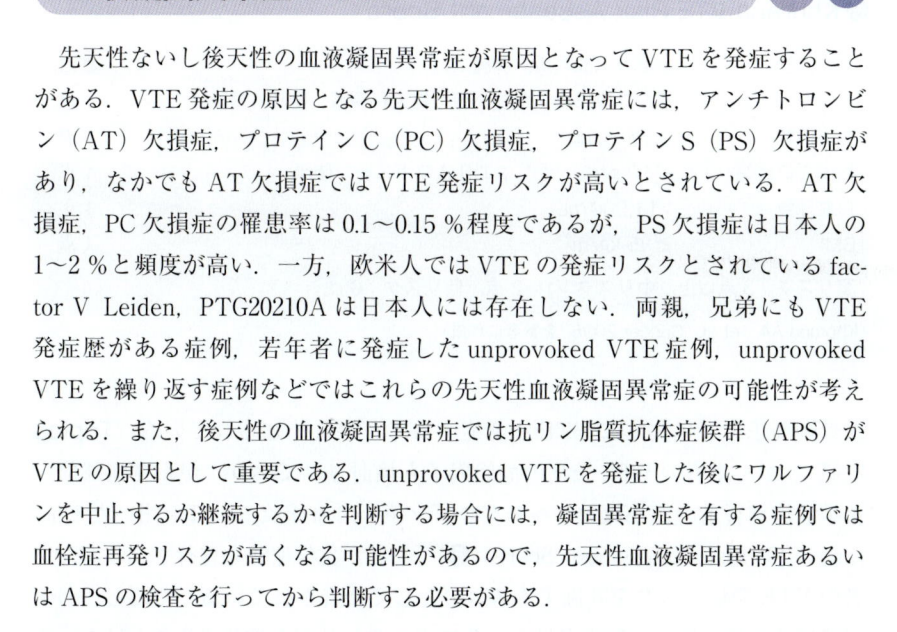

　先天性ないし後天性の血液凝固異常症が原因となって VTE を発症することがある．VTE 発症の原因となる先天性血液凝固異常症には，アンチトロンビン（AT）欠損症，プロテイン C（PC）欠損症，プロテイン S（PS）欠損症があり，なかでも AT 欠損症では VTE 発症リスクが高いとされている．AT 欠損症，PC 欠損症の罹患率は 0.1～0.15 ％程度であるが，PS 欠損症は日本人の 1～2 ％と頻度が高い．一方，欧米人では VTE の発症リスクとされている factor V Leiden，PTG20210A は日本人には存在しない．両親，兄弟にも VTE 発症歴がある症例，若年者に発症した unprovoked VTE 症例，unprovoked VTE を繰り返す症例などではこれらの先天性血液凝固異常症の可能性が考えられる．また，後天性の血液凝固異常症では抗リン脂質抗体症候群（APS）が VTE の原因として重要である．unprovoked VTE を発症した後にワルファリンを中止するか継続するかを判断する場合には，凝固異常症を有する症例では血栓症再発リスクが高くなる可能性があるので，先天性血液凝固異常症あるいは APS の検査を行ってから判断する必要がある．

がんと VTE

　がん患者では VTE 発症率が高いことが知られており，がん患者全体の約 20 ％で VTE を発症して，原病の増悪に次いで 2 番目に多いがん患者の死因となっている．がん患者の VTE 発症率はがん病変の部位，組織型により異なり，膵臓がん，次いで頭頸部がんで発症率が高く，組織型では腺がんで発症率が高い．がん患者では腫瘍により血液が過凝固状態になることに加えて，手術，化学療法，エリスロポエチン製剤などが VTE 発症の誘因となる．また，造血器腫瘍など固形がん以外の悪性腫瘍患者でも VTE 発症率が高いことが報告されており，なかでもサリドマイド，あるいはレナリドミドを投与されている多発

Topics

レナリドミドと血栓

　レナリドミド（LEN）は免疫調節薬と呼ばれる薬剤で，多発性骨髄腫（MM），および5q－症候群の治療に用いられている．作用機序は十分に解明されていないが，殺腫瘍作用と免疫調節作用の両者により造血器悪性腫瘍に対して効果を発揮すると考えられている．免疫調節薬として最初にMMに使用された薬剤はサリドマイド（Thal）であるが，Thal投与患者では高率にVTEを発症したため，現在では通常抗血栓薬が併用されている．LENはThalの誘導体であり，Thalと同様にVTE発症率が高く，アスピリンないし抗凝固薬を併用することが一般的である．ThalあるいはLEN投与時のVTE発症機序は明らかではないが，単独投与時と比較してデキサメタゾン併用時にVTE発症率が高くなること，再発時と比較して初発時に使用した場合に発症率が高いこと，通常VTE発症予防には必ずしも有効とはされていないアスピリンが発症予防には有効であること，LENに関してはまだ明らかではないが，Thal投与時のVTE発症率は欧米人と比較してアジア人では低いこと，などが知られている．

❺ Khorana VTE Risk Assessment Score

発症部位	最高リスク（胃，膵臓）	2点
	高リスク（肺，リンパ腫，婦人科領域，膀胱，精巣）	1点
血小板数	≧35万/μL	1点
ヘモグロビン	<10 g/dL，またはエリスロポエチン使用	1点
白血球数	>11,000/μL	1点
BMI	≧35 kg/m²	1点

高リスク：3点以上，中リスク：1〜2点，低リスク：0点

（Khorana AA, et al. Cancer 2005[7]を参考に作成）

性骨髄腫患者では高率にVTEを発症することがよく知られている（**Topics**参照）．がん患者のVTE発症の危険因子も検討されており，がん発症部位，化学療法施行前の血小板数，ヘモグロビン値，白血球数，BMIを用いたKhorana VTE Risk Assessment Score（❺）[7]などが化学療法を施行されるがん患者のVTE発症リスクを評価するスコアとして報告されている．ただし，わが国では通常化学療法施行患者にエリスロポエチン製剤を投与することはないこと，BMI≧35 kg/m²の肥満患者はまれであることなど，これらのスコアを日本人で使用することが妥当であるかどうかは検証が必要である．また，unprovoked VTE発症を契機としてがんが見つかる症例があることも知られている．VTE症例ではVTEの範囲，PEの有無を確認するために体部CTを施行されることが多いが，がんスクリーニングのためにそのほかにどのような検査を追加するのが効率がよいか，今後の検討課題である．

　本項で述べてきたようにVTEは内科，外科，整形外科，産婦人科，泌尿器科など診療科を問わず入院患者，外来患者に発症する可能性がある．早期に診断をして治療を行うためには，各診療科のスタッフがVTEを疑う症状，所見

を知り，疑わしいときには速やかに専門家にコンサルトできる体制を各医療機関で構築する必要がある．

（横山健次）

文献

1) Sakon M, et al. Incidence of venous thromboembolism following major abdominal surgery: a multi-center, prospective epidemiological study in Japan. J Thromb Haemost. 2006; 4: 581-6.
2) Wells PS, et al. Evaluation of D-dimer in the diagnosis of suspected deep-vein thrombosis. N Engl J Med 2003; 349: 1227-35.
3) Le Gal G, et al. Prediction of pulmonary embolism in the emergency department: the revised Geneva score. Ann Intern Med 2006; 144: 165-71.
4) MacLean S, et al. Patient values and preferences in decision making for antithrombotic therapy: a systematic review: Antithrombotic Therapy and Prevention of Thrombosis, 9th ed: American College of Chest Physicians Evidence-Based Clinical Practice Guidelines. Chest 2012; 141: e1S-23S.
5) NICE. Venous thromboembolic diseases: the management of venous thromboembolic diseases and the role of thrombophilia testing. Clinical guidelines 144. London: National Institute for Health and Clinical Excellence. 2012. (http://www.nice.org.uk)
6) 循環器病の診断と治療に関するガイドライン（2008 年度合同研究班報告）．【ダイジェスト版】肺血栓塞栓症および深部静脈血栓症の診断，治療，予防に関するガイドライン（2009年改訂版）．日本循環器学会（http://www.j-circ.or.jp/guideline/index.html）
7) Khorana AA, et al. Risk factors for chemotherapy-associated venous thromboembolism in a prospective observational study. Cancer 2005; 104: 2822-9.

第3章 血栓性疾患

凝固阻止因子欠乏症/異常症

Point

- 凝固阻止因子欠乏症/異常症は先天性血栓性素因の原因となる.
- その代表的な生理的凝固阻止因子には，アンチトロンビン，プロテインC，プロテインSがある.
- 静脈血栓塞栓症を50歳以下の比較的若年で発症し，繰り返すことが多い.
- 腸間膜静脈や上矢状静脈などの非定型部位での静脈血栓症の発症がみられることも特徴である.
- 基本的に遺伝性疾患であるため，家族歴がみられることがほとんどである.

　先天性血栓性素因の原因となる生理的血液凝固阻止因子の欠乏症/異常症には，代表的なものにアンチトロンビン（antithrombin；AT），プロテインC（protein C；PC），プロテインS（protein S；PS）の欠乏症/異常症がある．先天性血栓性素因をもつ患者は，50歳以下の比較的若年で深部静脈血栓症（deep vein thrombosis；DVT）や肺塞栓症（pulmonary embolism；PE）などの静脈血栓塞栓症（venous thromboembolism；VTE）を発症し，繰り返すことも多い．部位に関しても腸間膜静脈や上矢状静脈などの非定型部位での発症が多いことも特徴である．また，基本的に遺伝性疾患であるため，家族歴がみられることがほとんどである．本項では，これら生理的血液凝固阻止因子（AT，PC，PS）欠乏症/異常症による先天性血栓性素因について概説する．

主な凝固阻止因子欠乏症/異常症の病態

アンチトロンビン（AT）欠乏症/異常症

　ATは血漿セリンプロテアーゼの一つで主に肝臓で合成される分子量58,000の糖蛋白分子である．ATは，トロンビン，活性化第X因子（FXa），活性化第Ⅸ因子（FⅨa），活性化第Ⅺ因子（FⅪa），活性化第Ⅻ因子（FⅫa）の生理的阻害に働く．この阻害作用は通常ゆるやかに進行するが，ヘパリンと結合することにより約1,000倍にまで増強される[1]．

　先天性AT欠乏症は常染色体優性遺伝を示し，その病型は大きく2つのタイプに分類される．一つは抗原量が低下し，それに比例して活性も低下する量的異常（TypeⅠ），もう一つは抗原量が正常で活性のみが低下する質的異常（TypeⅡ）であり，TypeⅠのほうが多くみられる．TypeⅡにはさらに3つのサブタイプがあり，活性部位の異常であるTypeⅡRS，ヘパリン結合部位の

❶ 先天性アンチトロンビン欠乏症，先天性プロテインC欠乏症，先天性プロテインS欠乏症の病型

a. 先天性アンチトロンビン欠乏症の分類

分類		アンチトロンビン		
		抗原量	プロテアーゼ阻害活性	ヘパリン・コファクター活性
Type Ⅰ		低下	低下	低下
Type Ⅱ	RS (reactive site)	正常	低下	正常
	HBS (heparin binding site)	正常	正常	低下
	PE (pleiotropic effect)	正常〜低下	低下	低下

b. 先天性プロテインC欠乏症の分類

分類	プロテインC	
	抗原量	活性値
Type Ⅰ	減少	減少
Type Ⅱ	正常	減少

c. 先天性プロテインS欠乏症の分類

分類	プロテインS抗原量		プロテインS活性値
	総量	遊離型	
Type Ⅰ	減少	減少	低下
Type Ⅱ	正常	正常	低下
Type Ⅲ	正常	減少	低下

異常であるType Ⅱ HBS，その両方に異常をきたすType Ⅱ PEの3種類がある（❶a）．AT欠乏症における血栓症の発症リスクは健常者の10〜20倍であり，AT欠乏症患者の約9割が60歳までに血栓症を発症するといわれている[1]．この発症リスクはPC欠乏症やPS欠乏症と比較しても高く，その診療でも注意が必要である．

プロテインC（PC）欠乏症/異常症

　PCは主に肝臓にて合成されるビタミンK依存性糖蛋白分子（分子量62,000）であり，血管内皮細胞表面のトロンボモジュリン（thrombomodulin；TM）と結合したトロンビンによる限定分解を受け，活性化プロテインC（activated protein C；APC）として働く．APCはPSを補助因子として活性化第Ⅴ因子（FⅤa），活性化第Ⅷ因子（FⅧa）を失活させることで抗凝固作用を示す．

　先天性PC欠乏症は常染色体優性遺伝を示し，その出生頻度はおよそ500人に1人といわれている[1]．患者の大部分はヘテロ接合体であり，PC活性は正常の50％程度に低下している．これらの患者の血栓症リスクは健常者の約10倍であるといわれている．ごくまれにみられるホモ接合型患者では，PC活性は5％程度まで低下しており，出生直後から全身に激しい皮下出血とそれに伴う壊死を呈する新生児電撃紫斑病を引き起こすことが知られている．病型は抗原量と活性がともに低下するType Ⅰと，活性のみが低下するType Ⅱがあるので，診断のためには抗原量のみでなく活性も測定する必要がある（❶b）．

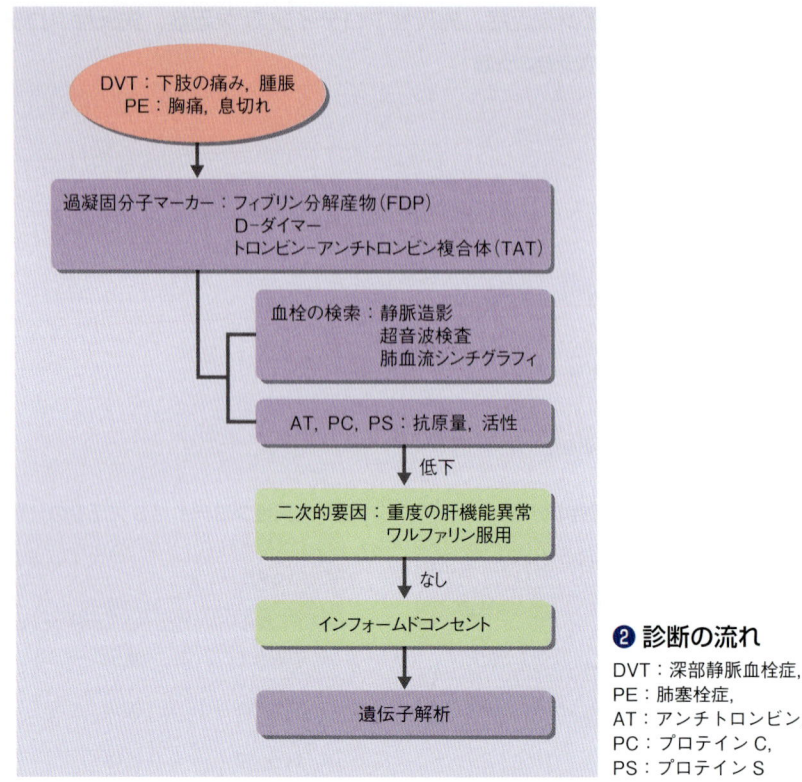

❷ 診断の流れ
DVT：深部静脈血栓症,
PE：肺塞栓症,
AT：アンチトロンビン,
PC：プロテインC,
PS：プロテインS

プロテインS（PS）欠乏症/異常症

　PSもPCと同様にビタミンK依存性糖蛋白分子であり，肝臓で合成されるが，血管内皮細胞，巨核球や血小板でも合成されている．上述したようにPCの補助因子として働くが，単独でもFVa，FXaを不活化することで抗凝固作用を示す．

　血中の全抗原の約6割は補体系蛋白であるC4b結合蛋白（C4BP）と結合した状態で存在し，補酵素活性をもつのは残りの約4割にあたる遊離型PSである．そのため，PSの評価には全抗原量，遊離型抗原量，活性の測定が必要であり，先天性PS欠乏症の病型にはこれらのすべてが低下するTypeⅠ，活性のみが低下するTypeⅡ，遊離型抗原が低下するTypeⅢがある（❶c）．

診断

　DVTでは下肢の痛みや腫脹，PEでは胸痛や息切れなどの臨床症状を示すことが多く，検査所見としてフィブリン分解産物（fibrin degradation product；FDP）やD-ダイマー，トロンビン-アンチトロンビン複合体（TAT）などの過凝固分子マーカーの上昇がみられる．血栓の画像診断として静脈造影，超音波検査，肺血流シンチグラフィなどを実施し，血栓症の確定診断を行う（❷）．

　血漿検体におけるAT，PC，PS活性値の評価を行い，先天性血栓性素因の

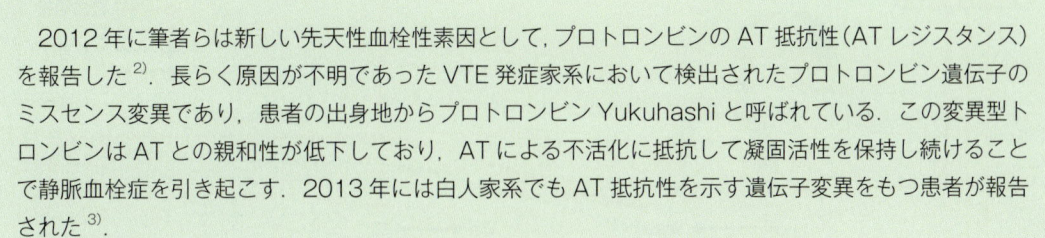

> **Basic Point**
>
> ### AT 抵抗性
>
> 　2012 年に筆者らは新しい先天性血栓性素因として，プロトロンビンの AT 抵抗性（AT レジスタンス）を報告した[2]．長らく原因が不明であった VTE 発症家系において検出されたプロトロンビン遺伝子のミスセンス変異であり，患者の出身地からプロトロンビン Yukuhashi と呼ばれている．この変異型トロンビンは AT との親和性が低下しており，AT による不活化に抵抗して凝固活性を保持し続けることで静脈血栓症を引き起こす．2013 年には白人家系でも AT 抵抗性を示す遺伝子変異をもつ患者が報告された[3]．

検索を行う．これらの活性値は重度の肝機能異常やワルファリン服用（AT には影響なし）などで後天的に低下するが，それらが除外される場合には先天的な異常が疑われる．いずれの先天性欠乏症においてもホモ接合型は非常にまれであり，大部分はヘテロ接合型で活性が 50 ％程度に低下している．また，異常症の診断には各抗原量の測定も必要である．なお，凝固阻止因子の異常ではなく，凝固因子の異常によって APC や AT による不活化を受けにくくなり血栓症を生じる先天性血栓性素因もある（**Basic Point** 参照）．

　一般臨床においては，血栓症を発症した症例において特定の凝固阻止因子が低下し，かつ活性低下の後天的原因が否定された場合，（先天性）欠乏症と診断されることが多い．家族歴があればその診断確率はいっそう高まる．しかしながら，より確実に先天性欠乏症と診断するには遺伝子診断が必要となる．現状では遺伝子解析は研究的側面が強いため，施行する際にはインフォームドコンセントを十分に行いながら進めることが不可欠である．

　具体的には，まず該当する遺伝子検査について検体採取施設の倫理委員会の承認を得ている必要がある．承認が得られている場合は検体を採取し，検査実施施設へ送付する．倫理委員会の承認が得られていない場合は，倫理委員会の承認を受けている施設を受診してもらい，文書による同意取得などの手順を踏んだうえでの実施となる．

頻度

　日本人の AT 欠乏症，PC 欠乏症，PS 欠乏症の頻度は，それぞれ一般人口の 0.15 ％，0.13 ％，1.12 ％との報告がある[4,5]．また，宮田らの調査報告では，日本人の VTE 患者 173 人において AT，PC，PS の遺伝子に変異を保有する割合は 32 ％であり，PS 遺伝子変異保有者が 17 ％，PC 遺伝子変異保有者が 10 ％，AT 遺伝子変異保有者が 8 ％，また PS 遺伝子と PC 遺伝子の両方に変異をもつ患者が 3 ％であったと報告されている[6]．特に PS 欠乏症は欧米人と比較して頻度が高いが，その理由の一つとして PS K196E 変異が知られている．これは Type Ⅱ PS 欠乏症を呈する変異で，日本人の約 55 人に 1 人の割合でヘテロ接合体が存在するといわれており，また欧米人には検出されていないため

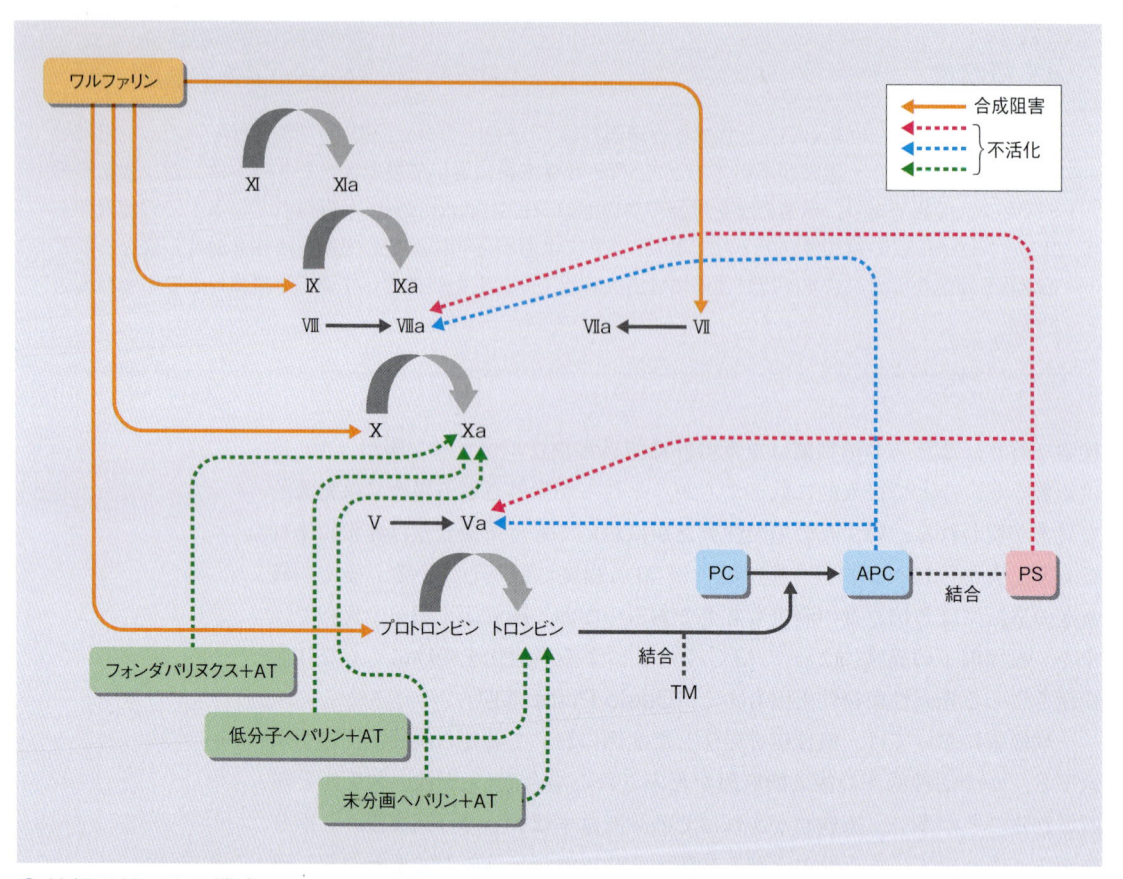

❸ **抗凝固薬の作用機序**

ワルファリンは肝臓でのビタミンK依存性凝固因子の生合成を抑制する．
未分画ヘパリン存在下では，アンチトロンビン（AT）は速やかにFXa，トロンビンと複合体を形成して不活化する．
低分子ヘパリン存在下では，ATのFXa不活化作用は保たれるが，トロンビン不活化作用は少ない．
フォンダパリヌクス存在下では，ATは特異的にFXa不活化作用を示す．
TM：トロンボモジュリン，PC：プロテインC，APC：活性化プロテインC，PS：プロテインS

日本人にPS欠乏症が多い理由の一つにあげられている[6]．

血栓症発症時治療・予防治療の方針

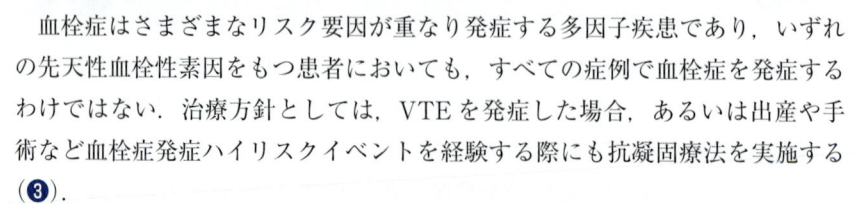

　血栓症はさまざまなリスク要因が重なり発症する多因子疾患であり，いずれの先天性血栓性素因をもつ患者においても，すべての症例で血栓症を発症するわけではない．治療方針としては，VTEを発症した場合，あるいは出産や手術など血栓症発症ハイリスクイベントを経験する際にも抗凝固療法を実施する（❸）．

　VTEを発症した場合，急性期にはヘパリン製剤を用いて抗凝固療法を行い，状態の安定が得られたら（通常5〜7日後）経口抗凝固薬であるワルファリンに切り替える方法が一般的である．

　ヘパリンはグルクロン酸/イズロン酸とグルコサミンとの二糖体の繰り返し構造を基本骨格にもつ高硫酸化グリコサミノグリカンで，さまざまな分子量の

❹ 国内で血栓症治療に使用可能な間接的抗凝固薬

	分子量	半減期	抗Xa/抗Ⅱa活性比	血栓症への保険適用	用法・用量
未分画ヘパリン	平均約15,000（3,000～30,000）	～1時間	1	あり	10,000～20,000単位/日 持続点滴
低分子ヘパリン	平均約5,000（4,000～9,000）	3～7時間	1.4	外科手術時血栓症予防のみ	2,000単位×2回/日 皮下注射
フォンダパリヌクス	1,728	17時間	7,400	あり	体重50 kg未満：5 mg 50～100 kg：7.5 mg 100 kg超：10 mg 1日1回皮下注射

Ⅱa：トロンビン

酸性ムコ多糖類の混成物である．ヘパリンはフラグメントの残基数によって抗FXa活性と抗トロンビン活性の比率が異なり，8～10残基フラグメントでは抗FXa活性はもつが，抗トロンビン作用はほとんどなく，16残基異常では両方の作用をもつことがわかっている[7]．現在，日本で血栓症の治療や予防に使用できるATを介した抗凝固薬には，未分画ヘパリン，低分子ヘパリン，フォンダパリヌクスの3種類がある（❹）．低分子ヘパリンは，糖鎖残基数の少ない低分子量分画ヘパリンから成る製剤で，抗トロンビン活性は抗FXa活性に比較して小さい．ペンタサッカライド製剤であるフォンダパリヌクスは，抗トロンビン活性をほとんど示さず，FXaを特異的に不活化することにより抗凝固作用を発揮するため，出血の副作用が少ない．

未分画ヘパリン

ヘパリンは静脈投与の場合，半減期は約1時間と短く，皮下注射の場合には血中濃度は約3時間後に最大になり約12時間後まで持続する．急性期治療においては，半減期の短い静脈投与のほうがコントロールのしやすさの点で優れているため推奨される．投与法は，最初に急速飽和量（50単位/kg）を投与し，その後維持量である10,000～20,000単位/日の持続点滴を行う方法と，最初から維持量の投与を行う方法が用いられている．いずれもモニタリングとして活性化部分トロンボプラスチン時間（APTT）を使用する．具体的には，投与3時間後から約4時間ごとに採血を行い，対照の1.5～2.5倍程度の延長となるようにコントロールする．過剰投与となった場合にはプロタミン硫酸塩により中和が可能である．プロタミン硫酸塩は，ヘパリンと複合体を形成することによりヘパリンの作用を中和する働きをもつ．1,000単位の未分画ヘパリンに対し，10～15 mgのプロタミン硫酸塩を投与する．

低分子ヘパリン

先述したように，低分子量分画から成る低分子ヘパリンには抗トロンビン作用は弱く，そのため未分画ヘパリンと比較して出血傾向が少なく，またその血中半減期は3～7時間と未分画ヘパリンと比較してやや長いという特徴をもつ．

投与によりAPTTの延長が生じず，モニタリングの指標となるものがないため，臨床症状を慎重に観察する必要がある．欧米ではDVT治療に使用されているが，日本では血栓症に保険適用があるのはクレキサン®のみであり，しかも下肢整形外科手術時，および腹部手術時のVTE予防に限られる．投与法は2,000単位を1日2回12時間ごとに皮下注射する．

フォンダパリヌクス

ATと結合してその抗Xa活性を特異的に亢進させるペンタサッカライド製剤（フォンダパリヌクス）は，抗トロンビン活性をほとんど示さず，出血の副作用が少ない．現在，下肢整形外科手術時，および腹部手術時のVTE予防（通常，成人に2.5 mgを1日1回皮下投与）に加え，VTEの治療薬（体重50 kg未満は5 mg, 50〜100 kgは7.5 mg, 100 kg超は10 mgを1日1回皮下投与）としても保険収載されている．

ワルファリン

ワルファリンについての詳細は，別項を参照されたい[*]．

ただし，出血以外の副作用として，頻度は高くないが重篤なものとして皮膚壊死について触れる．通常内服を開始して3〜8日目に発症するが，先天性PC欠乏症/異常症の患者では，PCがビタミンK依存性因子であることから，同じくビタミンK依存性凝固因子の低下よりも先にPCの著減をきたし，皮下脂肪内に微小血栓を引き起こして皮膚壊死を発症する危険性があるので注意が必要である．

新規経口抗凝固薬

現在，種々の新規経口抗凝固薬が開発されている[*]．日本では，現在のところ唯一エドキサバンが下肢整形外科手術時のVTE予防に保険収載されているが，今後，多くの新規経口抗凝固薬のVTE治療薬としての適応拡大が期待される．

濃縮製剤

凝固阻止因子欠乏症が単独で血栓症を起こすことは少なく，日常的に血栓症予防を目的として濃縮製剤を使用することはないが，血栓症を発症した場合，あるいは手術や出産など血栓症リスクが著しく高まる場合は濃縮製剤の使用を考慮する．

AT製剤

AT製剤には国内ではアンスロビン®P，献血ノンスロン®，ノイアート®の3種類の製剤がある．半減期は約60時間で，使用の際にはAT活性を70％以上に保つように補充する．通常1,000〜3,000単位/日あるいは20〜60単位/kgを投与する．単独使用の場合は問題ないが，ヘパリン製剤との併用で出血傾向が出現する可能性があるため注意が必要である．

活性化プロテインC（APC）製剤

必要時にはAPC製剤であるアナクト®C（乾燥濃縮人活性化プロテインC）を200〜300単位/kgを24時間かけて静脈投与する．先天性PC欠乏症による電撃紫斑病の際には100単位/kgをゆっくり静脈投与した後，600〜800単位/

[*] ワルファリンと新規経口抗凝固薬については，第5章の「抗凝固薬」の項を参照.

> **Basic Point**
>
> ### 後天性プロテインS（PS）欠乏症
>
> 　PS欠乏症において遺伝子異常が原因となる症例は全体の50％程度であり，残りの約半数は二次的原因による後天性欠乏症である．主な二次的原因として肝障害やワルファリン投与があるが，妊娠や経口避妊薬の服用によっても後天性PS欠乏症が引き起こされることが知られている．これは分娩時の大量出血に対する生体防御機構の一つと考えられているが，一方で血栓症発症リスクが高まった状態でもある．
>
> 　妊娠時のPS活性低下は妊娠初期から生じ，妊娠後期では約30％まで低下することが報告されている[8]．一方で妊娠に伴う最も大きな変化は血中女性ホルモン濃度の変動で，特にエストロゲンに関しては妊娠初期4週頃から増加する．エストロゲンのなかでもエストラジオールが血中で最も生理活性が強いが，エストラジオールはPS遺伝子（*PROS1*）プロモーター領域において転写活性化因子群のアクセスを阻害し，PSの発現を抑制することがわかっている[9]．この働きによって妊娠や経口避妊薬服用時にPS欠乏を引き起こすことから，他の血栓性素因を保有する患者の妊娠時には特に注意が必要である．

kgの24時間点滴投与を行い，翌日以降は600～900単位/kg/日の24時間点滴投与を持続する．基本的には6日間までの投与が一般的である．

周産期における静脈血栓症管理

　健常者においても妊娠中の血栓症発症率は非妊娠時の5倍以上といわれており，肺血栓塞栓症（PTE）の妊産婦死亡率の割合は27％と死因の第一位である[9]．先天性血栓性素因を保有する妊婦においては当然血栓症を発症する危険性はさらに上昇し，AT欠乏症では10～20倍，PC欠乏症では6～8倍，PS欠乏症では2～6倍とされ，抗凝固療法による血栓症対策が必要となる（**Basic Point**参照）．

　ワルファリンは催奇形性の問題から妊婦に対して使用することができないため，自己注射が保険収載された未分画ヘパリンによって管理する．具体的には，未分画ヘパリン5,000単位を妊娠中から1日2回皮下注射する．モニタリングにはAPTTを使用し，正常域の約2倍になるよう投与量を調整する．妊娠全期間の入院による管理は困難なため，入院にてヘパリンの導入と自己注射の指導を行った後は外来管理を基本とする（在宅ヘパリン自己注射は2012年から保険適用となった）．分娩約8時間前と考えられる時点で未分画ヘパリンの投与をいったん中止し，分娩後止血が確認されたところでなるべく早期にヘパリンを再開する．その後は状態の安定を確認しつつワルファリンに切り替える．未分画ヘパリンには胎児移行や母乳移行はないとされている．ワルファリンの母乳移行もほとんどないとされているが，乳児へのビタミンKシロップ投与によるビタミンK欠乏性出血の予防が推奨されている[10]．

〈高木夕希，小嶋哲人〉

文献

1) 小嶋哲人. 血栓性疾患 先天性凝固阻止因子欠乏症（antithrombin, protein C, protein S 欠損症）. 血栓止血誌 2009；20：484-6.
2) Miyawaki Y, et al. Thrombosis from a prothrombin mutation conveying antithrombin resistance. N Engl J Med 2012; 366: 2390-6.
3) Djordjevic V, et al. A novel prothrombin mutation in two families with prominent thrombophilia — the first cases of antithrombin resistance in a Caucasian population. J Thromb Haemost 2013; 11: 1936-9.
4) Sakata T, et al. Protein C and antithrombin deficiency are important risk factors for deep vein thrombosis in Japanese. J Thromb Haemost 2004; 2: 528-30.
5) Sakata T, et al. Prevalence of protein S deficiency in the Japanese general population: the Suita Study. J Thromb Haemost 2004; 2: 1012-3
6) 宮田敏行ほか. 日本人の血栓性素因, 特にプロテインS欠損症を中心に. 日産婦・新生児血会誌 2011；20：75-82.
7) Oosta GM, et al. Multiple functional domains of the heparin molecule. Proc Natl Acad Sci USA 1981; 78: 829-33.
8) Comp PC, et al. Functional and immunologic protein S levels are decreased during pregnancy. Blood 1986; 68: 881-5.
9) 鈴木敦夫, 小嶋哲人. エストロゲンによる Protein S 産生抑制. 血栓止血誌 2011；22：285-8.
10) 小林隆夫. 肺血栓塞栓症・深部静脈血栓症. 日産婦誌 2004；56：382-91.

第3章 血栓性疾患

線溶系異常症

Point
- 脂質異常などによる高PAI-1血症は血栓症のリスクになる.
- 高PAI-1血症を呈する遺伝子多型が存在する.
- 線溶系インヒビターおよびFXIIIの異常症では「後出血」を呈する.
- 後天性FXIII欠損症が増加している.

　線溶系は，血栓を溶解し除去する機構である．関与する因子の数は少ないが凝固系と同様にカスケードが存在し，各反応がインヒビターにより調節されている．いずれの反応も多様な因子で巧妙に調節されており，不要な血栓や過剰に産生された血栓を迅速に除去すると同時に，不要な部位での活性発現が抑えられている*（❶）．これらの因子の異常により，線溶活性は発現低下あるいは過剰発現し，それぞれ血栓症や出血につながる[1]．線溶系の異常としては，プラスミノゲンをはじめとする各因子の先天性異常とともに，炎症や脂質異常などに伴い増加するプラスミノゲンアクチベータインヒビター1型（plasminogen activator inhibitor-1；PAI-1）による線溶活性低下が重要である．本項では，個々の線溶系因子の質的および量的異常に伴う病態と付随する症状を紹介する．

* 第1章の「線溶反応とは」の項を参照.

先天性分子異常による線溶活性低下

プラスミノゲン欠損症
　抗原量と活性が欠失するⅠ型と，活性に異常を認めるⅡ型に分類される[2]．常染色体優性形式で遺伝し，Ⅰ型のわが国での報告例はすべてヘテロ接合体である．欧米ではホモ接合体の報告もあり，典型的な臨床症状として偽膜性結膜炎を認める（Basic Point 参照）．日本人におけるⅡ型の発現頻度は約4.29％と欧米人（0.3～0.5％）に比してきわめて高く，そのうち栃木型が90％を占める[3]．プラスミノゲン栃木はAla601がThrに置換されており，プラスミノゲンアクチベータ（plasminogen activator；PA）による二本鎖プラスミンへの転換は可能であるが，正常なセリン酵素の活性中心を構成できない．これにより活性は低値となる．一般日本人の血漿を用いてプラスミノゲン活性の分布をみると，正常な104％の大きなピークのほかに60％の小さなピークを認める（❷）．小さなピークは主に栃木型欠損症によるものである．プラスミノゲ

偽膜（木質）性結膜炎[2]

Basic Point

　プラスミノゲン欠損症に偽膜（木質）性結膜炎（ligneous conjunctivitis）を合併することが欧米で報告されている．これはフィブリンが固く集積することによるもので，結膜のほか，歯肉，咽頭および声帯，中耳，陰部などにも発症しうる．古典的には幼小児に多いとされたが高齢者でも認め，最近わが国で報告された症例も，白内障手術後の発症例である．線溶阻害薬であるトラネキサム酸使用時に，結膜，歯肉，腹膜に同様の偽膜性病変を発症した例も報告されており，組織の線溶活性低下時に，外傷あるいは炎症が誘因となって発症する機序が示唆されている．トラネキサム酸使用例では，服用中止により偽膜性病変の消失が確認されている．偽膜性結膜炎は外科的に摘除しても再発することが多い．最近プラスミノゲンの局所投与が有効であるとする報告があるが，わが国では現在プラスミノゲン濃縮製剤は市販されていない．

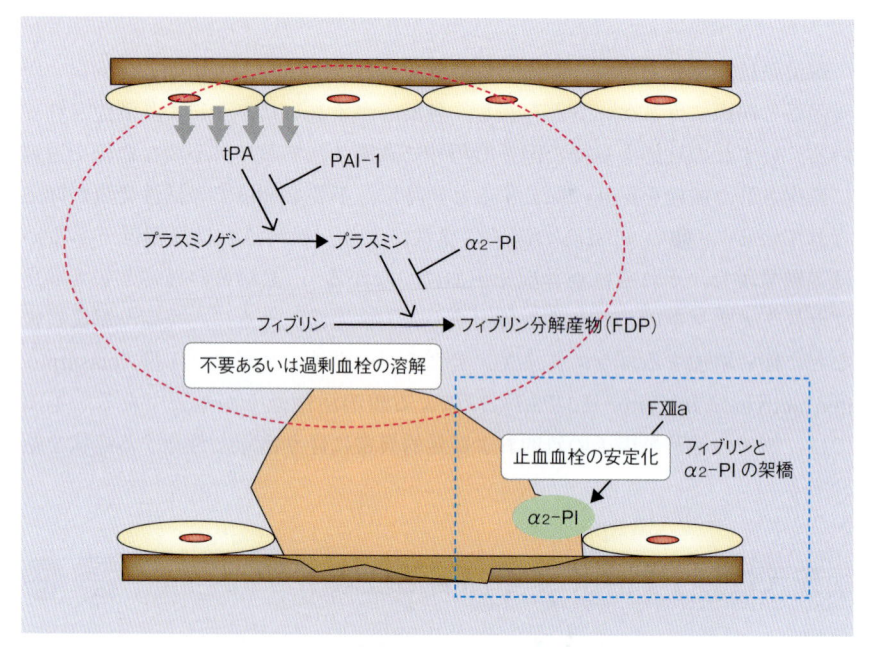

❶ 線溶カスケードとフィブリン溶解
正常血管内皮細胞から分泌されたtPAにより開始される線溶系カスケードにより，不要あるいは過剰形成されたフィブリンが溶解される（破線丸内）．止血血栓ではフィブリン安定化因子（FXIIIa）によりフィブリン線維が架橋されるとともにα2-PIも架橋され，線溶抵抗性を示す．
tPA：組織型プラスミノゲンアクチベータ, PAI-1：プラスミノゲンアクチベータインヒビター1型,
α2-PI：α2プラスミンインヒビター

ン欠損症の最初の発見例が血栓症発症であったため注目されたが，欠損症の発生頻度は一般人（4.29%）と深部静脈血栓症患者（2.8%）との間で差を認めず，単独では必ずしも血栓症の危険因子とはならないようである．ほかの異常症の合併や感染症など，ほかの要因が加わると血栓症を発症しやすいと考えられている．

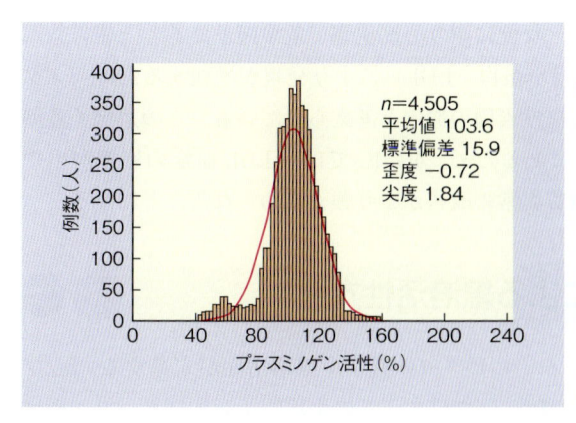

❷ **一般日本人における血漿中プラスミノゲン活性の分布**
ストレプトキナーゼで活性化した後，血漿中のプラスミンの活性を特異基質である S2251 を用いて測定した．活性値 104 % の大きなピーク（正常）のほかに 60 % の小さなピークを認める．後者の多くはプラスミノゲン栃木のヘテロ接合体による．
(Okamoto A, et al. J Thromb Haemost 2003[3] より)

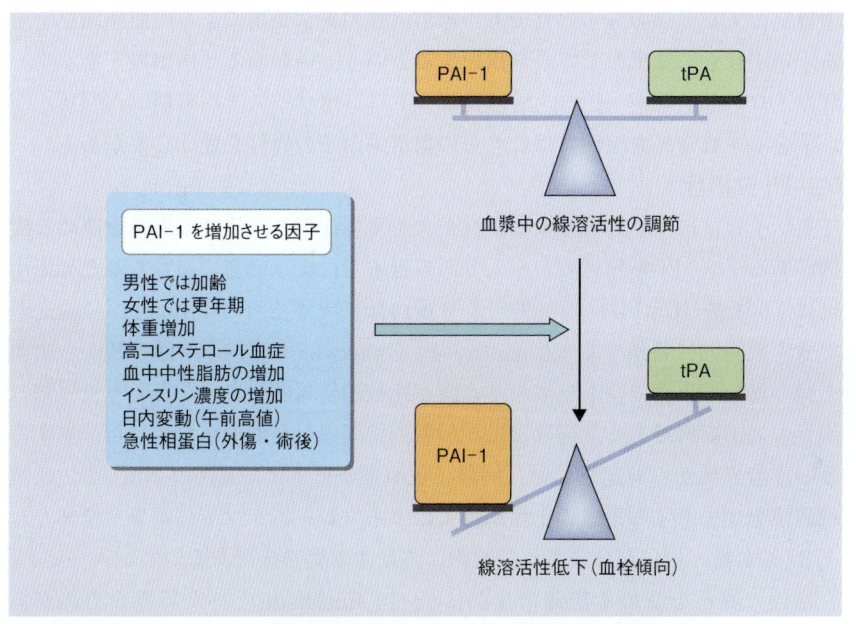

❸ **tPA と PAI-1 による線溶活性の調節と種々病態による修飾**
血漿中の線溶活性は tPA と PAI-1 の量的バランスにより一義的に決まるが，血漿中 PAI-1 を増加させる因子により血中濃度が増加するとそのバランスが崩れ，易血栓性を示す．

PAI-1 の遺伝子多型

　PAI-1 は PA の生理的インヒビターで serine protease inhibitor superfamily (SERPINS) に属する．標的となる組織型 PA（tPA）は活性型として内皮細胞から分泌されるため，血液中の tPA 活性ならびに線溶活性発現ポテンシャルは両者の濃度バランスで決まる．PAI-1 は，炎症，肥満，脂質異常などさまざまな病態で血中濃度が増加することが知られ，線溶活性の低下に伴う血栓症のリスクと考えられている（❸）．

　PAI-1 には，遺伝子発現調節部位に発現量にかかわる遺伝子多型が存在する．PAI-1 4G-686/5G で，4G/4G では発現量が多く，5G/5G あるいは 4G/5G では少ないというものである．欧米では 4G/4G が血栓症のリスクになると報

線溶系異常症 | 133

告されている．日本人では，女性に限り心筋梗塞で危険因子であると報告されている[4]．PAI-1は低密度リポ蛋白（LDL）により発現が増強するため，メタボリックシンドロームの血栓性素因の原因と考えられている．この遺伝子多型はLDL反応性要素の近傍にあるため，4G/4Gでは高LDL血症の影響が出やすいとの考え方もあり，脂質異常の改善がより強く求められることになる[1]．

先天性分子異常による線溶活性亢進

プラスミンおよびPAのインヒビターの異常で線溶活性が亢進する．$α_2$プラスミンインヒビター（$α_2$-PI）はプラスミンの生理的インヒビターで，やはりSERPINSに属する．$α_2$-PIの分子異常だけでなく，$α_2$-PIをフィブリンに架橋結合するFXIIIの分子異常でも，線溶活性の異常発現による出血傾向を呈する．いずれも一度止血してから出血するという，いわゆる「後出血」を示す．プロトロンビン時間（PT），活性化部分トロンボプラスチン時間（APTT）が正常を示す異常出血症例にはこれらの線溶系因子の異常を疑う必要がある．

$α_2$-PI欠損症

遺伝子異常に伴い，抗原量と活性が欠失する症例と，活性に異常を認める症例がある．$α_2$-PIの発見者の一人である青木らにより最初に報告された欠損症例は，3塩基（Glu137）の欠失により蛋白は発現するもののGolgiへの輸送ができず細胞内に蓄積する欠損症（$α_2$-PI Okinawa）である[5]．幼少時から出血を繰り返し，止血にはトラネキサム酸が比較的効果的であったという世界第一例目の欠損症例である．採取後に試験管内で凝固した血液が自然に再溶解するという特異像から同定された．同様に抗原量が低下する$α_2$-PI Naraは，C末端領域をコードする領域の1塩基挿入によるフレームシフトの結果，全体として37％も長い蛋白が合成され細胞内に蓄積する異常症である．

活性に異常を認める症例のなかに$α_2$-PI Enschedeという特異なものがある．抗原量は正常で活性は約3％程度に低下している．反応部位の8〜10個N末端側にAlaが挿入された異常である．ホモ接合体では典型的な後出血を示す．本変異により反応部位ループが分子外に押し出されており，プラスミンにより反応部位は切断されるが高分子複合体を形成できないという，「基質型」の高次構造を有する異常症である．

診断は$α_2$-PI活性低下による．$α_2$-PIの濃縮製剤は市販されておらず，治療は新鮮凍結血漿による補充とトラネキサム酸投与が中心となる．

FXIII異常症

フィブリン安定化因子であるFXIIIはトロンビンにより活性化され（FXIIIa），フィブリンγ鎖のC末端部を架橋するとともに$α_2$-PIをフィブリンのα鎖に架橋しフィブリンを安定化する．FXIIIの異常症では$α_2$-PIの異常症同様に止血血栓の早期溶解に伴う「後出血」を呈するとともに，創傷治癒遅延も呈する[6]．発生頻度は低く1/500万人程度とされる．出生時の臍帯出血，出生後にはいわゆる「後出血」が特徴的である．FXIIIはトランスグルタミナーゼの活性中心を

MEMO

後出血

線溶系は，生理的には液層中では活性化されにくく，フィブリンが形成されると初めて効率的に活性化されこれを溶解する．血栓形成後にこれを溶解する生理的な反応で二次線溶という．不要な部位での線溶活性の無用な発現を抑え，過剰に形成された血栓を迅速に溶解する重要な生理機構と考える．$α_2$-PIやこれをフィブリンに架橋するFXIIIの異常では，溶解抵抗性の止血血栓も超早期に溶解し，再出血する．止まったようでも完全には止血しない「漏出性の出血」，あるいは一時的に止血しても数時間後に再出血する「後出血」といわれる特徴的な出血を示す．

有する A サブユニット（FXIIIA）と，その安定化にかかわる B サブユニット（FXIIIB）で構成される．FXIIIA の欠損だけでなく，FXIIIB の欠損でもその安定化作用の欠如に伴い血中の FXIIIA 量も低下する．FXIIIA 欠損のほうが報告が多いが，いずれも産生障害あるいは分泌障害に伴い血中の抗原量と活性の両者が低下するものである．

治療には濃縮 FXIII 製剤が使用される．

PAI-1 欠損症

遺伝子レベルで証明された PAI-1 欠損症例は世界で 2 症例である．2 例目はわが国の症例で，エクソン 3 の 1 塩基挿入によるフレームシフトによりきわめて短い蛋白が産生される異常症である[7]．出生時の臍帯出血，手術時の出血のほか，創傷遅延を認める点は FXIII 欠損に類似する．特徴的な点は，月経時の 6 L を超える致死的大出血である．診断確定前は相当量の全血および新鮮凍結血漿の輸血によりようやく止血可能であった．妊娠維持も困難で流産を繰り返したが，大量の新鮮凍結血漿の投与で妊娠維持・出産にも成功している．ホモ接合体の発端者のみに症状を認め，ヘテロ接合体の娘 2 人は，PAI-1 量は少ないが無症状である．このような大出血は PAI-1 遺伝子欠損マウスでは認められず，動物モデルの限界を示す例でもある．その後，筆者らは PAI-1 欠損ホモ接合体の第 3 例目を確認したが，やはり月経時の大出血と流産の既往を有する症例である（未発表）．

いずれも閉経後に診断が確定しており，それ以前の出血に対して行われた大量輸血の治療経験しかない．理論的にはトラネキサム酸により止血可能と考えられる．

後天性素因による線溶活性低下

高 PAI-1 血症

線溶系因子のなかでプラスミノゲンと α_2-PI は血中濃度が μM/L オーダーと高く，またこれらは大きな生理的変動を認めないため，線溶療法時以外では線溶活性への影響は少ない．一方，線溶反応の開始段階にかかわる tPA と PAI-1 は，血中濃度が nM/L オーダーと低いにもかかわらず，これらの量的バランスが線溶活性発現能を決める．PAI-1 はさまざまな生理的および病的因子に影響され，血中濃度が大きく変化することが報告されており，これにより線溶活性が大きく変化する．炎症，感染や外傷などの侵襲，脂質異常，肥満などでは血中濃度が高まることから，これらの病態時の血栓素因の直接の原因と考えられている（❸）．PAI-1 は容易に高次構造が変化し，活性を有さない活性潜在型や基質型に変化する．この性質を利用して PAI-1 を標的とした薬剤の開発が進んでいるが，いまだ臨床使用できるものはない．原因疾患の治療が基本である．

Advice from Expert

後天性血友病と後天性FXIII欠損症

　自己抗体による後天性血友病と後天性FXIII欠損症は，自己免疫疾患や悪性血液疾患に伴い，あるいは高齢者で発症する．その発症数は年々増加している．FVIIIおよびFIXに対する自己抗体の場合は，APTTの延長が認められ診断は比較的容易であり，また，バイパス治療であるFVIIa製剤（ノボセブン®）の治療によく反応する．しかし，後天性FXIII欠損症は未熟止血血栓の早期溶解による出血であり，FXIIIの濃縮製剤以外の治療法は奏効しない．「既往歴，家族歴がない，凝固検査で異常を認めない原因不明の出血」をキーワードに，筋肉内出血などを主症状とする症例では本症を疑うべきである．

後天性素因による線溶活性増強

播種性血管内凝固症候群（DIC）

　DICの出血傾向は，消費性凝固障害と血栓形成に伴う二次線溶の亢進による．一般的に感染症に伴うDICではPAI-1が高値を示すため，線溶亢進は顕在化せず，逆に線溶活性低下に伴い微小血栓形成による臓器不全が主症状となる．逆に前骨髄性白血病などでは，腫瘍細胞表面のプラスミノゲン結合蛋白の発現増強も加わり，線溶優位の出血が強く認められる．理論的には線溶活性を標的とした治療も可能であろうと考える．しかしながら現時点では，直接線溶系を修飾する治療法は主流ではない．播種性の血管内凝固が引き金であり，凝固活性の過剰発現に起因する病態を正常化する治療が基本となる．

後天性FXIII欠損症

　後天性の血友病と同様に，FXIIIに対する自己抗体により抗原量あるいは活性が低下し，出血傾向を示す症例が増えている[8]．出血は皮下出血，筋肉内出血が多く，また後出血を呈する例もある．同様にFVIIIやFIXに対する自己抗体を発現する後天性血友病も増えているが，これらはAPTTの延長として診断は比較的容易である．既往歴，家族歴がなく，かつルーチン検査で異常を認めない原因不明の出血例では，後天性FXIII欠損症も考慮すべきである．慢性炎症性疾患，肝炎，白血病，骨髄異形成症候群などに合併しやすい．FXIII活性，正常血漿とのmixing testで診断する．健常者のFXIII活性の50%以下では本症を疑う．治療の基本はFXIII濃縮製剤による補充療法である．中和抗体による場合はその除去も必要となる．副腎皮質ステロイドや免疫抑制薬などが使用される．いずれにしても現時点では，本疾患を常に念頭におくことが大切で，疑われる場合は止血血栓の専門家に相談することが望まれる．

　線溶系因子の先天性異常症は，プラスミノゲン欠損症以外はそれほど多くない．α_2-PI，FXIIIおよびPAI-1の異常症，ならびに後天性FXIII欠損による出血が疑われる場合は，確定診断および治療に際し，専門家に相談することが望ま

れる．一方，脂質異常やメタボリックシンドローム時の高PAI-1血症による血栓傾向に関しては，その危険性を認識することが重要であり，日常診療における生活指導にも役立てるべきものと考える．

（浦野哲盟）

文献

1) 浦野哲盟．線溶機序．脈管学 2011；51：293-9.
2) Mehta R, Shapiro AD. Plasminogen deficiency. Haemophilia 2008; 14: 1261-8.
3) Okamoto A, et al. Population-based distribution of plasminogen activity and estimated prevalence and relevance to thrombotic diseases of plasminogen deficiency in the Japanese: the Suita Study. J Thromb Haemost 2003; 1: 2397-403.
4) Yamada Y, et al. Prediction of the risk of myocardial infarction from polymorphisms in candidate genes. N Engl J Med 2002; 347:1916-23.
5) Aoki N. Discovery of α_2-plasmin inhibitor and its congenital deficiency. J Thromb Haemost 2005; 3: 623-31.
6) Hsieh L, Nugent D. Factor XIII deficiency. Haemophilia 2008; 14: 1190-200.
7) Iwaki T, et al. Life-threatening hemorrhage and prolonged wound healing are remarkable phenotypes manifested by complete plasminogen activator inhibitor-1 deficiency in humans. J Thromb Haemost 2011; 9: 1200-6.
8) 一瀬白帝．凝固13因子関連疾患の基礎と臨床—とくに後天性血友病13（出血性後天性凝固13因子欠乏症）について．日本小児血液学会雑誌 2010；24：3-13.

第3章 血栓性疾患

本態性血小板血症/多血症

> **Point**
> ▶ 骨髄増殖性腫瘍（MPN）に本態性血小板血症（ET），真性多血症（PV），骨髄線維症（MF）が含まれる．
> ▶ MPN の遺伝子変異として *JAK2* が重要である．
> ▶ MPN の予後は比較的良く，合併症としての血栓症の予防が重要である．

　本態性血小板血症（essential thrombocythemia；ET），真性多血症（真性赤血球増加症）(polycythemia vera；PV），原発性骨髄線維症（primary myelofibrosis；PMF）の3疾患は，WHO 第4版分類の骨髄増殖性腫瘍（myeloproliferative neoplasms；MPN）に分類される[1]．WHO 第4版分類におけるET の診断基準（❶），PV の診断基準（❷），多血後骨髄線維症の診断基準（❸），PV の自然経過（❹）を示す[1]．

❶ 本態性血小板血症（ET）の診断基準（WHO, 2008）

4つの基準をすべて満たす．
1. 45万/μL 以上の持続的な血小板増加[*1]
2. 骨髄生検において
   - 巨大，成熟巨核球の増加を伴う巨核球系を中心とした増殖を認める．
   - 顕著な赤芽球系あるいは顆粒球系の増加あるいは左方移動を認めない．
3. PV[*2]，PMF[*3]，*BCR-ABL1* 陽性 CML[*4]，MDS[*5] および他の骨髄系腫瘍の WHO 診断基準を満たさない．
4. *JAK2* V617F 変異あるいは他の clonal marker を認める．clonal marker を認めない場合は，反応性血小板増多症[*6]を否定できる．

*1：観察期間を通じて．
*2：フェリチン値が基準値以下の場合は鉄補充を行い，ヘモグロビン値が PV レベルまで増加しないことを確認する．ヘモグロビン値，ヘマトクリット値，赤血球量に基づく PV 除外は必要ない．
*3：骨髄生検にて有意なレチクリン線維化またはコラーゲン線維化を認めない，末梢血にて白赤芽球症を認めない，あるいは典型的な PMF でみられる巨核球形態異常を伴う著明な骨髄過形成を認めない．
*4：*BCR-ABL1* を認めない．
*5：赤血球系および顆粒球系の異形成を認めない．
*6：反応性血小板増多症の原因としては，鉄欠乏性貧血，脾摘，手術，感染，炎症，膠原病，転移性がん，リンパ増殖性疾患などがある．しかし，反応性血小板増多症が存在していても，最初の3つの診断基準を満たしている場合は，ET の可能性が否定できない．
PV：真性多血症，PMF：原発性骨髄線維症，CML：慢性骨髄性白血病，MDS：骨髄異形成症候群
（❶〜❹：Thiele J, et al. WHO Classification of Tumours of Haematopoietic and Lymphoid Tissues. 2008[1] より）

❷ 真性多血症（PV）の診断基準（WHO, 2008）

大基準2つと小基準のうち1つ，または大基準1つと小基準のうち2つを満たす

大基準

1. ヘモグロビン値：男性>18.5 g/dL，女性>16.5 g/dL，または赤血球量の増加を示す証拠がある*
2. *JAK2* V617F変異または*JAK2*エクソン12変異をはじめとした機能的に類似な変異が存在する

小基準

1. 骨髄生検で赤芽球系・顆粒球系・巨核球系の3系統の著明な増殖による過形成
2. 血清エリスロポエチン低値
3. 内因性赤芽球コロニー形成

*：1) ヘモグロビン値またはヘマトクリット値が年齢，性別，居住地の高度を考慮した基準値の99パーセンタイルを超える．
2) ヘモグロビン値が男性17 g/dL，女性15 g/dLを超え，かつ個々の症例の基準値（鉄補充で補正されない）よりも2 g/dL以上増加．
3) 赤血球量が予想値の25％を超える．

❸ 多血後骨髄線維症（post-PV MF）の診断基準（WHO, 2008）

必須項目

1. 以前にWHO分類でPVと診断されている
2. grade 2～3，grade 4～5の骨髄線維化がみられる

付加的項目（2項目必要）

1. 貧血*がある，または抗腫瘍薬が投与されていないのに瀉血が必要，または抗腫瘍薬投与の必要がない
2. 白赤芽球症を認める
3. 脾腫を認める
   - 左肋骨弓から5 cm以上脾臓を触知
   - 新たに脾臓を触知できる
4. 以下の症状を2つ以上認める
   - 6か月間に10％以上の体重減少を認める
   - 盗汗
   - 証明のできない37.5℃以上の発熱

*：年齢，性別，居住地の高度を考慮した基準値を下回る．

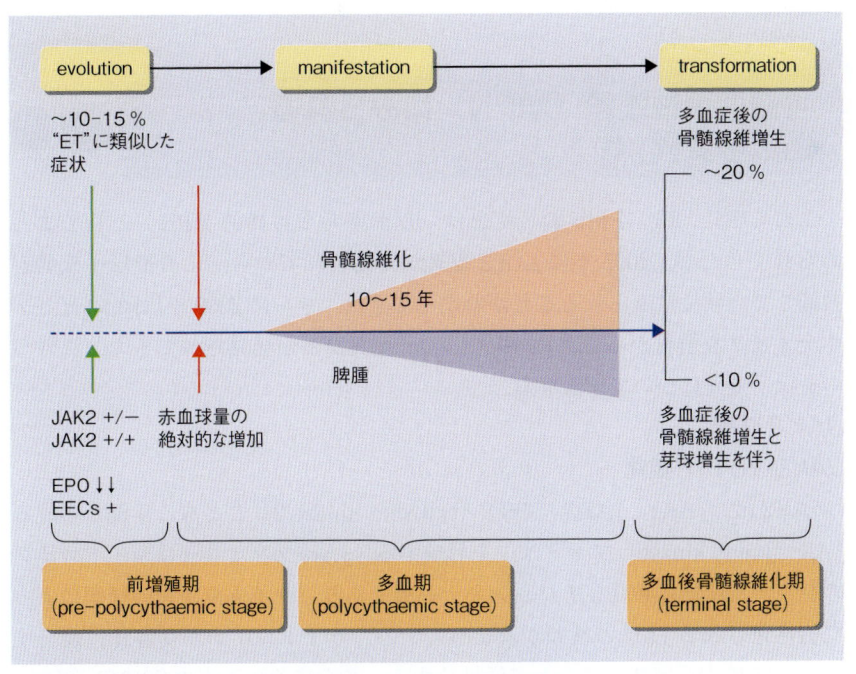

❹ 真性多血症（PV）の自然経過（WHO, 2008）

ET：本態性血小板血症，EPO：エリスロポエチン，EECs：内因性赤芽球コロニー

日本人 PV および ET 患者に関する疫学調査　Basic Point

　日本人 PV および ET 患者に対する調査研究が高齢者血液腫瘍研究会（Japanese Elderly Leukemia and Lymphoma Study Group；JELLSG）で行われた[2]．1994 年 1 月～2003 年 12 月の間に診断された PV 266 人，ET 381 人が対象で，それぞれ年齢 59.2±12.1 歳，58.4±15.7 歳，血小板数 53.1±33.2 万/μL，106.3±43.4 万/μL であった．

　予後に関しては，131 か月時点での全生存率は，PV 72.8％，ET 71.8％であった．

　治療に関しては，PV では，無治療 6.4％，瀉血 51.5％，抗血小板薬 35.4％（内訳：アスピリン 24.5％），抗腫瘍薬 58.3％（内訳：HU 49.6％，MCNU 4.8％，ブスルファン 2.4％），ET では，無治療が 14.8％，抗血小板薬 59.2％（内訳：アスピリン 42.6％），抗腫瘍薬 65.1％（内訳：HU 48.6％，MCNU 12.5％，ブスルファン 1.4％）であった．

　合併症では，診断時の血栓症は PV 15.4％，ET 17.6％，診断時の出血は PV 6.4％，ET 4.2％，経過中の血栓症は PV 8.5％，ET 8.7％，経過中の出血は PV 5.5％，ET 6.5％，全患者での骨髄線維症，急性白血病の発症率はそれぞれ PV 2.6％，1.1％，ET 2.6％，2.9％，抗腫瘍薬使用者での骨髄線維症，急性白血病の発症率はそれぞれ PV 4.5％，1.3％，ET 3.6％，4.0％であった．

　予後因子は，PV では血栓症の既往，ET では年齢（60 歳以上）であった．

　2013 年現在，HU が保険承認された以外に治療薬に変化はみられないが，稀少疾患であり ALL JAPAN での調査が待望される．

骨髄増殖性腫瘍（MPN）にみられる遺伝子変異 ⑤

MEMO
エピジェネティクス
DNA の塩基配列には影響を与えずに，遺伝子の発現を調節するクロマチンの化学的，構造的修飾による遺伝子情報発現の制御を指す．その主な機序は DNA のメチル化とヒストン修飾（アセチル化やメチル化）である．DNA 塩基配列の変化，つまり突然変異とは独立の立場である．

　これら PV，ET，PMF の 3 疾患は，以前から「古典的 MPN」としてまとめられてきたが，2005 年に *JAK2* 変異が発見されてから，この遺伝子変異が共通して高頻度にみられることがわかってきた．さらに 2009 年以降，エピジェネティックな解析から *TET2* 変異，*IDH* 変異などが発見されてきた．これらの遺伝子変異について解説する．

JAK2 変異
JAK2 V617F 変異

　JAK2 は，JAK1，JAK3，Tyk2（tyrosine kinase 2）とともに 4 種から成る JAK（Janus kinase）ファミリーを形成する．JAK ファミリーはサイトカインのシグナル伝達に必要なチロシンキナーゼであり，サイトカインの種類によって活性化される JAK の種類が決まっている．サイトカインが受容体に結合すると，JAK が受容体に結合して活性化する．さらにその下流の STAT（signal transducer and activator of transcription）を中心としたシグナル伝達系を活性化し，細胞のアポトーシスを抑制し増殖を促進する．JAK2 はエリスロポエチン（erythropoietin；EPO），トロンボポエチン（thrombopoietin；TPO），顆粒球コロニー刺激因子（granulocyte colony-stimulating factor；G-CSF）などの造血に関与するサイトカインの刺激により活性化される．

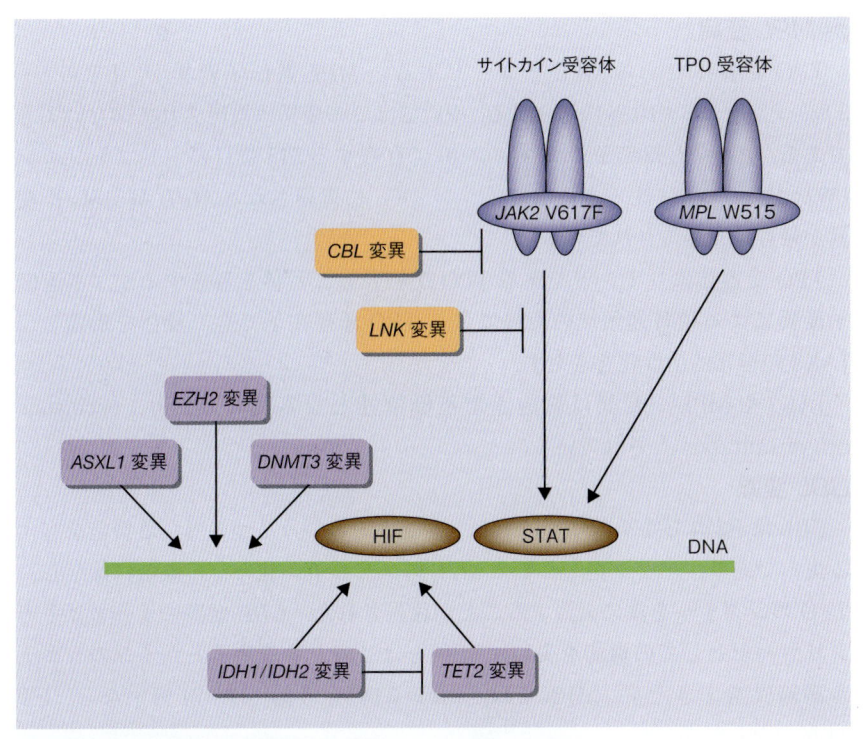

❺ 骨髄増殖性腫瘍（MPN）で発見された遺伝子異常

　2005 年，古典的 MPN において，JAK2 の JH2 領域の 617 番目のアミノ酸がバリン（V）からフェニルアラニン（F）に置換する遺伝子異常が高頻度に検出されるという報告が発表された．JH2 領域にはチロシンキナーゼ活性はないが，立体構造解析から JH2 領域は JH1 領域（チロシンキナーゼ領域）に抑制性に相互作用しており，JAK2 のチロシンキナーゼ活性を抑制すると考えられている．この変異により，JH2 の JH1 に対する抑制が作動せず，JAK2 の恒常的活性化や感受性亢進が生じるものと考えられる．

　また，*JAK2* 変異もエピジェネティックな作用をもつことがわかってきた．変異型 JAK2 は核内にも存在（正常型 JAK2 は核内には局在しない）し，変異型 JAK2 がヒストン H3 をリン酸化したり，ヒストン H2/H4 アルギニン残基のメチル化異常をもたらすことが報告されている．

JAK2 エクソン 12 変異

　PV の 95 ％以上，ET，PMF の約半数に *JAK2* V617F 変異を認める．PV の残りの 5 ％未満にはその大多数に *JAK2* エクソン 12 変異を生じており，以上を合わせると PV のほぼ全例に *JAK2* 変異が存在することとなる．エクソン 12 変異の多くが，SH2 領域と JH2 領域をつなぐ 537 から 544 番目のアミノ酸に集中している．この領域は，立体構造上 V617 の存在するループにきわめて近接していることから，V617F 変異と同様に JH2 の抑制機能を阻害していると考えられている．

本態性血小板血症/多血症 | 141

c-MPL 変異

　TPO 受容体である MPL をコードする *c-MPL* 遺伝子変異が，ET の 1～3％，PMF の 5～10％にみられる．PV ではこの変異は検出されていないようである．*c-MPL* 遺伝子のエクソン 10 に存在する 515 番目のトリプトファン（W）が，リジン（L）またはロイシン（K）に置換される *MPL* W515L/K 変異が最も多く報告されている．

　TPO 受容体にリガンドである TPO が結合し二量体を形成するが，本遺伝子変異による膜貫通領域の変異により TPO 非存在下でも二量体を形成し，JAK2 の恒常的活性化をきたす．

　JAK2 や MPL の変異は細胞が増殖優位性となる変異であり，oncogenic driver mutation とされている．

CBL 変異

　CBL は E3 ユビキチンリガーゼとアダプターという 2 つの異なる機能を有する蛋白であり，アダプターとして MPL のユビキチン化とその破壊に関与し，TPO のシグナルを負に調節することが報告された．*CBL* 変異によりユビキチンリガーゼとしての機能を失い，TPO をはじめとするサイトカインのシグナル調節異常をきたす．MPN では，PMF 53 例中 3 例，PV 74 例中なし，ET 24 例中なしであった．

LNK 変異

　LNK は SH2 ドメインと PH（pleckstrin homology）ドメインをもつアダプター蛋白であり，TPO 刺激後の JAK/STAT 経路の活性化を負に調節する．MPN では，ET 14 例および PMF 18 例のうち各 1 例ずつ変異を認めている．

TET2 変異

　TET（ten eleven translocation）ファミリーは TET1，TET2，TET3 で構成されている．TET2 は 5-メチル化シトシンを 5-ヒドロキシメチル化シトシンへ変換する酵素である．PV 89 例中 14 例，ET 57 例中 3 例，PMF 60 例中 10 例という報告がある．TET2 変異を有する腫瘍では 5-ヒドロキシメチル化シトシンが低下していることや，変異が広範囲であることから，機能喪失型（loss of function）変異と考えられている．

IDH1/IDH2 変異

　IDH（isocitrate dehydrogenase；イソクエン酸デヒドロゲナーゼ）は，$NADP^+$ から NADPH への変換を介して，イソクエン酸を α-ケトグルタル酸（α-KG）へ変換する糖代謝酵素である．IDH には 3 種のアイソフォーム（IDH1～3）があり，IDH1 は細胞質に，IDH2 と IDH3 はミトコンドリアに局在する．*IDH1/IDH2* 変異は，古典的 MPN では 1～5％と頻度は低いが，ET や PV から骨髄線維症（MF）に移行した症例や急性白血病に転化した症例では 21.6％と高く，急性転化の予測因子でもある．変異型 IDH は α-KG をさらに 2-ヒドロキシグルタル酸へ変換する．α-KG はさまざまな酵素の活性に必要なため，α-KG の低下によりこれらの酵素の活性が抑制される．その一つが低酸素応答転写因子 HIF（hypoxia inducible factor；低酸素誘導因子）の α サブユニット

のプロリン残基の水酸化を制御するPHDファミリーであり，HIFの過剰発現と異常活性化をきたす．そのほか，TET2の機能抑制やヒストン脱メチル化酵素を抑制することが知られている．

DNMT3 変異

DNMT（DNA methyltransferase；DNAメチルトランスフェラーゼ）は，DNAのメチル化を直接制御する酵素であり，このなかでDNMT3は新たなDNAのメチル化を制御している．急性骨髄性白血病（AML）において*DNMT3*変異が22.1％と比較的高率に認めた．MPNにおいては，PV 30例中2例，ETで30例中なしであった．*DNMT*変異は機能喪失型変異と考えられている．

ASXL1 変異

ASXL1（additional sex combs like 1）遺伝子は，ポリコーム群に属し，クロマチンの再構築にかかわると考えられている．MPNにおいての解析では，ET 35例中1例，PMF 10例中3例で変異を認めたとの報告がある．

EZH2 変異

EZH2（enhancer of zeste homolog 2）は，ヒストンのメチル化やクロマチンの高次構造変化を制御するポリコーム複合体を構成する分子の一つである．変異型EZH2は機能喪失型変異と考えられ，ヒストンメチル化酵素としての機能が低下することが知られている．古典的MPN各30例の検討では，PV 1例，PMF 4例に変異がみられたとの報告がある．

真性多血症（PV），本態性血小板血症（ET）と血栓症

ETやPVは比較的予後の良い疾患である．しかし，ETやPVの予後に重大な影響を与える合併症は血栓症であり，治療の基本は血栓症の予防となる．PVにおける血栓症のリスク分類（❻）[3]，ETにおける血栓症のリスク分類（❼）[4]，ETにおける生命予後のリスク分類（❽）[5] を示す．

血栓症[6]

動脈性血栓症（脳梗塞，心筋梗塞，末梢動脈塞栓症）のほうが静脈性血栓症（深部静脈血栓症，肺梗塞）より3〜4倍発症率が高いといわれている．若年女性の腹部血管血栓症はよくみられる症状の一つである．頭蓋内静脈洞や内臓血管（肝，門脈，腸間膜，脾の血管）など，あまりみられない血栓症の場合にはMPNが関与している可能性がある．なかにはBudd-Chiari症候群を合併している患者もみられる．

血栓症の発症率は，PVでは約1/3，ETでは10〜29％，MFでは13％程度といわれている．血栓症の累積発症率は，PVでは2.5〜5.0％/患者/年，ETでは1.9〜3.0％/患者/年，MFでは1.75〜2.2％/患者/年といわれている．血栓症の既往がある場合には，再発リスクは高くなり，PVでは8〜19％，ETでは8〜31％，MFでは9〜10.7％である．500人のETあるいはPV患者を

❻ 真性多血症（PV）における血栓症のリスク分類

予後因子	リスク分類
年齢＜60歳 血栓症の既往なし 血小板数＜150万/μL 心血管病変の危険因子（喫煙，高血圧，うっ血性心不全）がない のすべての項目を満たす	Lowリスク群
Lowリスク群にもHighリスク群にも属さない	Intermediateリスク群
年齢≧60歳，または，血栓症の既往がある	Highリスク群

(Tefferi A, et al. Semin Hematol 2005[3]　より）

❼ 本態性血小板血症（ET）における血栓症のリスク分類

予後因子	リスク分類
年齢＜60歳，かつ血栓症の既往なし，かつ血小板数＜150万/μL	Lowリスク群
年齢≧60歳，または血栓症の既往あり，または血小板数≧150万/μL	Highリスク群

（日本血液学会，編．造血器腫瘍診療ガイドライン2013年版．2013[4]　より）

❽ 本態性血小板血症（ET）における生命予後のリスク分類

予後因子	リスク分類	生存期間中央値（年）
年齢＜60歳，かつ白血球数＜15,000/μL	Lowリスク群	25.3
年齢≧60歳，または白血球数≧15,000/μL	Intermediateリスク群	16.9
年齢≧60歳，かつ白血球数≧15,000/μL	Highリスク群	10.3

(Wolanskyj AP, et al. Mayo Clin Proc 2006[5]　より）

対象としたコホート研究では，血栓症イベント（2/3が動脈性，1/3が静脈性）の既往がある患者では33.6％に，年率7.6％で血栓症が発症したとされている．この研究では，再発した場合には前回と同じ血管で発症していることが多かった．

血栓症のリスク因子に関しては多数の報告があるが，共通しているのは60歳以上と血栓症の既往である．心血管イベントのリスクとなる喫煙，高血圧，うっ血性心不全，糖尿病，脂質異常症（高脂血症）などもリスク因子としてあげられている．また，白血球数増加もあげられる．白血球数が15,000/μL以上ある場合は，10,000/μL未満の場合と比較してハザード比1.71，心筋梗塞に関してはハザード比2.84と高く，さらに白血球数増加は動脈性血栓症再発の独立したリスク因子であり，60歳未満と比較してハザード比3.35とかなり高くなっている．

ETおよびPVにおいてJAK2 V617Fのallele burdenが高いほど血栓症のリスクが高いという報告もある．

出血[6]

MPN患者の出血の原因に関しては，わかっていることが少ない．出血の発症率は，ETでは3〜18％に，PVでは3〜8.1％といわれている．出血の原因はさまざまで，多要因（たとえば，脾梗塞による胃静脈瘤からの出血）で生じ

> **MEMO**
> **JAK2 V617F allele burden**
> alleleとは対立遺伝子のことで，ある1つの遺伝子座を占めうる複数の塩基配列を指す．allele burdenとは遺伝子座の定量化したものを指す．すなわちJAK2 V617F allele burdenとは，JAK2 V617FのJAK2全遺伝子量に対する比のことである．
> PVではallele burdenが50％を超えることが多いが，ETでは50％未満の場合が多いとされている．

ると考えられている．薬剤（アナグレリド〈anagrelide〉や抗凝固薬，抗血小板薬）や血小板の異常（アドレナリンレセプターの発現異常や後天性ストレージ・プール病）を合併していることもある．

血小板数が増加すると出血リスクは増加する．一つの原因として，後天性von Willebrand 症候群があげられる．これは血小板数が増加すると，von Willebrand因子（von Willebrand factor；VWF）が血小板と結合することによりVWF減少をきたしたことによる．しかし，治療により血小板数が正常化すると改善する．このため，血小板数100万/μL以上の場合には，VWFの測定を考慮する．

また，血小板数45万/μL以上のET患者におけるコホート研究では，血小板数正常と比較してハザード比が3.7と高く，また血小板数が増加するごとにリスクも増加するという報告がある．しかしながら，血栓症に関しては血小板数増加との関連はみられなかったが，白血球数増加に関しては血栓症および出血の両方に関連しているという報告がある．

真性多血症（PV），本態性血小板血症（ET）の治療

それぞれの血栓症のリスク分類を参照したうえで，PV，ETの治療アルゴリズム（❾）[4]に沿って治療を行う．

PVの治療
瀉血療法
PVSGは，高年齢と血栓症の既往が血栓症を合併する因子であり，瀉血が血栓症を減少させるのに有効であると報告している．種々の治療を用いて治療目標がヘマトクリット値45％未満と45〜50％に分けた多施設共同ランダム化比較試験（CYTO-PV）では，前者のほうが複合イベント（心血管イベント，血栓症，MF，AMLなどがんの発症）で有意に少なかった．

ヘマトクリット値45％未満を目標に，200〜400/回，1〜2回/月のペースで行う．瀉血にあたっては，血圧や脈拍などの循環動態に注意しながら行う．高齢者や心血管病変を有する患者に対しては，1回の瀉血量を100〜200 mLとし，頻回に行う．

瀉血を繰り返すと鉄欠乏になり小球性低色素性貧血となるが，鉄剤は使用しない．

PVに使用される薬剤
・アスピリン

アスピリンは，心筋梗塞や脳梗塞など心血管イベントの再発予防に広く用いられている薬剤である．その薬理作用はシクロオキシゲナーゼを不可逆的に抑制することによりトロンボキサンA_2の産生を抑制し，血小板機能を阻害する．ECLAPによるPV患者1,638症例の前向き臨床試験で，抗血小板薬は心血管イベントを抑制することに有用であったことが報告されている．

◆ PVSG：Polycythemia Vera Study Group

◆ CYTO-PV：Cytoreductive Therapy in Polycythemia Vera

◆ ECLAP：European Collaboration on Low-dose Aspirin in Polycythemia Vera

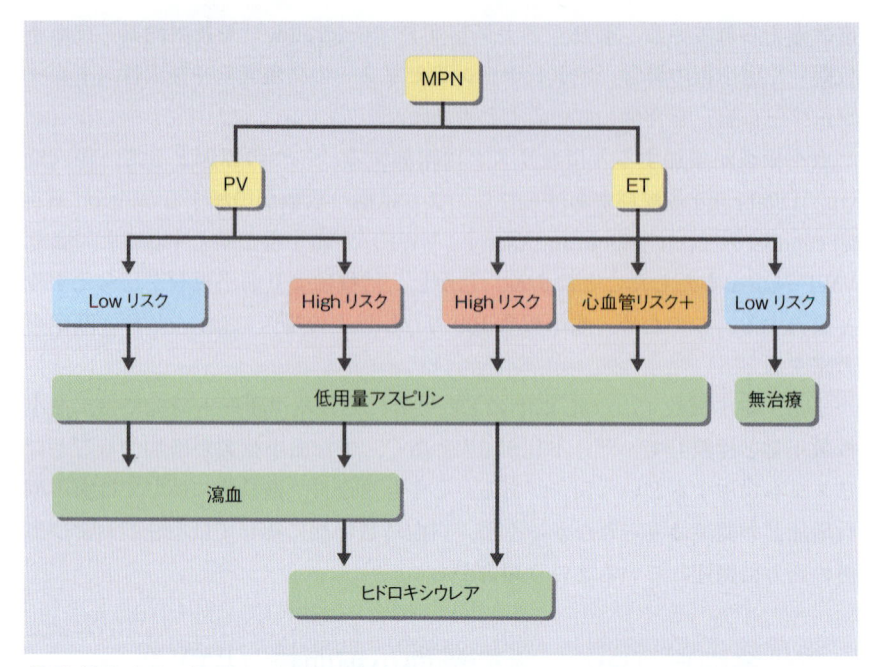

❾ 真性多血症（PV）と本態性血小板血症（ET）の治療アルゴリズム
MPN：骨髄増殖性腫瘍
（日本血液学会, 編. 造血器腫瘍診療ガイドライン2013年版. 2013[4]）より一部引用）

　出血や消化器症状がないなど禁忌でない場合には，低用量アスピリン（75～100 mg/日）の内服を行う．

- ヒドロキシウレア（hydroxyurea；HU, ハイドレア®）（公知申請で2013年3月承認）

　代謝拮抗薬に分類される抗腫瘍薬である．作用機序はリボヌクレオチド還元酵素を阻害することによりDNA合成を阻害し，G_1/S期で細胞周期をブロックすることで細胞死へ導く．

　PVSGにより，HUが瀉血療法よりも血栓症の発症率を低下させることが報告されている．PVの血小板数をどこまで下げるかに関しては，ECLAPの報告では，血小板を30～50万/μLまで下げた群と50万/μL以上の群との間に血栓症の頻度に有意差を認めず，60万/μL以下にコントロールされていれば予後に悪影響を及ぼさないと考えられている．

　Highリスク群に対しては，瀉血療法に加えてHUを併用する．

- インターフェロンα（IFN-α）（保険適用外）

　IFN-αには白血病原性や催奇形性がないことから，欧米では40歳未満の比較的若い患者や，胎盤通過性がないことから妊婦への使用が推奨されている．しかし，副作用のために中止する例が3割みられる．IFN-α投与により*JAK2* V617F変異が減少することが報告されている．*JAK2* V617Fのallele burdenも減少することが報告されている．

　ペグインターフェロンα-2aを使用した第Ⅱ相臨床試験の報告が2報あり，ペグインターフェロンα-2aは従来のIFNに比較して，血液学的および分子生

物学的に効果が高く，低い非血液毒性のため中止例が少ないことがわかった．わが国でもペグインターフェロンα-2aの有用性を検討する臨床試験を行い，有用性および安全性を確認したうえで，若年PV/ET患者，特に妊婦に使用できるようにする必要がある[7]．

- ラニムスチン（MCNU，サイメリン®）

アルキル化薬で，HUが不応/不耐容の場合に使用される．長期使用の場合は発がん性に注意が必要である．

ETの治療

治療戦略

①血栓症Lowリスクの治療：定期的な経過観察のみを行う．
②血栓症Highリスクの治療：血栓症予防目的に，低用量アスピリンおよびHUを使用する．

ETに使用される薬剤[8]

- HU（公知申請で2013年3月承認）

HUに関連した2つのランダム化比較試験から，HUは血栓症Highリスク症例における第一選択薬として使用される．そのうちの1つはMRC PT-1 Studyで，血管イベントの高リスク症例809人を低用量アスピリン併用でHU群とアナグレリド群の2群に分け，血栓症および出血発症の予防効果を検討したもので，平均観察期間は39か月である．アナグレリド群はHU群より動静脈血栓症，深刻な出血，血管イベントによる死亡が有意に多く（オッズ比1.57，95％信頼区間1.04～2.37，$p=0.03$），HU＋低用量アスピリンは血栓症発症予防に有用であることが示された．

◆ MRC PT-1 Study：Medical Research Council Primary Thrombocythemia-1 Study

ETは比較的予後が良い疾患であるため，抗腫瘍薬の長期使用による二次発がんの問題が懸念される．HU単独では二次発がんの危険が増大することはないといわれているが，ほかの抗腫瘍薬と併用することでより高率になるとの報告がある．この点から，抗腫瘍薬を若年者で使用する場合には注意深い観察が必要である．

HUの副作用として，白血球減少，貧血が最も多く，皮膚合併症（脱毛，色素沈着，瘢痕，皮膚潰瘍など）が報告されており，副作用のために使用継続が困難となることがある．

- アスピリン

アスピリンはETの血管運動症状（頭痛，めまい，耳鳴，視覚異常など）の改善に有効で，また後向き研究で血栓予防効果が報告されている．
出血症状がなく，血小板数150万/μL以下で使用する．

- アナグレリド（2013年現在本邦未承認）

アナグレリドはホスホジエステラーゼ-3（PDE3）阻害作用を有し，巨核球の成熟を抑制することにより血小板産生を抑制するといわれている．MRC PT-1 Studyにより，HUより効果は劣るとされている．副作用に頭痛，頻脈などがあり，これはPDE3阻害作用による．抗腫瘍薬ではないため発がん性がきわめて低く，欧米では若年者やHUに不応な患者に対して使用される．わ

が国では現在治験が進行中である．

・IFN-α（保険適用外）

IFN-αは血小板数を減少させるのに有効である．長期間作動型のペグインターフェロンαが開発されET患者を含めた第Ⅱ相試験の報告があり，有効性が示されている．しかし，副作用が多く，中止する患者も多い．

胎盤通過性がないことから妊婦に対して使用を考慮する．

現在，HighリスクET患者を対象としたペグインターフェロンとHUを比較した第Ⅲ相グローバル臨床試験が進行しているが，残念ながら日本は参加していない[7]．

・その他の薬剤（保険適用外）

抗腫瘍薬であるMCNU（サイメリン®）やブスルファン（マブリン®散）があり，HUに不応な患者に対して使用されているが，エビデンスは乏しい．

MPNに対して，JAK2阻害薬，ヒストン脱アセチル化酵素（HDAC）阻害薬，サリドマイド誘導体など新しい薬剤が開発され，臨床試験が進行中である．これらの臨床試験の結果により今後治療方針が大幅に変わることも考えられ，結果が期待されるところである．

（田丸智巳，西川政勝）

文献

1) Thiele J, et al. Polycythaemia vera/Primary myelofibrosis/Essential thrombocythaemia. In: Swerdlow SH, et al., eds. WHO Classification of Tumours of Haematopoietic and Lymphoid Tissues. Lyon: IARC press; 2008. pp.40-50.
2) Dan K, et al. Clinical features of polycythemia vera and essential thrombocythemia in Japan: retrospective analysis of a nationwide survey by the Japanese Elderly Leukemia and Lymphoma Study Group. Int J Hematol 2006; 83: 443-9.
3) Tefferi A, Spivak JL. Polycythemia vera: scientific advances and current practice. Semin Hematol 2005; 42: 206-20.
4) 薄井紀子ほか．慢性骨髄性白血病／骨髄増殖性腫瘍（CML/MPN）．日本血液学会，編．造血器腫瘍診療ガイドライン2013年版．東京：金原出版；2013．pp.77-104.
5) Wolanskyj AP, et al. Essential thrombocythemia beyond the first decade: life expectancy, long-term complication rates, and prognostic factors. Mayo Clin Proc 2006; 81: 159-66.
6) McMahon B, Stein BL. Thrombotic and bleeding complications in classical myeloproliferative neoplasms. Semin Thromb Hemost 2013; 39: 101-11.
7) 小松則夫．骨髄増殖性腫瘍．臨床血液 2013；54：71-8.
8) 田丸智巳，西川政勝．本態性血小板血症：治療．池田康夫，編．最新医学別冊 新しい診断と治療のABC 63．血小板減少症・増多症．大阪：最新医学社；2009．pp.65-73.

第4章

血小板減少を伴う血栓性疾患

第4章 血小板減少を伴う血栓性疾患
血栓性血小板減少性紫斑病（TTP）

Point
- 血栓性血小板減少性紫斑病（TTP）は致死的疾患であるが，血漿交換で救命できる症例が多い．
- 原因不明の血小板減少と溶血性貧血によってTTPを疑うことが早期診断のために重要である．
- 最近はADAMTS13活性著減によって診断されることがある．
- 早期に診断し，血漿交換を開始することが予後を改善する．
- 新たな治療法として，リツキシマブの有効性が確認されている．

疾患概念

　血栓性血小板減少性紫斑病（thrombotic thrombocytopenic purpura；TTP）は，血小板減少，細血管障害性溶血性貧血，腎機能障害，発熱，精神神経障害の古典的五徴候で知られている．TTPは，溶血性尿毒症症候群（hemolytic uremic syndrome；HUS）とともに，血栓性微小血管障害症（thrombotic microangiopathy；TMA）に含まれる代表的な疾患である（❶）．HUSは，血小板減少，溶血性貧血，急性腎不全の三徴候で知られているが，血清型O157などの志賀毒素産生性大腸菌（Shiga-toxin producing *Escherichia coli*；STEC）感染や補体制御因子異常などのはっきりとした病因がない場合は，TTPとの鑑別は困難である．この両者を鑑別するために，ADAMTS13活性測定が有用であることが知られている[1]．ADAMTS13は，止血因子von Willebrand因子（VWF）を特異的に切断する酵素で，TTP症例ではADAMTS13活性が著減するが，HUSでは著減しないことが報告された[1]．しかし，その後の検討で，TTPでもADAMTS13活性が低下しない症例が存在することが明らかになったが，ADAMTS13活性が著減する症例はTTPと診断することが可能である（❶）．

　TMAの分類の一例を❷に示す．家族歴がある，小児期から再発を繰り返すなどで先天性が疑われる症例と，それ以外の後天性が疑われる症例に分類できる．先天性はADAMTS13が遺伝的に欠損するUpshaw–Schulman症候群（USS）と，それ以外のatypical HUSに分類可能である．後天性は，特定の薬剤の使用や基礎疾患が明らかな二次性TMAと，それ以外の特発性に分類される．後天性特発性TTPの大部分は，IgG型の自己抗体（インヒビター）によってADAMTS13活性が著減することが明らかになった．二次性TMAの基礎疾患としては，❷に示すようなものが有名である．

> **Basic Point**
>
> ### ADAMTS ファミリー
>
> ADAMTS (a disintegrin-like and metalloprotease with thrombospondin type 1 motif) ファミリーは，ADAM ファミリーにトロンボスポンジン 1 型ドメインとスペーサードメインが追加された分子群である．ADAM ファミリーのほとんどが膜貫通型であるのに対し，ADAMTS ファミリーはすべて細胞外分泌型のプロテアーゼであり，ヒトでは 19 種類が報告されており，それぞれ特定の基質を分解する．ADAMTS13 以外に疾患との関連が報告されている分子として，ADAMTS5 と変形性関節炎などの関節疾患，ADAMTS2 は皮膚が脆弱となるⅦ C 型 Ehlers-Danlos 症候群，ADAMTS10 は短軀，短指，関節硬化，水晶体異常を示す Weill-Marchesani 症候群に関係することが報告されている．

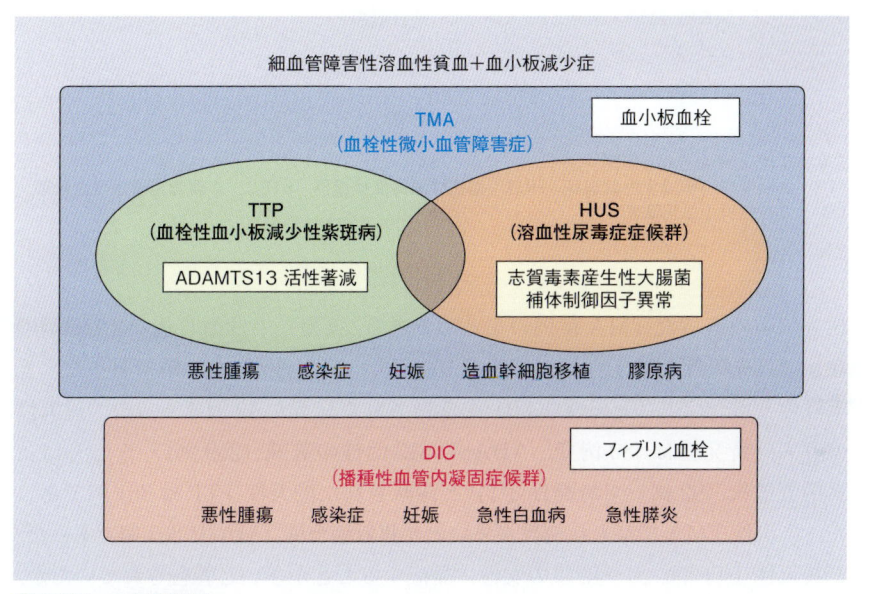

❶ TTP の疾患概念

TTP は，HUS とともに TMA に含まれる代表的な疾患である．TTP の代表的な病因として ADAMTS13 活性著減があり，HUS は O157 などの志賀毒素産生性大腸菌感染や補体制御因子異常が代表的な基礎疾患である．TMA と鑑別が困難な疾患に DIC があるが，TMA は血小板血栓によって発症し，DIC はフィブリン血栓によって発症する．

疫学

アメリカの死亡統計をもとにした TTP の発症頻度は，人口 100 万人あたり毎年 3.7 人との報告がある．しかし，ADAMTS13 活性が測定可能となり，同活性が著減する TTP 症例においても臨床症状がきわめて多彩であることから，TTP の症状は多彩で，もっと頻度が高いことが予想されている．さらに，近年 TTP に対する臨床医の認識が高まり，実際の TTP の診断頻度が高まっていることが報告されている．

日本国内での筆者らの症例のまとめを ❸ に示す．これは，1998 年 7 月～2012 年 12 月末に奈良県立医科大学輸血部に全国の医療機関から ADAMTS13

❷ TMA の分類

先天性	先天性 TTP ＝Upshaw-Schulman 症候群	遺伝的 ADAMTS13 活性欠損
	atypical HUS（aHUS）	補体調節因子の遺伝子異常など
後天性	特発性 TTP	自己抗体による ADAMTS13 活性著減など
	特発性 HUS	ADAMTS13 活性は著減していない
	STEC-HUS	志賀毒素産生性大腸菌（O157 など）感染
	二次性 TMA	薬物（チクロピジン，マイトマイシンなど）
		膠原病
		悪性腫瘍
		造血幹細胞移植
		妊娠

赤字は TTP と考えられる症例．
TTP：血栓性血小板減少性紫斑病，HUS：溶血性尿毒症症候群，STEC：志賀毒素産生性大腸菌，TMA：血栓性微小血管障害症

検査依頼のあった TMA 症例のまとめである．TMA と診断可能な 1,149 例のなかで，先天性と考えられた症例が 104 例で，後天性が 1,045 例であった．先天性のうち，USS（先天性 TTP）と診断された症例が 49 例であった．後天性のうち，特発性は 480 例で，ADAMTS13 活性の著減（269 例），もしくは古典的五徴候（92 例）で特発性 TTP と診断された後天性 TTP は 361 例であった．二次性 TMA で最も症例数が多いのが膠原病合併 TMA で 263 例であった．

後天性 TTP は，20〜40 歳の女性に発症することが多いと報告されていたが，ADAMTS13 の発見により自己免疫疾患であることが明らかとなり，年齢分布の説明が可能になった．しかし，実際には日本人の検討で，自己抗体によって ADAMTS13 活性が著減している後天性 TTP 186 例（初発例のみ）の発症年齢は 8 か月から 87 歳までと，非常に幅があった（❹）[2]．また，発症ピークは 30 歳代，40 歳代にも認められたが，最大のピークは 60 歳前後に認められた．30〜40 歳代の男女比は，既報のとおり女性が多かったが，60 歳前後からは男性がやや多い傾向が認められた．

病態

ADAMTS13 活性著減 TTP

ADAMTS13 は VWF を切断する酵素である．VWF は❺に示すような血液中の止血因子であり，その量的，質的な低下は von Willebrand 病という出血性疾患となる．VWF の重要な機能として，血小板と血小板を結合させる分子糊としての機能がある．この VWF の血小板結合能は，その分子量に比例し，

❸ わが国のTMA患者1,149例のADAMTS13とそのインヒビター活性（奈良医大輸血部 1998.7〜2012.12）

		先天性TMA (n=104)		後天性TMA (n=1,045)										合計
		Upshaw-Schulman症候群 (n=49)	aHUS (n=55)	特発性 (n=480)			薬物*2 (n=42)		その他 (n=3)	膠原病 (n=263)	悪性腫瘍 (n=73)	造血幹細胞移植 (n=75)	妊娠 (n=19)	Stx-E. coli (n=37)	その他 (n=56)	n=1,149
				TTP (n=361)	HUS (n=119)	TC/CL (n=27)	MMC (n=12)								
ADAMTS13活性 (%)	<3	46	0	269	0	23	0	3	57	8	0	7	0	19	432
	3〜<25	2	2	70	22	2	2	0	76	24	23	5	6	17	251
	25〜<50	0	14	19	58	1	6	0	79	25	34	4	21	7	268
	≧50	0	39	3	39	1	4	0	51	16	18	3	10	13	197
		(n=48)	(n=43)	(n=313)	(n=50)	(n=26)	(n=9)	(n=3)	(n=206)	(n=32)	(n=26)	(n=9)	(n=22)	(n=26)	(n=817)
インヒビター (BU/mL)	<0.5	48	36	34	47	2	8	0	91	17	21	3	0	8	334
	0.5〜<2	0	7	140	3	6	1	3	84	10	5	2	3	10	274
	≧2	0	0	139	0	18	0	0	31	5	0	4	19	12	209

*1：TTPとHUSの鑑別は臨床データによる。
*2：TC（チクロピジン），CL（クロピドグレル），MMC（マイトマイシンC），その他の薬物：ペグインターフェロン，バイアグラ
　　■：ADAMTS13著減例はTMA全体の1/3，■：活性著減例が多い，■：活性著減例が少ない。
Stx-E. coli：志賀毒素産生大腸菌

血栓性血小板減少性紫斑病（TTP） | 153

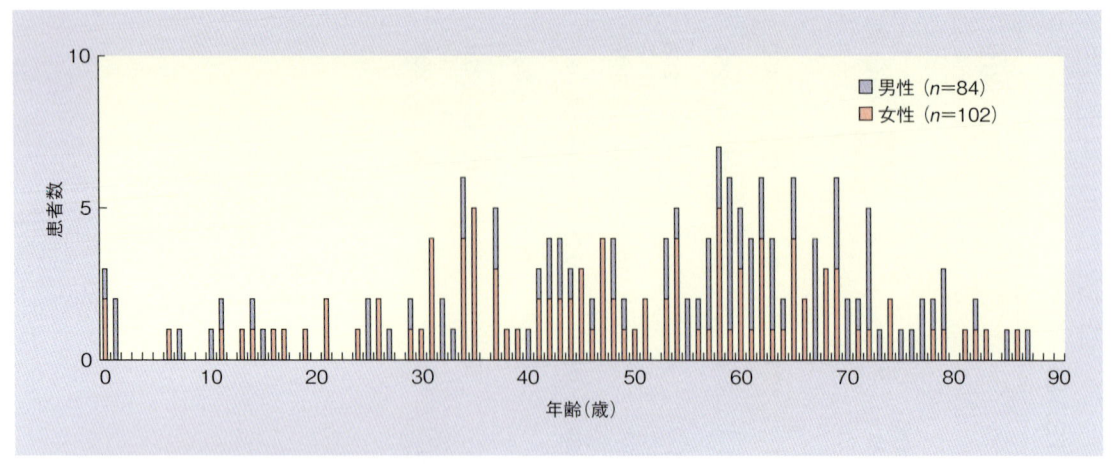

❹ **ADAMTS13 活性著減・後天性特発性 TTP の発症年齢分布**

奈良医科大学輸血部で集積した後天性特発性 TTP のうち，ADAMTS13 活性著減の初発例 186 例について発症年齢を示した．男性 84 例，女性 102 例で，8 か月～87 歳まで幅広く分布していた．60 歳前後に最も大きな発症ピークがあり，40 歳前後にもピークが観察された．
（Matsumoto M, et al. PLoS One 2012[2] より）

MEMO
ずり応力
ずり応力とは，物体を歪ませる力で，血流が速いほど，血管が細いほど，ずり応力が高くなる．すなわち，太い血管や流れの遅い静脈では低いずり応力しか発生しないが，細い動脈では高いずり応力が発生することになる．

❻に示すように，分子量が大きければ大きいほど，高ずり応力下での血小板凝集能が高い[3]．❼に ADAMTS13 活性が著減した場合の TTP の発症機序を示す．VWF は，主として血管内皮細胞で産生されるが，分泌直後の VWF は超高分子量 VWF 重合体（unusually-large VWF multimer；UL-VWFM）である．大動脈などのずり応力の低い部位では，折りたたまれたような形態で血小板との結合は弱い．しかし，細動脈などの高いずり応力が発生する部位では伸展構造となり，血小板との反応しやすい状態となる．そのため，健常者では ADAMTS13 により VWF を切断することにより適度な大きさの分子量にして，血栓傾向となることを予防している．しかし，ADAMTS13 活性が著減すると UL-VWFM が流血中に切れ残り，細動脈で血小板と VWF を中心とした血小板血栓が形成される．それによって，終末臓器の血流が遮断されることで，腎障害，脳神経障害などの臓器障害が発生すると考えられている．ADAMTS13 活性が著減する原因として，USS では *ADAMTS13* 遺伝子に異常が存在する[4]．また，後天性 TTP では，IgG 型の自己抗体（インヒビター）によって同活性が著減することが報告されている[1]．

ADAMTS13 活性が著減しない TTP

ADAMTS13 活性が著減しない症例でも，古典的五徴候を示すことから TTP と診断せざるをえない症例が存在する．その多くは二次性であるが，特発性の一部でも報告されている．未知の病因の存在も予想されるが，このタイプの TTP の多くは血管内皮細胞障害が存在する．そのことによって，内皮細胞から UL-VWFM が大量に放出され，ADAMTS13 活性がある程度認められるにもかかわらず，UL-VWFM が処理しきれずに，血小板血栓が形成される機序が想定されている．

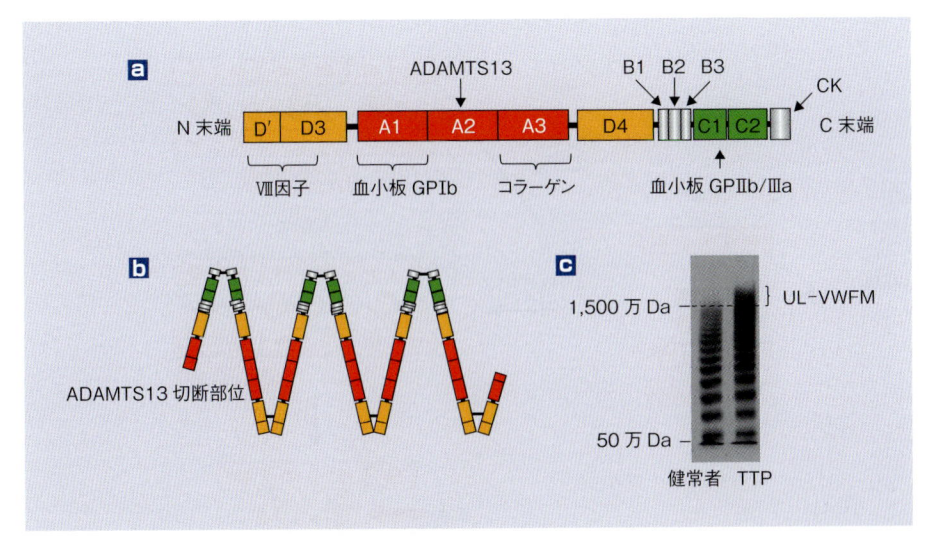

❺ von Willebrand 因子（VWF）の構造

a：血液中に存在する VWF は，1 つのサブユニットが 2,050 アミノ酸から成り，A1，A2，A3 などのさまざまなドメインから構成されている．血液凝固第Ⅷ因子と結合する部位や血小板の GPⅠb，GPⅡb/Ⅲa と結合する部位，血管内皮細胞下などに存在するコラーゲンと結合する部位などの機能ドメインが存在する．ADAMTS13 は，VWF サブユニットの A2 ドメイン内の 1,604 番目アミノ酸チロシンと 1,605 番目のメチオニン間のペプチド結合を切断する．

b：VWF の 1 つのサブユニットが N 末端同士，C 末端同士で結合し，非常に大きな VWF 重合体（VWF multimer；VWFM）が形成される．結合するサブユニットの数や ADAMTS13 による切断により，さまざまな大きさの VWFM が血液中に存在する．

c：VWF マルチマー解析により，サブユニットが 2 つ結合した 50 万 Da のものから，1,500 万 Da 以上の非常に大きな分子量の VWF が血漿中には存在する．TTP 患者では，健常者には認めない超高分子量 VWFM（UL-VWFM）を認めることがある．

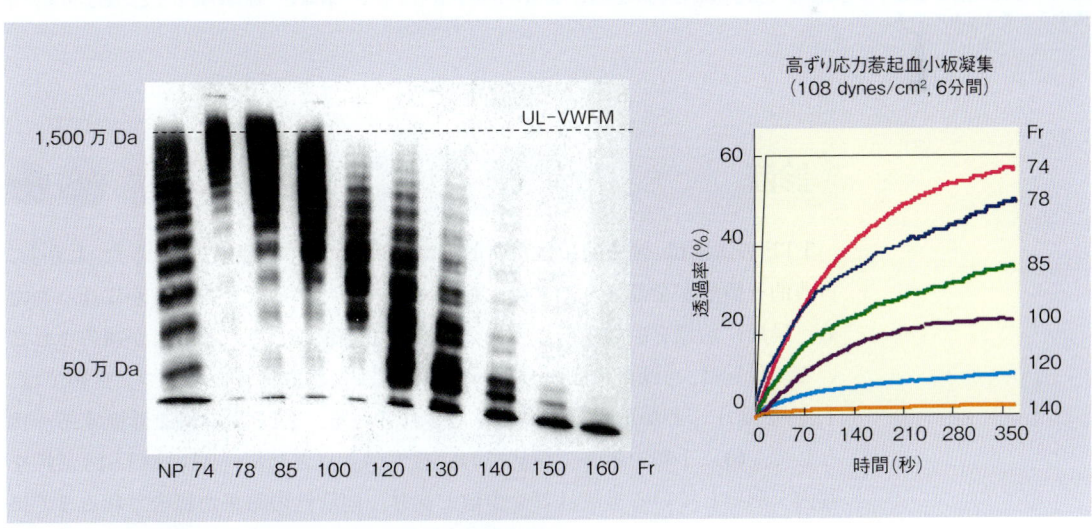

❻ VWF の分子量による高ずり応力下血小板凝集能

VWF は，血液中では左図の左端（NP）に示すように，分子量 50 万～1,500 万 Da に分布する不連続な重合体（マルチマー）として存在する．これを血液中から精製して，分子ふるいカラムで分子量別に分離し，高ずり応力惹起血小板凝集計で測定すると，高分子量の VWF がより凝集能が大きい．

Fr：フラクション番号，NP：健常者血漿，UL-VWFM：超高分子量 VWF 重合体
(Matsumoto M, et al. Pathophysiol Haemost Thromb 2005[3] より)

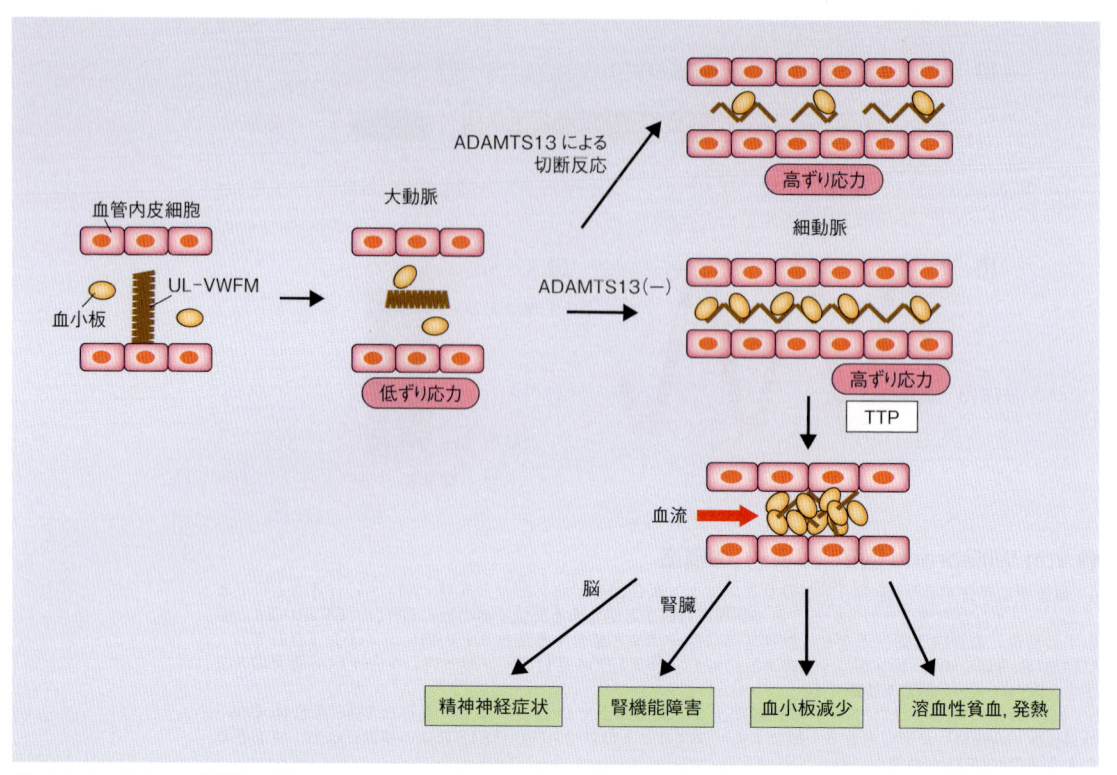

❼ **ADAMTS13 活性著減時の TTP の発生機序**

血管内皮細胞から分泌直後の VWF は超高分子量 VWF 重合体（UL-VWFM）である．大動脈などのずり応力の低い部位では折りたたまれたような形態で血小板との結合は弱い．しかし，細動脈などでは高いずり応力が発生し UL-VWFM は伸展構造となり，血小板との反応性が高くなる．そのため，健常者では ADAMTS13 により VWF を切断し，血栓傾向となることを防いでいる．しかし，ADAMTS13 活性が著減すると細動脈で血小板血栓が形成され，血流が遮断されることで，腎障害，脳神経障害などの臓器障害が発生すると考えられている．

診断

　TTP の診断は，歴史的には古典的五徴候に基づいて実施されてきた．しかし，古典的五徴候が全部揃うことは，病期が進行していることが明らかになったため，早期に治療を開始することによって，予後が改善されることが報告されている．最近は，「ほかに原因のない血小板減少と溶血性貧血をもつ」症例では，TTP を疑うことが重要であると考えられている．TTP 疑診例を診断する一例として，❽に手順を示す．現状での注意すべき点として，ADAMTS13 活性を院内で測定している施設はごく少数であり，同活性の結果が報告されるまでに数日を要するため，ADAMTS13 検査の結果を待って治療を開始することで治療開始が遅れ，予後の悪化につながる可能性がある．

　TTP 疑診例で ADAMTS13 活性が著減していれば，ADAMTS13 活性を阻害する自己抗体（インヒビター）の検査を行う．陽性であれば，後天性 TTP と診断し，陰性であれば USS が疑われる．USS の診断は最終的には *ADAMTS13* 遺伝子解析によって確定診断される．ADAMTS13 活性が著減し

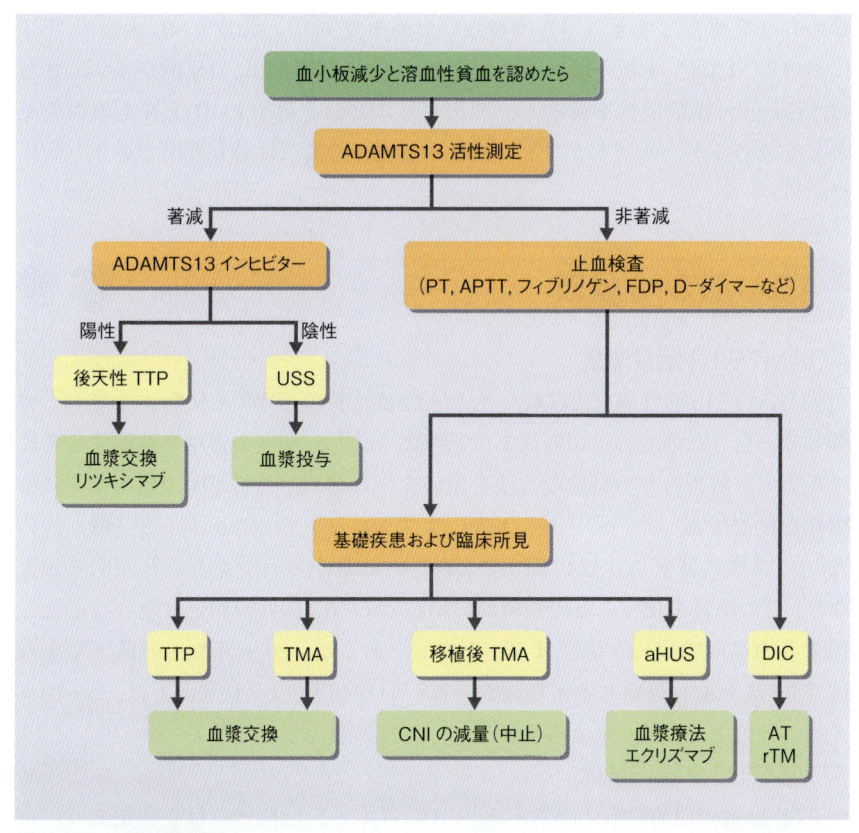

❽ **TTP の診断手順**
原因不明の血小板減少と溶血性貧血を認めた場合，まず ADAMTS13 活性を測定し，鑑別診断を行う．ただし，現状では ADAMTS13 活性の報告まで数日かかることから，TTP が強く疑われる場合に ADAMTS13 の結果を待って治療を開始すべきではない．
CNI：カルシニューリンインヒビター，AT：アンチトロンビン，rTM：リコンビナントトロンボモジュリン

ていない場合も TTP と診断される症例もある．同活性が著減していない場合，まず播種性血管内凝固症候群（disseminated intravascular coagulation；DIC）を否定する．DIC を否定した後，基礎疾患や臨床所見をもとに診断するが，基礎疾患をもたず，古典的五徴候を示す症例を中心に後天性 TTP と診断される症例が存在する．

TTP 診断に重要とされる 2 項目のポイントを記載する．

血小板減少
血小板数 10 万/μL 未満で TTP が疑われるが，TTP における血小板減少は 1 万〜3 万/μL 程度の著減例が多く，ADAMTS13 活性著減例は，同活性非著減例に比べて血小板数が低いことが報告されている．

細血管障害性溶血性貧血（MAHA）
細血管障害性溶血性貧血（microangiopathic hemolytic anemia；MAHA）とは，赤血球の機械的破壊による溶血であり，破砕赤血球が TTP の重要な所見と考えられている．しかし，TTP の病初期には破砕赤血球が明らかでないこと，DIC などの他の疾患でも破砕赤血球が認められることから，破砕赤血

球の存在を重視しすぎるべきではない．ヘモグロビン値 12 g/dL 未満で TTP における MAHA を疑うが，後天性 TTP では 8〜10 g/dL の症例が多い．さらに，Coombs 試験陰性を確認し，間接ビリルビン上昇や LDH 上昇を溶血所見として認めるが，ハプトグロビン減少が溶血の診断には最も有用であると考えている．

ADAMTS13 検査

ADAMTS13 活性測定

　ADAMTS13 活性測定方法は，もともとは全長の VWF を切断する能力を検査していた．そのため，切断反応に長時間を要し，切断の程度を確認するのにマルチマー解析などの特殊な方法を用いていたため，日常臨床で使用するには困難な検査であった．その後，VWF サブユニットの A2 ドメイン（❺）内の 73 アミノ酸残基が ADAMTS13 で切断される最小基質であることが明らかとなり，この基質を使うことで短時間に ADAMTS13 活性が測定可能となった[5]．健常者の ADAMTS13 活性は 50〜150 ％ であるが，20〜30 ％ への低下であれば TTP を発症しないと考えられている．ADAMTS13 活性著減とは，5〜10 ％ 未満への低下を指すことが多い．

ADAMTS13 自己抗体

　TTP 患者で認められる ADAMTS13 に対する自己抗体には 2 種類あり，前述の活性中和抗体（インヒビター）と活性非中和抗体がある．自己抗体は，ほとんどが IgG 型であるが，IgA や IgM の報告がある．活性非中和抗体は，ADAMTS13 に結合することで血液中からの同酵素のクリアランスを早めるなどの影響が指摘されている．臨床で用いられる自己抗体検査は，インヒビター測定であるが，健常者では陰性である．正常血漿と 56℃曝露による非働化後の患者血漿を等量混合し，37℃，2 時間後の ADAMTS13 残存活性を測定して，同活性を 50 ％ 低下させる場合に 1 Bethesda 単位（BU）と規定する．1 BU/mL 以上は明らかな陽性と診断できるが，それ以下の場合は陰性との判定が難しい．0.5 BU/mL 未満は陰性と診断している．

鑑別すべき疾患

DIC

　TMA と最も鑑別が困難な疾患として，DIC がある（❶，❾）．臨床的に両者を鑑別するのは非常に困難な場合があるが，病理学的には TMA は血小板血栓，DIC はフィブリン血栓によるものであり，大きな相違がある．❾に示すように，TTP が進行して DIC 様の病態となる可能性があるが，DIC から TTP に進行することは理論上ありえないと考えられる．

HUS

　TTP と並んで TMA の代表的疾患が HUS である．HUS で最も症例数が多

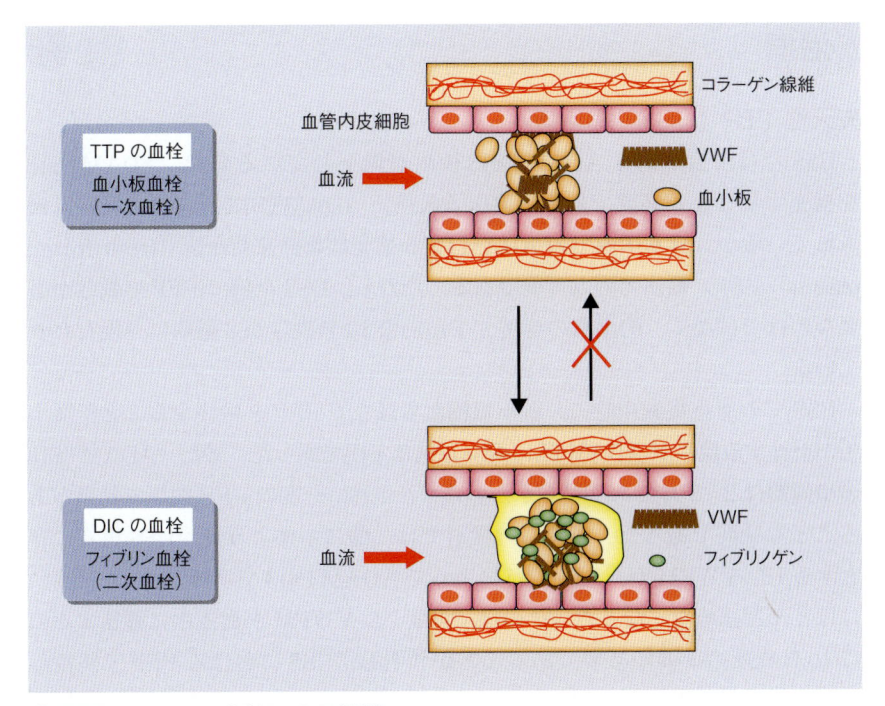

❾ **TTP と DIC の血栓による相違**
TTP の血栓は血小板血栓で，DIC はフィブリン血栓であり，まったく異なっている．血小板血栓が進行してフィブリン血栓となることがあることから，TTP の末期に DIC と同様の病態となることが予想される．

いのが大腸菌 O157 などの STEC 関連 HUS である．それ以外の HUS は，非典型 HUS（aHUS）と診断されることが多いが，最近，日本腎臓学会と日本小児科学会から aHUS の診断基準が報告された．aHUS の病因として注目されているのが，補体制御因子の異常である．補体第二経路の制御因子である H 因子，I 因子や CD46 などの異常が報告されているが，日本国内では補体 C3 それ自体の異常が多いことが報告されている．

HELLP 症候群

HELLP 症候群とは，妊娠合併症の一つであり，妊娠高血圧腎症や子癇に合併して，溶血（hemolysis），肝酵素の上昇（elevated liver enzymes），血小板減少（low platelets）を認める．HELLP 症候群と TTP との鑑別は困難な場合が多いが，妊娠高血圧症候群を合併している症例は HELLP 症候群と診断し，それ以外を TTP 疑い例とするのが無難であると考えている．ただし，正常血圧でも HELLP 症候群を発症することがあるので注意が必要である．

Evans 症候群

ITP と自己免疫性溶血性貧血が合併した疾患であるが，通常は直接 Coombs 試験陽性である．ただし，まれに Coombs 陰性の Evans 症候群が存在するとされるが，Coombs 陰性 Evans 症候群と診断されていた症例のなかから複数の ADAMTS13 活性著減 TTP を発見している．

治療

先天性TTP（USS）の治療

　USSでは，遺伝的にADAMTS13産生が低下しているので，ADAMTS13を補充することが必要である．遺伝子組換えADAMTS13製剤の治験が計画されているが，日本国内でのADAMTS13補充は新鮮凍結血漿（fresh frozen plasma；FFP）輸注でのみ可能である．ただし，USS全例でFFPの投与が必要なわけではなく，約半数の症例で予防的なFFP投与が2週間に一度行われている．

　USSでの血小板減少時に，血小板輸血ではなくFFPを輸注することで血小板が上昇する機序がADAMTS13発見以前は不明であった．また，ADAMTS13の半減期は2～3日であるにもかかわらず，2週に一度のFFP投与で効果があることも疑問であった．筆者らの検討では，❿に示すように，USS患者に存在するUL-VWFMが，FFP投与によってADAMTS13で切断され，1日後にはほとんど認めなくなった．その後，再度UL-VWFMが血液中に蓄積するのに10日程度の期間が必要であることが判明し，USSにおけるFFP予防投与の効果が説明可能となった[6]．

後天性TTPの急性期の治療

血漿交換

　後天性TTPの治療法として，唯一エビデンスの明らかな治療法は血漿交換である．これは，1991年にカナダのグループが前向き研究で明らかにした（⓫）[7]．血漿交換群と血漿輸注群51例ずつに割り付け，治療への反応，死亡について検討したところ，血漿交換群が9日後，6か月後いずれにおいても優れていることを報告した[7]．しかし，この当時はなぜ血漿交換が後天性TTPに有効であるのかが説明できなかった．その後ADAMTS13による病態解析の結果，血漿交換によって①ADAMTS13インヒビターの除去，②ADAMTS13の補充，③UL-VWFMの除去，④正常サイズのVWFの補充，⑤過剰なサイトカインの除去などの治療効果が想定できるようになった[8]．このような機序によって，ADAMTS13活性が著減している症例は血漿交換による治療効果が高い．しかし，ADAMTS13活性非著減例においても血漿交換は一定の効果が認められることが多い．その機序として，③～⑤の効果が予想されるが，活性著減例ほどの劇的な効果は認めないことがある．

ステロイド療法

　後天性TTPの大部分が自己免疫疾患であることが明らかになる以前から，血漿交換にはステロイド治療が併用されてきた．ステロイドパルス療法やステロイド大量内服が通常行われているが，血漿交換のみと比べて優れているという明らかなエビデンスは得られていない．しかし，自己免疫疾患であることを考えると有効であることが予想される．

リツキシマブ

　CD20に対するモノクローナル抗体であるリツキシマブは，悪性リンパ腫な

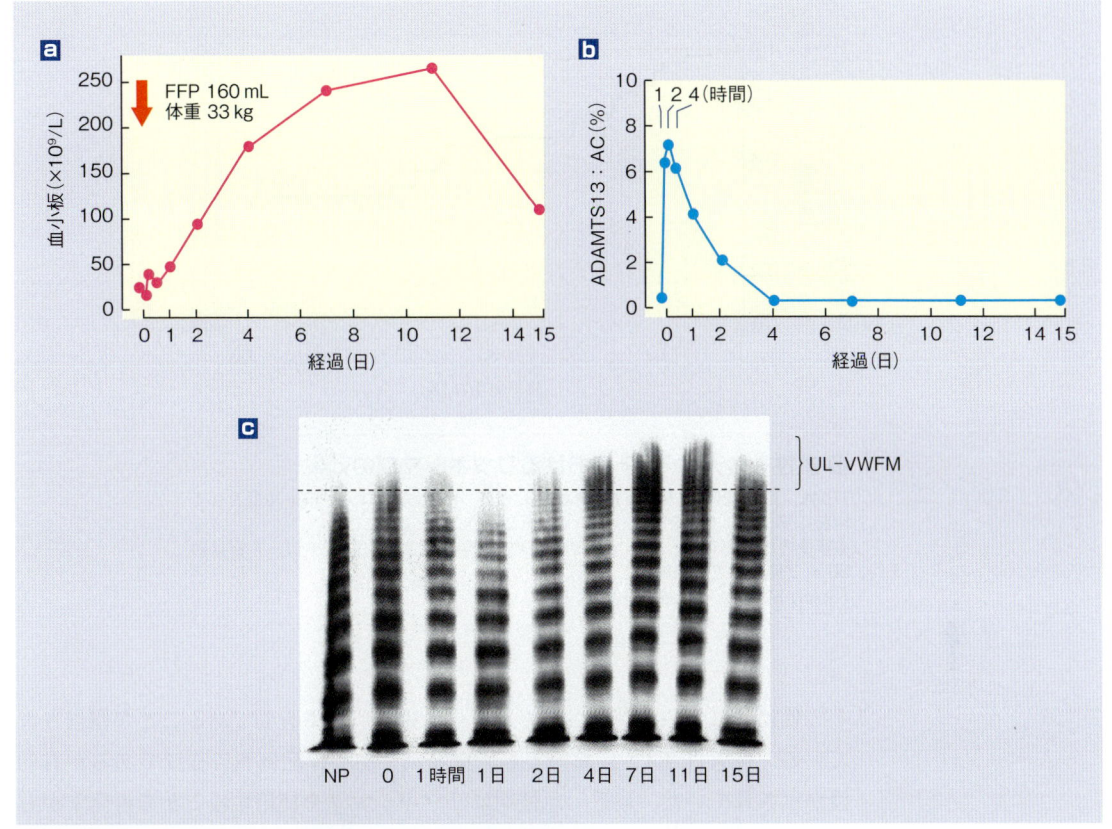

⓾ Upshaw–Schulman 症候群への FFP 輸注効果

a：FFP を輸注すると，翌日から血小板数が増加し，10 日前後で最大となり，その後低下する．
b：ADAMTS13 活性は，FFP 輸注 2 時間後に最大となり 4 日後には 0.5 ％ 未満の検出感度以下に低下する．
c：VWF マルチマー解析の結果，FFP 輸注前に患者血漿中に存在した UL-VWFM は，FFP 投与によって即座に切断され，1 日後には存在しなくなった．その後，UL-VWFM が徐々に増加し，7～11 日頃に最高となり，その後血小板血栓に消費され減少した．
(Yagi H, et al. Presse Med 2012[6] より)

⓫ 後天性 TTP に対する血漿交換と血漿輸注の比較試験

		血漿交換	血漿輸注	両群比較
症例数		51	51	
FFP 投与量		循環血漿量 1.5 倍：3 日間 1 倍：9 日目まで 4 日	初日 30 mL/kg/日 その後 15 mL/kg/日 9 日目まで	血漿交換群は血漿輸注群の 3 倍投与量
9 日目	治療反応	24 (47 %)	13 (25 %)	$p=0.025$
	死亡	2 (3.9 %)	8 (16 %)	$p=0.035$
6 か月後	治療反応	40 (78 %)	25 (49 %)	$p=0.002$
	死亡	11 (22 %)	19 (37 %)	$p=0.036$

(Rock GA, et al. N Engl J Med 1991[7] より)

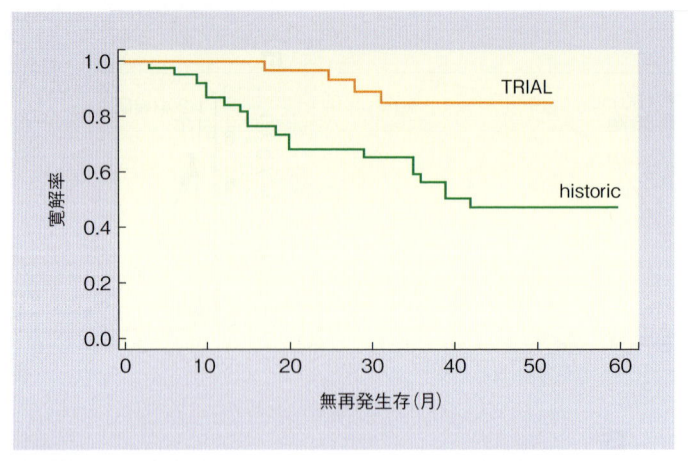

⓬ 急性・後天性TTPにおけるリツキシマブの効果
TRIAL：急性期にリツキシマブを投与した群，historic：コントロール群として以前にリツキシマブを使用しないで治療した群．
4年後の再発率は，リツキシマブ群が約10%に対して，コントロール群は約50%と優位な差を確認した．
(Scully M, et al. Blood 2011[9] より)

どで使用されていたが，さまざまな自己免疫疾患で有効であることが報告されている．後天性TTPにおいても，再発例を中心に症例報告程度であるが有効性が示されていた．最近，急性期にリツキシマブを使用することで再発率が有意に低下することが，多数例で報告された（⓬）[9]．今後，急性期からのリツキシマブ使用についても効果が期待されるが，現状では後天性TTPに対してリツキシマブは保険適用がない（医師主導治験中）．

後天性TTPの難治例，再発例の治療

後天性TTPで血漿交換に不応，もしくは早期に再発する場合には，シクロスポリン，エンドキサン，ビンクリスチンなどが経験的に使用されてきた．最近の検討では，このような症例でADAMTS13インヒビターが急上昇している場合があることが確認されている（ADAMTS13 inhibitor boosting）．このような場合，血漿交換を継続することでさらにインヒビターを上昇させることが予想されるため，リツキシマブの投与が有効であることが報告されている．

なお，再発を繰り返すTTP症例において脾摘が行われることが以前は散見されたが，最近ではほとんど行われなくなっている．

ADAMTS13の登場によって，TTPの病態と治療効果が理論的に説明できるようになった．しかし，日本国内の実臨床においてはADAMTS13活性測定すら保険適用になっておらず，リツキシマブの使用などを含めて病態解析によって得られた研究成果が，早期に臨床現場で利用可能となることが期待される．

（松本雅則）

文献

1) Furlan M, et al. von Willebrand factor-cleaving protease in thrombotic thrombocytopenic purpura and the hemolytic-uremic syndrome. N Engl J Med 1998; 339: 1578-84.
2) Matsumoto M, et al. Acquired idiopathic ADAMTS13 activity deficient thrombotic thrombocytopenic purpura in a population from Japan. PLoS One 2012; 7: e33029.
3) Matsumoto M, et al. Platelets treated with ticlopidine are less reactive to unusually large von Willebrand factor multimers than are those treated with aspirin under high shear stress. Pathophysiol Haemost Thromb 2005; 34: 35-40.
4) Levy GG, et al. Mutations in a member of the ADAMTS gene family cause thrombotic thrombocytopenic purpura. Nature 2001; 413: 488-94.
5) Kokame K, et al. VWF73, a region from D1596 to R1668 of von Willebrand factor, provides a minimal substrate for ADAMTS-13. Blood 2004; 103: 607-12.
6) Yagi H, et al. Paradigm shift of childhood thrombotic thrombocytopenic purpura with severe ADAMTS13 deficiency. Presse Med 2012; 41: e137-55.
7) Rock GA, et al. Comparison of plasma exchange with plasma infusion in the treatment of thrombotic thrombocytopenic purpura. Canadian Apheresis Study Group. N Engl J Med 1991; 325: 393-7.
8) Matsumoto M, et al. The Japanese experience with thrombotic thrombocytopenic purpura-hemolytic uremic syndrome. Semin Hematol 2004; 41: 68-74.
9) Scully M, et al. A phase 2 study of the safety and efficacy of rituximab with plasma exchange in acute acquired thrombotic thrombocytopenic purpura. Blood 2011; 118: 1746-53.

Further Reading
- Scully M, et al. Guideline on the diagnosis and management of thrombotic thrombocytopenic purpura and other thrombotic microangiopathies. Br J Haematol 2012; 158: 323-35.
  イギリスのTTPの診断と治療のガイドラインの最新版である．病態の解説とともに実臨床で必要な診断時のポイント，鑑別診断，さまざまな基礎疾患別の治療ガイドラインがコンパクトに記載されている．

第4章 血小板減少を伴う血栓性疾患
抗リン脂質抗体症候群

> **Point**
> - 抗リン脂質抗体症候群（APS）は，病原性自己抗体である抗リン脂質抗体に関連して発症する動静脈血栓症および妊娠合併症である．
> - APSの約半数が全身性エリテマトーデスに合併する．
> - 抗リン脂質抗体関連血小板減少症では，血小板減少を呈するとともに血栓症のリスクも併存することが特徴である．

抗リン脂質抗体症候群（antiphospholipid syndrome；APS）は，病原性自己抗体である抗リン脂質抗体（antiphospholipid antibodies；aPL）の存在下に動静脈血栓症や妊娠合併症を呈する．aPLとは，陰性荷電リン脂質あるいは陰性荷電リン脂質と血漿蛋白の複合体に対する自己抗体の総称である．

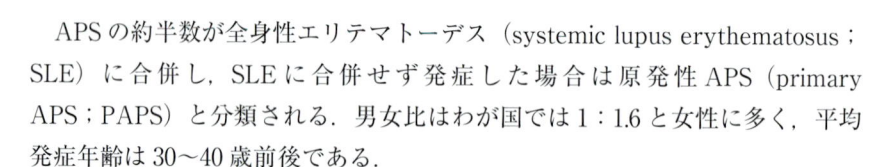

疫学

APSの約半数が全身性エリテマトーデス（systemic lupus erythematosus；SLE）に合併し，SLEに合併せず発症した場合は原発性APS（primary APS；PAPS）と分類される．男女比はわが国では1：1.6と女性に多く，平均発症年齢は30～40歳前後である．

症状

APSの症状は，主に血栓症と妊娠合併症に大別される．
血栓症
APS患者に発症する血栓症には好発部位が存在する．静脈血栓の部位で多いのは他の血栓性疾患と同様に下肢の深部静脈であり，時に肺動脈塞栓症を合併する．肝静脈や肝部下大静脈における血栓形成による門脈圧亢進症，すなわちBudd-Chiari症候群を呈する場合があり，同症候群の原因疾患で最も多い．そのほか，二次性Addison病をきたす副腎静脈血栓症，網膜中心静脈閉塞症や腹腔静脈血栓症など多彩な血栓症を認める．また，APSにおいて注目すべき臨床的特徴は，静脈血栓症のみならず動脈血栓症も引き起こす点である．動脈血栓症では，脳梗塞や一過性脳虚血発作が多い一方，虚血性心疾患は少ない．わが国のAPS患者における動静脈血栓症について，Fujiedaらは141人の

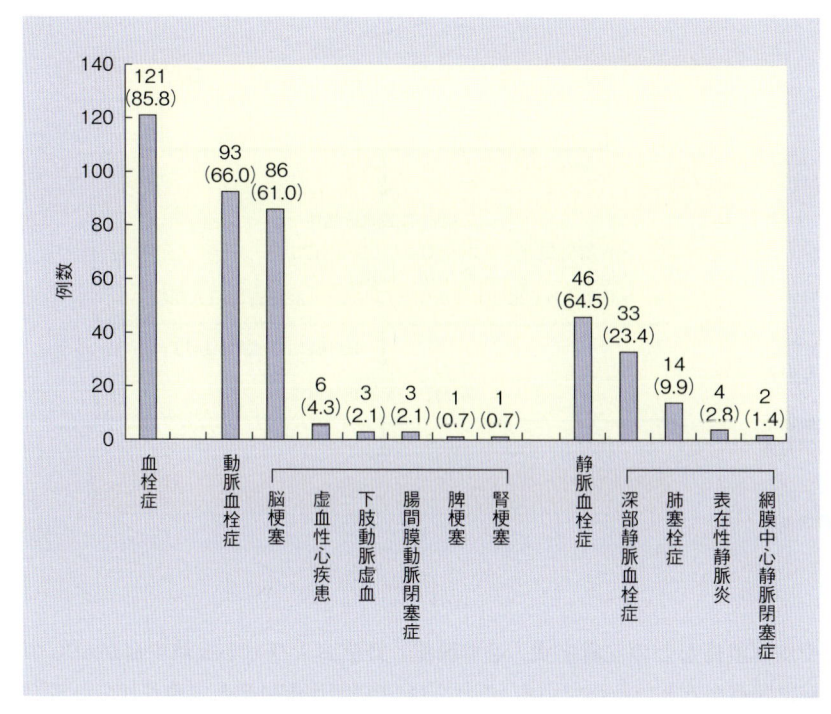

❶ わが国の抗リン脂質抗体症候群(APS)患者における動静脈血栓症
括弧内は全コホートに占める割合(%)である.
(Fujieda Y, et al. Lupus 2012[1]より改変)

APS患者について検討しており,動脈血栓症が静脈血栓症に比べて多い(63.0% vs 32.6%)と報告している[1](❶).APS患者では健常者に比して頸動脈超音波検査における内膜中膜複合体肥厚度が高いという報告があるが,現段階では本症における動脈血栓症が動脈硬化を背景としたものか否かについては結論が得られていない.

妊娠合併症

妊娠合併症の主なものには習慣流産,不育症および妊娠高血圧症候群がある.非APS患者の流産は,その多くが胎盤形成以前の妊娠初期に認められるが,APSの流産は妊娠中期・後期にも起こる.脱落膜-胎盤における血栓症を原因とする循環不全や,aPLによる補体活性化と胎盤組織の炎症がその病因と推測されている.

劇症型抗リン脂質抗体症候群(catastrophic APS;CAPS)

APSの1%以下とまれであるが,全身の広範な血栓症により急激に多臓器不全(特に中枢神経と腎臓)をきたし,致死率は30～50%と高い非常に予後不良な群である.播種性血管内凝固症候群(disseminated intravascular coagulation;DIC)や血栓性微小血管障害症(thrombotic microangiopathy;TMA)に類似した病態がみられるが,発症機序については明らかではない.感染症や手術侵襲(抜歯や組織生検などの小手術も含む)などの生体ストレスのほか,抗血小板薬や抗凝固薬の中止などが発症契機となりうると想定されている.

aPL関連症候群

血栓症,妊娠合併症以外に,舞踏病や横断性脊髄症などの神経症状,網状皮

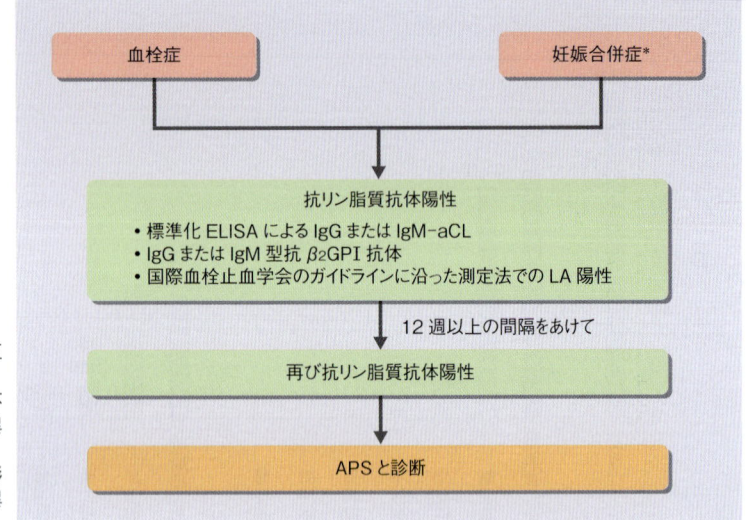

❷ APS の診断までの流れ

＊：妊娠合併症は，以下のいずれかとする．
- 妊娠10週以降でほかに原因のない正常形態胎児の死亡．
- 妊娠中毒症，子癇，または胎盤機能不全による妊娠34週以前の形態学的異常のない胎児の1回以上の早産．
- 妊娠10週以前の3回以上続けての形態学的，内分泌学的，および染色体異常のない流産．

斑や皮膚潰瘍などの皮膚症状，心弁膜症，腎症および血小板減少症がaPLの存在に関連するといわれている．これらはaPL関連疾患群と定義されている[2]．aPL関連血小板減少症については，後述する．

検査・診断

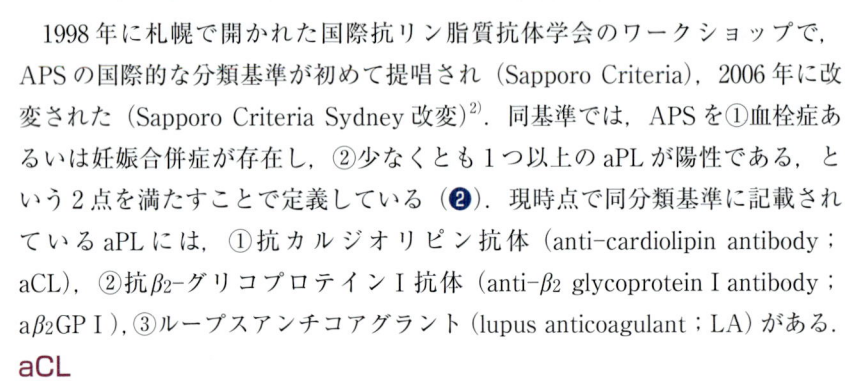

1998年に札幌で開かれた国際抗リン脂質抗体学会のワークショップで，APSの国際的な分類基準が初めて提唱され（Sapporo Criteria），2006年に改変された（Sapporo Criteria Sydney 改変）[2]．同基準では，APSを①血栓症あるいは妊娠合併症が存在し，②少なくとも1つ以上のaPLが陽性である，という2点を満たすことで定義している（❷）．現時点で同分類基準に記載されているaPLには，①抗カルジオリピン抗体（anti-cardiolipin antibody；aCL），②抗β_2-グリコプロテインⅠ抗体（anti-β_2 glycoprotein I antibody；aβ_2GPⅠ），③ループスアンチコアグラント（lupus anticoagulant；LA）がある．

aCL

aCLは，陰性荷電リン脂質であるカルジオリピンを固相化したELISAプレートで検出するaPLである．aCLは，梅毒などの感染症や他の膠原病関連疾患でも検出されることも多い非特異的な自己抗体であるが，APSに関連するaCLはカルジオリピンに結合したβ_2GPⅠを認識する抗体であることが判明している（β_2GPⅠ依存性aCL）[3]．β_2GPⅠはカルジオリピンに結合することによって構造変化をきたし，その結果β_2GPⅠ上に自己抗体が認識するエピトープが表出する．β_2GPⅠ依存性aCLはカルジオリピンにβ_2GPⅠを結合させ固相化したELISAプレートで検出する．

抗β_2GPⅠ抗体

直接β_2GPⅠをELISAプレートに固相化して行うアッセイであり，β_2GPⅠ

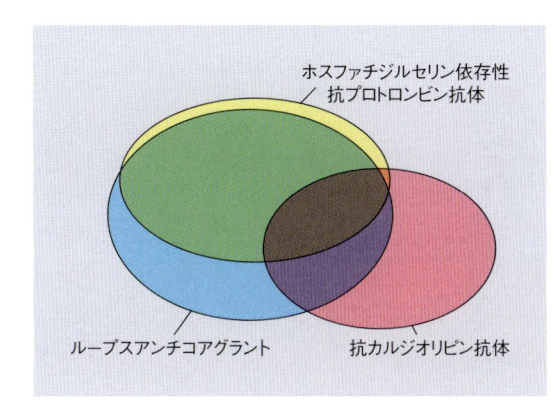

❸ 抗リン脂質抗体の分布図
抗β2GPⅠ抗体は，ほぼ抗カルジオリピン抗体と同一と考える．ループスアンチコアグラント陽性例のうち約半数はホスファチジルセリン依存性抗プロトロンビン抗体（aPS/PT）陽性であり，逆に aPS/PT 陽性例のうち9割以上でループスアンチコアグラントが陽性となる．すなわち，aPS/PT は APS の診断，あるいは測定系の煩雑なループスアンチコアグラントの補助診断に有用と考えられる．

依存性 aCL と同じ抗体を検出するものと考えられる．APS の分類基準に含まれているが，現在のところわが国では保険未収載である．また，近年は，β2GPⅠ上の主要なエピトープが存在するドメインⅠのみを抗原として用いたアッセイが樹立され，その特異性が議論されている[4]．

LA

LA は *in vitro* におけるリン脂質依存性凝固反応（活性化部分トロンボプラスチン時間〈APTT〉，カオリン凝固時間〈KCT〉，希釈 Russell 蛇毒時間〈dRVVT〉）を阻害する免疫グロブリンと定義される．LA 活性を担う抗体は複数あり，主要な対応抗原は β2GPⅠのほか後述するプロトロンビンなどがある．LA の同定は，その多様性から必ずしも容易ではない．国際血栓止血学会の抗リン脂質抗体標準化委員会から示された LA 検査のガイドライン[5]では，①高感度スクリーニング検査によるリン脂質依存性凝固時間の延長，②正常血漿とのミキシングテストでインヒビター型の変化（凝固時間の是正がない），③過剰リン脂質添加による凝固時間の是正，という3段階を経て判定する．その検査手順が煩雑であり，またコントロール血漿の性質や用いる試薬により検出感度が大きく異なるため，LA の判定は容易ではなく検査の標準化が課題となっている．

その他の aPL

新たな aPL の対応抗原としてプロトロンビン（prothrombin；PT）が注目されている．Atsumi らは，陰性荷電リン脂質であるホスファチジルセリン（phosphatidylserine；PS）に結合した PT に対する自己抗体であるホスファチジルセリン依存性抗プロトロンビン抗体（aPS/PT）が，APS 患者に多く，かつ APS の臨床症状と強く相関することを報告している[6]．また，LA 陽性者の半数は aPS/PT が陽性であり，逆に aPS/PT 陽性者の9割が LA 陽性であることもわかっており（❸），aPS/PT が判定に困難を要する LA の補助診断として有用であり，ひいては APS の診断マーカーとなりうると考えられる．

これまで aPL は APS の診断ツールとして有用であったが，Otomo らは多彩な aPL プロファイルをスコア化することで，血栓症の発症におけるリスク評価に利用できる可能性を示した[7]．APS 患者群において各 aPL 検査の APS 臨

❹ APS の病態図

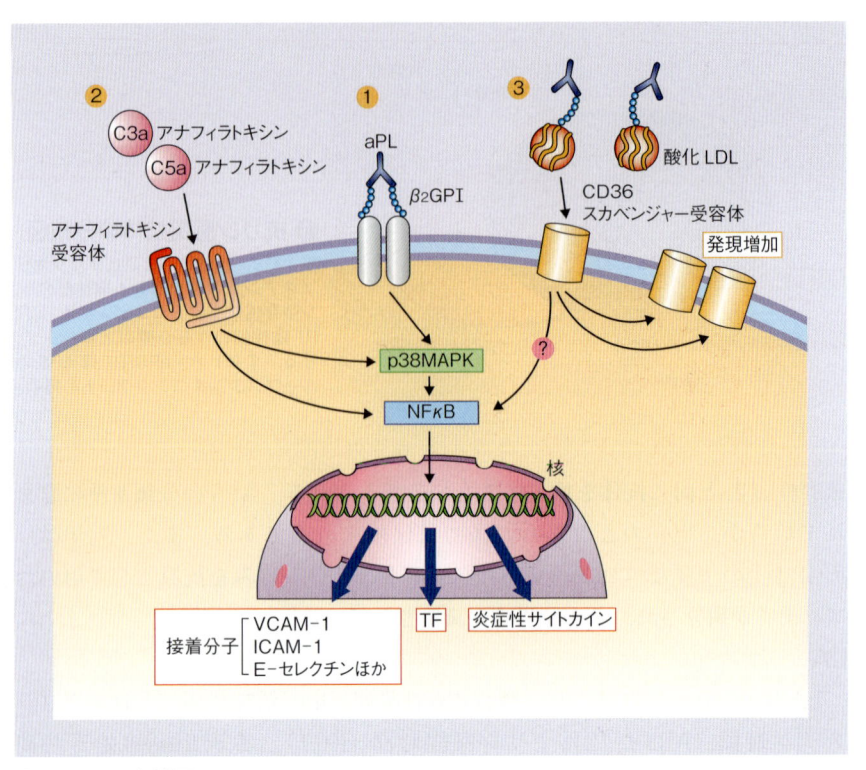

抗リン脂質抗体（aPL）はさまざまな機序で，血管内皮細胞，単球，血小板などの向血栓細胞を活性化する．
aPL は細胞膜上の陰性荷電リン脂質に結合することによって形態変化をきたした β2GPI やプロトロンビンなどの血漿蛋白を標的とする．aPL の細胞膜への結合は，細胞内シグナルである p38MAPK（p38 mitogen-activated protein kinase）の活性化，NFκB の核内移行を経て，組織因子（TF），炎症性サイトカイン，各種接着分子の発現亢進を惹起する（❶）．
また，APS では補体の活性化も認められ，アナフィラトキシン受容体を介した細胞内シグナルにより，向血栓細胞活性化に寄与すると考えられている（❷）．さらに，aPL は酸化 LDL 上に結合した β2GPI に結合し，スカベンジャー受容体である CD36 を介して単球/マクロファージ系細胞の活性化を進めると考えられている（❸）．向血栓細胞活性化により産生される TF や接着分子により向凝固状態となり，血栓産生が惹起される．
（中川育磨ほか．Mebio 2013[8] より）

床症状（血栓症あるいは妊娠合併症）に対するオッズ比（OR）を算出し，

$$aPL スコア = 5 \times \exp[(OR-5)/4]$$

で定義される aPL スコアの式を立案した．この aPL スコアの点数は血栓症発症リスクと強い相関を示し，aPL の APS における定性的側面から，血栓リスクの定量化という意味合いへ発展させるに至った．

　現在，aPL の病態発症機序が，十分ではないものの次第に明らかになりつつある．aPL は血漿蛋白（β2GPI や PT）の存在下で向血栓細胞（単球，血管内皮細胞）と呼ばれる血栓形成に関与する細胞に結合し，p38MAPK など共通の細胞内シグナルを活性化し転写因子 NFκB を介して凝固外因系のイニシエーターである組織因子や接着因子および炎症性サイトカインを発現させる．また，最近では酸化 LDL や補体系の APS 病態への関与が示されている．APS でも SLE と同様に補体活性化に伴う低補体血症が認められることが最近の研究で

報告され，補体活性化が二次的に向血栓細胞を活性化すると考えられている（❹）[8]．

aPL 関連血小板減少症

　APS では血栓症や妊娠合併症のほか，上述のように aPL に関連したいくつかの特徴的な臨床症状を呈する（aPL 関連症候群）．そのなかの一つである aPL 関連血小板減少症が，古川らにより初めて提唱された[9]．現時点では血小板減少症は APS の分類基準には含まれてはおらず，aPL 陽性で血栓症や妊娠合併症を有しない血小板減少症は APS と診断することができず特発性血小板減少性紫斑病（idiopathic thrombocytopenic purpura；ITP）に分類されることとなる．しかし，aPL が血栓症のリスクとして存在するならば，aPL 陽性の血小板減少症は出血傾向を伴う ITP とは区別されるべきであり，患者管理のうえで非常に重要な点となる．aPL 関連血小板減少症は，aPL 陽性患者における血小板減少症（<10万/μL）で定義され，DIC や TMA などをはじめとした他の血小板減少の除外をもって診断される[10]．なお，この定義においては APS の分類基準を満たす患者，すなわち APS 患者は aPL 関連血小板減少症からは除くとされている．しかし，aPL 関連血小板減少症患者を前向きに観察した場合，後に血栓症を発症して APS の診断に至る例もしばしば認められる．実臨床においては，aPL 陽性あるいは APS 患者における血小板減少症を，除外診断のうえ aPL 関連血小板減少症と扱うのが実際的である．

　1,000 例の PAPS および二次性 APS 患者を集めた Euro-Phospholipid project においては，血小板減少症はそのうち 29.6％ にみられたと報告している．そのほかにも，APS 患者における血小板減少に関していくつかの報告がなされており，その頻度は 20〜53％ となっている（❺，❻）．上記の報告においては，PAPS に比べて，SLE 合併の APS 患者においては血小板減少の率が高い結果となっており，SLE に伴う血小板減少症による修飾があるかもしれない．

aPL 関連血小板減少症の臨床症状

　aPL 関連血小板減少症では，血小板数が 5 万/μL 以上の軽症のものが多く，通常は出血症状を呈することはなく治療の対象とならない．なかには 5 万/μL 以下の重症な血小板減少を認める場合もあるが，そのような例においては SLE の合併や DIC，血栓性血小板減少性紫斑病（thrombotic thrombocytopenic purpura；TTP）など，APS を修飾しうる他の病態の存在を考える必要がある．Italian Registry of Antiphospholipid Antibodies（IR-APA）の報告では，登録された 319 人の APS 患者のうち，83 人（26％）に血小板減少症を，特に 32 人（10％）に重症の血小板減少症を認めたが，出血症状を呈したのは 2 人（0.6％）であった．Cuadrado らの報告では，176 人の APS 患者のうち 33 人（19％）で血小板減少症を認めたが，どの例にも出血症状はなかったとしてい

❺ PAPSにおける血小板減少症の割合

著者，年	例数	血小板減少症（%）
Alarcon-Segovia, 1989	9	4（44）
Aherson, 1989	70	30（43）
Mackworth-Young, 1989	20	6（30）
Font, 1991	23	7（30）
Italian Registry, 1993	207	58（28）
Vianna, 1994	45	13（29）
Vivancos, 1994	36	9（25）
Cuadrado, 1997	71	11（16）
Cevera, 2002	531	112（21）
Gomez Puertal, 2005	128	48（38）
Krause, 2005	173	40（23）
Comellas-Kirkerup, 2010	187	35（19）
計	1,500	375（25）

（Cervera R, et al. Lupus 2011[10] より）

❻ 二次性APSにおける血小板減少症の割合

著者，年	例数	血小板減少症（%）
Alarcon-Segovia, 1992	667	133（20）
Italian Registry, 1993	112	25（22）
Vianna, 1994	101	53（53）
Cuadrado, 1997	105	22（21）
Cevera, 2002	469	202（43）
Krause, 2005	134	56（42）
計	1,588	491（31）

（Cervera R, et al. Lupus 2011[10] より）

る．このように，aPL陽性の血小板減少症は出血症状の頻度が非常に低く，血小板減少と出血傾向を示すITP（あるいは免疫性血小板減少症〈immune thrombocytopenia；ITP〉）とは対照的な臨床症状を呈する．APSに分類されず，血小板減少のみを呈するaPL陽性患者はITPに分類される．しかしながら，そのような患者が臨床経過中に血栓症を認め，後にAPSの病型を完成させるという例が実際に存在する．事実，ITP患者におけるaPL陽性例は実に

❼ ITP 患者における aPL の陽性率

著者，年	例数	aPL 陽性例（％）
Harris, 1985	96	30（31）
Stasi, 1994	149	69（46）
Arfors, 1996	40	12（30）
Funauchi, 1997	27	7（26）
Di-Kucukkaya, 2001	82	31（38）
Bidot, 2005	40	22（55）
Pierrot-Deseilligny, 2006	216	55（25）
Young-Joon Yang, 2011*	70	20（29）
Ki-Jo Kim, 2013*	165	69（42）
計	885	315（36）

（Cervera R, et al. Lupus 2011[10]）より．＊：筆者追加）

　40％前後と高く（❼），また aPL 陽性の ITP 患者は aPL 陰性の ITP 患者に比べて有意に血栓塞栓症のリスクが高いことがわかっている．こうした事実をふまえ，American Society of Hematology（ASH）が 2011 年に ITP のガイドラインの改訂を発表した[11]．1996 年の同ガイドラインにおいて aPL は ITP 診断のルーチン検査として必要性あるいは妥当性が明らかではなく，初診時における必須な検査ではないとされていた．一方，2011 年ガイドラインにおいては，二次性の ITP の原因疾患として APS が掲げられており，また ITP の診断においては，これら二次性の可能性を確認することが重要であることが明記されている．aPL 陽性血小板減少症の患者において，ITP の診断でステロイドでの加療が開始され，特に血小板数が上昇した時点で血栓症を発症する可能性が高い．aPL 陽性の血小板減少症は現在定義されている ITP とは異なった疾患群としてとらえられるべきであると考えられ，pre-APS の病態として将来的に血栓塞栓症のリスクが高い群として注意深い経過観察が必要と考えられる．

　aPL が血小板減少症においてどのような病原性をもっているかは現在のところ明らかになっていない．Stasi らは，ITP 患者 149 人における検討で，ITP 診断時に 46.3％で aPL が陽性であったが，それらの力価は ITP の治療経過において影響されなかったことを報告し，aPL は ITP の病態には寄与しないと主張する．一方，いくつかのグループは，aPL が直接あるいは β_2GP I などの血漿蛋白を介して血小板に結合し，血小板の活性化と凝集を惹起すると報告している．また，APS における血小板減少症においても，ITP と同様に血小板細胞膜上の糖蛋白（GPⅡb/Ⅲa や Ib/Ⅸなど）に対する自己抗体が関与しているという報告もある．aPL 陽性の患者の血漿に少量の ADP を加えることで血小板活性化が誘導されるという報告もある．この説は，aPL の存在に加え

て，生体内における ADP 産生が増加するような身体ストレス（2nd hit）が加わることにより aPL の存在と相まって血小板の活性化・凝集と血栓形成傾向が惹起される（2nd hit theory）ことを支持するとともに，aPL 関連血小板減少症に対して抗血小板薬を投与すると血小板数が上昇することがあることをよく説明する．

治療

APS の治療の基本は，血栓症に対する急性期治療および二次予防と妊娠合併症に対する治療である．ステロイドや免疫抑制薬は，集中治療が必要な劇症型 APS（CAPS）などの特殊な病態を除いて使用しない．

血栓症に対する治療

現在 APS に対する特異的な治療はない．動静脈血栓症の発症時には一般的な抗血栓療法，すなわち組織型プラスミノゲンアクチベータやウロキナーゼなどの血栓溶解療法やヘパリンなどによる抗血栓療法を行う．APS における動静脈血栓症は再発を繰り返すことが多く，二次予防が重要である．APS 患者の血栓予防のエビデンスはワルファリンによるものが多く，静脈血栓症の患者に対しては INR（international normalized ratio；国際標準比）2.0〜2.5 を目標とした管理が推奨される．動脈血栓の形成には，血小板の粘着，凝集，活性化が影響していると考えられ，低用量アスピリンを使用し，さらに抗血小板薬を併用することが多い（❽）．

妊娠合併症に対する治療

妊娠合併症に対しては，臍帯動静脈における血栓形成を抑制する目的でアスピリンが用いられ，さらにヘパリン製剤を併用することで有効性が増すことが二重盲検試験で示されている．ワルファリンは催奇形性を有するため，妊婦には禁忌である．

CAPS の治療

CAPS においては，ヘパリンを中心とした抗凝固療法に加えてステロイド大量療法やパルス療法，血漿交換，免疫抑制薬や免疫グロブリン大量投与などの集学的治療が行われる．

aPL 陽性例における一次予防

現時点で，血栓症を認めない aPL 陽性例において，一次予防としての低用量アスピリンや抗血小板薬の有効性に関して結論は出ていない．今後は，aPL 陽性例における将来の血栓症発症リスクを考慮し，上記の aPL スコアなどを用いた，リスク層別化に応じた一次予防などが検討課題である．

aPL 関連血小板減少症の治療

aPL に伴う血小板減少症に対する特異的な治療法を検討した報告はない．Stasi らが血小板数 5 万/μL 以下の重症 ITP に対する治療において，aPL の有無でその反応に差があるかどうかを検討したが，ステロイド大量療法，脾臓摘出術，γ グロブリン大量静注療法，抗 Rh（D）血清療法などの治療法に対する

❽ APS における動静脈血栓症の治療

静脈血栓症で発症した場合	ワルファリン 1 日 1 回 (PT-INR を約 2.0〜2.5 前後を目標に調整)
動脈血栓症で発症した場合	1) アスピリン 100 mg/日 2) シロスタゾール 200 mg/日 3) クロピドグレル 75 mg/日 上記の単剤ないしは二剤併用

反応は両群間に差は認めなかった．重症血小板減少症の場合は，aPL の有無にかかわらず ITP としての治療が行われる．軽症の血小板減少を伴う APS で，血栓症，特に脳梗塞などの動脈血栓症を伴う場合には，血栓の再発を予防する目的でアスピリンや他の抗血小板薬が投与される．一方，血栓症を認めない例で，一次予防のために抗血小板薬を投与すべきかどうかのエビデンスはない．しかし，aPL 関連血小板減少症をステロイドで治療し，血小板数が上昇した後に血栓症を発症した例が報告されていることは重要な事実であり，aPL 陽性者においては血小板減少症を呈していてもなお，血栓症のリスクに注意が必要である．

(中川育磨，奥　健志，渥美達也)

文献

1) Fujieda Y, et al. Predominant prevalence of arterial thrombosis in Japanese patients with antiphospholipid syndrome. Lupus 2012; 21: 1506-14.
2) Miyakis S, et al. International consensus statement on an update of the classification criteria for definite antiphospholipid syndrome (APS). J Thromb Haemost 2006; 4: 295-306.
3) Matsuura E, et al. Anticardiolipin antibodies recognize β_2-glycoprotein I structure altered by interacting with an oxygen modified solid phase surface. J Exp Med 1994; 179: 457-62.
4) de Groot PG, Urbanus RT. The significance of autoantibodies against β_2-glycoprotein I. Blood 2012; 120: 266-74.
5) Pengo V, et al. Update of the guidelines for lupus anticoagulant detection. Subcommittee on Lupus Anticoagulant/Antiphospholipid Antibody of the Scientific and Standardisation Committee of the International Society on Thrombosis and Haemostasis. J Thromb Haemost 2009; 7: 1737-40.
6) Atsumi T, et al. Association of autoantibodies against the phosphatidylserine-prothrombin complex with manifestations of the antiphospholipid syndrome and with the presence of lupus anticoagulant. Arthritis Rheum 2000; 43: 1982-93.
7) Otomo K, et al. Efficacy of the antiphospholipid score for the diagnosis of antiphospholipid syndrome and its predictive value for thrombotic events. Arthritis Rheum 2012; 64: 504-12.
8) 中川育磨ほか．抗リン脂質抗体症候群．Mebio 2013；30：26-32.
9) 古川　真ほか．抗リン脂質関連血小板減少症．日本臨床免疫学会会誌 2003；26：267-73.
10) Cervera R, et al. Task Force on Catastrophic Antiphospholipid Syndrome (APS) and Non-criteria APS Manifestations (II): thrombocytopenia and skin manifestations. Lupus 2011; 20: 174-81.
11) Neunert C, et al. The American Society of Hematology 2011 evidence-based practice guideline for immune thrombocytopenia. Blood 2011; 117: 4190-207.

第4章 血小板減少を伴う血栓性疾患

播種性血管内凝固症候群（DIC）

Point

- 播種性血管内凝固症候群（DIC）の診断基準は複数存在するが，基本的にはPT，血小板数，フィブリノゲン，FDPと基礎疾患ならびに臨床症状で診断される．
- 敗血症DICの発症機序には，PAMPsならびにDAMPsに対する白血球などの生体防御反応が含まれる．
- DICには出血型，臓器障害型，無症候型，大出血型の4病型があり，それぞれ他の病型に移行しうる．
- DICの4つの病型に対する治療法は異なるので，病型に合った治療法を行う必要がある．
- わが国におけるDICの治療には，日本の実情に合った「科学的根拠に基づいた感染症に伴うDIC治療のエキスパートコンセンサス」が有用である．

定義，概念

　播種性血管内凝固症候群（disseminated intravascular coagulation；DIC）は種々の基礎疾患に合併し，著明な止血異常により，出血や臓器障害を伴う予後不良な病態である[1]．DICに対する定義・概念は，研究者やその専門領域ならびに地域により異なる．その結果，複数のDIC診断基準が存在する．国際血栓止血学会（International Society of Thrombosis and Haemostasis；ISTH）が公表したDICの定義・概念（❶）[2]が，最も確立したものである．DICを高頻度に合併する基礎疾患は，急性前骨髄球性白血病（acute promyelocytic leukemia；APL）などの白血病，劇症肝炎，前置胎盤などの産科疾患である．

❶ ISTH/SSCのDICの定義ならびに概念

定義	DICは種々の原因により引き起こされる広範な血管内凝固亢進を特徴とする後天性症候群で，細小血管に微小血栓形成や内皮細胞障害が起こり，きわめて重症になると臓器障害をきたす
概念	DICはフィブリン関連産物の生成と，これを反映した炎症性（血管内皮細胞障害性）あるいは非炎症性（非血管内皮細胞障害性）の止血障害を特徴とする疾患である
病期	overt-DIC（非代償性DIC）とnon-overt-DIC（代償性DIC）の2つに分けられる

ISTH：国際血栓止血学会，SSC：Scientific and Standardization Committee
(Taylor FB Jr, et al. Thromb Haemost 2001[2]より)

❷ DICを生じやすい疾患

DIC発症頻度の高い基礎疾患				DIC症例数（絶対数）の多い基礎疾患		
基礎疾患	発症例数	発症頻度		基礎疾患	発症例数	発症頻度（%）
APL	73	73.0	1	敗血症	303	31.3
劇症肝炎	48	50.5	2	ショック	222	23.5
前置胎盤	7	41.2	3	NHL	161	19.0
常位胎盤早期剥離	24	36.9	4	呼吸器感染症	144	5.6
AML	104	33.3	5	肝細胞がん	142	3.2
敗血症	303	31.3	6	肝硬変	123	3.2
ALL	76	30.8	7	AML	104	33.3
慢性骨髄性白血病	27	29.3	8	肺がん	99	4.3
AMMoL	13	27.7	9	胃がん	93	2.7
ショック	222	23.5	10	ALL	76	30.8
急性単球性白血病	7	23.3	11	APL	73	73.0
ARDS	53	22.1	12	大動脈瘤	69	5.8
他の肝疾患	31	20.8	13	結腸がん	65	2.3
NHL	161	19.0	14	胆道系感染症	55	6.6
Hodgkin病	14	17.7	15	ARDS	53	21.1

APL：急性前骨髄球性白血病，NHL：非Hodgkinリンパ腫，AML：急性骨髄芽球性白血病，ALL：急性リンパ球性白血病，AMMoL：急性骨髄単芽球性白血病，ARDS：急性呼吸促迫症候群
（和田英夫．三輪血液病学．2006[3]）より）

一方，絶対数が多い基礎疾患は，敗血症などの感染症や肝細胞がんなどの固形がんである（❷）[1,3]．

止血異常による病型

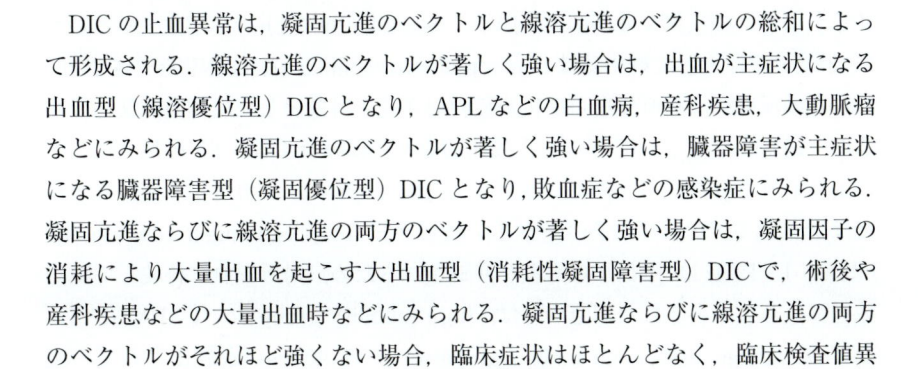

　DICの止血異常は，凝固亢進のベクトルと線溶亢進のベクトルの総和によって形成される．線溶亢進のベクトルが著しく強い場合は，出血が主症状になる出血型（線溶優位型）DICとなり，APLなどの白血病，産科疾患，大動脈瘤などにみられる．凝固亢進のベクトルが著しく強い場合は，臓器障害が主症状になる臓器障害型（凝固優位型）DICとなり，敗血症などの感染症にみられる．凝固亢進ならびに線溶亢進の両方のベクトルが著しく強い場合は，凝固因子の消耗により大量出血を起こす大出血型（消耗性凝固障害型）DICで，術後や産科疾患などの大量出血時などにみられる．凝固亢進ならびに線溶亢進の両方のベクトルがそれほど強くない場合，臨床症状はほとんどなく，臨床検査値異

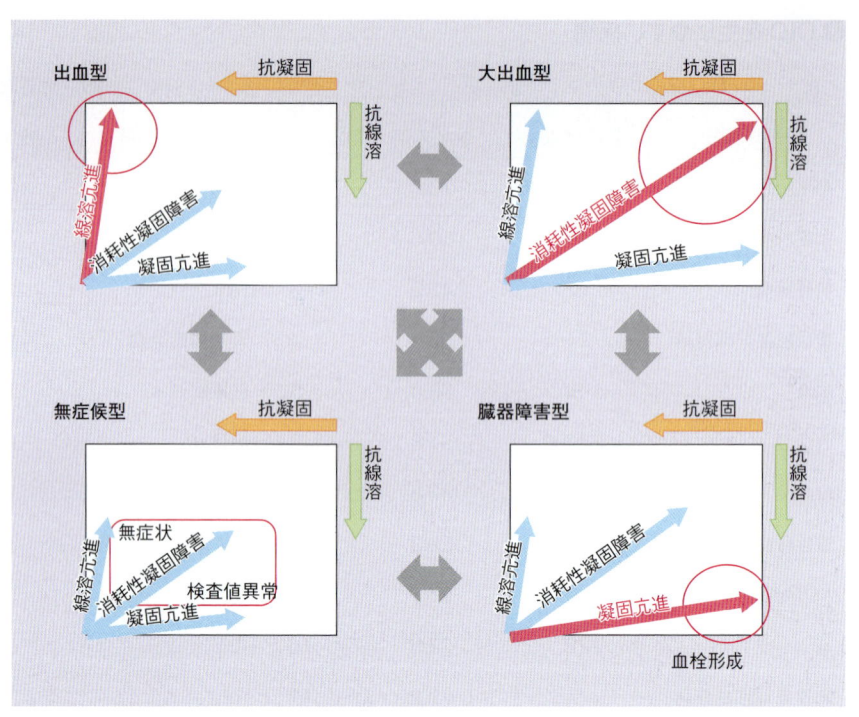

❸ DIC の病型

常のみの無症候型（pre-DIC 型）で，この時期での治療が望まれる（❸）．これらの4つの病態の DIC に対する診断法や治療法は異なるが，これらの4つの病態はそれぞれ他の病態に移行しうることが，DIC の診断や治療を複雑にしている．

発症機序

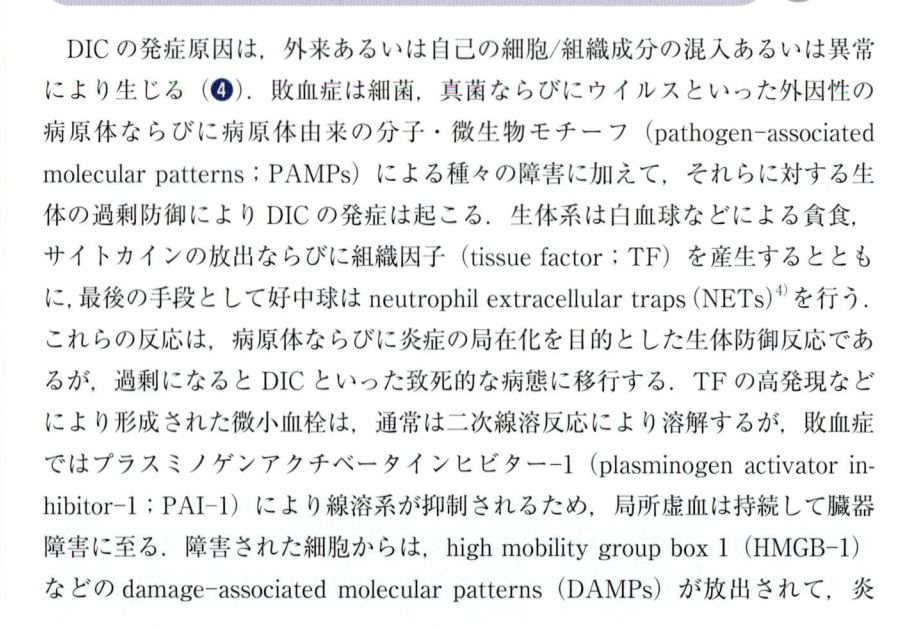

　DIC の発症原因は，外来あるいは自己の細胞/組織成分の混入あるいは異常により生じる（❹）．敗血症は細菌，真菌ならびにウイルスといった外因性の病原体ならびに病原体由来の分子・微生物モチーフ（pathogen-associated molecular patterns；PAMPs）による種々の障害に加えて，それらに対する生体の過剰防御により DIC の発症は起こる．生体系は白血球などによる貪食，サイトカインの放出ならびに組織因子（tissue factor；TF）を産生するとともに，最後の手段として好中球は neutrophil extracellular traps（NETs）[4] を行う．これらの反応は，病原体ならびに炎症の局在化を目的とした生体防御反応であるが，過剰になると DIC といった致死的な病態に移行する．TF の高発現などにより形成された微小血栓は，通常は二次線溶反応により溶解するが，敗血症ではプラスミノゲンアクチベーターインヒビター-1（plasminogen activator inhibitor-1；PAI-1）により線溶系が抑制されるため，局所虚血は持続して臓器障害に至る．障害された細胞からは，high mobility group box 1（HMGB-1）などの damage-associated molecular patterns（DAMPs）が放出されて，炎

MEMO

敗血症の診断に用いられるプレセプシン

敗血症 DIC の診断には，細菌感染症に特異的なマーカーであるプロカルシトニンやプレセプシン，グラム陰性敗血症に対するエンドトキシン，真菌感染症に対するβグルカンなどがある．プレセプシンは，マクロファージ，単球および顆粒球の細胞膜に存在する CD14 に由来するポリペプチドである．細菌が白血球に貪食されると，リソソーム内で細菌とともに CD14 がカテプシン D による消化を受け，可溶性 CD14 フラグメント（プレセプシン）として放出される．

NETs の役割

NETs は DNA などの細胞内成分を細胞外に放出することにより，病原菌などの異物を捕捉する生体防御機構であるが，NETs に含まれるヒストン，好中球エラスターゼ，カテプシン G などは，血小板凝集促進，細胞障害や血栓形成に働くとされている．

❹ DIC の発症原因

	原因	増強因子
感染症	PAMPs	白血球や血管内皮細胞など
白血病	腫瘍細胞（TF などの細胞成分）	
固形がん	腫瘍細胞（TF などの細胞成分）	免疫系，白血球や血管内皮細胞など
産科疾患	胎盤成分	大量出血
大動脈瘤/血管腫	血管	血栓形成，血流の異常

PAMPs：pathogen-associated molecular patterns，TF：組織因子

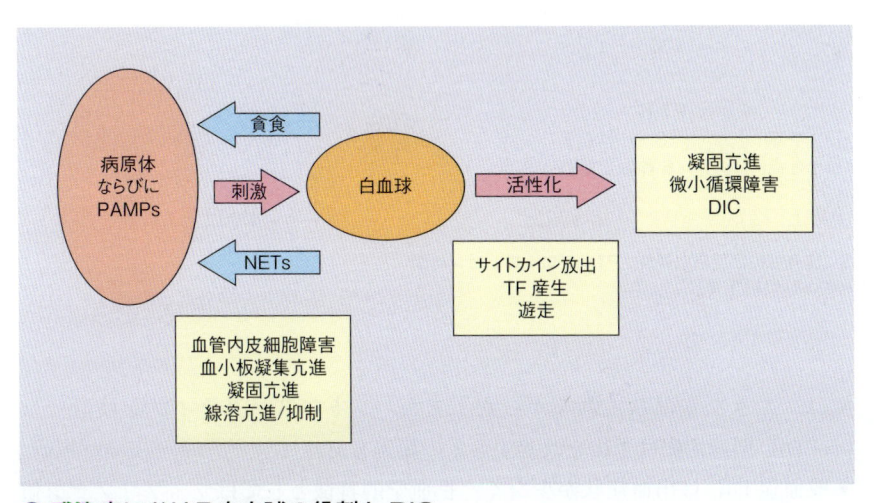

❺ 感染症における白血球の役割と DIC

PAMPs：pathogen-associated molecular patterns，NETs：neutrophil extracellular traps，TF：組織因子

症反応を増強させる（❺）．一方，腫瘍細胞などは TF やプラスミノゲンアクチベータ（PA）などを産生することにより，DIC を発症する．また，腫瘍細胞に対する免疫反応により，凝固反応は亢進する．産科疾患では，胎盤成分の血流への混入あるいは大量出血による凝固因子の消費などにより，DIC を発症する．大動脈瘤などでは，血管の異常により血流のうっ滞などが起こり，血管内に血栓を生じ，線溶系が著しく亢進する．

診断

現在最もよく用いられている DIC 診断基準には，旧厚生省 DIC 診断基準，ISTH の overt-DIC 診断基準[2] ならびに急性期基準がある（❻）．旧厚生省 DIC 診断基準はやや複雑であり，急性期 DIC 診断基準は特異度に問題があり，overt-DIC 診断基準は感度に問題がある．旧厚生省基準，ISTH overt-DIC 診断基準ならびに急性期基準を，生命予後をエンドポイントにして比較した検討[5]

❻ 非造血器腫瘍の DIC 診断基準

	旧厚生省の DIC 診断基準	ISTH overt-DIC 診断基準	急性期 DIC 診断基準
基礎疾患 臨床症状	1点 臓器症状；1点 出血症状；1点	必須項目 現在のところ無視	必須項目，要除外診断 SIRS スコア 3 点以上；1 点
血小板数 (×10³/μL)	80〜120；1 点 50〜80；2 点 50＞；3 点	50〜100；1 点 50＞；2 点	80〜120 or 30 % 以上減少/24 時間；1 点 80＞ or 50 % 以上減少/24 時間；3 点
フィブリン分解産物	FDP (μg/mL)： 10〜20；1 点 20〜40；2 点 40＜；3 点	FDP, D-ダイマー, SF： 中等度増加；2 点 著明増加；3 点	FDP (μg/mL) (D-ダイマーも換算して使用できる)： 10〜25；1 点 25＜；3 点
フィブリノゲン (mg/dL)	100〜150；1 点 100＞；2 点	100＞；1 点	無
PT	PT 比： 1.25〜1.67；1 点 1.67＜；2 点	PT 秒： 3〜6 秒延長；1 点 6 秒以上延長；2 点	PT 比： 1.2＜；1 点
DIC	7 点以上	5 点以上	4 点以上

ISTH：国際血栓止血学会，SIRS：全身性炎症反応症候群，PT：プロトロンビン時間
(Takemitsu T, et al. Thromb Haemost 2011[5] より)

では，大きな差はみられなかった．また，レトロスペクティブな検討では pre-DIC 期の治療は予後を改善するとの報告もある．

敗血症 DIC は出血症状が少なく，止血学的特徴としてはフィブリノゲン値が低下しないことが多く，フィブリノゲンならびにフィブリン分解産物（fibrinogen and fibrin degradation product；FDP）の増加も軽度である．また，臓器症状が顕在化していることなどから，血中のアンチトロンビン（antithrombin；AT）やプロテイン C（protein C；PC）値は低下し，可溶性トロンボモジュリン（thrombomodulin；TM）は増加している．また，DIC の本体であるトロンビンやフィブリンの過剰産生を示すトロンビン-AT 複合体（thrombin-AT complex；TAT）ならびに可溶性フィブリン（soluble fibrin；SF）を測定することは重要である．以上，敗血症 DIC の診断には，血小板数，プロトロンビン時間（prothrombin time；PT），FDP ならびにフィブリノゲン値などの一般的止血検査に加えて，TAT か SF の著増，あるいは AT の低下などを参考に診断を行うことが望まれる．

治療

近年，イギリス血液標準化委員会（the British Committee for Standards in Haematology；BCSH），日本血栓止血学会（the Japanese Society on Thrombosis and Hemostasis；JSTH）[6]，イタリア血栓止血学会（the Italian Society

ISTHのDIC診断・治療のガイダンスの推奨度　　Basic Point

- High quality：さらに新しいエビデンスが出て，推奨の評価が変わることはほとんどありえない．
- Moderately quality：さらにインパクトがある新しいエビデンスが出て，推奨の評価が変わる可能性がある．
- Low quality：さらにインパクトがある新しいエビデンスが出る可能性は高く，推奨の評価が変わる可能性が高い．

❼ 4つのガイドラインの推奨度の相違点

	BCSH	JSTH	SISET	ISTH/SSC
基礎疾患の治療	推奨：Grade C	推奨：コンセンサス	推奨：礎石	推奨（Moderate quality）
濃厚血小板補充	推奨：Grade C	推奨：コンセンサス	推奨：Grade D	推奨（Low quality）
FFP補充	推奨：Grade C	推奨：コンセンサス	推奨：Grade D	推奨（Low quality）
フィブリノゲン，CPP	推奨：Grade C	コメントなし	推奨：Grade D	推奨（Low quality）
PCC	コメントなし	コメントなし	コメントなし	コメントなし
F VIIa	非推奨	コメントなし	非推奨：Grade D	コメントなし
UFH（血栓症治療）	推奨：Grade C	推奨：level C	非推奨：Grade D	推奨（Low quality）with thrombosis
UFH（血栓症予防）	推奨：Grade A	コメントなし	推奨：Grade D	推奨（High quality）
LMWH	コメントなし	推奨：level B2	推奨：Grade D	UFHより好ましい
ヘパリン類	コメントなし	推奨：level C	コメントなし	コメントなし
合成プロテアーゼ阻害薬	コメントなし	推奨：level B2	非推奨：Grade D	コメントなし
rhAPC＋	推奨：Grade A→D	コメントなし	推奨：Grade D	エビデンスの追加が必要
AT	非推奨：Grade A	推奨：level B1	非推奨：Grade D	エビデンスの追加が必要
rhTM	コメントなし	コメントなし	非推奨：Grade B	エビデンスの追加が必要
抗線溶薬	推奨：Grade C	非推奨：level D	コメントなし	推奨（Low quality）
血漿交換	コメントなし	コメントなし	非推奨：Grade D	コメントなし

BCSH：the British Committee for Standards in Haematology（イギリス血液標準化委員会），JSTH：the Japanese Society on Thrombosis and Hemostasis（日本血栓止血学会），SISET：the Italian Society for Thrombosis and Haemostasis（イタリア血栓止血学会），FFP：fresh frozen plasma（新鮮凍結血漿），CPP：cryoprecipitate（クリオプレシピテート），PCC：prothrombin complex concentrate（プロトロンビン複合体濃縮製剤），F VIIa：activated coagulation factor VII（活性化凝固第VII因子製剤），UFH：unfractionated heparin（未分画ヘパリン），LMWH：low molecular weight heparin（低分子ヘパリン），rh：recombinant human（ヒト由来遺伝子組換え），APC：activated protein C（活性化プロテインC），AT：antithrombin（アンチトロンビン），TM：thrombomodulin（トロンボモデュリン）
推奨度は Takemitsu T, et al. Thromb Haemost 2011[5]を参照．
（Wada H, et al. J Thromb Haemost 2013[7]より）

Basic Point

「科学的根拠に基づいた感染症に伴う DIC 治療のエキスパートコンセンサス」の推奨度

コンセンサス	
	科学的根拠の有無に限らず，診療上，常識的に行うべき治療
A	その推奨の効果に対して強い根拠があり，その臨床上の有用性も明らかである
B1	その推奨の効果に関する根拠が中等度である，または，その効果に関して強い根拠があるが臨床上の有用性がわずかである
B2	十分な根拠はないが，有害作用が少なく日常臨床で行われている
C	その推奨の効果を支持する（あるいは否定する）根拠が不十分である，または，その効果が有害作用・不都合（毒性や薬剤の相互作用，コスト）を上回らない可能性がある
D	その推奨の有効性を否定する，または，有害作用を示す中等度の根拠がある

（日本血栓止血学会学術標準化委員会 DIC 部会．科学的根拠に基づいた感染症に伴う DIC 治療のエキスパートコンセンサス．血栓止血誌 2009；20：77-103 より）

for Thrombosis and Haemostasis；SISET) ならびに ISTH[7] が，それぞれの DIC 診療ガイドラインを作成した．これらのガイドラインのすべてが強力に推奨する DIC の治療法は，基礎疾患の治療と新鮮凍結血漿（FFP）や血小板などの補充療法のみである（❼）．ここでは，4つのガイドラインの推奨に私見を加えて，敗血症 DIC の治療法について述べる．

抗凝固療法

ヘパリン/ヘパリン類

　DIC における未分画ヘパリン（unfractionated heparin；UFH）と低分子ヘパリン（low molecular weight heparin；LMWH）の有効性を示す質の高いエビデンスは少ないが，集中治療室での多くの症例は，静脈血栓塞栓症の予防の意味でもヘパリンが使用されてきた．DIC に対するガベキサートメシル酸塩（GM），ナファモスタットメシル酸塩（NM），LMWH，APC，TM などとの比較試験では，UFH は対照薬として使用されて，ある程度の治療効果を示している．重症敗血症における AT や APC などの臨床試験では，後ろ向きで群分けされた低用量ヘパリン使用群は，プラセボ群に比較して 28 病日後の死亡率が低かった．ヘパリンは4つのガイドラインで推奨されているが，むしろ予防での評価が高く，顕性 DIC になる前の早期に投与されるのが望ましい．LMWH は UFH と比較して，抗 Xa 活性が強く，抗トロンビン活性は軽度で，血小板に対する影響も少ないため，出血の危険性は低い．

合成プロテアーゼ阻害薬

　出血のリスクが少ないことから，DIC に対する治療薬としてよく使用されてきた．GM はトリプシン，キニン，カリクレインを阻害し，さらには補体系を阻害する．止血系では，抗トロンビン，抗 Xa 作用ならびに抗プラスミン作用を有し，血小板凝集をも抑制する．NM はトリプシン，プラスミン，カリク

レインを阻害し，補体系に対してはC3およびC5コンベルターゼを阻害する．また，抗トロンビン作用，抗Xa，抗XIIa，抗VIIa作用を有し，体外循環における抗凝固薬としても頻用されている．主に日本でのみ使用されているので，BCSH, SISET, ISTHガイドラインでは推奨されていないが，JSTHガイドラインでは推奨されている．抗線溶作用があることから，特に線溶亢進型，大出血型であるDICにおいて効果が期待できる．

AT, TM

ATはヘパリン/ヘパリン類などの存在で，活性が1,000倍に増加し，主に活性化凝固第X因子（Xa）やトロンビンを阻害する．TMはトロンビンと結合することにより，トロンビン活性を消失させ，さらにTM-トロンビン複合体がPCを活性化PC（activated PC；APC）に変換することにより，強力な抗凝固活性を発揮する．また，HMGB-1やリポ多糖（lipopolysaccharide；LPS）と結合して，これらを制御・阻害することにより，抗炎症作用を発揮する．現在，DICの治療薬として最もよく使用されている薬剤の一つである．DICに対する開発時のTMのRCT（ランダム化比較試験）では，造血器腫瘍におけるDIC離脱率ならびに出血症状の改善率はTM群で有意に高く，感染症DICの28日後の死亡率もTM群に改善傾向がみられた．市販後の小規模臨床試験では，プラセボ群に比しTMは有意な死亡率と臓器障害の改善を示した．

病態別治療

DICの病態は大きく，無症候型，出血型，臓器障害型，大出血型ならびに血栓症などの合併症に分けられる．エビデンスレベルの低い薬剤についても，病態を限定することにより推奨度を上げることができると考えられる．臨床医も病態別の薬剤の推奨度を求めている．このため，病態別にDIC治療薬剤の推奨度を提示する（❽）．

無症候型

凝固・線溶系均衡型にあたる．顕著な臨床所見はないが，臨床検査成績がDICの病態を示す．この状態での早期治療が望ましく，多くの薬剤が適応と考えられる．LMWH, GM, NM, ATなどが推奨度B2と考えられ，医療コストなどから考えるとLMWHが最も推奨される．UFHとダナパロイドナトリウム（DS）は推奨度Cとされている．

出血型

線溶優位型にあたる軽度出血の場合は，LMWH, GM, NM, ATなどが推奨度B2と考えられ，生命にかかわる著明な出血がある場合は，UFH, LMWHやDSの投与は禁忌である．また，DICにおける出血の原因としては，消費性凝固障害以外に，二次線溶の亢進が考えられる．このため，顕著な出血がある場合は，マイルドな抗凝固作用と抗線溶作用を有するGMやNMが推奨される．また，輸血基準に適合すれば，濃厚血小板（PC）やFFPの輸注も考慮される．

臓器障害型

凝固優位型DICにあたり，ほとんどが救急・外科領域のDICに相当する．

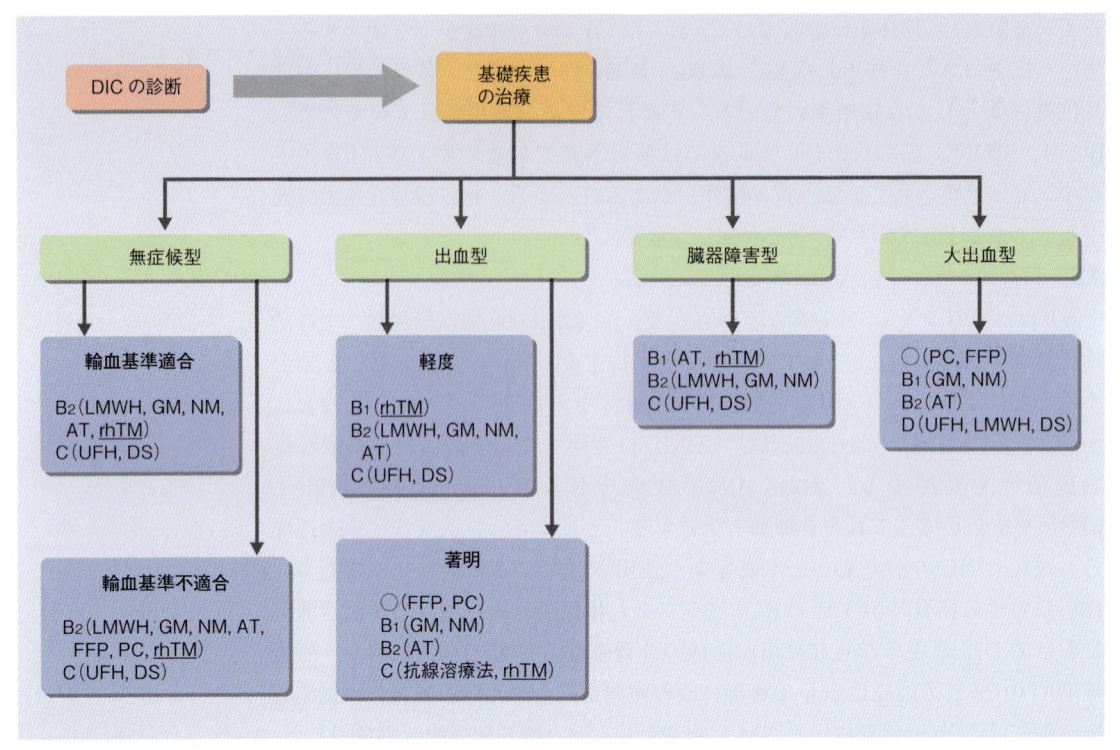

```
                    ┌──────────┐      ┌──────────┐
                    │ DICの診断 │ ───▶ │ 基礎疾患 │
                    └──────────┘      │  の治療  │
                                      └────┬─────┘
              ┌────────────┬──────────────┼──────────────┬────────────┐
              ▼            ▼              ▼              ▼
          無症候型       出血型        臓器障害型       大出血型
```

❽ **抗凝固療法の推奨度**

○：コンセンサス
LMWH：低分子ヘパリン，GM：ガベキサートメシル酸塩，NM：ナファモスタットメシル酸塩，AT：アンチトロンビン，rhTM：遺伝子組換え型ヒトトロンボモジュリン，UFH：未分画ヘパリン，DS：ダナパロイドナトリウム，PC：濃厚血小板，FFP：新鮮凍結血漿

MEMO
大量出血におけるフィブリノゲンの投与

術後，産科疾患，外傷などの大出血型DICの場合，凝固因子は消費され，特にフィブリノゲン値は著しく低下する．フィブリノゲン値が50〜80 mg/dL以下に著減した場合，FFPにてフィブリノゲンを補充することは困難である．欧米のガイドラインでは，止血困難な大出血にクリオプレシピテートやフィブリノゲン製剤の使用が推奨されている．しかし，日本では大出血型DICにフィブリノゲン製剤やクリオプレシピテートの保険適用がなく，一部の病院では保険外で使用されている．

ATは臓器障害中等度群の生命予後を有意に改善していることから，推奨度B1と考えられる．ATの保険適用は血中濃度が70％以下の症例に限られるので，予後を推測する意味からも血中ATの測定が必要である．

大出血型

　術後，外傷，産科疾患などの大量出血時に，フィブリノゲンなどの凝固因子が著しく消費され，凝固反応が起こりにくい状態である．この場合，濃厚血小板やFFPの補充療法が最も優先される．続いて，GMやNMなどの投与が推奨され，ATの投与も考慮されるべきかもしれない．一方，ヘパリン/ヘパリン類は禁忌となる．

（和田英夫，松本剛史，山下芳樹）

文献
1) Wada H. Disseminated intravascular coagulation. Clin Chim Acta 2004; 344: 13-21.
2) Taylor FB Jr, et al; Scientific Subcommittee on Disseminated Intravascular Coagulation (DIC) of the International Society on Thrombosis and Haemostasis (ISTH). Towards definition, clinical and laboratory criteria, and a scoring system for disseminated intravascular coagulation. Thromb Haemost 2001; 86: 1327-30.
3) 和田英夫．播種性血管内凝固症候群（DIC）．浅野茂隆ほか，監．三輪血液病学．東京：文光堂；2006. pp.1743-52.
4) Brinkmann V, et al. Neutrophil extracellular traps kill bacteria. Science 2004; 303: 1532-5.

5) Takemitsu T, et al. Prospective evaluation of three different diagnostic criteria for disseminated intravascular coagulation. Thromb Haemost 2011; 105: 40-4.
6) Wada H, et al; Japanese Society of Thrombosis Hemostasis/DIC subcommittee. Expert consensus for the treatment of disseminated intravascular coagulation in Japan. Thromb Res 2010; 125: 6-11.
7) Wada H, et al; The Scientific Standardization Committee on DIC of the International Society on Thrombosis Haemostasis. Guidance for diagnosis and treatment of DIC from harmonization of the recommendations from three guidelines. J Thromb Haemost 2013 [Epub ahead of print].

第4章 血小板減少を伴う血栓性疾患

播種性血管内凝固症候群（DIC）
血液疾患とDIC

> **Point**
> - 造血器悪性腫瘍に合併したDICは，出血症状が前面に出る「線溶亢進型DIC」となりやすい．
> - 腫瘍細胞中の組織因子がDIC発症の原因であるため，化学療法に伴う腫瘍崩壊に伴って，しばしばDICは一過性に悪化する．
> - 急性前骨髄球性白血病（APL）では，APL細胞表面に存在するアネキシンIIによって高度の線溶活性化をきたす．
> - APLに対してATRA治療を行っている場合には，トラネキサム酸投与は禁忌である．

播種性血管内凝固症候群（disseminated intravascular coagulation；DIC）は，基礎疾患の存在下に全身性持続性の著しい凝固活性化をきたし，細小血管内に微小血栓が多発する重篤な病態である．凝固活性化とともに線溶活性化（血栓を溶解する機序）がみられるが，その程度は基礎疾患により相当な差違がみられる．進行すると血小板や凝固因子といった止血因子が低下し，消費性凝固障害（consumption coagulopathy）の病態となる[1, 2]．

DICの二大症状は，出血症状と臓器症状であるが，臨床症状が出現すると予後はきわめて不良となるため，臨床症状の出現がない時点で治療開始できるのが理想である．

DICの基礎疾患は多く知られているが，そのなかでも急性白血病，固形がん，敗血症は三大基礎疾患である．

疫学

DICの疫学は，旧厚生省研究班によって全国レベルの調査が行われている．内科領域においてDICを生じやすい血液疾患として絶対数が多いのは，非Hodgkinリンパ腫（NHL），急性骨髄性白血病（AML）などである．また，DIC発症頻度の高い血液疾患としては，急性前骨髄球性白血病（APL），AMLなどがある．

DICの基礎疾患として血液疾患の占める比重は大きい．

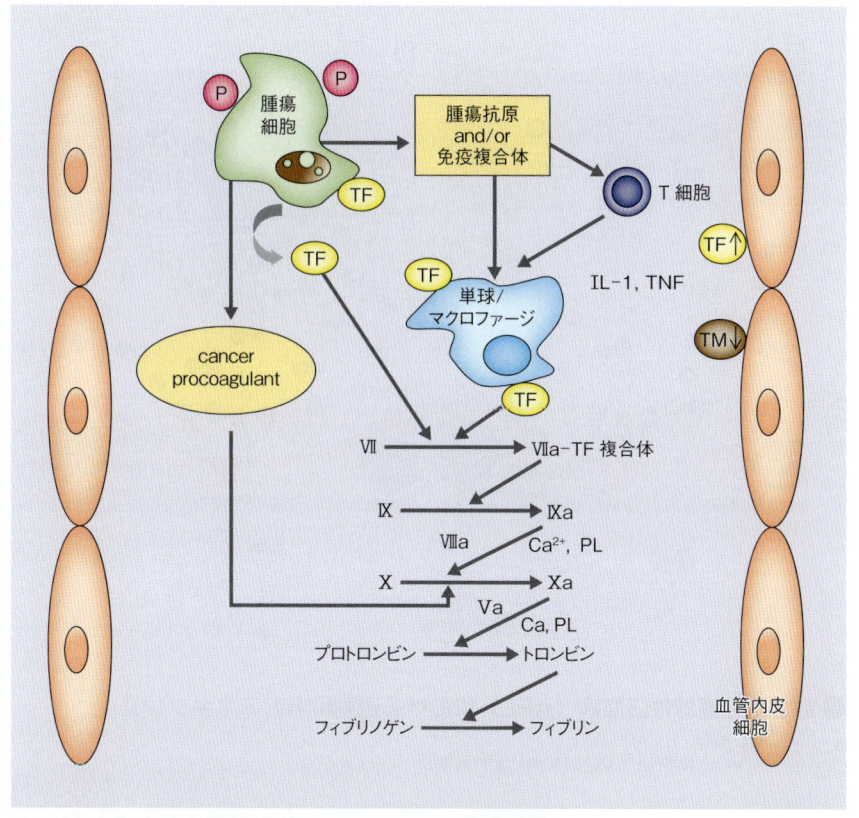

❶ **血液疾患を含む悪性疾患における DIC 発症機序**
TF：組織因子，P：血小板，TM：トロンボモジュリン，Ca^{2+}：カルシウムイオン，PL：リン脂質

造血器悪性疾患を含む悪性腫瘍における DIC 発症機序

　血液疾患を含む悪性疾患における DIC 発症の主因は，腫瘍細胞表面および腫瘍細胞中に含まれる組織因子による外因系凝固機序の活性化と考えられている（❶）．そのほかには，腫瘍細胞に対する免疫反応により単球/マクロファージが刺激され，単球/マクロファージから組織因子が産生される機序や（この際，リンパ球が介在してサイトカインの働きにより組織因子産生が増幅される可能性がある），悪性腫瘍患者において誘導される TNF，IL-1 といったサイトカインが血管内皮細胞に作用し，血管内皮細胞における組織因子の産生が亢進したり，トロンボモジュリンの発現が抑制されることにより，血管内皮細胞の性格が抗凝固から向凝固にシフトされることなどが考えられている．

　ただし，このような腫瘍に対する免疫反応やサイトカイン産生などに伴う凝固活性化の機序は，敗血症に合併した DIC と比較すると，はるかにその比重は小さいものと考えられている．

　悪性腫瘍症例においては，血中トロンビン-アンチトロンビン複合体（throm-

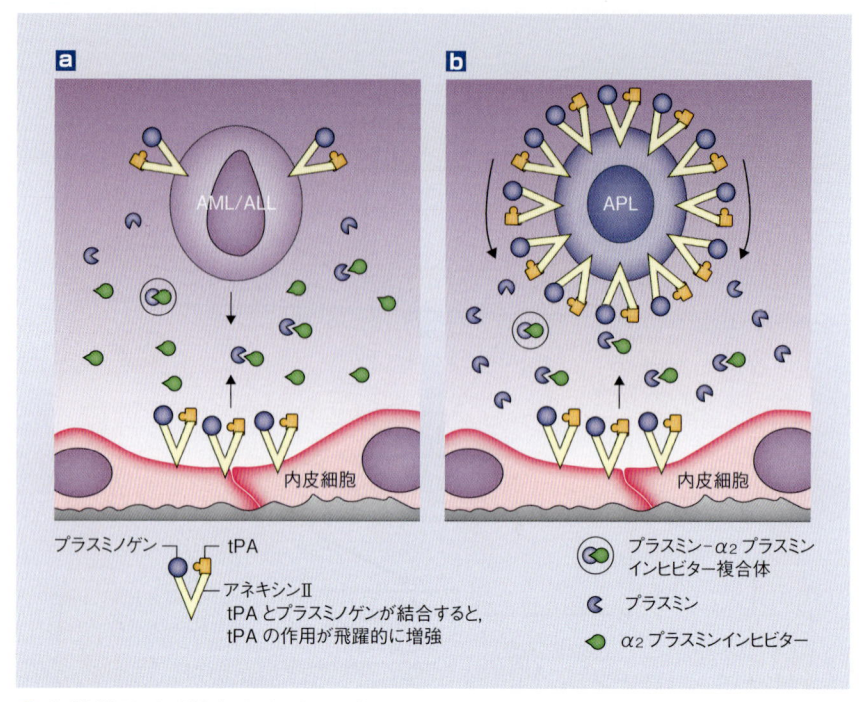

❷ 急性前骨髄球性白血病（APL）における過剰線溶とアネキシンⅡ
a：AML/ALL 細胞，b：APL 細胞．
(Menell JS, et al. N Engl J Med 1999[4]より改変)

bin-antithrombin complex；TAT）やプロトロンビンフラグメント1+2（F1+2）は高値で，組織因子は2/3例，活性型第Ⅶ因子（FⅦa）は半数例で異常高値であったのに対し，内因系凝固活性化のマーカーである活性型第Ⅻ因子（FⅫa）はごく一部の症例でのみ高値であったとする報告がみられている[3]．この報告からも，固形がんにおける凝固活性化機序は，組織因子の関与する外因系凝固活性化が主体であろうと考えられる．

急性前骨髄球性白血病（APL）とアネキシンⅡ

急性前骨髄球性白血病（acute promyelocytic leukemia；APL）に合併したDICにおいて線溶活性化が著しい理由として，APL細胞表面上に存在するアネキシンⅡ（annexin Ⅱ）の果たす役割が大きいことが知られている（❷）[4]．アネキシンⅡは，血管内皮細胞，マクロファージ，いくつかの腫瘍細胞などの表面に発現している Ca^{2+}/リン脂質結合性の細胞表面膜受容体である．アネキシンⅡは，組織型プラスミノゲンアクチベータ（tPA）およびプラスミノゲンの両者と結合し，このことによりtPAによるプラスミノゲンの活性化が飛躍的に亢進するために線溶活性化を増強することが知られている．APLにおける著しい線溶活性化の原因として，従来，線溶阻止因子プラスミノゲンアクチベータインヒビター（plasminogen activator inhibitor；PAI）の発現があまり

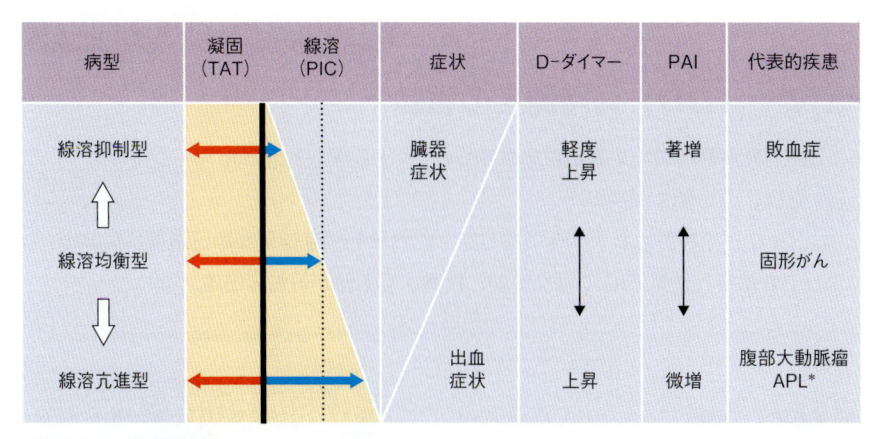

病型	凝固 (TAT)	線溶 (PIC)	症状	D-ダイマー	PAI	代表的疾患
線溶抑制型	←	→	臓器症状	軽度上昇	著増	敗血症
線溶均衡型	←	→				固形がん
線溶亢進型	←	→	出血症状	上昇	微増	腹部大動脈瘤 APL*

❸ DIC の病型分類

TAT：トロンビン-アンチトロンビン複合体，PIC：プラスミン-α2 プラスミンインヒビター複合体，
PAI：プラスミノゲンアクチベータインヒビター，APL：急性前骨髄球性白血病
＊：APL はアネキシンⅡによる線溶活性化が加わる点で特殊病型．

みられないことや，顆粒球エラスターゼによる PAI，$α_2$ プラスミンインヒビター（$α_2$-plasmin inhibitor；$α_2$-PI），フィブリン，フィブリノゲンの分解が指摘されてきたが，これらに加えてアネキシンⅡの果たす役割はきわめて大きいと考えられる．

アネキシンⅡは，APL 以外にもいくつかのほかのがん細胞にも発現していることが知られており，がんの浸潤，転移，血管新生との関連が注目されている．固形がんに合併した DIC 症例において著しい線溶活性化に伴い高度な出血傾向をきたす症例を時に経験するが，このような症例において高頻度にアネキシンⅡの発現がみられるかどうか興味のあるところである．また，APL に対する全トランス型レチノイン酸（all *trans*-retinoic acid；ATRA）によりアネキシンⅡの発現が強く抑制されるように[4]，アネキシンⅡを制御するような治療が可能になれば，線溶活性化とがん浸潤の両者を調節できる治療法が登場することになるかもしれない．

DIC の病型分類と造血器悪性腫瘍

DIC 病態を理解するうえで，DIC の病型分類の概念は重要である（❸）[1,2]．著しい凝固活性化は DIC の主病態であり全症例に共通しているが，その他の点については，基礎疾患により病態（特に線溶活性化の程度）が相当異なっている．

凝固活性化は高度であるが線溶活性化が軽度にとどまる DIC は，敗血症に合併した例に代表される．線溶阻止因子 PAI が著増するために強い線溶抑制状態となり，多発した微小血栓が溶解されにくく微小循環障害による臓器障害が高度になりやすいが，出血症状は意外と軽度である．このような病型の DIC を「線溶抑制型 DIC」と称している．検査所見としては，凝固活性化マーカー

> **Advice from Expert**
>
> ### FDPとD-ダイマー（DD）同時測定の意義
>
> 　FDP上昇例において，DD上昇が軽度のため乖離現象がみられて（DD/FDP比の低下），フィブリノゲン低下があれば線溶亢進型DICの可能性が高い．
> 　本来は，TAT，PIC，α_2-PIなどで病型診断すべきであるが，これらの検査結果が即日到着しない場合には，FDPとDDによっても線溶亢進型DICではないかと推測することが可能である．

> **Basic Point**
>
> ### アンチトロンビン（AT）活性
>
> 　DICにおける特徴的血液検査所見の一つとして，AT活性の低下が強調されてきた歴史がある．確かに，敗血症に合併したDICではAT活性が低下しやすいが，急性白血病では肝不全の合併がなければAT活性は低下しない．必然的に急性白血病に合併したDICにおいては，AT濃縮製剤の使用頻度は低い．
> 　なお，DICの有無にかかわらず，血中AT活性は，血中アルブミン濃度やコリンエステラーゼ活性とよく相関する．

であるTATは上昇するものの，線溶活性化マーカーであるプラスミン-α_2プラスミンインヒビター複合体（plasmin-α_2 plasmin inhibitor complex；PIC）は軽度上昇にとどまる．また，微小血栓の溶解を反映するフィブリンならびにフィブリノゲン分解産物（FDP）やD-ダイマー（DD）も軽度上昇にとどまるのが特徴である．

　一方，凝固活性化に見合う以上の著しい線溶活性化を伴うDICは，APL，腹部大動脈瘤，前立腺がんなどに合併した例に代表される．PAIはほとんど上昇せずに線溶活性化が強く，止血血栓が溶解されやすいことと関連して，出血症状が高度になりやすいが臓器障害はほとんどみられない．このような病型のDICを「線溶亢進型DIC」と称している．検査所見としては，TAT，PIC両者とも著増し，FDPやD-ダイマーも上昇する．フィブリノゲン分解も進行するために，FDP/DD比は上昇（DD/FDP比で表現する場合は低下）しやすいのも特徴である．

　凝固・線溶活性化のバランスがとれており，上記両病型の中間的病態を示すもの（固形がんに合併したDICなど）を「線溶均衡型DIC」と称している．進行例を除くと，出血症状や臓器症状は意外とみられにくい．固形がんに合併したDICの多くは線溶均衡型DICの病態となり，比較的慢性の経過をとりやすい．ただし，固形がんにおいても一部は線溶亢進型DICとなる場合がある．たとえば，前立腺がん，悪性黒色腫，大腸がん，膵がんなどにおいて全身転移を伴った進行がんの場合に線溶亢進型DICとなり，しばしば高度の出血症状のコントロールに難渋する．

　造血器悪性腫瘍に合併したDICのうち，APLは線溶亢進型DICを併発しや

Advice from Expert

TAT と SF の意義

　DIC の本態は，全身性持続性の著しい凝固活性化状態である．TAT と可溶性フィブリン（SF）の両者ともに正常であれば，凝固活性化状態がないことを意味するため，DIC を否定することができる．

　筆者らの経験では，TAT 上昇が軽度にとどまるにもかかわらず SF が著増する例では重症例が多い．AT が十分に機能していないために，AT をすり抜けたトロンビンがフィブリノゲンに作用して SF を形成したものと考察される．

　一方，TAT 上昇が高度であるにもかかわらず SF 上昇が軽度の症例は，軽症例が多いようである．このあたりは今後の研究テーマになるであろう．

すいが，APL 以外の急性白血病においても線溶亢進型 DIC の病態になりやすく，出血のコントロールが DIC 治療の中心となる．悪性リンパ腫などその他の造血器悪性腫瘍においては，線溶均衡型〜線溶亢進型 DIC の病態となる．

　DIC 病型分類の概念は，DIC の早期診断，治療方針の決定のうえでも重要である．たとえば，FDP，D-ダイマーは DIC 診断の最も重要なマーカーと信じられてきたが，線溶抑制型 DIC ではその上昇は軽度にとどまることも少なくなく，これらのマーカーを過度に重要視すると DIC の診断が遅れる懸念がある（血中 TAT，SF〈可溶性フィブリン〉の上昇や，血小板数の経時的低下に着目することにより早期診断が可能である）．治療面においても，線溶亢進型 DIC に対して，ヘパリン類のみを投与すると出血を助長することも少なくない．

* DIC の診断基準は前項「播種性血管内凝固症候群（DIC）」の❻〈p.178〉を参照．

線溶亢進型 DIC と造血器悪性腫瘍

　線溶亢進型 DIC においては，出血症状が重症であり，特に，脳出血，肺出血，吐・下血，手術部位・創部からの大量出血などの致命的出血をきたす可能性がある．また，このタイプの DIC においては，血小板数の低下がそれほど高度でなくても（このため臨床家の注意が十分でない場合がありうる），致命的な出血をきたす可能性がある点で注意が必要である．

　DIC の診断* を行った後に，線溶亢進型 DIC の病態診断を行うための指針を❹に記載した．TAT および PIC は，線溶亢進型 DIC の代表的基礎疾患である APL の平均的な値（以上）が採用されている．著しい線溶活性化に伴い，FDP は著増するが（同じく APL の平均的な値以上），フィブリノゲン分解（fibrinogenolysis）も進行するためフィブリン分解産物のみを反映する D-ダイマーとの間に乖離現象を生じる．そのため，FDP/DD 比は大きくなる（DD/FDP 比は小さくなる）．フィブリノゲン分解および消費性凝固障害の両者の影響によりフィブリノゲンは著減する．

MEMO

DIC 診断基準の注意点
- 旧厚生省（厚労省）DIC 診断基準：白血病群（骨髄抑制のある病態）では，出血症状と血小板数をスコアから外し，4 点以上で DIC．3 点でも，TAT，PIC，D-ダイマー，可溶性フィブリン（SF）などで複数項目が高値であれば DIC と診断される．
- ISTH 診断基準：日本ではほとんど使用されていない．
- 急性期 DIC 診断基準：白血病群（骨髄抑制のある病態）では用いてはいけない．

❹ 線溶亢進型 DIC の病態診断を行うための指針

必須条件	TAT≧20 μg/L かつ PIC≧10 μg/mL*
検査所見	下記のうち 2 つ以上を満たす 1. FDP≧80 μg/mL 2. フィブリノゲン<100 mg/dL 3. FDP/DD 比の高値（DD/FDP 比の低値）
参考所見	下記所見がみられる場合，さらに重症出血症状をきたしやすい 1. 血小板数低下（<5 万/μL） 2. $α_2$-PI 活性低下（<50 %）

*：この必須条件を満たす場合は典型例である場合が多い．TAT や PIC が，上記の 7〜8 割レベルの上昇であっても，線溶亢進型 DIC の病態と考えられることもある．

　線溶亢進型 DIC における出血症状は，消費性凝固障害よりもむしろ著明な線溶活性化に伴う止血血栓の溶解の要素が大きいと考えられるが，血小板数低下が進行しているとさらに出血症状は重症化しやすい．過剰なプラスミン形成に伴い，$α_2$-PI はしばしば著減する．

悪性腫瘍（APL 以外）に合併した DIC に対する治療

　悪性腫瘍（APL を除く）に線溶亢進型 DIC を合併した場合には，ヘパリン類単独で加療を行うとかえって出血を助長することもあるが，凝固活性化のみならず線溶活性化も同時に十分阻止するような治療は，出血症状に対してしばしば著効する．具体的には，ナファモスタットメシル酸塩（NM，フサン®など：抗トロンビン作用のみならず抗プラスミン作用も強力な合成プロテアーゼインヒビター）や，ヘパリン類とトラネキサム酸の併用療法は，線溶亢進型 DIC の出血症状に対してきわめて有効である．ただし，DIC に対するトラネキサム酸などの抗線溶療法は，血栓症の合併や，臓器障害の報告があり，適応や使用方法を誤ると重大な合併症をきたすことになる（死亡例の報告もある）．線溶亢進型 DIC の病態診断指針は，誤った抗線溶療法の適応を避けるうえでも重要と考えられる．線溶亢進型 DIC の病型診断に確信をもてない場合には，NM による加療が無難である．線溶亢進型 DIC に対して，固形がんの場合には NM が無効でヘパリン類とトラネキサム酸の併用療法が必要になる場合があるが，造血器悪性腫瘍の場合は有効な化学療法が行われれば NM で十分のことがほとんどである．

　造血器悪性腫瘍では，化学療法に伴って腫瘍細胞が一気に崩壊するために，腫瘍細胞中の組織因子が大量に血中に流入して，DIC は一時的に悪化することが少なくない．ただし，このことを理由に基礎疾患の治療を躊躇してはいけない．換言すると，化学療法によって腫瘍細胞数が激減すれば，DIC から速やかに離脱できる可能性が高い．DIC による出血によって患者の病態が悪化しないように，NM などによる治療を行う．

Advice from Expert

ナファモスタットメシル酸塩とガベキサートメシル酸塩の違い

ナファモスタットメシル酸塩（NM）は，抗線溶作用も強力な合成抗トロンビン薬であり，線溶亢進型 DIC に対して相性のよい治療薬である．造血器悪性腫瘍に合併した DIC での使用頻度は高い．ただし，高カリウム血症の副作用には注意が必要である．ガベキサートメシル酸塩は現在の臨床用量では，抗凝固作用も抗線溶作用もマイルドである．

❺ 造血器悪性腫瘍（APL 以外）における DIC 診療のポイント

検査	1. 血算，PT，APTT，フィブリノゲン，FDP，D-ダイマー（DD）の測定． 2. FDP，DD が高値であれば（特に FDP≧20 µg/mL であれば）DIC の可能性が高い．TAT，PIC，アンチトロンビン，プラスミノゲン，α_2-PI を測定して病型診断を行う． 3. TAT，SF ともに正常であれば，DIC ではない． 4. 治療効果判定：FDP，DD，フィブリノゲン，TAT，SF，PIC などで行う．
治療	1. 基礎疾患の治療：化学療法（最重要） 2. 抗凝固療法：ナファモスタットメシル酸塩を第一選択薬として考慮する． 　処方例：フサン®注 1.44〜4.8 mg/kg/日，持続点滴（200 mg/24 時間程度） 3. 補充療法 　1）濃厚血小板：10（〜20）単位/1 回，必要であれば経日的に繰り返す．血小板数 2 万〜3 万/µL 以上を保つ． 　2）新鮮凍結血漿：500 mL 程度/1 回，必要であれば経日的に繰り返す．フィブリノゲン<100 mg/dL にならないように補充．

なお，NM は標準的体重の症例では，200 mg/24 時間程度の投与量になることが多い．NM による高カリウム血症の副作用には注意する．

❺に，造血器悪性腫瘍における DIC 診療のポイントを示す．

APL に対する ATRA 療法

線溶亢進型 DIC を合併した APL に対しては，ATRA による分化誘導療法が DIC 治療を兼ねている．ATRA は，APL 細胞における組織因子の発現を抑制したり，トロンボモジュリンの発現を亢進することによって凝固阻止的に作用するばかりでなく，アネキシンⅡの発現を抑制することによって線溶阻止的にも作用する[4]．このため，凝固活性化と線溶活性化に同時に抑制がかかり，APL の DIC は速やかに改善するものと考えられる．

なお，ATRA によるアネキシンⅡ発現の抑制は相当に強力であるらしく，APL の著しい線溶活性化の性格は速やかに消失する．APL に対して ATRA を投与している場合に，トラネキサム酸などの抗線溶療法を行うと全身性血栓症や突然死の報告がみられる．APL に対して ATRA を投与する場合には，トラネキサム酸は絶対禁忌である．

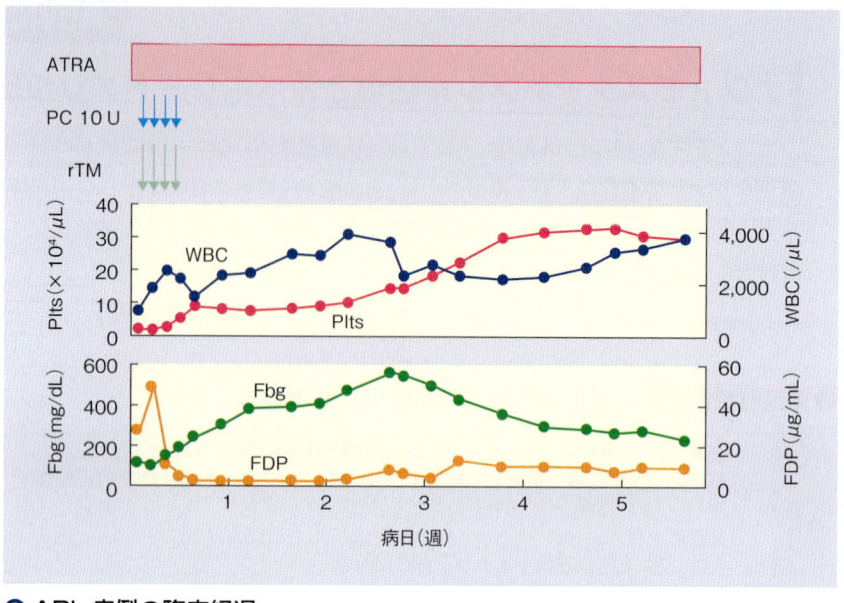

❻ APL 症例の臨床経過

rTM：遺伝子組換えトロンボモジュリン製剤（リコモジュリン®），PC：濃厚血小板，ATRA：全トランス型レチノイン酸，Plts：血小板数，Fbg：フィブリノゲン，WBC：白血球

> **MEMO**
> **ATRA 症候群**
> ATRA 治療中に白血球数が上昇し，発熱，呼吸不全，浮腫などをきたす．ATRA を中止して化学療法を強化するなどの対処を行う．しばしばステロイドによる治療が必要となる．

　APL では，ATRA 症候群の合併や化学療法の追加により DIC が再燃することもあり，その場合には遺伝子組換えトロンボモジュリン製剤（リコモジュリン®）などによる加療が必要となる．

　なお，トロンボモジュリン製剤は，ATRA 症候群の合併がない場合であっても APL に合併した DIC を速やかに改善させることが報告されている[5,6]．筆者の施設で経験した APL 症例を❻に提示するが，ATRA とトロンボモジュリン製剤の併用により速やかに DIC から離脱している．

（朝倉英策）

文献

1) 朝倉英策．播種性血管内凝固症候群（DIC）．朝倉英策，編．臨床に直結する血栓止血学．東京：中外医学社；2013．pp.168-78.
2) 金沢大学血液内科・呼吸器内科．血液・呼吸器内科のお役立ち情報．播種性血管内凝固症候群（DIC）〈図解シリーズ〉．http://www.3nai.jp/weblog/entry/24539.html
3) Kakkar AK, et al. Extrinsic-pathway activation in cancer with high factor VIIa and tissue factor. Lancet 1995; 346: 1004-5.
4) Menell JS, et al. Annexin II and bleeding in acute promyelocytic leukemia. N Engl J Med 1999; 340: 994-1004.
5) Ikezoe T, et al. Recombinant human soluble thrombomodulin safely and effectively rescues acute promyelocytic leukemia patients from disseminated intravascular coagulation. Leuk Res 2012; 36: 1398-402.
6) Ikezoe T, et al. Thrombomodulin enhances the antifibrinolytic and antileukemic effects of all-*trans* retinoic acid in acute promyelocytic leukemia cells. Exp Hematol 2012; 40: 457-65.

第4章 血小板減少を伴う血栓性疾患

ヘパリン起因性血小板減少症

Point

- ヘパリン起因性血小板減少症（HIT）はヘパリンによる重篤な副作用で，医原病として認識する．
- HITの診断には，4T'sスコア方式（❶参照）を用いて，その合計スコアから3段階の評価を行いHITの可能性を検証する．
- 血小板減少の原因をHITに特定することに苦慮することが多いので，4T'sスコア方式（❷参照）を活用する．わが国ではHITによる血小板減少とDICに由来する血小板減少とが混同されやすい．
- 医療保険承認の抗PF4/ヘパリン複合体抗体測定法による結果を過信してはならない．陰性結果であればHITは除外できるが，陽性でもHITとして診断してはならない．HITを診断するには，HIT抗体活性を測定する機能検査が必要となる．
- わが国では標準的な機能検査である ^{14}C-セロトニン放出試験が実施されていないので，過剰診断，過剰治療に陥りやすいので注意する．

　ヘパリン起因性血小板減少症（heparin-induced thrombocytopenia；HIT）は，免疫介在性のヘパリンの副作用で，時には血栓塞栓症を合併し，死因となる．HITの病因は，血小板第4因子（PF4）とヘパリンの複合体抗体（HIT抗体）の産生による．HIT抗体にはIgG/A/Mの3分画の免疫グロブリンが含まれているが，なかでもIgG分画は血小板活性化作用（ヘパリン依存性血小板活性化IgG因子；以下，血小板活性化IgG因子と略）をもつ分画が含まれるため，HIT特有の血小板減少と動静脈血栓の発生病因となる．したがって，血小板減少を中心とした適切な臨床評価とHIT抗体の検出は，HITの診断・治療に有用である．臨床現場ではHITを疑ったときには，低分子ヘパリンを含めてヘパリン療法を継続するかどうかの判断に，臨床評価とあわせてHIT抗体検査の結果を加えて行われている．現在広く使用されている高感度の酵素免疫測定法（ELISA）は，陰性結果であればHITを除外するための臨床判断を支持するのに役に立っている．また，HIT抗体濃度が高値陽性であればHITの可能性がより高くなり，弱陽性の場合は，血小板活性化IgG因子をもたないHIT抗体の可能性がある．このため，ELISAで陰性以外の結果を得た場合には，血小板活性化IgG因子を検出する機能検査による確認が要求される．

　しかし，ELISAをはじめとするHIT抗体検査の普及につれて，不要と思われる検査がオーダーされ，単にHIT抗体検査の陽性を根拠とした過剰診断と，

アルガトロバンによる過剰治療が，医療現場で起こっている．拮抗薬をもたないアルガトロバンは，有効な治療域の幅も狭く，使用に不慣れな現場では，不用意な出血や抗凝固作用の不足といったリスクにつながる．

HITを疑うに足りない不十分な血小板数の低下であるにもかかわらず，手当たりしだいHIT抗体検査を行うべきではない．HITの特徴的な経過から，HITをどのタイミングで疑うかを知るべきであり，HIT抗体検査をする合理的な理由がない限りHIT検査をしない．まず，HIT抗体検査は，臨床現場で用いられている多くの生化学および血清検査の解釈と同じルールではないことを理解する．さもないと，過剰検査，過剰診断，過剰治療を招き，臨床現場に無用の混乱が起こる．

4T'sスコア方式によるHIT疑い患者の評価

4T'sスコアは，血小板減少症（thrombocytopenia），血小板減少のタイミング（timing），ヘパリン使用と関連する血栓症（thrombosis），血小板減少症のHIT以外の原因の可能性（other cause for thrombocytopenia）のHITの4項目の臨床的特徴について，各項目別に0～2点の3段階の点数が与えられている．HITの可能性の評価は，合計点数で0～3点は低い，4～5点は中間，6～8点は高いと判定する．そのほかに，ヘパリン注射部位の壊死性皮膚病変はHIT以外の原因で発生しないので，血小板減少症がなくても2点を加点する．注射部位の紅斑性皮膚病変は1点，低分子ヘパリンによる皮下注射部位の遅延型過敏反応は加点できない（❶）[1]．ほかの血小板減少症の可能性の検討項目は，❷のとおり，より具体的な病名が記載されており，血小板減少がHIT以外の原因でないことを慎重に検討する．

わが国においてはHITより播種性血管内凝固症候群（DIC）の関心が高く，ヘパリンや低分子ヘパリン使用中に血小板数の減少や凝固検査異常からDICとして診断され，非ヘパリン系抗凝固薬（ナファモスタットメシル酸塩，ガベキサートメシル酸塩，可溶性トロンボモジュリン）が投与されている例がある．仮に，DICではなくHITであったとしても，ヘパリンの中止と代替の非ヘパリン系抗凝固薬が投与されていれば，ヘパリンの中止効果と代替薬の抗凝固作用により，血小板減少は改善の方向に向かう．DICかHITの鑑別に困惑する現場では，両者を鑑別することは困難であるので，HITを除外する目的でHIT抗体検査を行う（❸）[2]．ICUではHIT以外の原因による血小板減少が多く，HIT抗体の出現率（＜1%）は低い．まず4T'sスコアを用いてHIT抗体検査の必要性を検証し，検査をオーダーすることが求められている．

また，薬剤性免疫性血小板減少症のリストが，GPⅡb/Ⅲa拮抗薬を筆頭に多数加えられている点も注目したい．両者の鑑別には，HIT抗体と血小板活性化IgG因子の測定を必要とする．

HITの疑い例で4T'sに関するメタアナリシスの結果から，4T'sによる陰性予測値は0.998（95% CI 0.970～1.00）と1にきわめて近く，4T'sが3点以下

> **MEMO**
> **ヘパリンと低分子ヘパリン**
> ヘパリンは，5,000～30,000 Daから成る酸性ムコ多糖体の生物学的製剤である．主な作用は，アンチトロンビンと複合体をつくり抗トロンビン作用を発揮する．ヘパリンの低分子分画は抗Xa作用が強いことから，低分子ヘパリンとして血栓予防に用いられている．これに対して，原料となるヘパリンは未分画ヘパリンと呼称されている．低分子ヘパリンからのHITの発生頻度は低いが，いったん発症すればヘパリンと同じ病態を示す．

❶ 4項目スコア方式（4T's）による HIT の臨床診断へのアプローチ

	HIT の得点		
	2 点	1 点	0 点
Ⅰ．血小板減少症 最低値の決定は一連の血小板数低下の前あるいは経過中の最高値と比較（％）	・>50％の低下と最低値は2万/μL以上で3日以内の手術歴なし	・>50％の低下だが3日以内の手術歴あり ・2点と0点に該当しない血小板低下とその最低値（例：30～50％の血小板数の低下あるいは最低値が1万～1.9万/μL）	・<30％の低下 ・最低値<1万/μL の低下
Ⅱ．血小板減少あるいは血栓症発生のタイミング 最近のヘパリン投与開始日=0日	・ヘパリン開始5～10日後の血小板低下 ・ヘパリン開始1日以内血小板低下と5～30日以前のヘパリン使用歴あり	・血小板低下は5～10日に一致だが不明確（例：血小板数が不明） ・ヘパリン開始1日以内の血小板低下と31～100日以内のヘパリン使用歴あり ・11日以後の血小板低下	・過去100日以後のヘパリン使用歴がない4日以内の血小板低下
Ⅲ．血栓症（その他の HIT の続発症）	・明らかな血栓の新生（静脈あるいは動脈） ・注射部位の皮膚壊死 ・一回静注によるアナフィラキシー様反応 ・副腎出血	・抗凝固療法中の静脈血栓の再発 ・血栓症疑い（画像による診断確認待ち） ・ヘパリン注射部位の紅斑様皮膚病変	・血栓症疑い
Ⅳ．血小板減少症の他の原因	・ほかの原因による血小板低下の明らかなエビデンスはない	・ほかの原因の可能性がある（❷参照）	・ほかに明らかな原因がある（❷参照）

❷ HIT 以外の血小板数の低下原因と薬剤性免疫性血小板減少症（D-ITP）

1 点	0 点	薬剤性免疫性血小板減少症
血小板数の低下にほかの原因の可能性あり	血小板数の低下にほかに明らかな原因あり	ヘパリン以外の薬剤で誘発される免疫性血小板減少症
・病原菌種不明の敗血症 ・人工呼吸器開始による血小板減少症 ・その他	・術後72時間以内 ・確認された菌血症，真菌血症 ・過去20日以内の化学療法あるいは放射線療法 ・HIT 以外の原因による DIC ・輸血後紫斑病 ・血小板数<2万/μL そして D-ITP の原因と関連づけられる薬剤が与えられている ・低分子ヘパリン注射部位の非壊死性の皮膚損傷（遅延性過敏反応が推定される） ・その他	・HIT と相対的な共通点がある 　GPⅡb/Ⅲa 拮抗薬 　キニン，キニジン 　抗菌性サルファ剤 　カルバマゼピン 　バンコマイシン 　その他 ・HIT と共通点が比較的少ない 　アクチノマイシンほか

❸ HIT と DIC の比較

		HIT	DIC
臨床	発症機序	ヘパリンによる免疫機序	基礎疾患による過凝固・線溶亢進
	PF4/ヘパリン複合体抗体	陽性	陰性
	ヘパリン類の使用歴	あり	あり・なし
	発症	ヘパリン投与開始 5～10 日後	基礎疾患から誘発
	出血症状	まれ	しばしば
	血小板輸注の効果	無効の場合が多い	時には有効
	血栓症の合併	動・静脈血栓，時に DIC	微小循環血栓の多発
	治療	ヘパリン中止	基礎疾患の除去
		抗トロンビン薬（アルガトロバン）の開始	支持～補充療法，ヘパリン類が有効な場合がある
臨床検査	凝固・線溶プロファイル	過凝固状態	消耗性凝固障害
	血小板減少	50 % 以上の減少	5 万～10 万/μL 以下
	TAT	増加	さらに増加
	PIC	正常～増加	さらに増加
	FDP	正常～増加	増加
	D-ダイマー	増加	増加
	アンチトロンビン	正常～減少	減少

TAT：トロンビン-アンチトロンビン複合体，PIC：プラスミン-α_2 プラスミンインヒビター複合体

であれば HIT は除外できると断定されている．4T's による陽性予測値は，6～8 点の高点数では 0.64（95 % CI 0.40～0.82）と半数以上で HIT の可能性があることも示されている．4～5 点と中間の陽性予測値は，0.14（95 % CI 0.09～0.22）と低く，大部分の症例は HIT ではない[3]．

HIT の疑いを臨床的に診断した医師は，4T's スコア方式で臨床評価を行い，4 点以上のスコアであれば HIT 抗体検査を実施する（❹）．

わが国における HIT 抗体検査の現況

HIT 診断確認のため，HIT 抗体検査を行う．HIT 抗体検査は機能検査（抗体活性）と酵素免疫検査（抗体量）の 2 法に分類される．

機能検査として，^{14}C-セロトニン放出試験とヘパリン惹起性血小板凝集法がある．ラジオアイソトープを使用する ^{14}C-セロトニン放出試験はゴールドスタンダードであるが，わが国では実施されていない．ヘパリン惹起性血小板凝集法は，健常者の血小板に患者血漿とヘパリンを加え，血小板凝集能測定装置

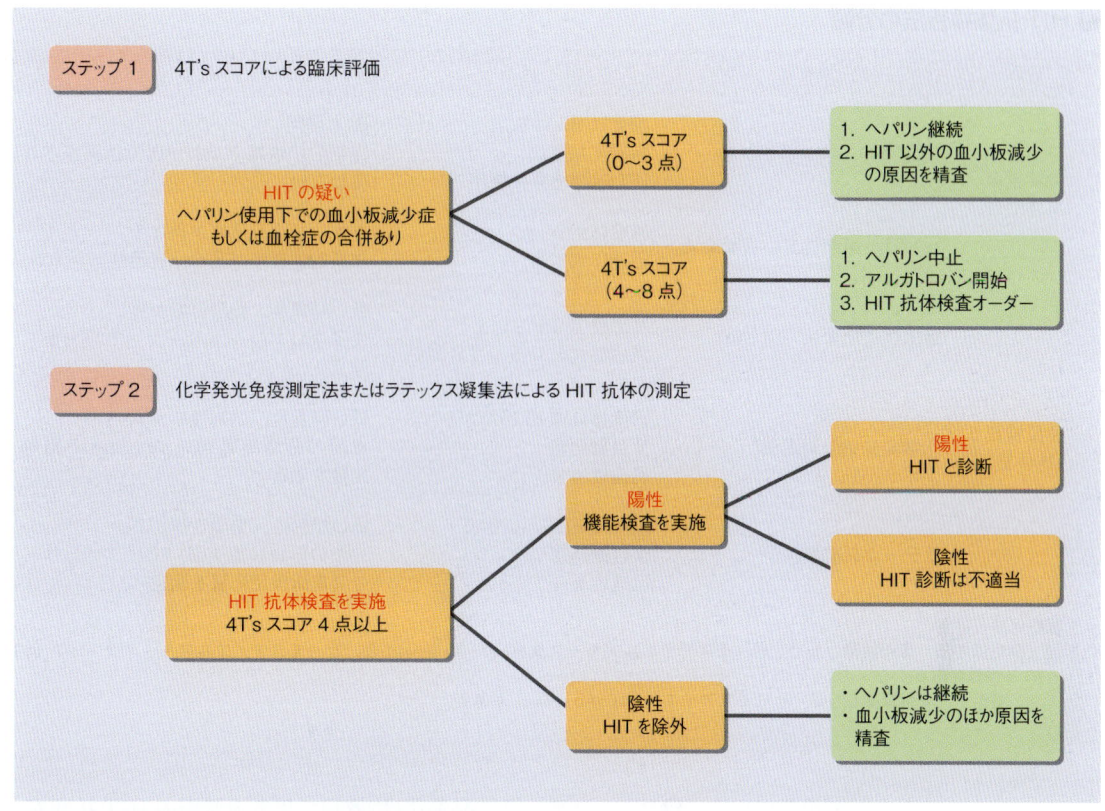

```
ステップ1  4T'sスコアによる臨床評価

                          ┌─ 4T'sスコア      ─── 1. ヘパリン継続
                          │   (0～3点)            2. HIT以外の血小板減少
     HITの疑い             │                         の原因を精査
     ヘパリン使用下での血小板減少症 ─┤
     もしくは血栓症の合併あり   │
                          │                    ─── 1. ヘパリン中止
                          └─ 4T'sスコア           2. アルガトロバン開始
                              (4～8点)            3. HIT抗体検査オーダー
```

ステップ2 化学発光免疫測定法またはラテックス凝集法によるHIT抗体の測定

```
                                              ┌── 陽性
                                              │    HITと診断
                          ┌─ 陽性         ────┤
                          │   機能検査を実施    │
                          │                   └── 陰性
     HIT抗体検査を実施    ─┤                        HIT診断は不適当
     4T'sスコア4点以上    │
                          │                    ・ヘパリンは継続
                          └─ 陰性          ──── ・血小板減少のほか原因を
                              HITを除外              精査
```

❹ HIT診断への2ステップによるアプローチ

ステップ1で4T'sスコアが3点以下であればHITの可能性は低いので，HIT抗体検査は不要である．スコア4点以上ではステップ2に進みHIT抗体検査を実施する．陰性であればHITが除外できる．陽性であれば機能検査でHIT診断を確定する．過剰検査を避けるために，ベッドサイドで4T'sスコアを算定し，非HIT患者をあらかじめ除外するのがポイント．化学発光免疫測定法は，ヒーモスアイエルアキュスターHIT-Ab (PF4-H)，ヒーモスアイエルアキュスターHIT-IgG (PF4-H) の2種類の試薬があるが，同時に2種類の測定の臨床的意義はない．

を用いて凝集強度を測定する．特異度が高く凝集が陽性であればほぼHITと診断されるが，使用する健常者の血小板により感度が異なる（30～80%）など，手技的依存度が高いのが難点で標準化は進んでいない．酵素免疫検査としてELISAが一般的だが，最近全自動の迅速測定性能をもつELISA 2法と同時にラテックス凝集法の1法が導入された（❺）．

専用の全自動測定装置 ACL AcuStar を用いて測定する化学発光免疫測定法〔ヒーモスアイエルアキュスターHIT-Ab (PF4-H)（以下，HITAb-IgG/A/Mと略），ヒーモスアイエルアキュスターHIT-IgG (PF4-H)（以下，HITAb-IgGと略）〕と，大型の全自動装置 ACL TOP ファミリーを用いて測定するラテックス凝集法〔ヒーモスアイエル HIT-Ab (PF4-H)〕がある（以下，3法の測定法をIL-HIT抗体測定法と略）．3法の測定法ともに，ヘパリンと類似の陰性荷電の直列構造をもつポリビニルスルホン酸（PVS）がヘパリン代替抗原に用いられている．したがって，同じ抗原を使用する Gen-Probe GTI 社（USA）の ELISA（以下，GTI-ELISAと略）は固相反応で2時間を要するが，化学発光免疫測定法は液相でのHIT抗体とPF4/PVS複合体との反応がきわめて早いことを

❺ HIT 抗体検査法の分類

分類	検査法	利点	欠点
機能検査 (抗体活性)	¹⁴C-セロトニン放出試験	感度は85％以上 特異度が高い HIT確認検査に使用	RIを使用 技術的に煩雑で、わが国では実施されていない
	ヘパリン惹起性血小板凝集法	感度は劣る 迅速に判定可	ドナーにより感度が異なる 技術的依存度が高く、汎用性に乏しい
免疫検査 (抗体量)	酵素免疫測定法（ELISA）	高感度で95％以上 汎用性があり普及度は高い	低い特異性、偽陽性率が高い マイクロプレートリーダーで吸光度を測定
	化学発光免疫測定法*	感度はほぼELISAなみ 全自動測定 迅速性あり	低い特異性、偽陽性率が高い 専用の分析装置ACL AcuStarで相対光量を測定
	ラテックス凝集法*	感度はELISAに劣る 全自動測定 迅速性あり	低い特異性、偽陽性率が高い 大型の分析装置ACL TOPファミリーで凝集阻害反応量を測定

＊：医療保険収載品
化学発光免疫測定法：専用試薬として、ヒーモスアイエルアキュスターHIT-Ab (PF4-H) と、ヒーモスアイエルアキュスターHIT-IgG (PF4-H) の2種類がある．
ラテックス凝集法：専用試薬として、ヒーモスアイエルHIT-Ab (PF4-H) がある．

利用している（❻）[4-6]．ラテックス凝集法は、液相で患者血漿中のHIT抗体が、溶液中のPF4/PVS複合体と結合すると凝集が起こることを原理としている．血漿中にHIT抗体が存在しない陰性の場合は、PF4/PVS複合体はラテックス粒子上のヒトモノクローナルHIT抗体と結合し、ラテックス凝集が起こる．ラテックス凝集法に関する文献調査では、PubMedから2篇が検索できた．また、国際血栓止血学会（ISTH 2013）でわが国からのポスター発表が1篇あった（❼）[5,7,8]．3種の測定法ともに定性検査であるので、当然陽性・陰性の判別が基本性能である．添付の任意単位を設定された企業標品を用いて得られるカットオフ値は、1.0 U/mL未満である．測定結果は実数のまま（例：1.2 U/mL）現場に伝えられているが、その数値の意味する臨床的意義については解明されていない．迅速性以外の評価について、陰性であればHITを除外できるが、陽性イコールHITと診断すべきではないというのが共通認識であった[9]．

HIT抗体検査の解釈は、臨床現場で用いられている生化学および血清検査の解釈と同列に解釈してはならない．まず、ヘパリン投与下の血小板数を中心に疾患の経過を見極め、HITの可能性を十分に検討することが肝要である．化学発光免疫測定法では、4T'sスコア方式が4点以上の場合でもHITの除外診断に活用できるが、ラテックス凝集法にはそのエビデンスはなく発展途上の検査といえる．

> **MEMO**
> **ラテックス凝集法の基準値は誤用**
>
> 外注検査でHIT抗体検査として使用されている測定法は、ラテックス凝集法が中心である．その検査案内には、カットオフ値ではなく基準値(単位)として1.0未満U/mLとの記載がある．この数値単位は、単にHIT患者と非HIT患者を識別するために設定されたカットオフ値である．したがって、検査結果が陽性であればHITの疑いがあり、陰性であればHITの疑いがないと判断できる．生化学検査のように健常者集団から求められた定量測定値に基づく基準値ではないことから、定性検査であるラテックス凝集法で得られた測定値に定量的意義はない．

❻ アメリカで広く用いられている酵素免疫測定法とわが国で用いることのできる化学発光免疫測定法の比較

	酵素免疫測定法	化学発光免疫測定法[4-6]
メーカー名	Gen-Probe GTI Diagnostic	Instrumentation Laboratory
HIT抗体IgG/A/M全クラスの測定（商品名）	PF4 Enhanced	ヒーモスアイエルアキュスターHIT-Ab (PF4-H)
HIT抗体IgGの測定（商品名）	PF4 IgG	ヒーモスアイエルアキュスターHIT-IgG (PF4-H)（HITAb-IgGと略）
標的抗原	PF4/ポリビニルスルホン酸	PF4/ポリビニルスルホン酸
抗原抗体反応	固相（ウェルプレイト上）	液相（溶液中）
発色系	呈色反応	発光反応
測定時間	2時間	30分
測定器具	マイクロプレートリーダー	専用装置（ACL AcuStar systemが必要）
カットオフ値	>0.4（吸光度）	>1.0 U/mL（企業設定値）
HIT診断に対する貢献度	読み取り吸光度の増加に伴って，病因性抗体の保有率が高くなる．吸光度>2.0では90％の確率で病因性HIT抗体の保有が推定．	陰性であれば，HIT診断が除外できる．HITAb-IgGの特異度が高い．単に陽性の理由でHITとして診断できない．

❼ ラテックス凝集法に関する文献調査

	対象疾患	HIT診断に対する有用性	文献番号
1	ヘパリン使用者（414人）	HIT抗体陰性検体の識別が可能，SRAの測定未実施で，評価不能	7)
2	HIT疑い例（448人）	クエン酸検体少数のため評価保留	5)
3*	HIT疑い例（112人）	SRA陽性例との同等陽性率92％とHIT過小診断の可能性	8)

＊：非医療機関での非医師グループによる治験抄録．
SRA：^{14}C-セロトニン放出試験

HIT抗体検査の活用法の実際

　日常的にヘパリンの使用頻度の高い透析導入期のHITの診断は，❷に該当しない原因不明の血小板減少の有無から始める．次に，血小板減少率を計算する．分母は必ずしもヘパリン投与前値の血小板数でなくてもよい．ヘパリン投与後の最低値までの最高値を用いてもよい．5〜10日間に出現する血小板数の減少率が＞50％であればHITの可能性が高い．そして，4T'sスコアを算定し，4点以上であればHIT抗体検査を実施し，HIT抗体が陽性であればHITの可

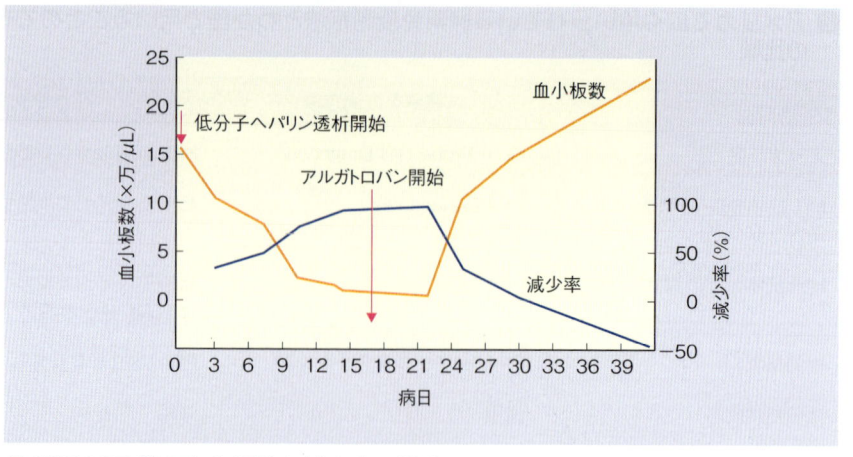

❽ 透析 HIT 例の血小板数と減少率の推移

透析 HIT の血栓合併例である．4T's スコアで評価すると，血小板減少は 5 日目に 41 %，7 日目に 50 %，10 日目に 76 %の低下で，>50 %の低下に相当し 2 点の加点，血小板数減少のタイミングが 5～10 日間に相当するので 2 点の加点となる．さらに，15 日目発症の心筋梗塞は，動脈血栓合併として 2 点加点となる．また，HIT 以外の血小板減少の原因がないため，さらに 2 点の加点となる．合計 8 点となり HIT の可能性がきわめて高く，使用中の低分子ヘパリンは中止し，代替の抗凝固薬としてアルガトロバンの使用を開始した．後日判明した HIT 抗体検査で，GTI-ELISA の吸光度（OD）2.63（カットオフ値 0.4）と高値であり，^{14}C-セロトニン放出試験も陽性であった．

能性がさらに高くなり，それに従った対応を行う．HIT 抗体陰性であれば HIT 以外の血小板減少を考える[10]．

透析 HIT の血栓合併例を示す．血小板数の経過をみると，11 日以後の血小板数が 2 万/μL 以下とさらに低下が続き，17 日のアルガトロバン投与後上昇に転じ，52 日には 28.5 万/μL と反応性の上昇を示した（❽）．ヘパリン投与開始日を 0 日と設定し，単に血小板数をフォローするのではなく，その減少率をフォローし，5～10 日間に＜50 %であれば HIT の可能性は高い．HIT 以外の血小板減少の存在の有無，次に血栓合併の有無を確認する．

心臓外科手術における HIT 抗体検査の実際

心臓外科手術後では HIT 抗体量を表す酵素免疫検査による陽性が高頻度（25～50 %）に認められているにもかかわらず，このなかからの HIT の発症はまれ（1～2 %）が特徴である．ヘパリンの使用は術中のみの心臓外科手術例を対象に，GTI-ELISA による HIT 抗体検査をスクリーニング的に実施すると，多数の HIT 抗体陽性者が発見される．GTI-ELISA 陽性者で ^{14}C-セロトニン放出試験陰性者を偽陽性者として算定した．すると，術後 1 週間目では，34 人に GTI-ELISA で陽性が認められた．このなかで，^{14}C-セロトニン放出試験の陽性は 11 人で，陰性は 23 人（68 %）に達した．術後 2 週間目の偽陽性出現率は 60 %となった．この結果から，酵素免疫検査陽性の結果を得たとしても，非 HIT の可能性がおよそ 60～68 %存在する（❾）．また，GTI-ELISA と ^{14}C-セロトニン放出試験の両者とも陽性者のなかから HIT の発症例はなかった．

❾ ヘパリン使用下に行われた心臓外科手術において実施されたコホート研究におけるHIT抗体出現頻度（*n*=79）

	術後1週間	術後2週間
GTI-ELISA陽性者数（陽性率）	34（43％）	40（51％）
^{14}C-セロトニン放出試験陽性者数（陽性率）	11（14％）	16（20％）
偽陽性出現者数＊（出現率）	23（68％）	24（60％）

＊：偽陽性出現者数＝（GTI-ELISA陽性者数）−（^{14}C-セロトニン放出試験陰性者数）

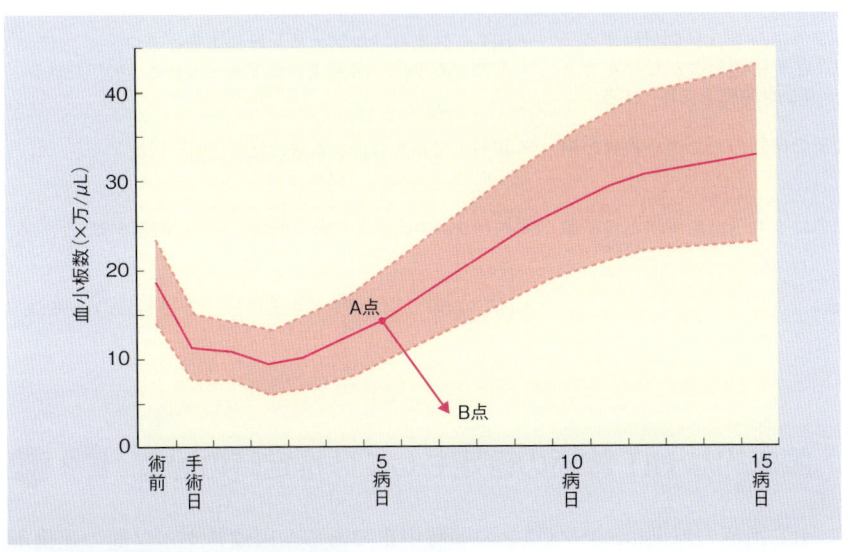

❿ 心臓手術後の血小板数の推移（*n*=79）
血小板減少率の算定は，ヘパリン使用前ではなく術後の血小板数回復期で低下開始前値（A点）と低下後の最低値（B点）の血小板数の差から計算する．血小板数の低下率が＞50％で，逆V字型を示すと，HITの可能性は高い．

　心臓外科手術のHITの発症様式は，術後反応性に増加している血小板数が，術後5〜10日間に急速に＞50％に減少することから逆V字型を示す．すなわち，手術由来の血小板減少を第1回目の減少とすれば，術後の逆V字型を示すHIT由来の血小板減少は第2回目として観察できる．したがって，心臓外科手術後のHITの診断の手がかりは，血小板数のフォローを丹念に行うことにつきる．また，手術由来の血小板減少の持続をHITと誤ることがある．術後血小板減少の持続は，HIT抗体出現の有無とは関係がないことから，非HIT性の減少原因の持続で，持続の時期に偶然一致してHIT抗体産生が起こったと理解されている．心臓外科例の血小板減少率を算定するには，ヘパリン使用前の血小板数ではなく，術後回復期の最高値を分母に用いることが定義づけられている（❿）[11]．たとえ，術後に血小板活性化IgG因子が検出されたとしても，＞50％の血小板減少が伴わなければHIT診断は否定的で，単にHITの可能性ありの判定となる．

⓫ HIT の診断が推定もしくは確認されたときの治療方針

HIT の治療指針	コメント
①すべてのヘパリンを中止（ヘパリンフラッシュとロックを含む）．	・低分子ヘパリン，ダナパロイドも中止対象．
②即効性抗トロンビン薬アルガトロバン（0.7 μg/kg/分）の投与を開始． ・APTT により投与量を 1.5～3.0 倍に調節． ・肝機能障害，出血リスクのある場合は 0.2 μg/kg/分から開始． ・APTT により投与量を 1.5～2.0 倍に調節．	・心不全，肝不全，多臓器不全（心臓手術後）のある場合には 0.2 μg/kg/分で開始． ・出血例ではナファモスタットメシル酸塩が用いられることもある．
③血小板数の回復後にワルファリンを 5 日間併用する．PT-INR が治療域にあることを確認しながらアルガトロバンを漸減し，ワルファリン単独療法に移行する．	・HIT に対するワルファリン単独治療はプロテイン C 欠乏のため，四肢の壊疽を誘発することがあるので避ける．
④アルガトロバンの治療効果の確認のため血小板数の頻回の測定を実施．	・非 HIT であれば血小板数の低下状態が持続する．
⑤HIT は血栓の合併で，出血はまれ（出血予防として血小板輸注は無効）．	・ヘパリン中止により血小板数は自然に回復する．
⑥深部静脈血栓のエコー検査．	・HIT の 50% 以上が血栓を合併し，なかでも DVT が多い．

DVT：深部静脈血栓症

臨床的な HIT 診断の確定もしくは推定時の治療

　HIT 治療の原則は，ヘパリンの即時中止である．医療スタッフ間の連携不足からヘパリンフラッシュが継続され大事に至ることもある．HIT であれば，ヘパリン投与中止により血小板減少は速やかに回復するため，随時血小板数を測定して確認する．非 HIT では血小板数の減少が持続し改善しない．血小板減少による出血予防対策として血小板輸注が行われているが，HIT では出血はまれで，血小板輸注の効果は乏しい．

　また，多くの HIT 例では，ヘパリンによる抗凝固療法を必要とする過凝固状態を伴う基礎疾患があり，その治療の継続と HIT に伴う凝固亢進状態の改善を目的として，ヘパリン代替の抗凝固薬を使用する．わが国ではアルガトロバンを，血小板数がヘパリン投与前値に回復するまで，HIT に合併する血栓症の予防，治療目的として使用する．

　引き続き抗凝固療法が必要な場合は，ワルファリンに切り替える．アルガトロバンからワルファリンへの切り替えは，前者を減量，後者を増量しながら，プロトロンビン時間の測定で得られる国際標準比（PT-INR）を指標として行う．

　腎不全による持続的血液濾過透析療法や透析療法中に発生した HIT では，ELISA による HIT 抗体の陰性化を目標にアルガトロバンを使用する．IL-HIT 抗体測定法でのエビデンスはなく，従来の ELISA に準じて行うことの是非は今後の課題である（⓫）．

> **MEMO**
>
> **HIT と**
> **ヘパリンフラッシュ**
>
> ヘパリンフラッシュは，血管内に挿入されたカテーテルの凝血による閉塞を防止するために少量のヘパリンを注入する操作である．少量のヘパリンの反復使用のみで，HIT 抗体産生が誘導され HIT を発症することもある．また，HIT 陽性患者にヘパリンフラッシュを実施すると，血小板減少が急激に悪化し，時には血栓症が増悪することもある．HIT 発症のリスクの高い患者では，生食によるフラッシュが推奨されている．

Advice from Expert

▍HITにおけるワルファリン誘発性壊疽

　ワルファリンは，プロトロンビンなどビタミンK依存性凝固因子の産生を抑制する抗凝固作用のため，静脈血栓など血栓塞栓の予防治療に広く用いられている．その副作用は，過量投与による出血である．しかし，HITの急性期ではトロンビン産生の亢進による凝固亢進状態にあり，過剰な凝固抑制作用をもつプロテインCは消費され低下する．ワルファリンによる産生低下と，HITによる消費とあいまって，プロテインCは低下する．このため，ヘパリンとワルファリンの併用で深部静脈血栓治療中のHIT発症例では，四肢先端の複数指に及ぶ壊疽が合併することがある．このときのワルファリンの国際標準比（PT-INR）が，>4.0と大きく治療域を超えていることから，ワルファリン誘発性壊疽として知られている．その病因の一つとして，半減期の短いプロテインCの枯渇があげられている．

　日常臨床では，肺塞栓と深部静脈血栓の治療の一環として，ヘパリン+ワルファリンの併用療法が行われている．その経過中にHITが発症し，ヘパリンは中止されるが，ワルファリンが継続されているときにワルファリン誘発性壊疽が合併しやすい．治療としては，ワルファリンの中止と，抗トロンビン薬であるアルガトロバンを，出血リスクを避けるためPT-INRをはじめプロテインC活性をチェックしながら注意深く使用する．

❶ 日常診療におけるHIT診断のアルゴリズム

1. ヘパリンの使用状況を確認する．

- HITの疑いがあれば，使用ヘパリンの種類を同定する（ヘパリンか低分子ヘパリンか）．
- ヘパリンの抗凝固療法の目的と投与量・投与日数を確認：治療，予防，特にヘパリンフラッシュの施行に注意する．
- 実施予定のHIT抗体検査がHITの単なるスクリーニングが目的ではないことを確認する．

2. 4T'sスコアでの臨床評価を行う．

- ヘパリン使用前後の一連の血小板の測定結果のなかから，最高値と最低値を選び，血小板数の低下率（%）を計算する．血小板数の実測値でなく低下率で血小板減少を評価する．
- 動静脈血栓の合併症の有無．血小板減少にHIT関連血栓症が先行する場合もある．
- 血小板減少の原因の精査．さまざまな減少原因が重複している場合もあるので，ヘパリン以外の原因を確実に除外する．
- 合計が0～3点であればHIT抗体検査は陰性の可能性が高く実施の意義は小さい．
- 合計が4点以上では，HIT抗体検査を実施し，陰性であればHITが除外できる．

3. IL-HIT抗体測定法でHIT抗体検査を行う．

- 3種類のIL-HIT抗体測定法の同時測定の臨床的意義はない．
- IL-HIT抗体測定結果が陽性を理由にHITと診断・治療してはならない．
- IL-HIT抗体測定により得られた数値（U/mL）が高値であれば，HITに対する陽性予測値が高くHITの可能性が増すといったエビデンスはないので注意する．

まとめ ❶

　わが国では，HITの直接的病因であるヘパリン依存性血小板活性化IgG因子を，世界的標準となる^{14}C-セロトニン放出試験を用いて検出することがで

きない．HIT 診断には，ヘパリン投与を中心とした血小板数の推移，4T's スコアによる適切な臨床評価を行う．わが国で承認されている IL-HIT 抗体測定法の測定結果は，HIT 抗体濃度（企業設定の任意単位）として数値で表示されるが，その数値自体の高低と HIT の臨床症状との関連の報告はほとんどない．たとえこれらを用いて陽性結果を得たとしても，単に HIT 抗体の存在を示しているにすぎないので，HIT の診断を確定してはならない．

（松尾武文）

文献

1) Warkentin TE, Linkins LA. Non-necrotizing heparin-induced skin lesions and the 4T's score. J Thromb Haemost 2010; 8: 1483-5.
2) Matsuo T, et al. Anti-heparin/PF4 complexes by ELISA in patients with disseminated intravascular coagulation. Pathophysiol Haemost Thromb 2007; 36: 305-10.
3) Cuker A, et al. Predictive value of the 4Ts scoring system for heparin-induced thrombocytopenia: a systematic review and meta-analysis. Blood 2012; 120: 4160-7.
4) Minet V, et al. Assessment of the performances of AcuStar HIT and the combination with heparin-induced multiple electrode aggregometry: a retrospective study. Thromb Res 2013; 132: 352-9.
5) Althaus K, et al. Evaluation of automated immunoassays in the diagnosis of heparin induced thrombocytopenia. Thromb Res 2013; 131: e85-90.
6) Legnani C, et al. Evaluation of a new automated panel of assays for the detection of anti-PF4/heparin antibodies in patients suspected of having heparin-induced thrombocytopenia. Thromb Haemost 2010; 104: 402-9.
7) Davidson SJ, et al. Performance of a new, rapid, automated immunoassay for the detection of anti-platelet factor 4/heparin complex antibodies. Blood Coagul Fibrinolysis 2011; 22: 340-4.
8) Miyashita K, et al. Evaluation of three new fully automated quantitative immunoassays on diagnosis of heparin-induced thrombocytopenia. XXIV Congress of ISTH. PB2.40-4. 2013. p.203.
9) 松尾武文．ヘパリン起因性血小板減少症における血小板第 4 因子（PF4）/ポリアニオンを用いた抗 PF4/ヘパリン複合体抗体測定の臨床的意義．血栓止血誌 2013；24：380-6.
10) 松尾武文．透析患者のヘパリン起因性血小板減少症に対する酵素免疫測定法による抗 PF4/ヘパリン複合体抗体（HIT 抗体）測定の現況と問題点．透析会誌 2012；45：1117-24.
11) Selleng S, et al. Early-onset and persisting thrombocytopenia in post-cardiac surgery patients is rarely due to heparin-induced thrombocytopenia, even when antibody tests are positive. J Thromb Haemost 2010; 8: 30-6.

Further reading

- Warkentin TE, Greinacher A: Laboratory testing for heparin-induced thrombocytopenia. In: Warkentin TE, et al., eds. Heparin-Induced Thrombocytopenia. 5th ed. New York: CRC Press; 2012.
  現在 5 版が刊行されている HIT に関する標準的な解説書．臨床現場で HIT に関する問題に直面したときに頁を開くと，HIT の病因，診断，治療について up-to-date の情報に接することができる．ただ，HIT 治療に用いるアルガトロバンの使用量は，わが国の承認使用量の約 2.5 倍以上の記載になっているので注意する．

ated by

第5章

標準治療と新規薬剤

第5章 標準治療と新規薬剤

抗血小板薬

Point

▶ 現在用いられている抗血小板薬は，放出反応を介した二次的な血小板活性化を抑制する薬剤が主体である．
▶ アスピリンは血小板 COX-1 を不可逆的に阻害し，トロンボキサン A_2 の産生を抑制する．
▶ クロピドグレルは肝臓での代謝産物が ADP 受容体である $P2Y_{12}$ に不可逆的に結合する．
▶ 抗血小板薬は，さまざまな動脈塞栓症に対して 20～35％の心血管系イベント予防効果をもつ．
▶ 抗血小板薬による出血合併症の頻度は，年間 0.2％程度である．

　血小板は正常止血に重要なだけでなく，病的血栓の形成にも寄与する．抗血小板薬は，血小板の機能を抑制することで血栓性疾患，特に動脈血栓症の予防・治療を目的として，広く一般臨床医も使用する身近な薬剤である．抗血小板薬の作用機序を深く理解することは，血栓性疾患の治療に精通するだけでなく，出血性疾患に対する機序の理解にも結びつく．本項では，抗血小板薬の作用部位とその機序を概説し，その臨床的エビデンスを紹介する．

抗血小板薬の種類とその作用

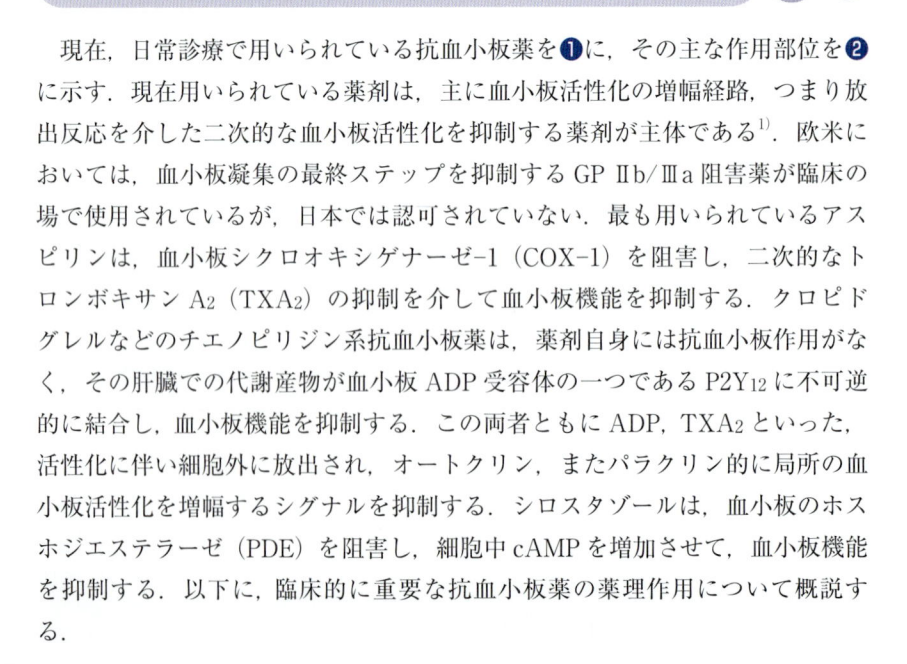

　現在，日常診療で用いられている抗血小板薬を❶に，その主な作用部位を❷に示す．現在用いられている薬剤は，主に血小板活性化の増幅経路，つまり放出反応を介した二次的な血小板活性化を抑制する薬剤が主体である[1]．欧米においては，血小板凝集の最終ステップを抑制する GP Ⅱb/Ⅲa 阻害薬が臨床の場で使用されているが，日本では認可されていない．最も用いられているアスピリンは，血小板シクロオキシゲナーゼ-1（COX-1）を阻害し，二次的なトロンボキサン A_2（TXA_2）の抑制を介して血小板機能を抑制する．クロピドグレルなどのチエノピリジン系抗血小板薬は，薬剤自身には抗血小板作用がなく，その肝臓での代謝産物が血小板 ADP 受容体の一つである $P2Y_{12}$ に不可逆的に結合し，血小板機能を抑制する．この両者ともに ADP，TXA_2 といった，活性化に伴い細胞外に放出され，オートクリン，またパラクリン的に局所の血小板活性化を増幅するシグナルを抑制する．シロスタゾールは，血小板のホスホジエステラーゼ（PDE）を阻害し，細胞中 cAMP を増加させて，血小板機能を抑制する．以下に，臨床的に重要な抗血小板薬の薬理作用について概説する．

❶ 主な抗血小板薬の適応と特徴

一般名	製品名（日本）	半減期	特徴・副作用
アスピリン	バイアスピリン®, バファリン配合錠A81	15～20分	シクロオキシゲナーゼを不可逆的に阻害．消化性潰瘍，アスピリン喘息に注意．
チクロピジン塩酸塩	パナルジン®	1.5時間	肝臓で代謝された活性体が血小板ADP受容体のP2Y$_{12}$を不可逆的に阻害．血栓性血小板減少性紫斑病，肝機能障害や汎血球減少に注意．
クロピドグレル硫酸塩	プラビックス®	8時間	
プラスグレル塩酸塩	エフィエント®	活性体は3.7時間	
ticagrelor	未発売	7～8時間	経口直接P2Y$_{12}$阻害薬（可逆的）
cangrelor	未発売	3～6分	静注直接P2Y$_{12}$阻害薬（可逆的）
elinogrel	未発売	8～12時間	経口・静注直接P2Y$_{12}$阻害薬（可逆的）
シロスタゾール	プレタール®	$t_{1/2}$（α）約2時間, $t_{1/2}$（β）約18時間	ホスホジエステラーゼⅢを可逆的に阻害．血管平滑筋にも作用する．頻脈，動悸に注意．心不全患者への投与は要注意．
ジピリダモール	ペルサンチン®	約1.7時間	ホスホジエステラーゼ阻害．血管壁にも効果を示す．動悸，頭痛に注意．
ベラプロストナトリウム	ドルナー®，プロサイリン®	1.1時間	PGI$_2$誘導体
サルポグレラート塩酸塩	アンプラーグ®	40分	血小板，平滑筋のセロトニン受容体（5-HT$_2$）の阻害．
vorapaxar	未発売	159～311時間	経口トロンビン受容体阻害薬（PAR-1）
abciximab	未発売	30分	抗GPⅡb/Ⅲaヒトマウスキメラ抗体
tirofiban	未発売	2時間	非ペプチドGPⅡb/Ⅲa阻害薬
eptifibatide	未発売	2.5時間	ペプチドGPⅡb/Ⅲa阻害薬

日本未発売は英語表記とした．

アスピリン

　抗血小板薬として最も使用されるアスピリンは，最もエビデンスが蓄積されている薬剤の一つである[2]．多くの無作為化試験が存在し，動脈血栓症の再発リスクを20～35％減じる．アスピリンは血小板COX-1の529番目のセリンを不可逆的にアセチル化することでその酵素活性を阻害し，血小板リン脂質のアラキドン酸からのTXA$_2$の産生を抑制する（❸）．アスピリンの効果は不可逆的であり，一度アスピリンに曝露された血小板にはその効果が血小板寿命まで持続する．アスピリンは，炎症などで誘導されるCOX-2への阻害効果は弱い．一方，非ステロイド抗炎症薬（NSAIDs）によるCOX阻害は可逆的である．アスピリンのCOX-1抑制作用は血小板だけに特異的ではないが，蛋白合成が可能な有核細胞である内皮細胞などでは一般に用いられる低用量1回の投与ではCOX阻害の影響を受けにくい．そのため，過去に危惧されていたアスピリンジレンマという現象(内皮細胞のプロスタサイクリン産生を抑制してしまう)

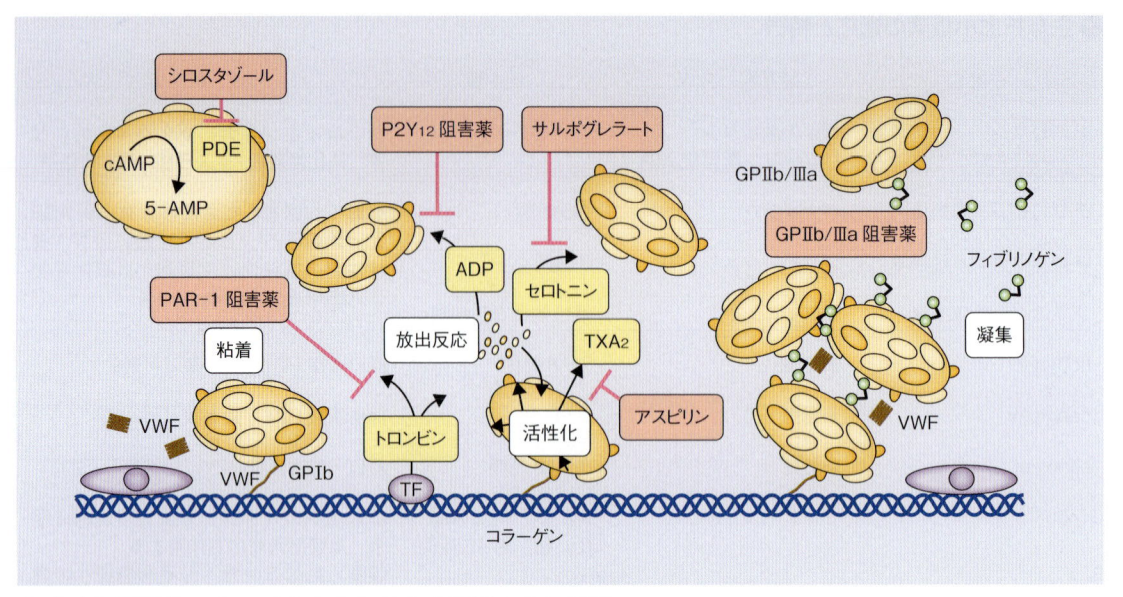

❷ **血小板活性化メカニズムと主な抗血小板薬の作用部位**
血小板は血管傷害部位に粘着し，活性化を受け放出反応を介して，最終的に凝集塊を形成する．日常診療で主に用いられる抗血小板薬は，活性化に伴う放出反応による血小板活性化の増幅を抑制するものが主体である．
TF：組織因子，PAR-1：protease-activated receptor-1，TXA_2：トロンボキサン A_2，PDE：ホスホジエステラーゼ

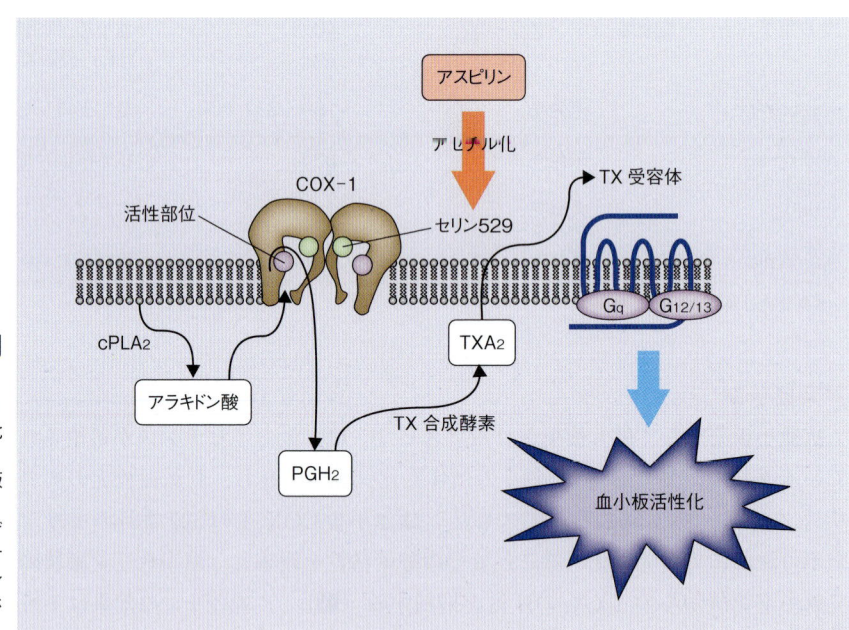

❸ **アスピリンの作用機序**
アスピリンは血小板 COX-1 のセリン 529 をアセチル化により不可逆的に阻害し，TXA_2 による二次的な血小板活性化を抑制する．
COX-1：シクロオキシゲナーゼ-1，TX：トロンボキサン，PGH_2：プロスタグランジン H_2，$cPLA_2$：細胞質ホスホリパーゼ A_2

は，通常の低用量アスピリンでは生じにくい．
　アスピリンは内服により上部消化管から速やかに吸収され，血中濃度のピークには 30〜40 分ほどで達し，腸肝循環中で血小板 COX-1 を 1 時間以内に阻害する．その半減期は 15〜20 分と短い．腸溶錠の場合は，血中濃度のピークは 3〜4 時間後に迎えるため，急速に薬理効果を得たいときには，噛んで内服

することが必要である．通常，血小板COX-1活性は1日30 mg程度のアスピリン内服で阻害されるため，75〜100 mgの低用量アスピリン内服でアスピリンの薬理作用は十分に発揮できていると考えられる．過去の臨床研究で，低用量と高用量とでイベント発症抑制効果に差がないため，多くのガイドラインでは低用量のアスピリン投与が推奨されている．腸溶錠の場合は，腸内pHの上昇が吸収に影響を及ぼすこと，また肥満患者においてはアスピリンの薬理作用が弱いことなどが報告されているが，これがイベント発症に結びつくエビデンスはない．

アスピリンに特異的な副作用として，アスピリン喘息，消化性潰瘍が重要である．アスピリン喘息は鼻茸のある中高年の女性に多い．アスピリンによる消化性潰瘍の頻度は，より高用量のアスピリンで頻度が高いことが知られている．アスピリン使用時の消化性潰瘍の予防には，プロトンポンプ阻害薬（PPI）やミソプロストールが使用される（後述）．

P2Y₁₂阻害薬

P2Y₁₂は血小板に存在するADP受容体の一つである．血小板のADP受容体には，P2Y₁，P2Y₁₂，P2X₁の3種が存在する．P2Y₁とP2Y₁₂はG蛋白共役型7回膜貫通型受容体であり，それぞれG_q，G_iと結合する．P2Y₁はホスホイノシチドターンオーバーを介したカルシウム動員，P2Y₁₂はcAMP低下を介した持続的な血小板活性化を引き起こす．P2Y₁₂を標的とした薬剤は，間接的阻害薬であるチエノピリジン系抗血小板薬と直接的阻害薬に分類できる[3]．

チエノピリジン系抗血小板薬

チクロピジン，クロピドグレルに代表される抗血小板薬である．現段階では，第一世代のチクロピジン，第二世代のクロピドグレルが臨床の場で用いられている．チエノピリジン系抗血小板薬の副作用として，血栓性血小板減少性紫斑病（TTP），肝障害，白血球減少が重篤なものとして知られているが，クロピドグレルのほうがチクロピジンよりも副作用が少なく，新規に投与される患者はクロピドグレルが大部分である．クロピドグレルは自身が抗血小板作用をもたないが，肝臓でチトクロームP450（CYP）により酸化された代謝産物が血小板ADP受容体の一つであるP2Y₁₂の細胞外ドメインに存在するシステインに遊離SH基をジスルフィド結合することで不可逆的に受容体の作用を抑制する（❹）．そのため，アスピリン同様にその効果が血小板寿命まで持続する．内服したクロピドグレルは，その85％が腸管のエステラーゼで不活性体となり，残りの15％のみが肝臓でのCYPの代謝を2回受けることで活性代謝産物となる（❹）．主な不活性代謝産物であるSR26334の半減期は8時間である．クロピドグレルは50〜100 mg/日の用量で投与を行うと，その抗血小板作用は4〜7日後に平衡状態となる．そのため，経皮的冠動脈形成術（PCI）時には300 mg（欧米では600 mg）のローディングドーズを必要とする．チエノピリジン系薬剤，特にクロピドグレルに対してはCYP2C19の遺伝的多型による活性代謝産物の減少に伴う抵抗性の存在と冠動脈ステント後の臨床予後の関係が報告されており注目されている．

> **MEMO**
> **アスピリンジレンマ**
> アスピリンジレンマとはアスピリンの投与量を増加させると抗血栓作用が減弱する可能性を指摘した現象である．COX-1は，血小板からのTXA₂産生だけでなく，内皮細胞からの抗血栓作用を発揮するプロスタサイクリン（PGI₂）の産生にもかかわる．低用量アスピリンであれば，核のない血小板のCOX-1が十分抑制されるが，蛋白合成の可能な内皮細胞由来のPGI₂は阻害されないために，抗血栓作用を示す．一方，高用量のアスピリンによりPGI₂が抑制されると逆に血栓予防効果が減弱する可能性がある．ただし，アスピリンの短い半減期を考慮すると通常投与量で，この現象が生じる可能性は低い．

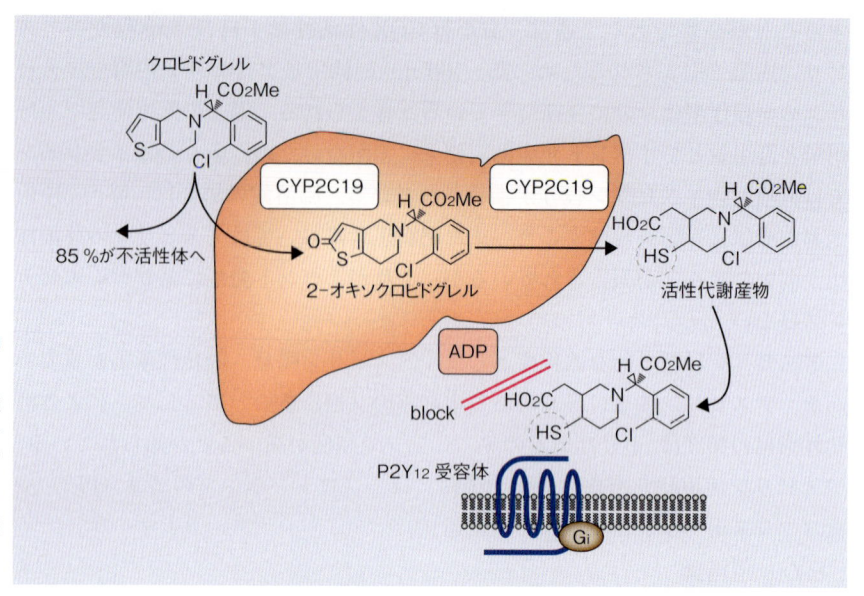

❹ **クロピドグレルの代謝と作用機序**

クロピドグレルの大部分は吸収後に不活性体へ代謝される．一部が肝臓でのCYPの代謝を受けて活性代謝産物となり，ADP受容体であるP2Y₁₂に結合してADPの結合を抑制する．
CYP：チトクロームP450

より薬剤の吸収が良く個人差が生じることの少ない第三世代薬剤としてプラスグレルが，2014年3月に製造販売が承認された．プラスグレルはCYP遺伝的多型による薬剤代謝の影響を受けにくく，薬剤作用の個人差がより少ない薬剤である．また，その作用発現までに要する時間がきわめて短く，PCI後の予後を改善する可能性がある．

直接的P2Y₁₂阻害薬

直接的P2Y₁₂阻害薬は，欧米で開発が進行している．ATP誘導体で経静脈投与できるcangrelorと内服のticagrelorがある．さらに経静脈投与・経口投与可能なelinogrelがある．ticagrelorの作用は，ADPとの結合を阻害するのではなく，受容体のコンフォメーショナル変化を阻害することで細胞内へのシグナル伝達をブロックする．これらの薬剤の特徴としては，薬理作用が可逆的なことがあげられる．特に，静脈投与されたcangrelorの半減期は3〜6分と短く，中止後60分以内に血小板機能は回復する（elinogrelの半減期は8〜12時間と長い）．冠動脈ステント直後などの抗血小板薬中止による血栓性リスクが高い患者に対しては，ヘパリンの点滴静注が行われるが，cangrelorが使用できれば，抗血小板薬が観血的処置の直前まで使用できるメリットがある．また，内服薬と比較して，早期に薬剤効果が期待できるために，緊急のカテーテル検査やPCI時に重要なオプションと成りうる．

ジピリダモール

ジピリダモールは血管拡張作用と抗血小板作用をもつ薬剤と考えられているが，ジピリダモールの抗血小板作用については異論もある．cAMPの分解を促進するPDEの阻害，ならびにアデノシンの再取り込み抑制がその機序として考えられている．ジピリダモール自身の生物学的利用能（bioavailability）は低く，徐放性製剤が主に用いられており，欧米ではアスピリンとの合剤とし

てAggrenox®という薬剤名で販売されている．Aggrenox®は25 mgアスピリンと200 mgのジピリダモール徐放性製剤の合剤で，1日2回投与を行う．アスピリン単剤と比較して頭痛の頻度が高い．

シロスタゾール

日本で開発されたPDE 3Aの選択的阻害薬であり，血小板PDEを阻害し細胞内cAMPを上昇させることで血小板機能を抑制させる（❷）．血小板だけでなく内皮細胞や平滑筋細胞にも作用し血管拡張作用を有する．副作用は上部不快感，ならびに25％の患者に投与初期に頭痛を認める．シロスタゾールは頻脈をきたすことが知られており，心不全患者には禁忌である．シロスタゾールはアルブミンと結合能が高く，その半減期は11時間である．作用は，アスピリンやチエノピリジン系抗血小板薬と異なり可逆性である．

GP Ⅱb/Ⅲa阻害薬

欧米では3種のGP Ⅱb/Ⅲa阻害薬が利用できる．abciximabはGP Ⅱb/Ⅲaを認識するヒト化抗体，tirofibanは非ペプチド系薬剤，eptifibatideは環状ヘプタペプチドである[1]．abciximabは，ヒトGP Ⅱb/Ⅲaに対するマウスモノクローナル抗体のFabフラグメントをヒト化した抗体医薬である．血小板膜上のGP Ⅱb/Ⅲaが50％以上抑制されると凝集能に影響が生じ，80％抑制で血小板凝集は完全に抑制される．この段階での出血時間の延長は明らかではない．ただし90％以上のGP Ⅱb/Ⅲaが阻害されると明らかな出血時間の延長を認める．静脈投与後の半減期は30分と速く，これはおそらくは血小板への結合による．tirofibanは非ペプチド系のGP Ⅱb/Ⅲaに結合するチロシン誘導体である．血中半減期は1.5～2時間である．クレアチニンクリアランスが30 mL/分以下の患者では半減期が3倍に延長するため，腎障害時には減量が必要である．eptifibatideはKGD配列をもつ合成の環状ペプチドである．ヘビ毒disintegrinから構造が決定された．GP Ⅱb/Ⅲa阻害薬に共通して頻度が高い副作用として，血小板減少症があげられる．これらの薬剤は，欧米においてはPCI時の抗血小板療法として使用される．日本でのPCI患者を対象としたabciximabを用いた臨床試験では，予後を改善せず出血合併症が増加したため，日本では承認されていない．

その他

そのほかに，国内ではセロトニン受容体拮抗薬（サルポグレラート），プロスタサイクリンアナログ（ベラプロストナトリウム）が知られている．トロンビン受容体protease-activated receptor-1（PAR-1）阻害薬も臨床試験が進んでいる．

抗血小板薬のエビデンス

アスピリンをはじめとした抗血小板薬が，さまざまな動脈塞栓症に対し，約20～35％の心血管系イベント予防効果をもつことがAntithrombotic Trialists' Collaboration（ATC）により報告されている（❺）[4]．抗血小板薬のエビデン

❺ 抗血小板薬の心血管イベント抑制効果

	論文数	心血管イベント（%） 抗血小板薬	心血管イベント（%） コントロール	オッズ比低下（%）
心筋梗塞	12	1,345/9,984（13.5）	1,708/10,022（17.0）	25
急性心筋梗塞	15	1,007/9,658（10.4）	1,370/9,644（14.2）	30
脳卒中/TIA	21	2,045/11,493（17.8）	2,464/11,527（21.4）	22
急性脳卒中	7	1,670/20,418（8.2）	1,858/20,403（9.1）	11
他の高リスク	140	1,638/20,359（8.0）	2,102/20,543（10.2）	26
合計	195	7,705/71,912（10.7）	9,502/72,139（13.2）	22

TIA：一過性脳虚血発作
(Antithrombotic Trialists' Collaboration. BMJ 2002[4] より一部引用)

スについて一次予防，二次予防，静脈血栓症予防，出血合併症に分けて以下に概説する．

一次予防のエビデンス

　動脈血栓症の既往がない患者に対して抗血小板薬を投与することで，心血管イベントを予防できるかという観点からさまざまな検討がなされている．対費用効果からアスピリンの検討が最も行われているが，全例にアスピリンを血栓症の一次予防として投与することは推奨されない．アスピリンは心血管系イベントの発症は抑制しうるが，逆に出血合併症も増加する．出血合併症と治療効果を天秤にかけると，アスピリンの一次予防効果は出血合併症の増加とほぼ同程度であり（❻）[5]，一次予防投与を正当化するには高リスク，かつ出血合併症が少ないと考えられる患者を選び出す必要性がある[2]．日本独自のエビデンスとしてはJPAD研究がある．一次エンドポイントの減少は有意ではなかったが，致死的イベントの発症頻度はアスピリン群で有意に低下し，サブ解析では65歳以上群では有意なリスク低下を認めた．現段階では積極的に内服を全例に推奨するデータではないものの，ある一定の基準を満たす糖尿病患者にはアスピリンの予防効果が認められる可能性がある．FDAは2014年5月にアスピリンの一次予防目的の使用を推奨しない勧告を発表している．

◆ JPAD：Japanese Primary Prevention of Atherosclerosis with Aspirin for Diabetes

二次予防のエビデンス

　アスピリンの効果が最も検討されており，抗血小板薬の臨床効果を比較するゴールドスタンダードともいえる．アスピリン投与によるそれぞれの疾患のイベント抑制効果の絶対数は，①心筋梗塞の既往患者では27か月で1,000人中36イベント，②急性心筋梗塞では1か月で1,000人中38イベント，③脳卒中や一過性脳虚血発作（TIA）の既往患者では29か月で1,000人中36イベント，④急性脳卒中では0.7か月で1,000人中9イベントとされている．
　クロピドグレルに代表されるチエノピリジン系抗血小板薬とアスピリンとの比較はCAPRIE研究が有名である．この研究はアスピリンとクロピドグレルの二次予防効果を検討したもので，わずかに心筋梗塞や脳卒中などのイベント抑制にはクロピドグレルが有効であった（5.3％/年 vs 5.8％/年，クロピドグ

◆ CAPRIE：Clopidogrel versus Aspirin in Patients at Risk of Ischaemic Events

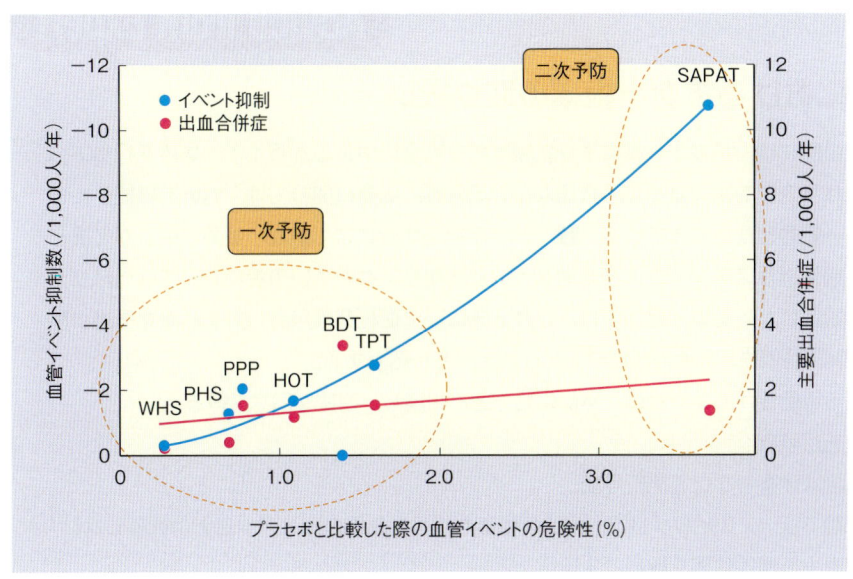

❻ **アスピリン投与による血管イベント抑制効果と出血合併症**
アスピリンの一次予防効果を検討した多くの研究では，イベント抑制の頻度と出血合併症が同程度であるのに対して，二次予防のSAPATではイベント抑制効果が出血合併症を上回る．
(Patrono C, et al. N Engl J Med 2005[5] より．破線は筆者追加)

レルによる相対リスク減少率8.7％)．ATCのメタ解析でもわずかにクロピドグレルのほうに軍配が上がる．ただし，これらの絶対的イベント抑制数はわずかであるため，多くの患者に対してはアスピリンが第一選択となる．

アスピリンとクロピドグレルの併用療法は，一般的には出血合併症の上昇のために避けられるが（後述），この併用療法が絶対適応になるのはPCI後の患者である．抗血小板薬併用療法により，抗凝固療法と比較してもステント血栓症を含めた血栓合併症が少ない．近年では，特に薬剤溶出性ステントの普及により，二剤併用療法が長期間行われる傾向がある．CYPの遺伝的多型に起因するクロピドグレルに対する反応性の違いが，臨床予後に関係する報告から，より個人差の少ないプラスグレルなどの薬剤が着目された．しかし，PCI以外でのプラスグレルやクロピドグレル増量の有効性は明らかではない．

その他の薬剤との併用療法では，虚血性脳卒中の脳梗塞の二次予防にはアスピリンに徐放性ジピリダモールの併用療法がアスピリン単独よりも優れているとESPS-2，ESPRIT研究で報告されている．

◆ ESPS-2：European Stroke Prevention Study 2
◆ ESPRIT：European/Australasian Stroke Prevention in Reversible Ischaemia Trial

静脈血栓症予防に対するエビデンス

現在は静脈血栓塞栓症（VTE）の急性期，ならびに予防には抗凝固療法を使用することが，一般的である．原因不明の静脈血栓症患者では，経口抗凝固薬中止後2年間で20％の患者がVTEを再発するとされている．ワルファリンによる抗凝固療法をさらに長期に継続することでVTE再発予防効果を認めるが，逆に出血合併症が増加するために，長期投与に対する議論が分かれている．2012年にVTEの長期予防のために，抗凝固薬からアスピリンに変更するWARFASA研究とASPIRE研究が報告された．両者の結果を合わせるとVTEを34％予防し，心血管系イベントにも一定の予防効果を認める．VTE後に一定期間抗凝固療法を行った患者群に対する治療法として，抗血小板療法への変更も一つの選択肢となりうる．心房細動の際にはCHADS2スコアをも

◆ WARFASA：Warfarin and Aspirin Study
◆ ASPIRE：Aspirin to Prevent Recurrent Venous Thromboembolism

Advice from Expert

観血的処置時における抗血小板薬の取り扱い

過去には観血的処置の際には，抗血小板薬および抗凝固薬を完全に中止したうえで，処置を行っていたが，中止に伴う血栓症リスクを防ぐために，抜歯などの低侵襲の処置に関しては，内服を継続したまま処置を行うことが一般的となってきている（**1**）[6]．大手術の場合には，抗血小板薬の中止が必要となるが，この場合，薬剤溶出性ステント挿入後早期など，血栓症リスクが高い患者においてはヘパリン置換が推奨される．内視鏡における取り扱いでは，2012年に「抗血栓薬服用者に対する消化器内視鏡診療ガイドライン」が発表された[7]．そのなかのステートメントを紹介する．

① 抗血小板薬を休薬する可能性がある場合は，事前に処方医と相談し，明確な同意を得る．
② 通常検査は休薬なく施行可能．
③ 粘膜生検は単剤の場合は休薬しないで施行可能．
④ 出血高危険度の内視鏡では，アスピリンは3〜5日の休薬を行う．血栓の高リスク患者は休薬しない．アスピリン以外の抗血小板薬は休薬を原則とする．
⑤ 併用療法で内視鏡の休薬ができないときは，アスピリンもしくはシロスタゾール単剤にする．

1 周術期における抗血小板薬の中止基準

	病態による血栓塞栓症のリスク	
	高リスク*	低リスク
抜歯	継続下での施行を原則	
体表の小手術で圧迫が容易な場合	継続下での施行を原則	
大手術・圧迫が困難な場合	クロピドグレル，アスピリンは7日前に中止，シロスタゾールは3日前に中止し，ヘパリン置換を行う	クロピドグレル，アスピリンは7日前に中止，シロスタゾールは3日前に中止．場合によりヘパリン置換

＊高リスク群：薬剤溶出ステント設置後に強力な抗血小板療法を受けている患者．
（松下 正．Medicina 2011[6] より作成）

◆ MATCH：Management of ATherothrombosis with Clopidogrel in High-risk patients
◆ CHARISMA：Clopidogrel for High Atherothrombotic Risk and Ischemic Stabilization, Management, and Avoidance

とに，抗凝固療法の適応を決定する．一方，心房細動患者では，抗血小板療法による血栓合併症の抑制効果は少ない．これは高齢者においても同様であり，高齢者だからという理由のみでワルファリンを回避する理由にはならない．

出血合併症に対するエビデンス

抗血小板薬投与の臨床効果と出血合併症は密接に関係する．抗血小板薬単剤による主要な出血合併症の頻度は，年間1,000人に対して2人程度と推測される．年間の血栓合併症リスクが1％未満の患者群においては，その投与が正当化されない．アスピリンとクロピドグレルの出血合併症の頻度は，CAPRIE研究では同程度と報告されている．抗血小板薬併用療法，特にアスピリンとクロピドグレルとの併用ではMATCH研究，CHARISMA研究の報告を勘案すると，出血合併症は単剤投与と比較して，相対リスクが約1.5倍増加する．日

本では，後ろ向きに抗血小板薬や抗凝固薬による出血合併症の頻度を検討した BAT 研究がある．抗血小板薬単独療法では，主要出血合併症は年間 1.21 % であった．抗血小板薬の併用療法により，出血合併症の頻度は約 1.5 倍上昇した．脳出血の頻度は観察期間中の血圧上昇群で多く，合併症の減少のためには抗血小板療法中の十分な降圧療法も必要である．

◆ BAT：Bleeding with Antithrombotic Therapy

　アスピリンによる出血合併症の原因として，消化性潰瘍が重要である．アスピリンをはじめとした NSAIDs 潰瘍に対する ACG（American College of Gastroenterology）ガイドラインでは以下のように分類している．

（1）高リスク：合併症のある消化性潰瘍の既往，または中等度リスクでの 3 つ以上の危険因子保有

（2）中等度リスク（以下の危険因子 1〜2 つ）：①65 歳以上，②高用量の NSAIDs，③合併症のない消化性潰瘍の既往，④アスピリンと他の NSAIDs，ステロイド，抗凝固薬の併用

（3）低リスク：リスクなし

　中等度リスク以上には PPI，またはミソプロストールの併用が勧められる[8]．またこのガイドラインでは Helicobacter pylori（H. pylori）感染が NSAIDs 関連胃腸障害のリスクであり，長期に NSAIDs を内服する際には H. pylori のスクリーニングと除菌の有効性が記載されている．腸溶錠は，消化器症状を減じるために胃での吸収を阻害する形態である．確かに内視鏡的な胃びらんは抑制するが，消化管出血の頻度は減少しないと報告されている．

（大森　司）

文献

1) Eikelboom JW, et al. Antiplatelet drugs: Antithrombotic Therapy and Prevention of Thrombosis, 9th ed: American College of Chest Physicians Evidence-Based Clinical Practice Guidelines. Chest 2012; 141 (2 suppl): e89S-119S.
2) Patrono C. Aspirin as an antiplatelet drug. N Engl J Med 1994; 330: 1287-94.
3) Cattaneo M. New P2Y (12) inhibitors. Circulation 2010; 121: 171-9.
4) Antithrombotic Trialists' Collaboration. Collaborative meta-analysis of randomised trials of antiplatelet therapy for prevention of death, myocardial infarction, and stroke in high risk patients. BMJ 2002; 324: 71-86.
5) Patrono C, et al. Low-dose aspirin for the prevention of atherothrombosis. N Engl J Med 2005; 353: 2373-83.
6) 松下　正．処置・手術時の抗凝固薬，抗血小板薬の扱い．Medicina 2011；48：1798-802.
7) 藤本一眞ほか．抗血栓薬服用者に対する消化器内視鏡診療ガイドライン．Gastroenterological Endoscopy 2012；54：2073-102.
8) Abraham NS, et al. ACCF/ACG/AHA 2010 expert consensus document on the concomitant use of proton pump inhibitors and thienopyridines: a focused update of the ACCF/ACG/AHA 2008 expert consensus document on reducing the gastrointestinal risks of antiplatelet therapy and NSAID use. Am J Gastroenterol 2010; 105: 2533-49.

第5章 標準治療と新規薬剤

抗凝固薬

Point

- 経口抗凝固薬は長年の間,ワルファリンのみに限られていた.
- 2011年3月に直接トロンビン阻害薬であるダビガトランが発売され,新規経口抗凝固薬(NOAC)時代を迎えた.
- NOACの脳梗塞予防効果はワルファリンと同等あるいはそれ以上である.
- NOACの利点は,ワルファリンに比べて頭蓋内出血が明らかに少ないことである.
- NOACはいずれも重篤な腎機能障害患者に使用することはできない.

　非弁膜症性心房細動患者の脳梗塞予防に有効とされてきた経口抗凝固薬は,半世紀以上ワルファリンのみであった.ワルファリンは,食事や他の薬剤の相互作用,個人差,原則月1回の診察前検査など管理が煩雑なことから,必要な患者に十分使われてこなかった.これらの問題点を解決すべく新規経口抗凝固薬(novel oral anticoagulants;NOAC)が開発されてきた.2011年3月に直接トロンビン阻害薬ダビガトランが,NOACとしては初めて使用できるようになり,2012年4月にはXa阻害薬リバーロキサバン,2013年2月にはアピキサバンが相次いで承認され使用可能となった.NOACに共通する利点は,食物の影響を受けないこと,効果の個人差が少ないこと,服薬後速やかに効果を発揮し,また効果の消退も速いこと,頭蓋内出血の出現がワルファリンに比べて著明に少ないことなどである.一方,いずれの薬剤も重度の腎機能障害患者には使用することができないことは最も留意すべきことである.

脳梗塞の病型と心原性脳塞栓症

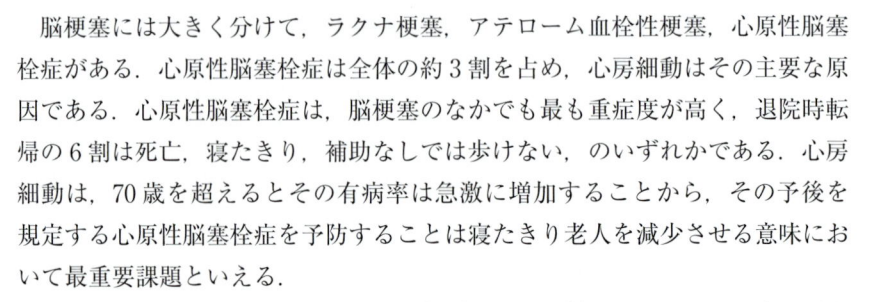

　脳梗塞には大きく分けて,ラクナ梗塞,アテローム血栓性梗塞,心原性脳塞栓症がある.心原性脳塞栓症は全体の約3割を占め,心房細動はその主要な原因である.心原性脳塞栓症は,脳梗塞のなかでも最も重症度が高く,退院時転帰の6割は死亡,寝たきり,補助なしでは歩けない,のいずれかである.心房細動は,70歳を超えるとその有病率は急激に増加することから,その予後を規定する心原性脳塞栓症を予防することは寝たきり老人を減少させる意味において最重要課題といえる.

　脳梗塞の原因となる心房内血栓は,静脈血栓と同様にフィブリンに富んだ血栓と考えられ,臨床的エビデンスからもその予防に抗血小板薬よりも抗凝固薬

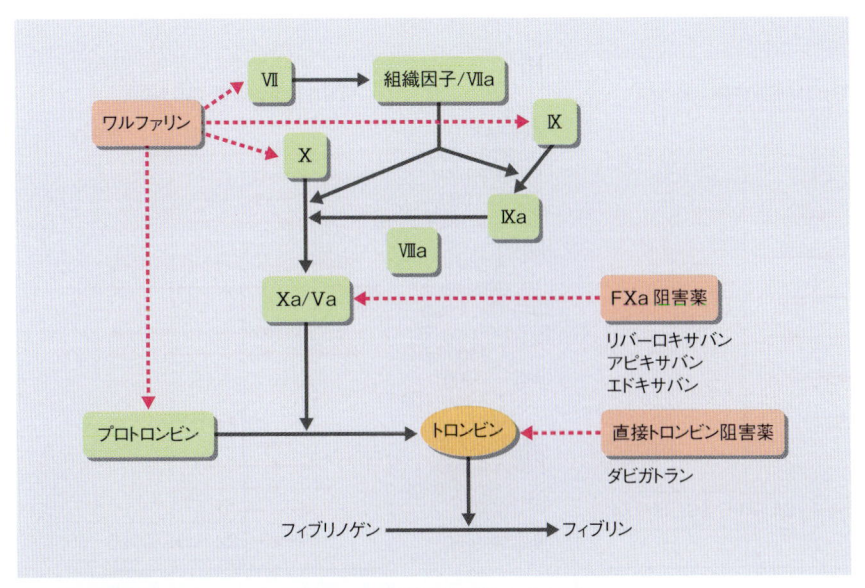

❶ **血液凝固カスケードにおける経口抗凝固薬の作用点**

が有効であることが示されている．これまで半世紀以上，経口抗凝固薬はワルファリンのみであり，脳梗塞予防効果は高いが，比較的狭い治療域と用量の個人差，食事や他の薬剤の影響，診察ごとの採血による効果チェックなどの問題があり，必要とされる患者に必ずしも十分使用されていない．一方，最近ワルファリンに代わる新しい経口抗凝固薬が開発され，心房細動を対象とした新規経口抗凝固薬（NOAC）も多剤選択の時代を迎えた（❶）．2011年3月には経口直接トロンビン阻害薬ダビガトランが，2012年4月には経口Xa因子阻害薬リバーロキサバンが，2013年2月にはアピキサバンが発売された．エドキサバンも治験が終了し，2013年12月に承認申請が提出された．ただ，いずれの新規経口抗凝固薬も非弁膜症性心房細動を対象としたものであり，弁膜症性心房細動や機械弁などへの適応は取得していない．

ワルファリンのエビデンス

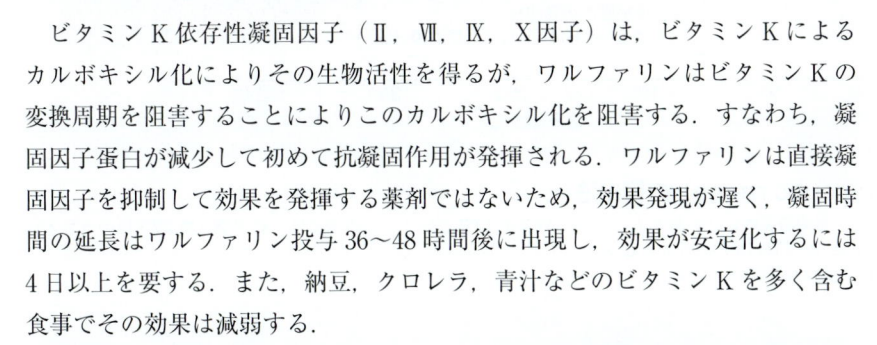

ビタミンK依存性凝固因子（Ⅱ，Ⅶ，Ⅸ，Ⅹ因子）は，ビタミンKによるカルボキシル化によりその生物活性を得るが，ワルファリンはビタミンKの変換周期を阻害することによりこのカルボキシル化を阻害する．すなわち，凝固因子蛋白が減少して初めて抗凝固作用が発揮される．ワルファリンは直接凝固因子を抑制して効果を発揮する薬剤ではないため，効果発現が遅く，凝固時間の延長はワルファリン投与36〜48時間後に出現し，効果が安定化するには4日以上を要する．また，納豆，クロレラ，青汁などのビタミンKを多く含む食事でその効果は減弱する．

原則月1回のPT-INR（プロトロンビン時間国際標準比）チェックが必要であり，診察前に採血をする必要がある．ワルファリンは脳梗塞予防効果に優れ

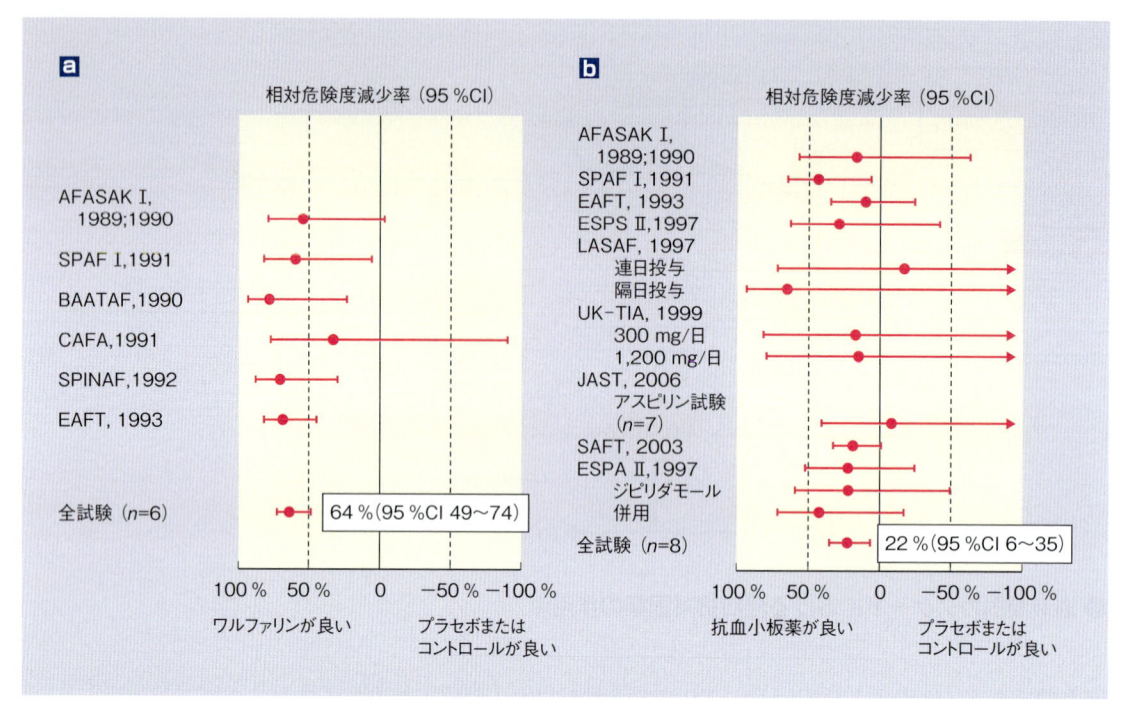

❷ 心房細動患者における抗血栓療法の効果比較（メタ解析）
対象・方法：心房細動患者を対象とした抗血栓療法の無作為化比較試験をメタ解析．
a：ワルファリン vs プラセボ/コントロール，b：抗血小板薬 vs プラセボ/コントロール
(Hart RG, et al. Ann Intern Med 2007[1] より）

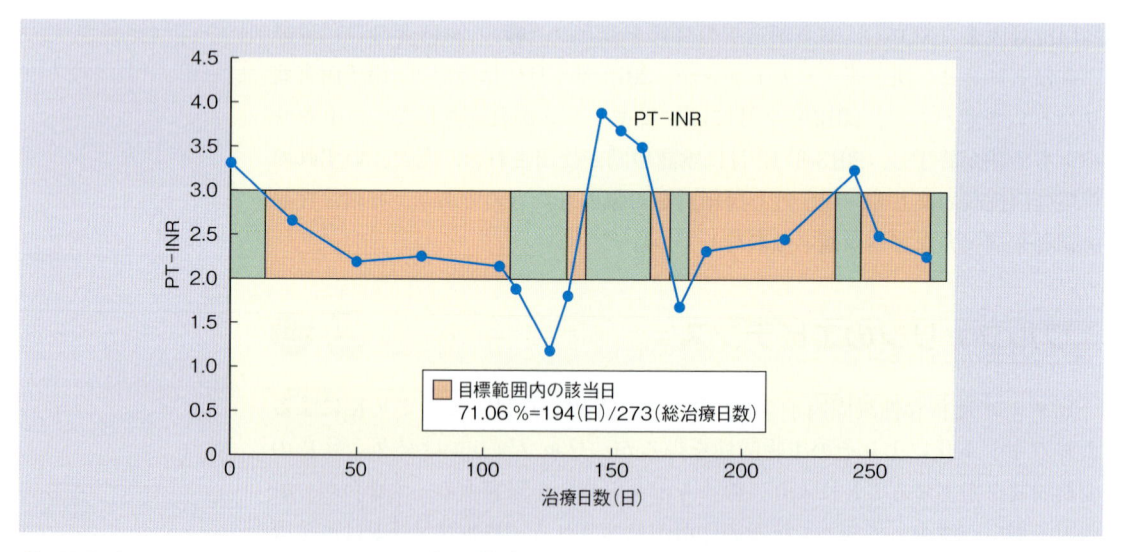

❸ TTR（time in therapeutic range）の算出法
各診療日の PT-INR を線で結び，目標範囲内にこの線が入っている割合を TTR という．この例では，総治療日数 273 日のうちオレンジ色で示す 194 日が範囲内であり，TTR は 71.06％となる．
(Rosendaal FR, et al. Thromb Haemost 1993[3] より）

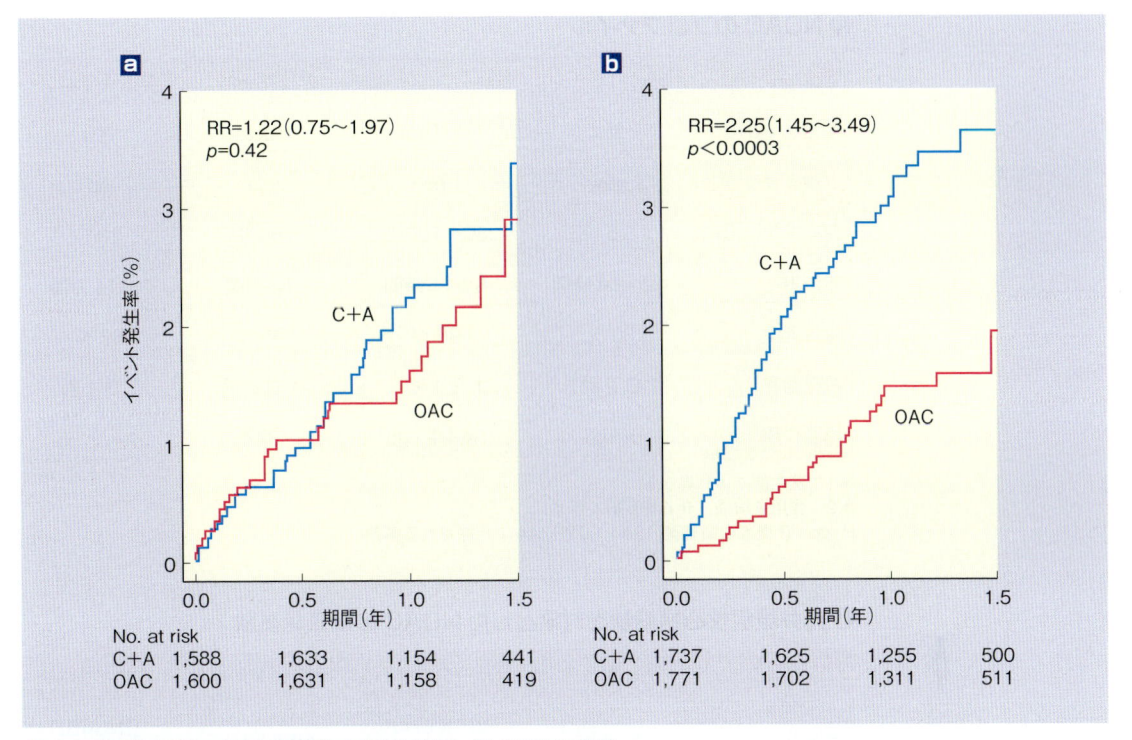

❹ 心房細動患者における脳卒中予防効果（ACTIVE W）
a：TTR<65％，b：TTR≧65％
C+A：クロピドグレル＋アスピリン，OAC：経口抗凝固薬（ワルファリン）
(Connolly SJ, et al. Circulation 2008[4] より)

ていることはよくわかっている（❷）[1]が，それは良好なPT-INRコントロールが伴ってこそである．日本循環器学会ガイドラインでは，70歳以上でPT-INR 1.6〜2.6，70歳未満では2.0〜3.0を目標とする[2]が，その範囲を下回ると重症の脳梗塞が，上回ると大出血の危険性が増大する．目標のPT-INR範囲にいかに良好にコントロールできているかを示す指標としてTTR（time in therapeutic range）がある（❸）[3]．ACTIVE W研究では，心房細動患者における脳卒中予防効果は，平均TTRが63.4％であったワルファリン群全体と抗血小板薬2剤併用群を比較した場合でワルファリン群において有意に高いことが証明されたが，ワルファリン群をTTR別に分けて解析すると，TTRが65％未満であったワルファリン群ではその優位性は消失することが示されている（❹）[4]．

◆ ACTIVE W：Atrial Fibrillation Clopidogrel Trial With Irbesartan for Prevention of Vascular Events

NOACのプロファイルと臨床試験プロトコール

❺に各薬剤のプロファイルの比較を示す[5-8]．ダビガトランは，プロドラッグであるダビガトランエテキシラートが吸収されると血中でグルクロン酸抱合によりダビガトランとなる．

Xa阻害薬はいずれも肝臓での代謝を受けるため，程度の差はあるものの肝

❺ NOAC のプロファイル

	ダビガトラン	リバーロキサバン	アピキサバン	エドキサバン
阻害ターゲット	Ⅱa	Xa	Xa	Xa
プロドラッグ	yes	no	no	no
生物学的利用率	6.5%	80～100%	60%	50%
半減期	12～14時間	8～11時間	12時間	9～11時間
腎排泄率	80%	36%	25%	50%
投与回数	1日2回[*1]	1日1回[*1]	1日2回	1日1回
相互作用[*2]	P-gp	3A4/P-gp	3A4	3A4/P-gp

＊1：適応症により異なる．
＊2：作用を増強させる薬剤群を示す．
P-gp：P糖蛋白阻害薬，3A4：CYP3A4で代謝される薬剤

❻ 非弁膜症性心房細動を対象とした NOAC の第Ⅲ相試験①

	ダビガトラン	リバーロキサバン	アピキサバン	エドキサバン
試験名	RE-LY[5,6]	ROCKETAF[7] (J-ROCKET AF)	ARISTOTLE[8]	ENGAGE AF-TIMI48
症例数（計画）	15,000	14,000 (1,200)	15,000	16,500
症例数（実績）	18,113	14,269 (1,280)	18,201	21,105
1群あたり症例数	約6,000	約7,000 (600)	約9,000	約7,000
デザイン	非盲検	二重盲検	二重盲検	二重盲検
投与レジメン	1日2回	1日1回	1日2回	1日1回
CHADS2	1以上	2以上	1以上	2以上
CHADS2 平均	2.1	3.5 (3.2)	2.1	未公表
VKAナイーブ	50%	38% (10%)	43%	37%
TTR	64%	58% (65%)	66%	—
有効性解析	ITT	On treat	ITT	On treat
安全性解析	ITT	On treat	On treat	On treat

VKA：ビタミンK拮抗薬，TTR：time in therapeutic range，ITT：intention to treat 解析，On treat：on treatment 解析
(Connolly SJ, et al. N Engl J Med 2009[5]/Connolly SJ, et al. N Engl J Med 2010[6]/Patel MR, et al. N Engl J Med 2011[7]/Granger CB, et al. N Engl J Med 2011[8] などをもとに作成)

◆ RE-LY：Randomized Evaluation of Long-term Anticoagulant Therapy
◆ ROCKET AF：Rivaroxaban Once Daily Oral Direct Factor Xa Inhibition Compared with Vitamin K Antagonism for Prevention of Stroke and Embolism Trial in Atrial Fibrillation
◆ ARISTOTLE：Apixaban for Reduction in Stroke and Other Thromboembolic Events in Atrial Fibrillation
◆ ENGAGE AF-TIMI48：Effective Anticoagulation with Factor Xa Next Generation in Atrial Fibrillation-Thrombolysis in Myocardial Infarction Study 48

機能の影響を受ける．また，CYP3A4代謝に影響する他の薬剤との併用により血中濃度が増加する可能性がある．また，ベラパミルやアミオダロンなどのP糖蛋白阻害作用のある薬剤の併用により，ダビガトランやエドキサバンは血中濃度が増加する．いずれの薬剤も半減期は12時間前後であるが，ダビガト

❼ 非弁膜症性心房細動を対象とした NOAC の第Ⅲ相試験②

	ダビガトラン	リバーロキサバン	アピキサバン	エドキサバン
試験名	RE-LY[5,6]	ROCKET AF[7] (J-ROCKET AF)	ARISTOTLE[8]	ENGAGE AF-TIMI48
減量の基準	基準なし 110 mg もしくは 150 mg に割付	・Ccr が 30〜49 mL/分 の場合 20 mg → 15 mg* (15 mg → 10 mg*)	・下記2つ以上該当する 場合減量 ・60 kg 未満 ・80歳以上 ・血清クレアチニン値 1.5 以上 5 mg → 2.5 mg	・下記1つでも該当する 場合は半量に減量 ・60 kg 未満 ・80歳以上 ・P-gp 阻害薬使用 60 mg → 30 mg 30 mg → 15 mg
減量した 患者層割合	減量なし	21 % (22 %)	4.7 %	未発表

＊：ROCKET AF では 20 → 15 mg に，J-ROCKET AF では 15 → 10 mg に減量．
Ccr：クレアチニンクリアランス
(Connolly SJ, et al. N Engl J Med 2009[5]/Connolly SJ, et al. N Engl J Med 2010[6]/Patel MR, et al. N Engl J Med 2011[7]/Granger CB, et al. N Engl J Med 2011[8] などをもとに作成)

ランとアピキサバンは1日2回投与，リバーロキサバンとエドキサバンは1日1回投与である．腎排泄率はダビガトランが80％と最も高く，リバーロキサバンは未変化体で36％，アピキサバンは25％と最も低い．そのため，腎機能低下の影響を最も大きく受けやすいのはダビガトランである．❻，❼にそれぞれの薬剤の治験（第Ⅲ相試験）の特徴を示す．いずれも国際共同試験であるが，リバーロキサバンのみ，日本は用量を変えて単独で試験を行っている（J-ROCKET AF）．また，脳梗塞のリスクのより高い症例がリバーロキサバンでは組み入れられている．その結果，CHADS2 スコアの平均は，ダビガトラン，アピキサバンの試験では 2.1，リバーロキサバンでは 3.5 となっている．対照のワルファリン群ではそのコントロールの程度が重要であるが，この指標である TTR はリバーロキサバンの試験で 58 ％と他に比して低い．いずれの試験も2用量の設定があるがその意義は異なるので十分理解しておく必要がある．RE-LY 試験では，ダビガトラン2用量に無作為に割り付けているのに対し，ROCKET AF 試験，ARISTOTLE 試験ではリバーロキサバン，アピキサバンはいずれも標準用量と調整用量の2用量である．この調整用量は，腎機能あるいはいくつかの指標を満たした場合に減量する用量として設定された．特に ARISTOTLE 試験では低用量に該当した症例はわずか5％未満であったことにも留意したい．

> **MEMO**
> **CHADS2 スコア**
> 非弁膜症性心房細動の脳梗塞リスクを簡易に評価できる．
> C：心不全，H：高血圧，A：75歳以上，D：糖尿病，S：脳梗塞・TIA（一過性脳虚血発作）で，CHAD は 1点，S は 2点．
> 0〜6点となり，点数が高いほど脳梗塞リスクが高い．

腎機能が良ければまず NOAC を考慮する

Singer らは，ワルファリンの臨床的有用性を「塞栓症の減少効果－1.5×頭蓋内出血の増加」と定義している[9]．抗血栓薬は，塞栓症の予防効果という利点と出血合併症の増加という欠点を併せもつ諸刃の剣である．出血のなかでも

特に重篤な頭蓋内出血を1.5倍して，利点である塞栓症の減少効果から引くことにより，予防薬としてのバランスを考慮した指標となっている．ワルファリンでは，CHADS2スコア2点以上では明らかなbenefitを示すが，0，1点ではその優位性は有意でなくなる．一方，NOACでは脳梗塞の予防効果はワルファリンと同等あるいはそれ以上であり，頭蓋内出血は著明に減少することからCHADS2スコア1点でもclinical benefitは保たれると考えられる．

　NOACの臨床試験はすべてCHADS2スコアに基づいて行われており，それに従えばダビガトラン，アピキサバンはCHADS2スコア1点以上で推奨，リバーロキサバンは2点以上で推奨，1点は考慮可となる．また，従来のガイドラインどおり，65〜74歳，心筋症，血管性疾患については，いずれの薬剤も考慮可とする．非弁膜症性心房細動に対して新たに経口抗凝固薬を始める場合，腎機能が正常あるいは軽度低下であれば，まずNOACを考慮する．腎機能の目安としては，ダビガトランではクレアチニンクリアランス（Ccr）が40以上，リバーロキサバン，アピキサバンでは30以上を許容範囲とする．

　ワルファリンのメリットとしては，その効果とリスクを評価するPT-INRという指標があり，個人個人に応じた用量調整ができること，安価であること，非弁膜症性心房細動以外の適応についてはワルファリンのみが承認されていることがあげられる．弁膜症性心房細動，機械弁置換術後の抗血栓療法は現時点でワルファリンに限定されている．ダビガトランは，機械弁置換術後患者を対象にワルファリンとの比較試験を行った（RE-ALIGN）が，有効性，安全性ともワルファリンに劣ることが示されたため早期中止となっている．おそらく，機械弁のように血栓形成傾向がきわめて高い病態においては，NOACのようにピークトラフの血中濃度推移がある薬剤よりも24時間を通じて効果に変動の少ないワルファリンに軍配があがると考えられる．

◆ RE-ALIGN：Randomized, Phase Ⅱ Study to Evaluate the Safety and Pharmacokinetics of Oral Dabigatran Etexilate in Patients after Heart Valve Replacement

NOACの比較

　現在論文発表されている3剤のアウトカム比較を示す．いずれの薬剤も試験の主要評価項目は脳卒中または全身性塞栓症であるが，対象となる心房細動患者のリスク，ワルファリン群のコントロールの程度，用量調整の基準などが試験により異なるため，正確な比較とはいえないことを理解しておく必要がある．このなかで，虚血性脳梗塞のみを取り出すと，ダビガトラン150 mg，1日2回でワルファリンより有意に少ないものの，ダビガトラン110 mg，1日2回，リバーロキサバン，アピキサバンではワルファリンと同等である（❽，❾）．一方，脳出血については，いずれの薬剤もワルファリンよりも有意に少ない（❿）．一方，大出血に関しては，アピキサバンはCcr 50 mL/分未満，あるいは75歳以上の症例でもワルファリンに比し少ないことが示されている（⓫，⓬）．アピキサバンについては，2013年2月に発売されたばかりであり，ARISTOTLE試験では日本人はわずか300人の参加であったことから今後は市販後の経験を積み重ねていくことが重要である．

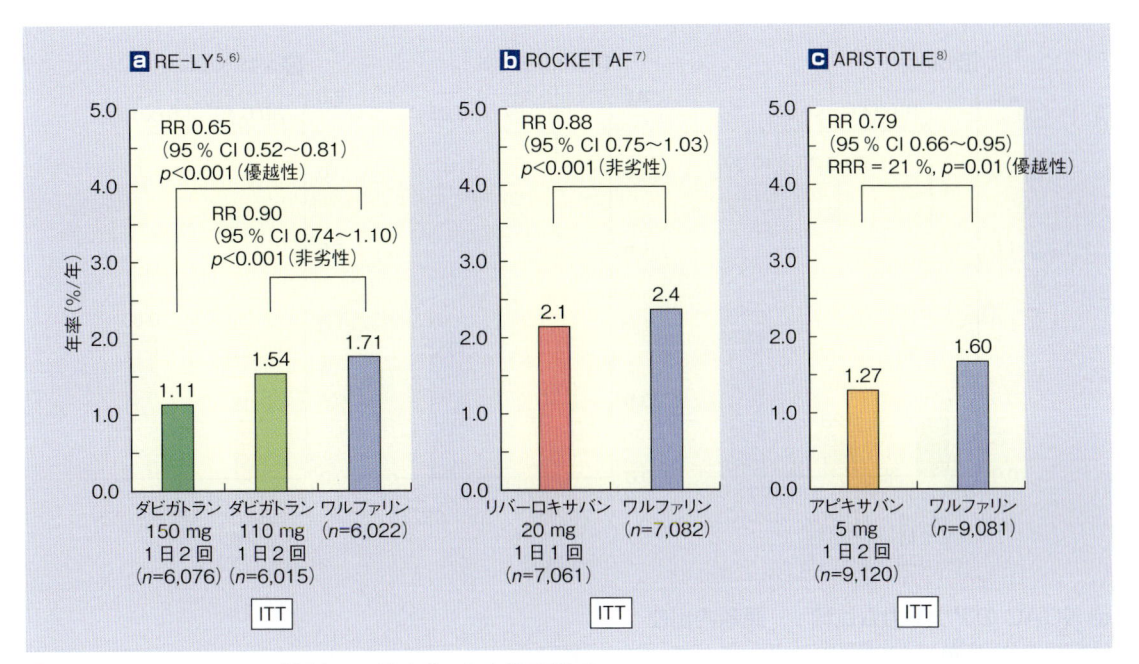

❽ NOAC のアウトカム比較 ── 脳卒中/全身性塞栓症

いずれの薬剤もワルファリンと同等あるいはそれ以上の脳卒中・全身性塞栓症予防効果を有する．
ITT：intention to treat 解析
(Connolly SJ, et al. N Engl J Med 2009[5]/Connolly SJ, et al. N Engl J Med 2010[6]/Patel MR, et al. N Engl J Med 2011[7]/Granger CB, et al. N Engl J Med 2011[8] をもとに作成)

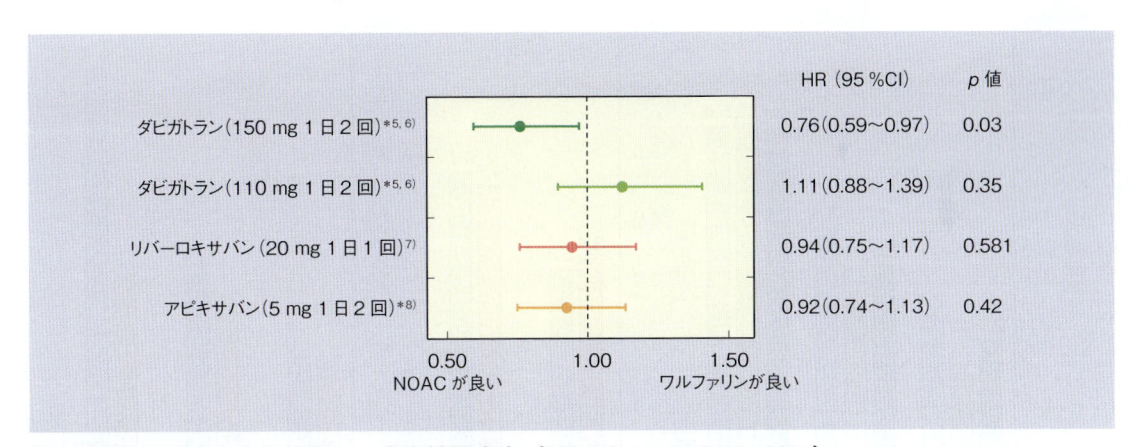

❾ NOAC のアウトカム比較 ── 虚血性脳卒中 (NOAC vs ワルファリン)

虚血性脳卒中のみを抽出すると，ダビガトラン 150 mg 1 日 2 回のみが有意に低く，その他は非劣性である．
＊：鑑別不能の脳卒中を含む．
(Connolly SJ, et al. N Engl J Med 2009[5]/Connolly SJ, et al. N Engl J Med 2010[6]/Patel MR, et al. N Engl J Med 2011[7]/Granger CB, et al. N Engl J Med 2011[8] をもとに作成)

NOAC の選択を考える

　いずれの薬剤でも，まず服薬コンプライアンスが良好であることが重要である．高齢の患者では家族の服薬サポートも重要となる．そのうえで，特に夕食後の服薬忘れが多い場合はリバーロキサバンを選択する．70 歳未満で腎機能

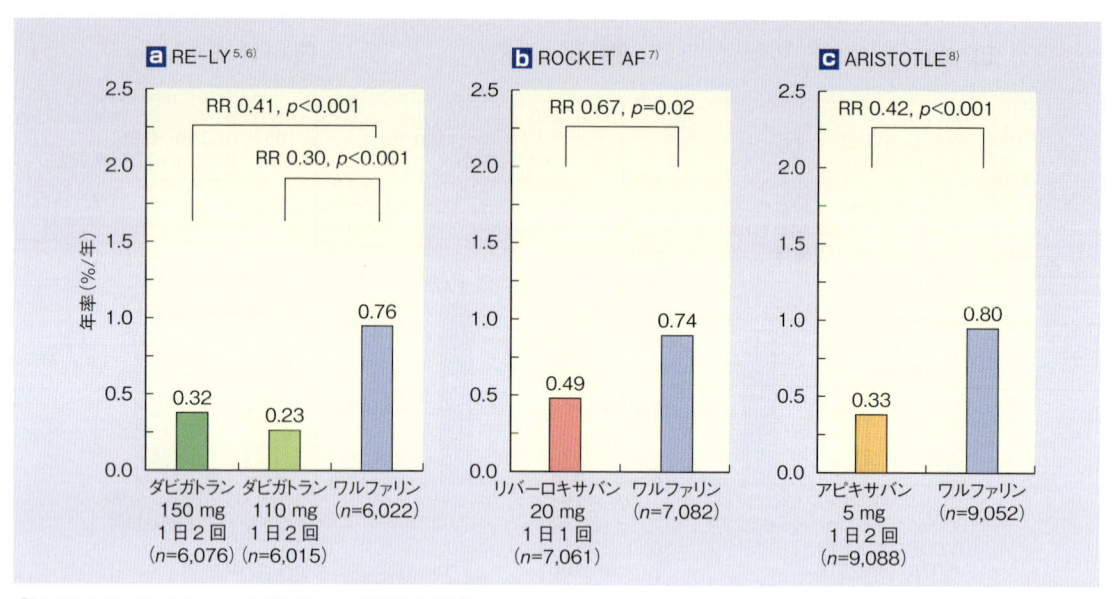

⑩ NOACのアウトカム比較──頭蓋内出血

頭蓋内出血発症率はいずれの薬剤もワルファリンに比し明らかに少ない.
(Connolly SJ, et al. N Engl J Med 2009[5]/Connolly SJ, et al. N Engl J Med 2010[6]/Patel MR, et al. N Engl J Med 2011[7]/Granger CB, et al. N Engl J Med 2011[8] をもとに作成)

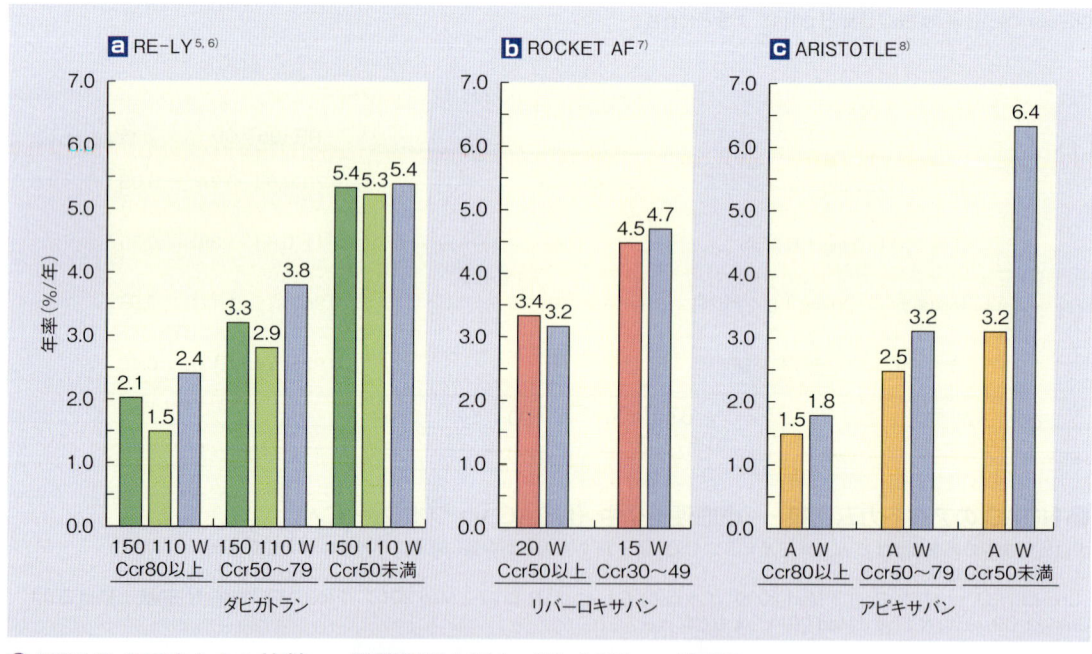

⑪ NOACのアウトカム比較──腎機能別大出血（サブグループ解析）

ダビガトランでは腎機能良好例でワルファリンより大出血が少なく，アピキサバンでは腎機能低下例でよりワルファリンとの差が大きく認められる.
150：ダビガトラン 150 mg 1日2回，110：ダビガトラン 110 mg 1日2回，W：ワルファリン，20：リバーロキサバン 20 mg 1日1回，15：リバーロキサバン 15 mg 1日1回，A：アピキサバン 5 mg 1日2回，Ccr：クレアチニンクリアランス
(Connolly SJ, et al. N Engl J Med 2009[5]/Connolly SJ, et al. N Engl J Med 2010[6]/Patel MR, et al. N Engl J Med 2011[7]/Granger CB, et al. N Engl J Med 2011[8] をもとに作成)

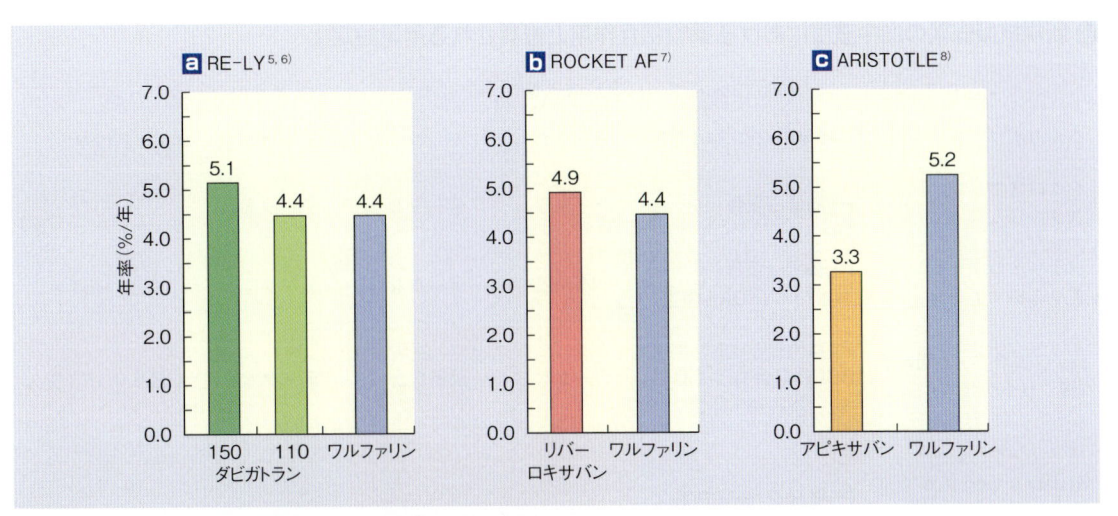

⓬ NOACのアウトカム比較──大出血（75歳以上）

75歳以上ではアピキサバンが他の薬剤に比して大出血発現が少ない．
(Connolly SJ, et al. N Engl J Med 2009[5]/Connolly SJ, et al. N Engl J Med 2010[6]/Patel MR, et al. N Engl J Med 2011[7]/ Granger CB, et al. N Engl J Med 2011[8]）をもとに作成）

⓭ 新規抗凝固薬の血中濃度における薬物相互作用と推奨される用量設定①

	相互作用機序	ダビガトラン	アピキサバン	エドキサバン	リバーロキサバン
アトルバスタチン	P-糖蛋白競合およびCYP3A4阻害	+18%	データなし	影響なし	影響なし
ジゴキシン	P-糖蛋白競合	影響なし	データなし	影響なし	影響なし
ベラパミル	P-糖蛋白競合（および軽微なCYP3A4阻害）	+12〜180%（減量および同時併用）	データなし	+53%（50%減量）	軽微な影響あり（Ccr 15〜50の場合は慎重投与）
ジルチアゼム	P-糖蛋白競合および軽微なCYP3A4阻害	影響なし	+40%	データなし	軽微な影響あり（Ccr 15〜50の場合は慎重投与）
キニジン	P-糖蛋白競合	+50%	データなし	+80%（50%減量）	+50%
アミオダロン	P-糖蛋白競合	+12〜60%	データなし	影響なし	軽微な影響あり（Ccr 15〜50の場合は慎重投与）
ドロネダロン	P-糖蛋白およびCYP3A4阻害	+70〜100%（アメリカ：75 mg 1日2回）	データなし	+85%（50%減量）	データなし
ケトコナゾール イトラコナゾール ボリコナゾール ポサコナゾール	P-糖蛋白, BCRP競合およびCYP3A4阻害	+140〜150%（アメリカ：75 mg 1日2回）	+100%	データなし	最大+160%

■ 禁忌/推奨しない．
■ 複数のリスク因子が認められる場合は減量を考慮する．
■ 減量（ダビガトランは150 mg 1日2回から110 mg 1日2回に減量，リバーロキサバンは15 mg 1日1回から10 mg 1日1回に減量，アピキサバンは5 mg 1日2回から2.5 mg 1日2回に減量）．
(Heidbuchel H, et al. Europace 2013[10] より一部改変）

⓮ 新規抗凝固薬の血中濃度における薬物相互作用と推奨される用量設定②

	相互作用機序	ダビガトラン	アピキサバン	エドキサバン	リバーロキサバン
フルコナゾール	中等度のCYP3A4阻害	データなし	データなし	データなし	＋42％
シクロスポリン，タクロリムス	P-糖蛋白競合	データなし	データなし	データなし	＋50％
クラリスロマイシン，エリスロマイシン	P-糖蛋白競合およびCYP3A4阻害	＋15～20％	データなし	データなし	＋30～54％
HIVプロテアーゼ阻害薬（例：リトナビル）	P-糖蛋白およびBCRP競合もしくは誘導，CYP3A4阻害	データなし	顕著な上昇	データなし	最大＋153％
リファンピシン，St.Johns wort（セイヨウオトギリソウ），カルバマゼピン，フェニトイン，フェノバルビタール	P-糖蛋白/BCRPおよびCYP3A4/CYP2J2誘導	－66％	－54％	－35％	最大－50％
制酸薬（H_2ブロッカー，プロトンポンプ阻害薬，Al-Mg-水酸化物）	消化管吸収	－12～30％	データなし	影響なし	影響なし

■ 禁忌/推奨しない．
■ 複数のリスク因子が認められる場合は投与量調節を考慮する．
(Heidbuchel H, et al. Europace 2013[10] より一部改変)

が良好であれば，ダビガトラン150 mg，1日2回を選択する．75歳以上あるいはCcr 30～50 mL/分ではアピキサバンが第一選択となる．ダビガトランで胃腸症状が出た場合はリバーロキサバン，アピキサバンを選択する．どのNOACでも低用量を使いたい場合はダビガトラン110 mg，1日2回を勧める．

その他の留意点

　高齢者は冠動脈疾患を合併することも多く，抗血小板薬の併用もまれではないが，いずれの薬剤も抗血小板薬併用により出血リスクが増大することから，効果とのバランスを考えておく必要がある．NOACはいずれの薬剤もビタミンK非依存性で，服用後効果発現は早く，また効果消失も血中濃度に応じて速い．したがって，腎機能が良好であれば手術の前日まで経口投与が可能であると考えられ，再開すればすぐに効果が出現する．この点はワルファリンに比べて大きなメリットとなるだろう．一方，いずれの薬剤も，腎機能，特にCcrを使用前，使用後定期的に測定し，その薬剤が使用可能であるかどうか必ず確認しなければならない．リバーロキサバン，アピキサバンについては，Ccr 15 mL/分以上で使用可能となったが，いずれの薬剤も15～29 mL/分の患者は試験に組み入れられておらず，臨床的な有効性，安全性は検証されていない．大出血を生じた場合の対応については，ワルファリンでは，ビタミンKの投与

と第Ⅸ因子複合体や第Ⅶ因子の静注により効果を急速に中和することが可能であるが，NOACについてはいずれの薬剤もまだ十分に確立したとはいえない．抗凝固薬の最も重篤で緊急の対応が必要となる副作用は大出血，頭蓋内出血であり，NOACについても，これらの対応策の検討が肝要と考えられる．また，ワルファリンに比べて薬物相互作用は少ないが，NOACにより若干相互作用が異なることに留意すべきである．❸[10]，❹[10]にそれぞれの薬剤の相互作用一覧を記したので参考にされたい．

（是恒之宏）

文献

1) Hart RG, et al. Meta-analysis: antithrombotic therapy to prevent stroke in patients who have nonvalvular atrial fibrillation. Ann Intern Med 2007; 146: 857-67.
2) 2006-2007年合同研究班報告（班長：小川聡）．心房細動治療（薬物）ガイドライン（2008年改訂版）．Circ J 2008；72（Suppl. Ⅳ）：1581-638.
3) Rosendaal FR, et al. A method to determine the optimal intensity of oral anticoagulant therapy. Thromb Haemost 1993; 69: 236-9.
4) Connolly SJ, et al. Benefit of oral anticoagulant over antiplatelet therapy in atrial fibrillation depends on the quality of international normalized ratio control achieved by centers and countries as measured by time in therapeutic range. Circulation 2008; 118: 2029-37.
5) Connolly SJ, et al. Dabigatran versus warfarin in patients with atrial fibrillation. N Engl J Med 2009; 361: 1139-51.
6) Connolly SJ, et al. Newly identified events in the RE-LY trial. N Engl J Med 2010; 363: 1875-6.
7) Patel MR, et al. Rivaroxaban versus warfarin in nonvalvular atrial fibrillation. N Engl J Med 2011; 365: 883-91.
8) Granger CB, et al. Apixaban versus warfarin in patients with atrial fibriallation. N Engl J Med 2011; 365: 981-92.
9) Singer DE, et al. The net clinical benefit of warfarin anticoagulation in atrial fibrillation. Ann Intern Med 2009; 151: 297-305.
10) Heidbuchel H, et al. European Heart Rhythm Association Practical Guide on the use of new oral anticoagulants in patients with non-valvular atrial fibrillation. Europace 2013; 15: 625-51.

第5章 標準治療と新規薬剤

トロンボモジュリン製剤の使用の位置づけ

Point

- トロンボモジュリン（TM）は，血液凝固線溶制御，抗炎症および補体制御作用を有する多機能蛋白質である．
- トロンボモジュリン製剤（rTM）は，未分画ヘパリンと比較して有効性が示された初めての播種性血管内凝固症候群（DIC）治療薬である．
- rTMは市販直後から大規模全例調査を実施し，日常診療下での安全性・有効性が確認された．
- rTMは，急性前骨髄球性白血病のような線溶亢進型DICにおいても，安全に使用することができる．
- rTMは，さまざまな基礎疾患に起因するDICに使用可能である．

遺伝子組換え型ヒトトロンボモジュリン製剤

　遺伝子組換え型ヒトトロンボモジュリン製剤（rTM）とは，血管内皮細胞上に存在している生理的抗凝固因子であるトロンボモジュリン（TM）の活性部位をすべて含む細胞外領域を遺伝子工学技術により人工的に作製した播種性血管内凝固症候群（DIC）治療薬である．2008年5月から日本で発売され臨床使用されている．

　rTMは，498アミノ酸残基から成る分子量約64,000の糖蛋白で，アミノ末端からC型レクチン様ドメイン，6個の上皮成長因子（EGF）様ドメイン，O型糖鎖付加ドメインの3つのドメインと呼ばれる構造から構成される（❶）．rTMはE45領域でトロンビンと1:1結合し，rTM-トロンビン複合体はプロテインC活性化反応を促進させ，産生された活性化プロテインC（APC）が活性化凝固第V因子（FVa）および活性化凝固第VIII因子（FVIIIa）を分解することでトロンビン生成を阻害する[1]．したがって，rTMは生体内に発生したトロンビン量に応じて抗凝固作用を発揮する理想の抗凝固薬と考えられる．

基礎研究のエビデンス

　TMは複数のドメイン構造を有する多機能蛋白質であり，近年血液凝固系のみならず，線溶系，炎症・免疫系，補体系などにおいても重要な役割を担っていることが明らかとなっている．

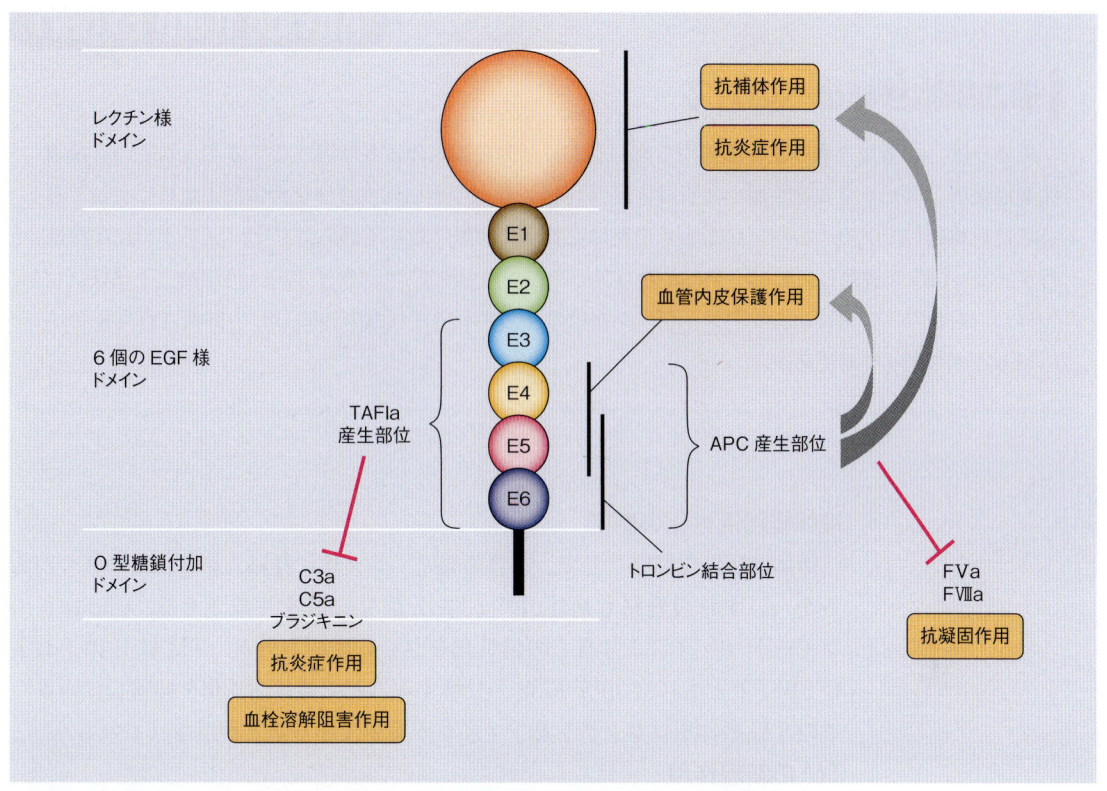

❶ 遺伝子組換え型ヒトトロンボモジュリン製剤の構造と推定される機能
TAFIa：活性型 thrombin-activatable fibrinolysis inhibitor, APC：活性化プロテインC

活性化プロテインC（APC）を介した抗炎症作用
　TM-トロンビン複合体によって生成した APC は，抗凝固作用以外に血管透過性亢進抑制作用，抗アポトーシス作用，細胞間接着阻害作用により抗炎症作用を発揮する[1]．

TAFI の活性化
　TM-トロンビン複合体は，カルボキシペプチダーゼ前駆体である thrombin-activatable fibrinolysis inhibitor（TAFI）の活性化反応を促進する．活性型 TAFI（TAFIa）は，補体因子である C5a, C3a, あるいはブラジキニンといった炎症性ペプチドを分解することで抗炎症作用を発揮する[1]．また，TAFIa はフィブリンC末端のリジン残基を切断して線溶の場を消失させ，血栓溶解阻害作用も発揮する[1]．

レクチン様ドメインが有する抗炎症作用
　レクチン様ドメインは多様な機序による抗炎症作用を発揮することが報告されている[1]．このドメインに結合した high mobility group box 1（HMGB1）は，TM-トロンビン複合体によって分解され不活性化される．また，このドメインはグラム陰性菌細胞壁外膜のリポポリサッカライド（LPS）と結合することから，LPS 吸着効果やマクロファージによるグラム陰性菌の貪食能を促進させ，血流から菌の速やかな排除にも寄与している．

Advice from Expert

造血細胞移植後への対応

筆者らは，rTMは血管内皮保護作用を有しており，内皮細胞障害が起因として考えられている類洞閉塞症候群（SOS）や血栓性微小血管障害症（TMA）などの造血細胞移植後合併症に対して有効であることを報告している．しかしながら，現在はこれらの疾患に対して適応はない．SOSやTMAが進行すると，DICを併発し多臓器不全へと進行することから，FDP，D-ダイマー，可溶性フィブリンが上昇し，過剰のトロンビン生成やフィブリン血栓の存在が示唆され臨床的にDICと診断された場合はrTM投与を検討すべきである．

補体経路活性化の制御

補体の活性化経路として，古典的経路，レクチン経路，第2経路の3つがあるが，いずれの経路も補体因子C3を分解しC3bを生成させる．C3bは正のフィードバックにより自らの活性化をさらに増幅させる．TMはH因子およびI因子とともに，C3bをiC3bへ分解することで補体活性化を抑制している[2]．このTMの作用はレクチン様ドメインが重要であることが示されている．

TMの新規作用

筆者らは，rTMが抗アポトーシス作用，血管透過性亢進抑制作用，血管新生促進作用の3つの機序から成る血管内皮保護作用を有しており，本作用にはE45が重要であることを報告した[3]．その他，rTMにはヒストンとの相互作用することでヒストンの無毒化作用や，LPS刺激による血小板/好中球からのneutrophil extracellular traps（NETs）形成を阻害する作用も報告されている．

臨床研究のエビデンス

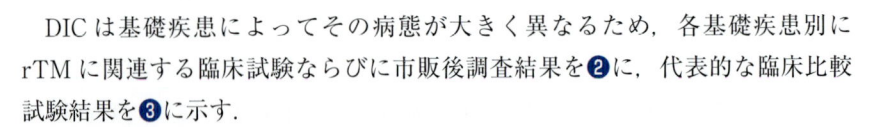

DICは基礎疾患によってその病態が大きく異なるため，各基礎疾患別にrTMに関連する臨床試験ならびに市販後調査結果を❷に，代表的な臨床比較試験結果を❸に示す．

造血器悪性腫瘍によるDIC

造血器悪性腫瘍と感染症によるDIC患者を対象とした第Ⅲ相二重盲検無作為化比較試験の結果，rTMは主要評価項目のDIC離脱率で未分画ヘパリンに対して非劣性が検証され優越性も示された[4]．未分画ヘパリンに対して，rTMは出血症状の消失率が高く，出血有害事象の発現率は低いことが示された．rTMは過去標準治療であったヘパリンに対して，初めて有効性と安全性の両面で有意差を示した薬剤といえる．造血器悪性腫瘍のみの解析においても，DIC離脱率でヘパリンに対して優越性が示された．

市販後は4,000例を超える全例調査が実施され，うち造血器悪性腫瘍は初回

❷ rTMに関連する臨床試験ならびに市販後調査結果

	基礎疾患（症例数）	投与日数（日）	DIC離脱率	DIC改善率	28日目転帰	副作用発現率	出血に関連する副作用発現率
臨床試験	第Ⅲ相全体（114）	6	66.1	―	78.1 (89/114)	―	1.8 (2/114)
	第Ⅲ相感染症（50）	6	66.7 (32/48)	―	72.0 (36/50)	―	4.0 (2/50)
	第Ⅲ相造血器悪性腫瘍（64）	6	65.6 (42/64)	―	82.8 (53/64)	―	0.0 (0/64)
	第Ⅳ相固形がん（101）	6〜14	34.0 (33/97)	―	44.6 (45/101)	―	―
使用成績調査（全例調査）	全体（4,062）	6.2±4.9	56.5 (986/1,746)	72.6 (2,806/3,866)	65.6 (2,640/4,024)	6.9 (280/4,062)	5.3 (216/4,062)
	感染症（2,516）	5.6±3.4	58.3 (532/913)	71.0 (1,698/2,391)	64.1 (1,593/2,484)	7.0 (176/2,516)	5.4 (135/2,516)
	造血器悪性腫瘍（1,032）	7.5±6.1	55.3 (357/645)	78.1 (776/994)	70.7 (728/1,030)	6.3 (65/1,032)	4.6 (47/1,032)
	APL（173）	―	57.7 (79/137)	86.7 (150/173)	86.1 (146/173)	6.9 (12/173)	3.5 (6/173)
	固形がん（88）	8.0±5.8	23.7 (9/38)	46.8 (37/79)	42.0 (37/88)	4.5 (4/88)	4.5 (4/88)
	その他（1,032）	6.6±7.7	58.7 (88/150)	73.4 (295/402)	66.8 (282/422)	8.2 (35/426)	7.0 (30/426)
特定使用成績調査	固形がん（359）中間報告	6.7±4.9	45.7 (37/81)	58.3 (200/343)	53.3 (187/351)	3.3 (12/359)	2.8 (10/359)
	産科（123）	2.2±1.7	―	97.5 (118/121)	100 (123/123)	5.7 (7/123)	5.7 (7/123)

各欄の数値：%（例/総数）．
APL：急性前骨髄球性白血病

❸ rTMに関連する主な臨床比較試験結果

研究		対象（症例数）	治療	結果
造血器悪性腫瘍				
Saito 2007	RCT	造血器悪性腫瘍 DIC（125）	rTM（64） UFH（61）	第Ⅲ相試験サブグループ解析，DIC離脱率はrTM群で有意に高い，rTM群65.6％ vs UFH群45.9％（Δ19.7％, 95％CI 2.6〜36.8）
Ikezoe 2012	H	APL DIC（17）	rTM（9） 従来治療（8）	28日目死亡率はrTM群11.1％ vs 対照群50％（p=0.131），OSはrTM群で改善（p=0.075），DIC離脱はrTM群で有意に早い（ログランク検定, p=0.019）
竹迫 2012	H	AML（APL除く）DIC（45）	rTM（14） LMWH（31）	28日目死亡率はrTM群0％ vs LMWH群9.7％，OSはrTM群で有意な改善（p=0.016）
Nomura 2011	H	移植後（17）	rTM（12） UFH（5）	rTM投与前後でIL-6, TNF-α, HMGB1が有意に低下，UFH投与前後でsVCAM-1, sE-セレクチンが上昇したがrTMでは上昇が抑制
Ikezoe 2013	H	移植後DIC（41）	rTM（23） 従来治療（18）	100日目死亡率はrTM群17.4％ vs 対照群50％（p=0.026），OS, NRMはrTM群で有意な改善（p=0.044, p=0.013）
感染症				
Aikawa 2011	RCT	感染症DIC（80）	rTM（42） UFH（38）	第Ⅲ相試験サブグループ解析，28日目死亡率はrTM群で低い傾向，rTM群21.4％ vs UFH群31.6％（Δ10.2％, 95％CI −9.1〜29.4）
Vincent 2013	RCT	敗血症DIC（741）	rTM（370） プラセボ（371）	28日目死亡率はrTM群17.8％ vs プラセボ群21.6％（p=0.273），1つ以上の臓器不全かつPT-INR>1.4の患者においてrTMの有効性がより高まることが確認（28日目死亡率はrTM群26.3％ vs プラセボ群38.2％）
Yamakawa 2011	H	敗血症DIC（65）	rTM（20） 従来治療（45）	28日目死亡率はrTM群で低い傾向（rTM群25％ vs 対照群47％），Cox回帰分析より28日目死亡率はrTM群で有意に低い（調整HR=0.0303, 95％CI 0.106〜0.871, p=0.027），rTM群でSOFAスコアも有意に低下
Ogawa 2012	H	敗血症DIC（86）	rTM（41） 従来治療（45）	rTM群は28日目（24％ vs 47％, p=0.037），60日目（34％ vs 58％, p=0.026），90日目（37％ vs 58％, p=0.038）までの死亡率が有意に低い
Yamakawa 2013	R	敗血症DIC（162）	rTM（68） 従来治療（94）	多施設傾向スコアによるCox回帰分析，院内死亡率はrTM群で有意に低い（40％ vs 対照群57％, 調整HR=0.45, 95％CI 0.26〜0.77, p=0.013）
Kato 2013	H	敗血症DIC（35）	rTM（12） 従来治療（23）	28日目死亡率はrTM群で低い（rTM群8.3％ vs 対照群33.3％, p=0.075）
Yamato 2013	H	PMX-DHP施行敗血症DIC（22）	rTM投与（14） rTM非投与（8）	60日目生存率はrTM群はrTM非投与群に比べ有意に改善が認められた（85.7％ vs 37.5％, p=0.015）
矢田 2011	H	敗血症DIC（28）	rTM+FOY+AT（12） FOY+AT（16）	rTM群は対照群に比べ早期DIC改善，SFの有意な低下，AT活性の有意な上昇，D-ダイマー, PIC, HMGB1が有意に低下
押領司 2011	H	敗血症DIC（33）	rTM+従来治療（17） 従来治療（16）	rTM群のみでSF, sE-セレクチン，DICスコア，SOFAスコアは有意な低下，rTM群は対照群に比べ7日目PAI-1が有意に低下，90日目までの生存はrTMで良好（ログランク検定, p=0.064）

研究		対象（症例数）	治療	結果
工藤 2012	H	敗血症 DIC（53）	rTM（30）	30日目生存率は rTM 群は対照群に比べ有意に改善（90 % vs 65.2 %, p=0.041），7日目 DIC 離脱率は有意差なし（50 % vs 34.8 %, p=0.268），SOFA 変化率は rTM 群で改善傾向，HMGB1 変化率は rTM 群のみで低下傾向
			FOY ± AT（23）	
梅垣 2012	R	敗血症 DIC（73）	rTM（33）	rTM 群は血小板数が4日目以降有意に改善，両群で AT 活性が4日目に有意に上昇，28日目転帰には有意差なし，90日目までの生存は rTM 群で良い（ログランク検定，p=0.01）
			DS（40）	
澤野 2013	H	重症敗血症 DIC（111）	rTM+AT（51）	血小板数，D-ダイマー，SIRS，DIC スコア，SOFA スコアにおいて rTM+AT 群は AT 群に比べ有意な改善，28日目生存率は rTM+AT 群で良好（86.3 % vs 60 %, p=0.0016）
			AT（60）	
櫻井 2013	R	感染症 DIC（60）	rTM（40）	DIC 離脱率，7日以内の DIC 離脱率，28日目生存率，検査値の改善について両群間で有意差なし
			rTM+AT（20）	
腎機能障害				
Hayakawa 2012	P	DIC 患者（21）	Ccr<30 mL/分（11）	rTM 380 U/kg を1回投与後経時的に血中 rTM 濃度を測定，急性腎不全群で半減期が1.2倍延長したものの分布容積が拡大していたため最高血中濃度は低下，両群で rTM のクリアランスは大きな差なし
			Ccr≧30 mL/分（10）	
渡邉 2013	RCT	CHDF 施行中敗血症 DIC（8）	rTM380 U/kg（4）	両群の半減期，クリアランス，分布容積には差がなく，最高血中濃度および血中濃度曲線下面積は通常量で約2.7倍高く線形性が確認され，両群で蓄積性はなし
			rTM130 U/kg（4）	
固形がん				
Takahashi 2012	R	固形がん DIC（22）	rTM	OS 中央値は rTM 群 114日目 vs TM 非投与群 10日目（p=0.0083）
			rTM 非投与	
小児・新生児				
Nagasawa 2013	H	小児移植後（31）	rTM（12）	TRM は rTM 群で低い（rTM 群 16.7 % vs rTM 非投与群 57.9 %）
			rTM 非投与（19）	
産科				
Sugawara 2012	H	産科領域 DIC（36）	rTM（10）	rTM 群は FOY 群に比べ D-ダイマー改善が早く2日目には両群に有意差あり，rTM 群で出血発現頻度が低い傾向（1日目 22.2 % vs 42.3 %，2日目 11.1 % vs 19.2 %）
			FOY（26）	
心臓血管外科				
小池 2013	H	急性大動脈解離や腹部大動脈瘤破裂，心臓血管外科手術後 DIC（35）	初期治療（15）	FOY と AT 製剤で改善がない場合に rTM 投与開始した初期15例と DIC 診断早期から rTM 投与開始した後期20例に分けて解析，28日生存率は初期60 %，後期90 %（p<0.05）
			後期治療（20）	

RCT：無作為化比較試験，H：ヒストリカル比較試験，R：後方視的試験，P：前方視的試験
DIC：播種性血管内凝固症候群，APL：急性前骨髄球性白血病，AML：急性骨髄性白血病，PMX-DHP：direct hemoperfusion using a polymyxin B immobilized fiber colum，CHDF：持続的血液濾過透析
rTM：トロンボモジュリン製剤，UFH：未分画ヘパリン，LMWH：低分子ヘパリン，FOY：ガベキサートメシル酸塩，AT：アンチトロンビン，DS：ダナパロイドナトリウム，Ccr：クレアチニンクリアランス
CI：信頼区間，OS：全生存，HMGB1：high mobility group box 1，sVCAM：可溶性血管細胞接着分子，NRM：非再発死亡，PT-INR：プロトロンビン時間国際標準比，HR：ハザード比，PIC：プラスミン-α_2 プラスミンインヒビター複合体，SF：可溶性フィブリン，SOFA：sequential organ failure assessment，PAI-1：プラスミノゲンアクチベータインヒビター1型，SIRS：全身性炎症反応症候群

投与症例として 1,032 例に使用され，造血器悪性腫瘍による DIC に対して日常診療下での安全性・有効性が確認された[5]．DIC 離脱率および 28 日目転帰は，第Ⅲ相試験と市販後調査間で同様の結果が得られた．日常診療下での使用であるため，臨床試験では除外された重症な患者に使用されたことから出血に関連する副作用発現率は市販後調査で高かったが，市販後全体の発現率を上回ることはなかった．線溶亢進が顕著で出血を伴いやすい急性前骨髄球性白血病（APL）173 例についても，APL 以外の急性骨髄性白血病（AML）症例と同様の安全性・有効性が確認された．筆者らも，APL による DIC において rTM と all-*trans* retinoic acid（ATRA）との併用効果を認めており[6]，出血症状の消失や輸血量の低減に rTM が有用である可能性を報告している．AML 患者で DIC を合併すると全生存期間が低下することが知られている．このような患者で，rTM は低分子ヘパリン（LMWH）に比べ全生存期間が改善する報告があり興味深い．いずれも単施設からの後方視的な研究であり，今後多施設前向き試験結果による検証が必要である．

感染症による DIC

臓器障害が顕著な感染症による DIC では，抗凝固作用に加えて抗炎症作用を有する rTM は患者転帰改善への効果も期待されている．

第Ⅲ相試験の感染症患者を対象としたサブグループ解析結果から，未分画ヘパリンに対して rTM 群は 28 日目転帰改善が期待できることが示された．市販後調査では 2,516 例に使用され，感染症による DIC に対して，日常診療下での安全性・有効性が確認された．

感染症に伴う DIC 患者を対象とした後方視的研究が数多く報告されているが，なかでも傾向スコアに基づいた解析結果が着目される．重症敗血症 DIC 患者 162 例の多施設での後方視的研究ではあるが，rTM 群は対照群に比べ院内死亡率・ICU 死亡率が低く，28・60・90 日目転帰の改善が認められた．

腎機能低下患者を対象とした報告

腎機能低下患者および持続透析患者を対象とした rTM の前向き薬物動態試験の報告が 2 報ある．1 つは前向きに 21 例の DIC 患者に rTM を通常量（380 U/kg）で 1 回投与し，血中 rTM 濃度を経時的測定した試験である．もう 1 つは持続的血液濾過透析（CHDF）が施行された敗血症 DIC 患者に対して，rTM を通常量（380 U/kg）と低用量（130 U/kg）で各 4 例に無作為に振り分けて投与し，薬物動態を検討した試験である．いずれも慢性腎不全患者は除外した ICU 入室となる急性腎機能障害患者を対象としている．少なくともこのような急性腎不全患者においては，rTM の蓄積性は確認されなかったことから，薬効を最大に発揮できる通常量での rTM 投与が望ましい場合もあると考える．現在進行中の腎機能障害患者を対象とした臨床薬理試験（NCT01704001）の結果も待たれる．

固形がんによる DIC

固形がん DIC を対象とした市販後臨床試験（101 例）が終了し，学会に報告された．最終投与時点の DIC 離脱率は 34％，28 日目死亡率は 44.6％であっ

> **MEMO**
> **感染症による DIC の病態**
> LPS や活性化した単球や好中球から放出される炎症性サイトカインなどにより，これら免疫担当細胞や血管内皮細胞に組織因子の発現が誘導され，内皮細胞上 TM 発現は低下し生体は著しい過凝固状態に陥る．一方，線溶阻止因子であるプラスミノゲンアクチベーターインヒビター–1（PAI–1）の産生が亢進するために，形成された血栓は溶解されにくく，循環不全の結果，臓器障害を合併することが多い．また，免疫担当細胞や，強い細胞障害を受けて壊死に陥った細胞から HMGB1 が放出され，さらに炎症と凝固異常に拍車をかけて DIC を重篤化させる．

た．DIC 離脱例の死亡率は 9.1 ％であり，DIC 非離脱例の 59.4 ％と比べ低かった．出血に関連する有害事象発現率は 5 ％であった．本試験は固形がん DIC を対象とした初めての臨床試験結果であり，この成績が今後の DIC 治療薬の基準になると考えられる．固形がん DIC を対象とした市販後調査も進行中であるが，ほぼ同様の成績となっている．単施設からの後方視的結果ではあるが，rTM 投与群が非投与群に比べて固形がん DIC 患者の予後を改善させることが報告されている．

小児・新生児を対象とした報告

市販後調査結果から，小児 210 例，新生児 60 例，成人 3,786 例のサブグループ解析結果が報告されている[7]．おのおのの DIC 離脱率は 58.5 ％，47.1 ％，56.4 ％，DIC 改善率は 73.7 ％，80.4 ％，72.4 ％，副作用発現率は 5.2 ％，6.7 ％，7.0 ％，出血に関連する副作用発現率は 4.8 ％，6.7 ％，5.3 ％，出血に関連する有害事象発現率は 18.1 ％，16.7 ％，15.3 ％といずれも三者間で有意差はなかった．一方，28 日目転帰は 71.6 ％，76.7 ％，65.1 ％（$p=0.029$）と三者間で有意差が認められた．現在までに小児や新生児 DIC 患者を対象とした比較研究の報告はない．移植後患者については，単施設から後方視的比較研究が報告されている．

産科

123 例の産科 DIC を対象とした市販後調査結果が報告されている．主な基礎疾患は，DIC 型後産期出血 44 例，常位胎盤早期剥離 41 例，HELLP 症候群 15 例である．帝王切開 81 例（65.9 ％），産科 DIC スコア 8 点以上が 90 例（73.2 ％）を占めた．抗凝固薬は 91 例（74 ％），血液製剤は 85 例（69.1 ％）で併用されていた．転帰は全例生存，7 例（5.7 ％）で副作用が認められ，いずれも出血に関連する重篤な副作用であったが，その転帰は軽快または回復であった．単施設からのヒストリカルコントロール群との比較研究ではあるが，rTM 群は FOY 群に比べて D-ダイマーの改善が早く，出血発現頻度が低いことが報告されている．

その他

その他の基礎疾患として，急性大動脈解離や腹部大動脈瘤破裂，心臓血管外科手術後など心臓血管外科領域の DIC がある．単施設からの症例集積研究ではあるが，心臓血管外科領域の DIC に対する rTM 35 例のまとまった報告がある．28 日目生存率が 77.1 ％（27/35 例）と良好であり，rTM 投与患者で副作用と思われる合併症はなかった．また，rTM の早期投与が有効である可能性も示されている．

これら以外にもさまざまな基礎疾患に伴う DIC について少数のケースレポートは英文・和文合わせて約 70 編が報告されているので，必要に応じて別途参考にしてほしい．

Topics

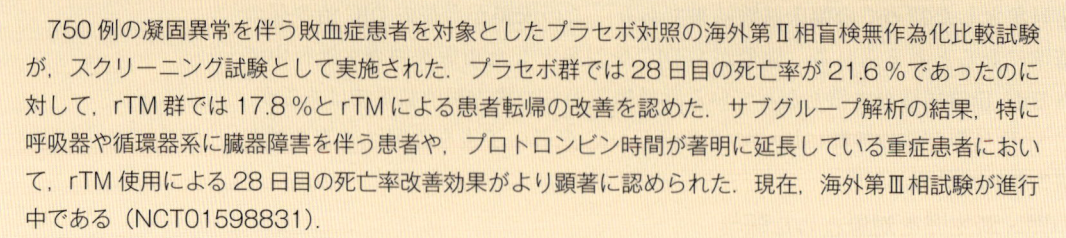

rTM の海外での開発状況

　750 例の凝固異常を伴う敗血症患者を対象としたプラセボ対照の海外第Ⅱ相盲検無作為化比較試験が，スクリーニング試験として実施された．プラセボ群では 28 日目の死亡率が 21.6％であったのに対して，rTM 群では 17.8％と rTM による患者転帰の改善を認めた．サブグループ解析の結果，特に呼吸器や循環器系に臓器障害を伴う患者や，プロトロンビン時間が著明に延長している重症患者において，rTM 使用による 28 日目の死亡率改善効果がより顕著に認められた．現在，海外第Ⅲ相試験が進行中である（NCT01598831）．

DIC 診療ガイドライン上の rTM の位置づけ

　DIC のガイドラインあるいはそれに準ずるものとして，2009 年に日本血栓止血学会 DIC 部会からのエキスパートコンセンサス，およびイギリスガイドライン，2011 年にイタリアガイドラインが公開されている．2009 年のエキスパートコンセンサス（日本）では，rTM は使用が限定された市販後調査中であるとの理由で推奨度の記載がない．一方，イギリスガイドラインではまったく記載がなく，イタリアガイドラインでは推奨されていない．日本血栓止血学会では，エキスパートコンセンサスの改訂作業中である．近年，国際血栓止血学会 DIC 部会の標準化委員会（SSC）により，これら 3 つのガイドラインのハーモナイゼーションが実施され「ガイダンス」として公表された．このガイダンスは現時点の世界の標準的な DIC 診療をまとめた位置づけとなる．rTM は DIC 領域でのエビデンスレベルの高い RCT 試験がまだ少ないが，臨床的に使用頻度が高い薬剤，PR（推奨できる可能性）となっている．

　一方，救急集中治療領域では，海外の敗血症診療のガイドラインには DIC についての言及はないが，2013 年に日本集中治療医学会から公表された日本版敗血症診療ガイドライン内で DIC の項目が設けられている．rTM は他剤同様弱い推奨となっている．

　2012 年に日本呼吸器学会からは「ALI/ARDS 診療のためのガイドライン」第 2 版が公表されているが，rTM は ARDS への治療効果はまだ不明であり DIC 治療として使用すべきとの記載となっている．

　以上，DIC 研究においては二重盲検無作為化比較試験としては rTM の第Ⅲ相試験しかないこと，さらに十分なサンプルサイズを確保した試験となるとまったくないことから臨床試験結果を重視した DIC 診療ガイドライン作成は困難と考えられる．

〈池添隆之〉

文献

1) Ito T, Maruyama I. Thrombomodulin: protectorate God of the vasculature in thrombosis and inflammation. J Thromb Haemost 2011; 9 Suppl 1: 168-73.
2) Delvaeye M, et al. Thrombomodulin mutations in atypical hemolytic-uremic syndrome. N Engl J Med 2009; 361: 345-57.
3) Ikezoe T, et al. Thrombomodulin protects endothelial cells from a calcineurin inhibitor-induced cytotoxicity by upregulation of extracellular signal-regulated kinase/myeloid leukemia cell-1 signaling. Arterioscler Thromb Vasc Biol 2012; 32: 2259-70.
4) Saito H, et al. Efficacy and safety of recombinant human soluble thrombomodulin (ART-123) in disseminated intravascular coagulation: results of a phase III, randomized, double-blind clinical trial. J Thromb Haemost 2007; 5: 31-41.
5) Mimuro J, et al. Impact of recombinant soluble thrombomodulin (thrombomodulin alfa) on disseminated intravascular coagulation. Thromb Res 2013; 131: 436-43.
6) Ikezoe T, et al. Thrombomodulin enhances the antifibrinolytic and antileukemic effects of all-*trans* retinoic acid in acute promyelocytic leukemia cells. Exp Hematol 2012; 40: 457-65.
7) Shirahata A, et al. Recombinant soluble human thrombomodulin (thrombomodulin alfa) in the treatment of neonatal disseminated intravascular coagulation. Eur J Pediatr 2014; 173: 303-11.

第5章 標準治療と新規薬剤

血小板輸血の実際

Point

- 血小板輸血の目的は，出血の予防（予防的投与）や治療（治療的投与）である．
- 輸血の適応は，血小板数のみではなく，出血症状，成因や合併症，侵襲的処置の有無などの出血リスクを勘案して，総合的に判断する．
- 造血障害での予防的投与（内科的予防投与）の血小板基準値（トリガー値）は1万〜2万/μLである．
- 外科手術時の過剰出血の予防（外科的予防投与）や活動性の出血の治療（治療的投与）では，血小板数5万/μL以上を目標に輸血する．
- 10単位製剤の輸血で3万〜5万/μLの血小板数の増加が期待される．
- 輸血後の血小板数を測定して，輸血不応状態の場合は，その原因を検討して対応する．

　造血器疾患の治療に不可欠な血小板輸血の目的は，血小板の量的・質的低下に基づく出血の予防（予防的投与）および治療（治療的投与）である．したがって，適応となる疾患や病態は，血小板減少症および血小板機能異常症である（❶）．

　輸血に用いる血小板製剤は，供給が不安定な献血により賄われており，厳密な保存条件と短い有効期限から，必ずしも入手が容易ではない．また，コストも高く，輸血に伴う急性副作用も頻度が高い．血液専門医に強く求められるのは，不必要な投与を慎み，安全かつ適正な輸血を実施することである．

❶ 血小板輸血の適応症

血小板減少症	産生低下	・一次性造血障害：造血器疾患（白血病，骨髄異形成症候群，再生不良性貧血，多発性骨髄腫など） ・二次性造血障害：化学・放射線療法（がん，造血幹細胞移植）
	消費亢進	・免疫性：免疫性血小板減少症（特発性血小板減少性紫斑病など） ・非免疫性：DIC，人工心肺
	分布異常	・脾機能亢進（脾腫），肝硬変
	血液希釈	・大量出血，大量輸液，大量輸血（手術，外傷）
血小板機能異常症		・先天性（血小板無力症など） ・二次性（抗血小板薬など）

血小板製剤の種類と保存法

　日本赤十字社から供給・販売される血小板製剤は，すべてが，成分採血器によりシングルドナーから採取された白血球低減化血小板濃厚液（濃厚血小板-LR；PC-LR，1・2・5・10・15・20単位）である．クエン酸加血漿に浮遊した血小板の含量は1単位（全血200 mL相当）あたり$0.2×10^{11}$個以上で，標準的な製剤である10単位製剤（PC-LR-1）には，$2×10^{11}$個以上，$3×10^{11}$個未満の血小板が含まれる．その容量は約200 mLで，混入した赤血球はきわめて微量であり，白血球数も$1×10^6$個以下（leukocyte reduced；LR）のレベルである．また，それぞれで放射線照射製剤（Ir-PC-LR）と，HLA適合ドナーから採取した製剤（PC-HLA-LR，10・15・20単位）がある．

　保存期間は採血から4日間であるが，医療機関に届いてからの最長の保存時間は3日間である．20～24℃の温度条件下に，専用の水平震盪器で連続的に撹拌して保存する．

血小板輸血の適応[1-3]

基本的な考え方

　血小板輸血の適応は，①目安となる血小板数（トリガー値）（❷）[1]に加えて，②出血症状の程度（WHO出血スコア：❸[4]，❹）と，③血小板減少の病態や成因，侵襲的措置の有無，感染症や凝固障害などの合併症を勘案して，総合的に判断する[1-3]．

　血小板数が10万/μL程度以下になると正常な一次止血ができなくなり，血小板数の低下とともに止血機能も漸次低下し，血小板数が0.5万/μL程度を超えてさらに低下すると，血管壁の脆弱化による自然出血のリスクが高まるとされている．

　ここで，注意すべき重要なポイントは，血小板減少の程度からのみで出血のリスクを的確に予想できないことである．重篤な出血（Grade 3以上）を予知する信頼性のあるマーカーは，血小板数に加えて，ごく最近（5日以内）の出血所見や背景となる病態，そして侵襲的処置の有無とされる．出血スコアGrade 2以上であれば，血小板輸血を考慮する．一方，紫斑や点状出血といった軽度の皮膚出血などのレベル（Grade 1）であれば，さしあたっての重篤な出血のリスクは低い．播種性血管内凝固症候群（disseminated intravascular coagulation；DIC）などの凝固障害や，敗血症や肺炎などの重症感染症，そして手術などの侵襲的処置は異常な出血のリスクを高める．

　血小板が生理的に関与する一次止血を半定量的に評価できるテンプレート出血時間は，血小板数が10万/μL程度を境として，被検者の血小板数の減少とともに延長していく．一方，アイソトープ標識血小板を使用した血小板の細胞回転試験によって，1日に0.71万/μL程度の血小板が，血管壁の統合性（vascular integrity）を維持するために定常的に消費されていると計算される．実

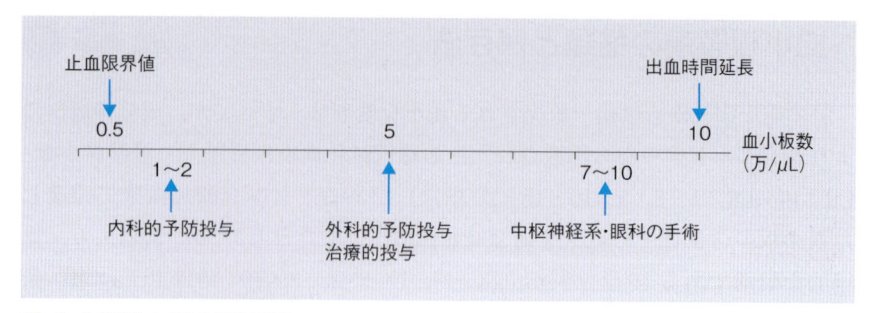

❷ 血小板数と輸血基準値

❸ 出血スコア（WHO）

Grade 0（none）	なし
Grade 1（petechial）：minor bleeding	紫斑，点状出血，皮下出血などの軽度の皮膚出血や一過性の粘膜出血
Grade 2（mild blood loss）：moderate bleeding	皮下血腫や持続的な粘膜出血（口腔，鼻腔，性器，血痰，血尿，吐下血）や侵襲部位出血
Grade 3（gross blood loss）：severe bleeding	Grade 2 で赤血球輸血を要するもの
Grade 4（debilitating blood loss）：debilitating bleeding	中枢神経や肺などの臓器出血や視力障害をきたす網膜出血などの重篤な機能障害を伴う出血

（Koreth R, et al. Transfusion 2004[4] より）

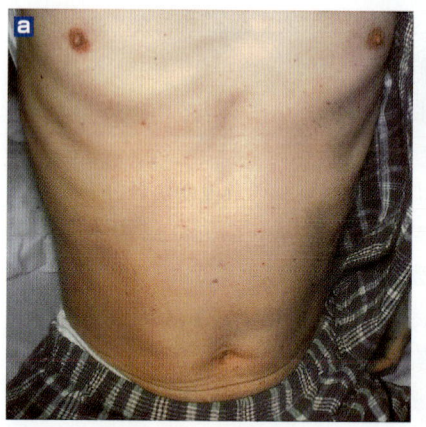

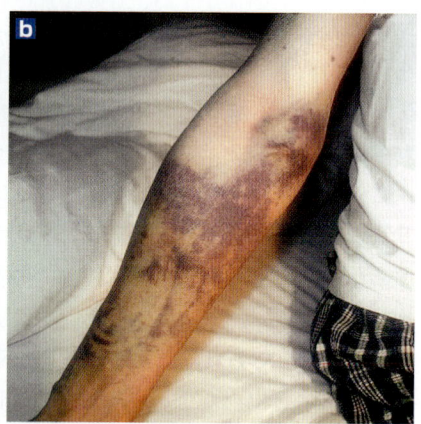

❹ 出血症状スコア（WHO）
a：Grade 1：skin purpura，b：Grade 2：mild blood loss

際に，安定した急性白血病患者の便潜血反応は，血小板数が 0.5 万/μL を境にして，陽性化して急激に増加することが観察され，血小板数がこの閾値（0.5 万/μL）を超えて低下すると，血管壁の統合性が維持できず，弛緩した細胞間隙を通って血管内の赤血球が血管外に漏出することが示唆されている．

内科的適応 ❶

造血機能低下に伴う血小板減少症

　急性白血病や多発性骨髄腫などの造血器疾患，悪性リンパ腫や固形がんも含めた悪性腫瘍の化学療法，あるいは造血幹細胞移植に伴う造血障害では，しばしば血小板輸血の適応となる．出血のリスクを回避するために，造血が回復するまでの間，血小板数1万〜2万/μL 未満を輸血のトリガー値として，血小板数を1万〜2万/μL 以上に保つように輸血する（内科的予防投与）．出血症状や感染などの出血リスクがなく病状が安定した患者では，輸血基準値は1万/μL 未満で十分である[1-3]．Grade 2の出血症状（DICを含む）や重症感染症などが合併しているときは，あるいは同種造血幹細胞移植症例では2万/μL 以上を保つ．Grade 3以上の出血症状（DICを含む）があるときは，出血の治療（止血）を目的として5万/μL 以上を目標に輸血する（治療的投与）．

　再生不良性貧血や骨髄異形成症候群などの慢性血小板減少症は，急性期の不安定な状況下では，原則として上記の輸血方針を適用する．しかし，外来などで長期にわたり経過観察が必要なときは，原則は輸血を行わず，やむをえず輸血を行うときは，血小板数0.5万/μL 未満をトリガーとして予防的投与を行う．

消費亢進に伴う血小板減少症

　特発性血小板減少性紫斑病（idiopathic thrombocytopenic purpura；ITP）などの抗体による免疫性血小板減少症は，原則として予防的投与の適応とはならない．その理由は，ITPにおいては頭蓋内出血などの重篤な出血の頻度はきわめて低く，出血のリスクと血小板数との間にも明らかな関連は見出せないことと，自己抗体により輸血効果の持続が期待できないからである．副腎皮質ステロイドや免疫グロブリン大量療法で対応できず，出血症状が強い（Grade 2以上）ときや侵襲的処置（産科的処置など）が必要な場合に緊急避難的に2万〜5万/μL 以上を目標に輸血する．

　血栓による非免疫性の血小板消費亢進をきたす病態のうち，DICは出血症状が強い場合には2万〜5万/μL 以上を目標に輸血する．一方，血栓性血小板減少性紫斑病（thrombotic thrombocytopenic purpura；TTP）や溶血性尿毒症症候群（hemolytic uremic syndrome；HUS）などのその他の血栓性微小血管症（thrombotic microangiopathy；TMA），ヘパリン起因性血小板減少症，血栓傾向の強いDICでは，輸血により血栓形成が助長され，病態の悪化を招くおそれがあるため，予防的投与は原則として禁忌である．出血症状が強い場合や侵襲的処置が必要な場合のみ，現病の治療と併用して慎重に投与する．

血小板機能異常症

　血小板無力症（Glanzmann thrombasthenia）などの先天性血小板機能異常症では，月経過多や出血などによる過剰出血（Grade 3以上）や抜歯などの侵襲的処置を行うときに輸血を行う．輸血歴がある患者では，抗HLA抗体を含む同種抗体により輸血不応に注意する．一方，アスピリンやクロピドグレルなどの抗血小板薬を服用中の患者においては，出血や手術で緊急避難的に血小板輸血を行う場合がある．

血小板予防的投与基準（トリガー値）
── 1万/μL 対 2万/μL

Basic Point

欧米においては，血小板輸血の予防的投与のトリガー値は1万/μLである[2, 3]．一方，わが国の指針では，基準値は1万～2万/μLで，血小板数を1万～2万/μL以上に保つよう輸血を行うとされており，欧米とは微妙に異なる[1]．

急性白血病初回寛解導入患者を対象とした4件のランダム化比較試験（RCT）で，Grade 2以上の出血症状のイベント発生リスクは，いずれもトリガー値1万群で高い傾向にあるものの，2万群（1件は3万群）との間に統計学的には有意差がないと報告されている．しかし，4件のRCTのメタ解析では，低トリガー群と高トリガー群で，総比較患者数はともに329人で，一方，総イベント件数はそれぞれ81件と65件であった（**1**）[5]．統計学的なパワー不足のため有意差は出ないものの，低トリガー群（1万/μL）の出血の予防効果は高トリガー群に比して劣っていない（非劣性）とは結論づけられないとした．これは，曖昧といわれているわが国の基準を支持するものである．欧米での基準の設定根拠は，生命予後に関係せず，医療経済上有利であるためであろう．

報告者	低トリガー群 イベント数	症例数	高トリガー群 イベント数	症例数	比重量	リスク比 平均[95% CI]
・輸血基準 ＜1万 vs ＜2万						
Heckman, et al. 1997	17	37	7	41	10.2%	2.69 [1.26, 5.75]
Rebulla, et al. 1997	29	135	24	120	39.1%	1.07 [0.66, 1.74]
Zumberg, et al. 2002	21	78	21	81	31.7%	1.04 [0.62, 1.74]
小計（95% CI）		250		242	81.0%	1.26 [0.92, 1.73]
総イベント件数	67		52			
全体効果：$z=1.46$（$p=0.15$）						
・輸血基準 ＜1万 vs ＜3万						
Diedrich, et al. 2005	14	79	13	87	19.0%	1.19 [0.59, 2.37]
小計（95% CI）		79		87	19.0%	1.19 [0.59, 2.37]
総イベント件数	14		13			
全体効果：$z=0.48$（$p=0.63$）						
総計（95% CI）		329		329	100.0%	1.25 [0.94, 1.66]
総イベント件数	81		65			
全体効果：$z=1.52$（$p=0.13$）						

0.1 0.2 0.5 1 2 5 10
低トリガー優位　高トリガー優位

1 輸血トリガー値と出血リスク（RCTメタ解析）
Grade 2以上の出血エピソード発生イベント数の比較．
（Estcourt LJ, et al. Br J Haematol 2011[5] より）

外科的適応

造血器疾患などで血小板が減少している患者では，手術などの侵襲的処置を行う際に，異常な出血の予防を目的に，血小板輸血を行う（外科的予防投与）．一方，術中の活動性出血の治療は，血小板数5万/μL以上を目標に輸血する（治

予防的投与と治療的投与

Basic Point

　血小板の予防的投与は，治療的投与と比較して，本当に患者の利益になるかという疑問は70年代から提起されていた．その当時の白血病の治療では，解熱薬としてアスピリンが常用され，また輸血や感染への支持療法が未発達であり，血小板の減少に対して予防的な血小板輸血の意義がそれなりにあったのかもしれない．しかし，現在標準となっているにもかかわらず，予防的投与の意義を科学的に検証した報告は皆無であった．この長年の懸案に対して答えを出すべき2件の大規模RCTの結果が最近相次いで報告された．

　ドイツの16施設での検討（急性骨髄性白血病と骨髄腫などの自家造血幹細胞移植を対象）では，予防的投与群（トリガー値1万/μL，n=194）と治療的投与群（血小板数に関係なくGrade 2以上の症状出現時に輸血，n=197）の比較で，Grade 2以上の症状の発生率はそれぞれ24％と51％と有意差があり，とりわけGrade 4の症状は2％と7％で，脳出血が後者のみで6人（そのうち2人が死亡）であった．治療的投与群のほうがより早期に出血症状が出現し，症状を認めた総日数もより多かった（**2**）[6]．イギリスとオーストラリアの14施設で行われたデザインが類似したRCTにおいても，出血症状の発生リスクを下げる効果は，予防的投与が治療的投与にまさっていることが示された[7]．

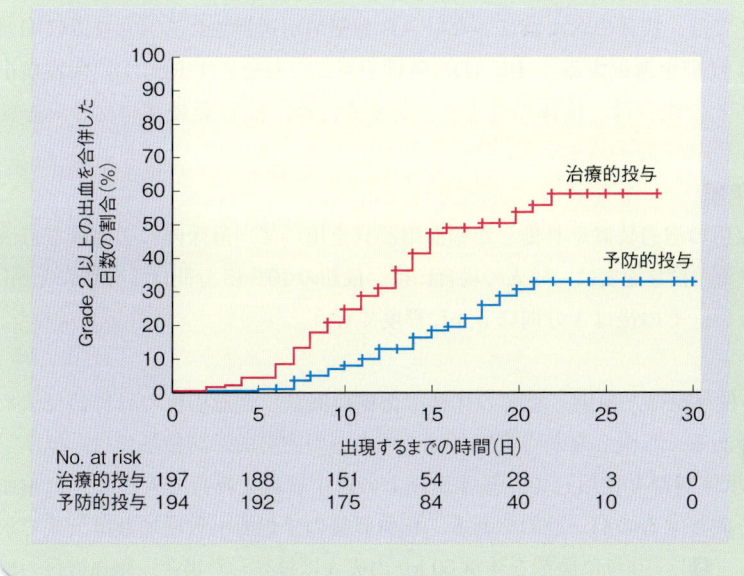

2 予防的投与と治療的投与
出血症状（Grade 2≦）が出現するまでの日数．
(Wandt H, et al. Lancet 2012[6]より)

療的投与）．

　開腹術などのメジャーな手術においては，術前（手術直前）に血小板数を5万/μL以上に保つように輸血する．前述したように，一次止血の指標である出血時間が延長し始めるのが血小板数10万/μL付近からである．したがって，局所止血処置が困難な中枢神経系や眼科の手術では，血小板数7万〜10万/μL以上を目標とする．

　骨髄穿刺や生検は血小板数2万/μL以上を保つのが安全とされているが，圧迫止血などの局所処置が容易なため，DICなどの凝固障害がなく病状が安定していれば，血小板数0.5万〜1万/μL以下のレベルで施行可能である．腰椎

穿刺は血小板数5万/μL以上を保つのが原則であるが，2万/μL以上あれば安全に施行できる．肝生検や経気管支肺生検は，血小板数5万/μL以上を保つことが好ましい．同様に，抜歯や中心静脈などへの血管内カテーテル挿入術においても血小板数5万/μL以上を保つ．一方，上部・下部消化管の生検は，血小板数2万/μL以上を保てば十分である．

投与法と効果判定

製剤の選択

ABOおよびRh（D）が適合した放射線照射済み（院内で行う場合もある）の製剤を選択する．ただし，HLA適合血小板など供給に制約がある場合は，ABO異型の血小板を使用する．O型ドナー由来製剤は，ごくまれではあるが，抗Aあるいは抗B抗体の力価が非常に高く，異型輸血で溶血を起こす場合があるので注意が必要である．患者の血液型が不明か，あるいはABO不適合造血幹細胞移植において血液型がレシピエント型からドナー型に置き換わる移行期においては，抗体の含まれていないAB型製剤が選択される（ちなみに赤血球製剤はO型を選択する）．Rh（D）陰性患者にやむをえずRh（D）陽性血小板を輸血した場合は，抗体の発生を予防するため，抗D免疫グロブリンを使用する．

用法・用量

血小板用の濾過装置を具備した輸血用器具を用いて，静脈内に必要量を点滴で投与する．投与速度は，成人の場合には，最初の10〜15分間は1分間に1mL程度で行い，その後は1分間に5mL程度で行う．

投与量

1回の投与量は，原則，患者の体格（循環血液量）と血小板の目標値で決めるべきである．しかしながら実践では，成人への内科的予防投与では，標準である10単位製剤を使用して，基準値以上の血小板数を維持できるように輸血の回数を調整するのが一般的である．輸血直後の予想血小板増加数は公式で求められる（❺）．10単位製剤を体重60kgの成人に投与した場合，輸血直後の増加血小板数は3万〜5万/μL程度と予測される．血小板の生体内半減期は3〜4日で，造血がnadirの状態で一定の血小板数を維持するためには，週2〜3回の輸血が必要である．予防的投与では，1回の輸血で単位数を増やせば，その分輸血後に血小板数はより増加し，輸血の間隔も長くなる（輸血の回数を減らすことができる）．一方，輸血血小板総数も増加して，それだけ費用も増加する．したがって，高単位の血小板製剤は，外来で患者をケアする場合に利用する．

効果判定と血小板輸血不応状態[3]

効果判定

輸血後の血小板数を測定することで，輸血の効果判定を習慣づける．血小板数の測定は，輸血直後から1時間以内が望ましいが，翌日朝に行うのが実践的である．輸血後に血小板数の増加が得られない状態を血小板輸血不応状態

❺ 輸血後血小板増加数の予測と評価

予測血小板増加数〈/μL〉
　＝[輸血血小板総数/(循環血液量*1〈mL〉×10³)]×2/3 *2
　＝(2〜3×10¹¹〈10単位製剤〉/4,200 mL〈体重60 kg〉×10³)×2/3
　＝3.2〜4.8×10⁴/μL
*1：70 mL/kg
*2：脾臓への貯留（1/3）を見込んだ補正係数

補正血小板増加数〈/μL〉
　＝(輸血血小板増加数〈/μL〉×体表面積〈m²〉)/輸血血小板総数〈×10¹¹〉
　＝(1.0×10⁴〈/μL〉*3×1.7〈m²〉*4)/2〜3〈×10¹¹〉〈10単位製剤〉
　＝5.7〜8.5×10³/μL
*3：輸血後の血小板増加数＝1.0×10⁴/μL の場合
*4：成人男性（身長170 cm，体重60 kg）の体表面積

❻ 血小板輸血不応の原因

1. 免疫性
抗HLA抗体，抗HPA抗体，ABO不適合（メジャーミスマッチ）

2. 非免疫性
・消費亢進 　DIC，造血幹細胞移植，重症感染症・発熱，活動性出血，薬剤性（アムホテリシンB，シクロスポリンA） ・分布異常 　脾腫（脾機能亢進）

（platelet refractoriness；PR）という．予想血小板増加数あるいは補正血小板増加数（corrected count increment；CCI）を用いて評価するが，PRの診断基準は一定していない．たとえば，予想血小板増加数と比較して翌朝の回収率が20％以下を2回以上連続する場合をPRとする．実践的には，翌日の血小板の増加数が1万/μLに満たないときはPRを疑う．

輸血不応の原因

血小板輸血不応状態の原因には，免疫学的および非免疫学的因子がある（❻）．免疫学的原因のほとんどを占めるのが抗HLA同種抗体である．血小板表面には，HLAクラスⅠ抗原（AおよびB）が発現しており，輸血や妊娠の既往で抗体を患者が保有している場合には，PRの主要原因となる．まれではあるが，ヒト血小板特異抗原（human platelet antigen；HPA）に対する抗体やAおよびB型不適合もPRの原因となる場合があるので注意すべきである．

PRに直面したならば，原因の究明のためにまず行うべきは患者の抗HLA抗体検査である．抗体陰性であれば，非免疫学的因子を疑う．通常は，重症感染症をはじめとした非免疫学的因子が関与していることが多いため，原因が除去されるとともに輸血の効果も自然に回復する．

> **MEMO**
> **補正血小板増加数（CCI）❺**
> 患者の体重（予測循環血液量）ではなく，体表面積を係数として使用することで，臨床研究などで輸血の効果をより客観的に評価するために用いられる．輸血して1時間後と，翌日または24時間後のCCIが，それぞれ7,500/μL以上と4,500/μL以上であれば輸血の効果ありと評価される．平均的な成人男性（身長170 cm，体重60 kg，体表面積＝1.7m²）に血小板10単位を輸血し，翌日朝の血小板増加数が1.0×10⁴/μLであった場合のCCIは5,700〜8,500/μLである．

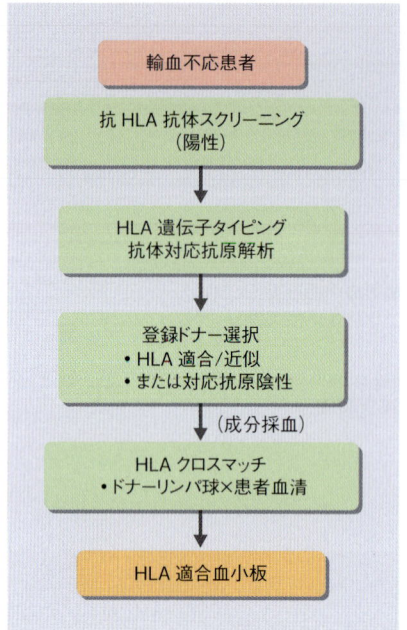

❼ HLA 適合血小板供給プロセス
（日本赤十字社血液センター）

HLA 適合血小板

　抗 HLA 抗体保有患者への効果的な輸血は，当該抗体と反応しない HLA 抗原（A および B の 4 抗原）をもつドナーから採取した血小板製剤（HLA 適合血小板）を用いることで達成される．日本赤十字社血液センターでは，患者の HLA 抗原の遺伝子タイピングと抗体の抗原特異性を蛍光免疫ビーズ法で検索し，供血者プールから HLA 適合血小板の候補者を選択して，献血を依頼する．最後に，供血者リンパ球と患者血清を用いた蛍光免疫ビーズ法によるクロスマッチを行い，HLA 適合血小板として出庫する（❼）．患者と供血者の実際の HLA 適合度は，4 抗原一致（適合度 A）ではなく，交差反応抗原を含んで不一致抗原なし（適合度 B）あるいは 1 抗原不一致（適合度 C）が選択される．

　HLA 適合血小板を使用したならば，必ず翌日朝の血小板数を測定してその効果を評価する．期待通りの効果が得られない場合は，他の因子の存在を検討する．特に，ABO 異型（メジャーミスマッチ）血小板を使用した場合は注意する．また，経過中に化学療法による免疫抑制により，抗体の特異性が狭まったり，力価が低下・消失することがしばしば経験される．したがって，長期に供給を依頼する場合は，抗体スクリーニングは継続して行う必要がある．

　HLA 適合血小板は，オーダーしてから入手するまで少なくとも 4〜5 日間を要する．また，供血者に過度の負担を強いるものであるから，輸血の適応をいっそう厳格にする必要がある．

注意点と副作用

　ベッドサイドではなるべく早く使用する．血小板が活性化されるため，冷蔵保存は禁忌である．3〜5％の高率に皮膚瘙痒感や蕁麻疹などの急性アレルギー反応が出現する．反応が重症の場合（アナフィラキシー反応やショック）や複

> **MEMO**
> **洗浄血小板**
> アレルギー反応などの血漿に由来した副作用を予防するために，通常の血小板濃厚液を遠沈し，上清の血漿を保存液で置換して作製する．血小板洗浄術として医療機関での製造が保険収載されている．設備のない施設では，日本赤十字社血液センターに製造を委託できる．今後，洗浄赤血球と同様に二次製剤として，日本赤十字社での製造承認がなされる予定である．ABO 不適合（マイナーミスマッチ）で供給された HLA 適合血小板（特に O 型）では，好んで洗浄血小板が使用される．

数回起こるときは，血漿を置換液で除去・洗浄した洗浄血小板製剤がその予防に効果的である．

（半田　誠）

文献

1) 厚生労働省, 編. 血小板濃厚液の適正使用. 血液製剤の使用にあたって. 第4版. じほう：東京；2009.
2) Schiffer CA, et al. Platelet transfusion for patients with cancer: clinical practice guidelines of the American Society of Clinical Oncology. J Clin Oncol 2001; 19: 1519-38.
3) British Committee for Standards in Haematology, Blood Transfusion Task Force. Guidelines for the use of platelet transfusions. Br J Haematol 2003; 122: 10-23.
4) Koreth R, et al. Measurement of bleeding severity: a critical review. Transfusion 2004; 44: 605-17.
5) Estcourt LJ, et al. Platelet transfusions for patients with haematological malignancies: who needs them? Br J Haematol 2011; 154: 425-40.
6) Wandt H, et al. Therapeutic platelet transfusion versus routine prophylactic transfusion in patients with haematological malignancies: an open-label, multicentre, randomised study. Lancet 2012; 380: 1309-16.
7) Stanworth SJ, et al. A no-prophylaxis platelet-transfusion strategy for hematologic cancers. N Engl J Med 2013; 368: 1771-80.

第5章 標準治療と新規薬剤

新鮮凍結血漿使用の実際

Point

- ▶ 新鮮凍結血漿（FFP）の使用の主目的は，凝固因子の補充による出血傾向の抑制である．
- ▶ 欠乏する血漿因子の補充には，血漿分画製剤や代替医薬品のない場合に用いる．
- ▶ 最近は外傷患者の大量出血に対してより早期から積極的にFFPが使用されている．
- ▶ 大量出血では，フィブリノゲンの枯渇から止血困難に陥る．
- ▶ FFPから調製されたクリオプレシピテートが大量出血時の凝固障害に用いられる．

新鮮凍結血漿（FFP）製剤

FFP製剤の種類

　新鮮凍結血漿（fresh frozen plasma；FFP）は献血から得られた血漿を採取6時間以内に速やかに−40℃以下に凍結したものである．2013年9月以降は，日本赤十字社から120 mL，240 mL，480 mLの製剤容量のものが供給されている（❶）．すべて白血球除去フィルターを用い，大部分の白血球は取り除かれている．

　有効期限は−20℃以下の凍結保存で1年間であるが，2004年からは安全対策のため採血後に貯留保管期間が設定されており，2005年10月からは180日となっている．そのため，実際使用可能な期間は採血後180日以降の1年以内の期間である．

使用方法

　凍結された状態でのFFPバッグは硬化しており，わずかな衝撃で破損するため丁寧に取り扱う必要がある．FFPは，バッグをビニール袋に入れたまま

❶ 新鮮凍結血漿（FFP）の種類

販売名（略号）	容量	単位数	由来
新鮮凍結血漿-LR「日赤」120 （FFP-LR120）	120 mL	1	全血 200 mL
新鮮凍結血漿-LR「日赤」240 （FFP-LR240）	240 mL	2	全血 400 mL
新鮮凍結血漿-LR「日赤」480 （FFP-LR480）	480 mL	4	成分献血

（2013年11月現在）

> **Basic Point**
>
> ### FFPの融解後の使用期限
>
> 『血液製剤の使用指針』[1]によれば，FFPは「融解後は速やか（3時間以内）に使用する」と記述されている．これを厳格に遵守すると，1回の投与量の少ない低出生体重児の周術期などで，いったん融解したFFP製剤の残りを保管しておいて使用することはできず，残製剤が破棄され無駄が多くなる．また，使用見込みで融解したものの，患者の状態によって投与中止になっても，その製剤を一時的に保管してほかの必要とする患者に投与することもできない．実際にこのような理由で廃棄になるFFPはかなりの量にのぼると推測される．しかし，融解後3時間の使用期限についての妥当性を疑問視する意見もある．融解後，第Ⅴおよび第Ⅷ因子，von Willebrand因子活性は不安定なため，急激に低下する．第Ⅴ因子は融解3時間後には85％前後に，第Ⅷ因子では3時間後には55％前後，24時間後には約25％まで低下する．これらのことから使用期限が設定されているものと理解される．しかし，投与目的が第Ⅴ因子や第Ⅷ因子補充を主目的にしていない場合には使用可能という考え方があり，融解後3時間の規定は今後見直される可能性がある．

の状態で30～37℃の恒温槽で融解する．血漿成分蛋白の変性や失活などを避けるため，<u>37℃以上で加温してはならない</u>．逆に溶解温度が低いと，クリオプレシピテートの沈殿物が析出し，フィルターの目詰まりの原因になることがあるが，これは37℃に加温することで融解する．

輸注の際には，凝集塊を除くためにフィルター付きの輸血セットを用いる．

FFPの性状と投与量

健常供血者由来であり，理論的にはすべての血漿因子が平均すると凝固因子は1単位/mL（100％）含有すると考えられるが，保存液で希釈され正常血漿と比較して10～15％低下している．供血者自体の個体差が大きいことも考慮に入れておく．止血に必要な凝固因子活性レベルとしては，おおむね20～30％とされている．

たとえば，循環血液量2,400 mLの患者ではFFP-LR240製剤1バッグあたり10％程度の上昇が見込めることになる．実際には，保存液による希釈と回収率の問題があると見込まれる上昇値の8割程度の上昇にとどまる．出血傾向の抑制の目的でFFPの輸注をする場合は，欠乏する凝固因子の止血のために必要な上昇値，生体内半減期，回収率，出血による喪失や消費を見込んで投与量を設定する（❷）．

FFPの適応疾患と病態

目的

FFPの投与目的は，①凝固因子の補充，②凝固阻害因子や線溶因子の補充，③血漿因子の補充である．これらの病態以外にFFPを使用しなければならない合理的な理由は存在しない．『血液製剤の使用指針』[1]にも，「凝固因子の補充による治療的投与を主目的とする．観血的処置時を除いて新鮮凍結血漿の予

> **MEMO**
>
> **循環血漿量の計算**
>
> 循環血液量を70 mL/kgとすると
>
> 循環血漿量＝体重×70×（1－ヘマトクリット値/100）mL
>
> となる．たとえば体重60 kgでヘマトクリット値40％とすると，
>
> 循環血漿量＝60×70×（1－40/100）＝2,520 mL
>
> と計算できる．

❷ 凝固因子の生体内における動態と止血レベル

因子	止血に必要な濃度[*1]	生体内半減期	生体内回収率	安定性（4℃保存）
フィブリノゲン	75～100 mg/dL[#]	3～6 日	50 %	安定
プロトロンビン	40 %	2～5 日	40～80 %	安定
第Ⅴ因子	15～25 %	15～36 時間	80 %	不安定[*2]
第Ⅶ因子	5～10 %	2～7 時間	70～80 %	安定
第Ⅷ因子	10～40 %	8～12 時間	60～80 %	不安定[*3]
第Ⅸ因子	10～40 %	18～24 時間	40～50 %	安定
第Ⅹ因子	10～20 %	1.5～2 日	50 %	安定
第Ⅺ因子	15～30 %	3～4 日	90～100 %	安定
第Ⅻ因子	—	—		安定
第ⅩⅢ因子	1～5 %	6～10 日	5～100 %	安定
von Willebrand 因子	25～50 %	3～5 時間	—	不安定

*1：観血的処置時の下限値．
*2：14 日保存にて活性は 50 %残存．
*3：24 時間保存にて活性は 25 %残存．
#：Triulzi DJ. Blood Transfusion Therapy. 7th ed. Bethesda: AABB; 2002. p.27 を一部改変．
（厚生労働省．血液製剤の使用指針．平成 21 年 2 月 20 日改正[1]）より）

防的投与の意味はない」と明記されている．特殊な場合としては，代替医薬品のない凝固因子以外の血漿因子の補充や血漿交換がある．治療的投与が目的であり，凝固因子や血漿因子の欠乏による症状がない場合には，FFP 輸注の適応とはならない．肝障害や低栄養などで凝固因子などの血漿因子が欠乏している場合であっても，出血などの症状がない場合や観血的処置の際以外は投与しない（❸）[2]．

適応となる病態および疾患（❹）

　FFP の投与は，①凝固因子の補充，②凝固阻害因子や線溶因子の補充，③血漿因子の補充が必要かつ，ほかに安全で効果的な血漿分画製剤あるいは代替医薬品（リコンビナント＝遺伝子組換え製剤など）がない場合にのみ適応となる．不足する因子のみを補充療法で補うことは医学的にも最も合理的であり，かつ限りある医療資源である血漿成分の有効な適正な使用方法だからである．現在わが国で補充療法に使用可能な凝固因子製剤を❺に示す．これらの凝固因子製剤の多くは，先天性凝固因子欠乏症に対する補充療法を目的として供給されており，後天的な欠乏に対する使用は理論的には合理的ではあるものの，保険適用外使用となる場合があるため留意する必要がある．

プロトロンビン時間（PT）または活性化部分トロンボプラスチン時間（APTT）が延長している場合などの凝固因子の補充

　PT は①INR 2.0 以上，②30 %以下，APTT は①各医療機関における基準

> **MEMO**
> **FFP 投与前後には補充効果のチェックを**
> FFP 投与にあたっては，投与前にプロトロンビン時間（PT），活性化部分トロンボプラスチン時間（APTT）を測定して，凝固能のチェックを行う．また，投与後にも補充の効果を評価することが必要である．使用後の評価なしの中止や，逆に漫然とした投与の継続をしてはならない．大量出血患者では，フィブリノゲン値も測定して凝固能をチェックすべきである．大量出血時の緊急時では測定結果を待てない場合があると思われるが，投与前の検査データは投与後の治療効果の評価に役立つ．

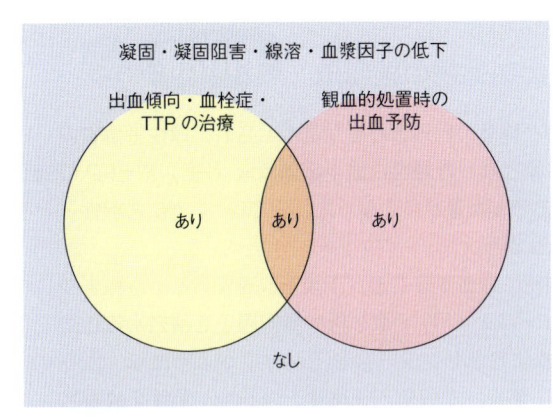

❸ 新鮮凍結血漿（FFP）の適応

出血傾向や血栓症，血栓性血小板減少性紫斑病（TTP），観血的処置の予定がなければ，FFP の適応とならないことに注意．
（高見昭良．臨床に直結する血栓止血学．2013[2)] より）

❹ FFP の適応となる病態および疾患

1. 凝固因子の補充

- 肝障害（複合性凝固障害）
- L-アスパラギナーゼ投与（肝合成能低下）
- 播種性血管内凝固症候群（消費性凝固障害）
- 大量輸血時（希釈性凝固障害および消費性凝固障害）
- 濃縮製剤のない凝固因子欠乏症
- クマリン系薬剤（ワルファリンなど）効果の緊急補正

2. 凝固阻害因子や線溶因子の補充

- プロテイン C やプロテイン S の欠乏症による血栓症
- プラスミンインヒビター欠乏症による出血

3. 血漿因子の補充

- 血栓性血小板減少性紫斑病（TTP）ADAMTS13 の欠乏
  後天性 TTP：FFP を置換液とした血漿交換療法
  先天性 TTP：FFP の単独投与

（厚生労働省．血液製剤の使用指針．平成 21 年 2 月 20 日改正[1)]
より作成）

❺ 補充療法に使用可能な凝固因子製剤

製剤名	商品名	由来	補充が有効な欠乏因子
フィブリノゲン	フィブリノゲン HT [*1]	血漿	フィブリノゲン（FⅠ）
第Ⅷ因子	クロスエイト MC	血漿	FⅧ
	アドベイト	遺伝子組換え	
	コージネイト®FS	遺伝子組換え	
VWF 含有第Ⅷ因子	コンファクト®F	血漿	FⅧ，VWF
第Ⅸ因子	ベネフィクス®[*1]	遺伝子組換え	FⅨ
	ノバクト®M[*1]	血漿	
活性化第Ⅶ因子	ノボセブン®HI[*1]	遺伝子組換え	FⅦ
第ⅩⅢ因子	フィブロガミン®P	血漿	FⅩⅢ
プロトロンビン複合体	PPSB®-HT[*2]	血漿	FⅡ，FⅦ，FⅨ，FⅩ

*1：先天性欠乏症以外は保険適用外．
*2：第Ⅸ因子欠乏症以外は保険適用外．
VWF：von Willebrand 因子
（2013 年 10 月現在）

の上限の 2 倍以上，② 25 ％以下とする．

- **肝障害**：肝障害により複数の凝固因子活性が低下し，出血傾向のある場合に適応となる．
- **L-アスパラギナーゼ投与関連**：肝臓での産生低下による凝固因子の減少に加え，抗凝固因子や線溶因子の産生低下がみられる場合，これらの諸因子を

大量出血時の止血のための輸血療法 ── 止血重視の輸血法 **Pitfall**

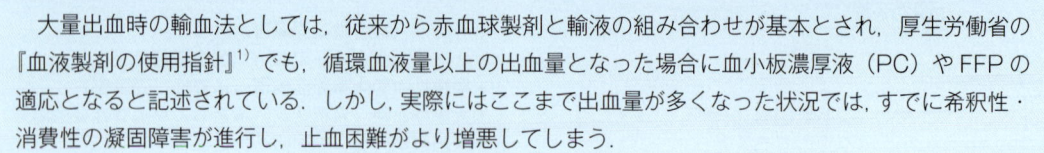

大量出血時の輸血法としては，従来から赤血球製剤と輸液の組み合わせが基本とされ，厚生労働省の『血液製剤の使用指針』[1]でも，循環血液量以上の出血量となった場合に血小板濃厚液（PC）やFFPの適応となると記述されている．しかし，実際にはここまで出血量が多くなった状況では，すでに希釈性・消費性の凝固障害が進行し，止血困難がより増悪してしまう．

外傷時の大量出血では，早期から赤血球と血漿を同時に輸血することが予後を改善するという報告がある．最近になって，赤血球濃厚液（RCC）と同時にPCとFFPで血小板や凝固因子を補充する止血重視の輸血法が欧米を中心に広まっており，欧米の救命救急センターなどでは早期から赤血球：血小板：血漿を1：1：1で補充する戦略がとられている．また，血液製剤使用量を減らし，予後を改善する効果が報告されている[3-5]．血漿だけではなく，血小板も加えたほうがよいといわれているものの，わが国の輸血製剤供給システムでは血小板製剤を早期に確保するのは困難であることから，現実には赤血球と血漿を1：1での補充を実践している施設が多い．

クリオプレシピテート（クリオ）による止血療法[6] **Advice from Expert**

大量出血時の止血異常

出血の原因が，止血に関する血小板，凝固因子などの欠乏または機能異常による場合にはその十分な補充が必要であり，輸血療法の重要な役割である．特に術中大量出血や外傷患者の大量出血の場合には，出血による凝固因子の喪失，大量輸液による希釈，基礎疾患により惹起された過凝固状態による消費によって，血小板や凝固因子などの止血因子の欠乏状態に陥る．それらの止血因子のなかでも，大量出血時に最も早く止血可能レベルを下回るのがフィブリノゲンである．

大量出血時に十分な止血可能域であるフィブリノゲン値は150 mg/dL以上と考えられるが，出血速度によってはFFPに含まれるフィブリノゲンのみでこのレベルまで上昇させるのは困難な場合がある．

高濃度フィブリノゲン製剤

フィブリノゲン欠乏を伴った大量出血時の場合には，高濃度のフィブリノゲンを含有した製剤を用いる必要がある．そのような場合に，濃縮フィブリノゲン製剤（フィブリノゲン®HT）を投与するのが望ましいものの，わが国では先天性のフィブリノゲン欠乏症以外の保険適用がなく供給量も少ない．クリオプレシピテートは，血友病Aの第Ⅷ因子補充の目的で1980年代頃まで使用されていたが，濃縮製剤やリコンビナント製剤に替わり国内では現在は販売されていない．このため，FFPからクリオプレシピテートを院内調製して使用している施設が増加している．

クリオプレシピテート（クリオ）の作製

FFPを4℃にて長時間かけてゆっくりと解凍して遠心すると，クリオプレシピテートと呼ばれる沈殿がみられる．ここには第Ⅷ因子や第ⅩⅢ因子など分子量の大きな凝固蛋白やフィブリノゲン，von Willebrand因子，フィブロネクチンなどの接着性蛋白が含まれる．上清を除き再凍結して保存し必要時に溶解して使用する．このFFP-LR480から作製したクリオは，容量は約10倍に濃縮され，1 g程度のフィブリノゲンが得られる．**1**に三重大学病院でのクリオ作製手順を示すが，フィブリノゲンの回収

率を上げる目的で4℃での解凍を2回行っている．日本輸血・細胞治療学会では，クリオ作製手順の国内標準化の議論が開始されており，近いうちに発表される見通しである（2013年現在）．

クリオ使用の実際

　クリオはどのような出血にも有効であるわけではない．低フィブリノゲンが止血困難の主たる原因である場合にクリオが有効であることはいうまでもない．クリオが有効であるのは，大量輸血・大量輸液によって，希釈性・消費性凝固障害をきたしており，低フィブリノゲン血症がFFP投与のみでは改善しない状態でPTやAPTT，血小板数がある程度保たれていることが必要である．

　術中大量出血時にクリオの有効性を最大限に発揮させるために使用する場合の注意点を列挙する．

① 止血困難のある場合でフィブリノゲン値150 mg/dL以下の場合に限り使用する．
② PT-INR>2，APTT施設基準上限2倍以上の著明な延長がみられる場合は複合的な凝固因子欠乏の改善が不十分であるため，FFPの投与を追加する．また，血小板数<50,000/μL未満の場合はPCを併用する．
③ 術前からDICなどで線溶が亢進している場合の止血困難には，トラネキサム酸が有効な場合があるので考慮する．
④ 術中の大量出血は厳重な管理下で起こることであり，比較的まだ時間的余裕がある状況で対応できる場合が多い．救急外傷や産科DICの場合は，検査結果を待つ余裕がない場合が少なくないため，対応が後手に回らないようにより早期からクリオを使用することがある．

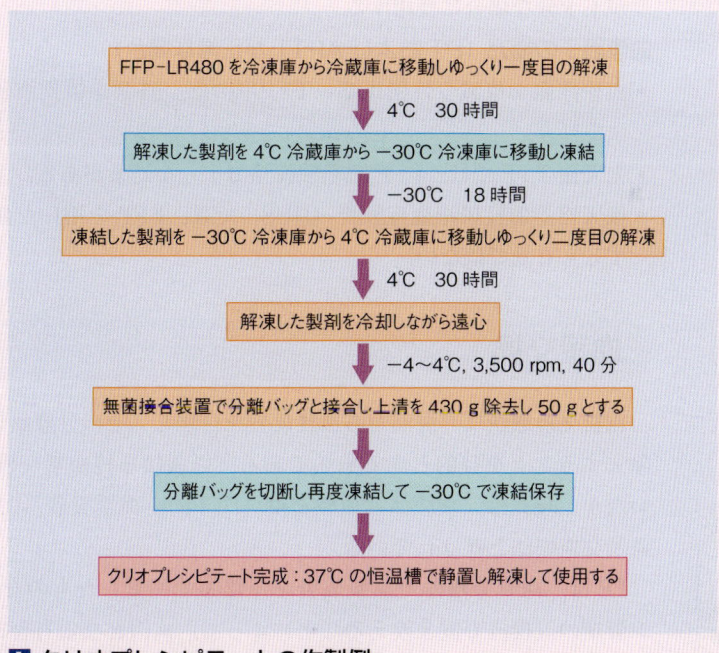

```
FFP-LR480を冷凍庫から冷蔵庫に移動しゆっくり一度目の解凍
              ↓ 4℃ 30時間
解凍した製剤を4℃冷蔵庫から－30℃冷凍庫に移動し凍結
              ↓ －30℃ 18時間
凍結した製剤を－30℃冷凍庫から4℃冷蔵庫に移動しゆっくり二度目の解凍
              ↓ 4℃ 30時間
解凍した製剤を冷却しながら遠心
              ↓ －4～4℃, 3,500 rpm, 40分
無菌接合装置で分離バッグと接合し上清を430 g除去し50 gとする
              ↓
分離バッグを切断し再度凍結して－30℃で凍結保存
              ↓
クリオプレシピテート完成：37℃の恒温槽で静置し解凍して使用する
```

1 クリオプレシピテートの作製例
三重大学医学部附属病院輸血部の作製手順の概略．

同時に補給する．

- **播種性血管内凝固症候群（DIC）**：PT，APTT の延長のほか，フィブリノゲン値が 100 mg/dL 未満の場合．
- **大量輸血時**：希釈性凝固障害による止血困難．外傷などの救急患者で消費性凝固障害が併存しているかを検討し，凝固因子欠乏による出血傾向があると判断された場合．
- **濃縮製剤のない凝固因子欠乏症**：血液凝固第Ⅴ，第ⅩⅠ因子のいずれかの欠乏症，またはこれらを含む複数の欠乏症では，出血症状を示しているか，観血的処置を行う場合．
- **クマリン系薬剤（ワルファリンなど）の効果の緊急補正**：ビタミン K の補給により通常 1 時間以内に改善が認められるが，緊急な対応のために FFP の投与が必要になることがある．この場合でも直ちに使用可能な場合には「濃縮プロトロンビン複合体製剤」を使用することも考えられる（2013 年 10 月現在保険適用外）．

凝固阻害因子や線溶因子の補充

- プロテイン C やプロテイン S の欠乏症における血栓症の発症時に欠乏因子を補充する．
- プラスミンインヒビターの欠乏による出血症状には抗線溶薬を併用し，効果が不十分な場合に使用する．

血漿因子の補充（PT および APTT が正常な場合）

- 血栓性血小板減少性紫斑病（TTP）には，FFP を置換液とした血漿交換療法を行う．
- 先天性 TTP では，FFP の単独投与で十分な効果がある．
- 後天性溶血性尿毒症症候群（HUS）では，FFP を用いた血漿交換療法は必ずしも有効ではない．

血漿交換

血漿交換療法は，血液から血漿成分を分離し，その分離血漿から病因物質を除去することを目的とするものである．以前は単純血漿交換（PE）を指していたが，現在は二重膜濾過血漿交換（DFPP），血漿吸着（PA）の総称として血漿交換療法と呼ばれている．

PE は，血漿分離器で血漿成分を分離して廃棄したものを FFP やアルブミン製剤の置換液で置き換えることによって，病因となる有害物質を除去する．自己免疫疾患などの病因物質の除去のみを目的とする場合で，血漿因子補充の必要がない場合には，アルブミン製剤が置換液として用いられる．FFP が置換液として用いられるのは，凝固因子の補充が必要な肝疾患や血小板活性化抑制因子（TTP における ADAMTS13 など）の補充が必要な場合，敗血症などで免疫グロブリンの低下を避けねばならない場合である．現在保険適用のある疾患を❻に示したが，必ずしもこれらの疾病の患者すべてに有効ではないので，

> **MEMO**
> **血漿交換に使用する FFP 量**
> 血漿交換量は原則的には循環血漿流量の 1～1.5 倍である．
> たとえば体重 60 kg でヘマトクリット値 40 % の患者では，循環血漿量は 2,520 mL と計算されるので（p.249 の **MEMO** 参照），PE で使用される FFP 量は 2,520～3,780 mL の範囲で設定することになる．

❻ 血漿交換療法の適応疾患

神経疾患	重症筋無力症 Guillain-Barré 症候群 多発性硬化症，慢性炎症性脱髄性多発神経炎
皮膚疾患	天疱瘡，類天疱瘡 中毒性表皮壊死症，Stevens-Johnson 症候群
腎疾患	巣状糸球体硬化症 (同種腎移植)
肝疾患	◎術後肝障害 ◎急性肝不全 ◎劇症肝炎 (同種肝移植)
血液疾患	◎多発性骨髄腫，マクログロブリン血症 ◎血栓性血小板減少性紫斑病 ◎溶血性尿毒症症候群 ◎インヒビター保有血友病
循環器疾患	閉塞性動脈硬化症 家族性高コレステロール血症
リウマチ・膠原病	悪性関節リウマチ 全身性エリテマトーデス ◎川崎病
薬物中毒	
重度血液型不適合妊娠	

括弧内は単純血漿交換（PE）の適応のない疾患.
◎は PE が第一選択となる疾患.

実施にあたっては代替療法も十分に検討する．また，病態によっては PE より DFPP や PA のほうが効果的な場合があり，慎重に選択する必要がある．

副作用

感染症

現在使用されている血漿由来製剤は，不活化処理や病原体の除去が何段階も施されており，遺伝子組換え製剤は病原体への曝露の可能性が理論的には限りなくゼロに近い．しかし，わが国で供給されている FFP 製剤はウイルスなどに対する不活化処理がなされていないため，いまだに病原体への曝露という一定のリスクは存在する．安全性の観点からも，FFP の使用は必要最小限にとどめるべきである．

ナトリウム負荷

全血由来の FFP-LR120，FFP-LR240 は保存液として CPD 液が用いられ，それぞれ 19 mEq，38 mEq のナトリウムが含まれており，FFP-LR480 では ACD 液が用いられ，71 mEq のナトリウムが含まれている．心不全などで容

量負荷になるリスクがあり注意が必要である．そのほか，カリウム，ブドウ糖，アルブミンなども含まれているため，特に大量投与の際には注意する．

クエン酸中毒

保存液に含まれるクエン酸により低カルシウム血症となり，手指や口唇のしびれなどの症状が現れることがあるので，そのような際にはカルシウム製剤の静注などで対処する．

アレルギー反応

輸血関連急性肺障害（TRALI），アレルギーあるいはアナフィラキシー反応を起こすことがある．同種免疫による血漿蛋白，白血球，血小板，赤血球などに対する抗体が産生され，ショック，過敏症などの免疫学的副作用が現れることがある．

（松本剛史，大石晃嗣，和田英夫）

文献

1) 厚生労働省．血液製剤の使用指針．平成21年2月20日改正．
2) 高見昭良．新鮮凍結血漿．朝倉英策，編著．臨床に直結する血栓止血学．東京：中外医学社；2013．pp.349-51．
3) Holcomb JB, et al. Damage control resuscitation: directly addressing the early coagulopathy of trauma. J Trauma 2007; 62: 307-10.
4) Sihler KC, Napolitano LM. Massive transfusion: new insights. Chest 2009; 136: 1654-67.
5) Duchesne JC, et al. Damage control resuscitation: the new face of damage control. J Trauma 2010; 69: 976-90.
6) 高松純樹．大量出血時における濃縮フィブリノゲン製剤，クリオプレシピテートの有効性．血栓止血誌 2010；21：409-11．

第6章 血栓・止血の検査値をどう読むか

第6章 血栓・止血の検査値をどう読むか

出血性疾患における検査値異常とその意義

> **Point**
> ▶ 診断にあたっては患者情報，臨床症状，止血機能検査結果，鑑別診断を確認し，追加検査によって出血性疾患を絞り込む．
> ▶ APTTとPTの測定結果により，鑑別疾患の推測が可能である．
> ▶ APTTクロスミキシング試験は迅速に重要な情報が得られるので，院内測定できるようにセットアップしておくとよい．

　出血傾向とは，正常では出血しない程度の軽い刺激でも出血をきたすか，まったく外傷などの誘因がなくても出血（自然出血）する場合や，観血的処置時に過剰出血（多量出血，出血遷延）をきたすことと定義できる．先天性あるいは後天性の血管壁の異常，血小板の異常，凝固系の異常，線溶系の異常によって引き起こされる各種疾患が出血性疾患である．❶に主な出血性疾患を示す[1]．おのおのの疾患の詳細は各項目に譲り，本項では出血性疾患の診断に至るプロセスを，症例提示しながら概説する．

診断への道筋

　出血性疾患を診断する際の道筋（チェックポイント）は以下のとおりである．
①重要な患者情報の確認
②臨床症状の確認
③異常な検査結果の確認
④鑑別診断の確認
⑤追加検査による絞り込み

患者情報の確認
　以下のことを詳細に確認する．
既往歴：肝・腎疾患の有無，歯磨き・抜歯や手術・外傷での異常出血の有無，月経過多の有無，先行感染の有無．
家族歴：遺伝性が疑えるか．
服薬歴：抗血小板薬，抗凝固薬，消炎鎮痛薬，抗菌薬，ステロイドなどの内服はないか．

臨床症状の確認
　出現時期は幼少時からあったのか・なかったのか，出血部位とその性状は表

❶ 主な出血性疾患

分類				疾患
血管壁の異常	先天性			遺伝性出血性血管拡張症（Osler-Weber-Rendu 症候群） Ehlers-Danlos 症候群
	後天性			アレルギー性紫斑病（Henoch-Schönlein 症候群） ステロイド紫斑病 老人性紫斑病 AL アミロイドーシス 壊血病（ビタミン C 欠乏症）
血小板の異常	数の減少	先天性		Fanconi 貧血 May-Hegglin 異常 Wiskott-Aldrich 症候群
		後天性	産生障害	再生不良性貧血 急性白血病 骨髄異形成症候群 薬剤性 巨赤芽球性貧血 発作性夜間ヘモグロビン尿症（PNH）
			破壊/消費亢進	特発性血小板減少性紫斑病（ITP） 血栓性血小板減少性紫斑病（TTP） 溶血性尿毒症症候群（HUS） 播種性血管内凝固症候群（DIC）
			分布の異常	肝硬変 特発性門脈圧亢進症
	機能異常	先天性		Bernard-Soulier 症候群 Glanzmann 血小板無力症 放出機能異常症（ストレージプール病）
		後天性		薬剤性（抗血小板薬，非ステロイド性鎮痛薬） 尿毒症 多発性骨髄腫 骨髄増殖性疾患
凝固系の異常	活性の低下	先天性		血友病 A, 血友病 B von Willebrand 病（VWD） その他の先天性凝固因子欠乏症
		後天性	産生障害	肝障害 ビタミン K 欠乏症 薬剤性（ワルファリン）
			消費亢進	DIC
			阻害（インヒビターなど）	後天性血友病 後天性 VWD その他の後天性凝固因子欠乏症（インヒビター） AL アミロイドーシスによる X 因子低下 薬剤性（経口抗凝固薬，ヘパリンなど）
線溶系の異常	活性の亢進	先天性		α_2 プラスミンインヒビター（α_2-PI）欠損症 プラスミノゲンアクチベータインヒビター（PAI）-1 欠損症
		後天性		線溶亢進型 DIC 薬剤性（ウロキナーゼ，tPA の投与） AL アミロイドーシス

tPA：組織型プラスミノゲンアクチベータ

❷ 表現される出血症状の違い

異常部位	出血症状
血管壁の異常	皮膚（点状出血が多い），粘膜出血（鼻・歯肉出血など）
血小板の異常	皮膚（点状出血が多い），粘膜出血（鼻・歯肉出血など）
凝固系の異常	皮膚（斑状出血や血腫形成が多い），粘膜出血（鼻・歯肉出血など），深部出血（関節，筋肉など），臓器出血（血尿，消化管出血など）
線溶系の異常	皮膚（斑状出血や血腫形成が多い），粘膜出血（鼻・歯肉出血など）

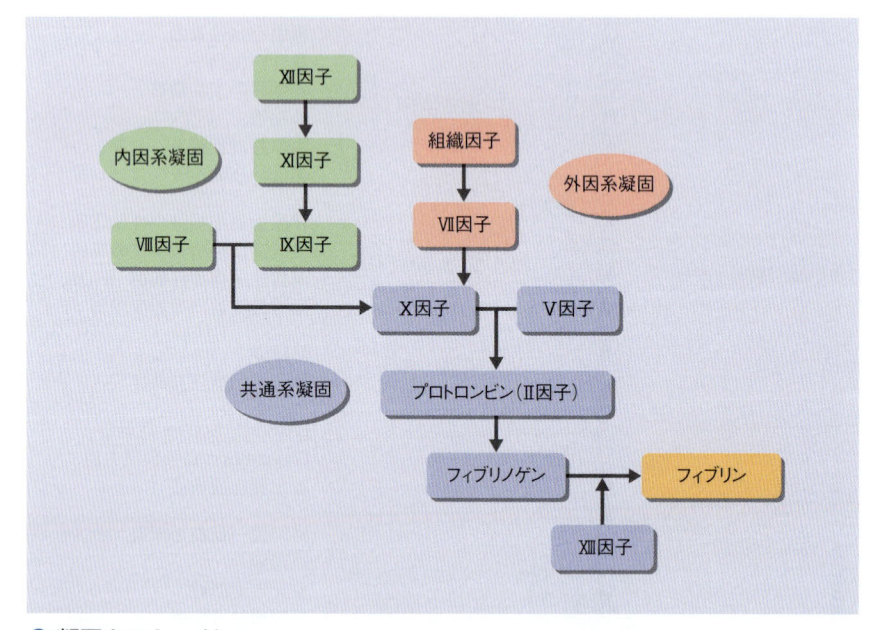

❸ 凝固カスケード

在出血か・深部出血か，などを確認する．その表現される出血症状から，ある程度は止血異常の原因病態が推測できる（❷）．

止血機能検査結果の確認

止血機構のどこ（血管，血小板，凝固，線溶）に問題があるのかを出血時間，プロトロンビン時間（PT），活性化部分トロンボプラスチン時間（APTT），フィブリノゲン（Fbg），フィブリン分解産物（FDP）（D-ダイマー）などのスクリーニング検査で確認していく．

そして，鑑別診断の確認を行い，追加検査による絞り込みを行っていく．

症例から考える

4症例を提示するので，おのおのの症例からチェックポイントをあげた後に，追加検査を確認し，診断の絞り込みをしてから解説を読んでいただきたい．凝固カスケードを❸に示す．

> **MEMO**
> **出血時間**
> 出血時間という検査は，検査者の手技により測定結果にぶれがある．よって，血管や血小板機能異常による出血傾向を疑って行うのは意義があるが，単にルーチンにスクリーニング検査で行うのは勧められない．

症例 1

【年齢・性別】 76 歳, 男性
【主訴】 歩行不能
【既往歴】 60 歳：心房細動, 65 歳：脳梗塞
【家族歴】 特記すべきことなし.
【現病歴】 軽度の左片麻痺があるが, 歩行可能で元気であった. 2 か月前頃「最近, 薬を飲んだかどうかよくわからなくなってきた」と話していた. 1 か月前から手足に青あざが多くできるようになり, 2 週間前に転倒して頭部を軽く打撲した. 昨日から歩行しにくくなり, 食事もとれなくなったため受診となった. 頭部 CT で左硬膜下血腫を認めたため入院となった.
【服薬歴】 ワルファリン 3 mg/日

【初診時検査結果】
血液一般検査
　WBC　6,800/μL　[4,000～9,000]
　　好中球　67.0 %
　　リンパ球　25.0 %
　　単球　3.0 %
　　好酸球　4.0 %
　　好塩基球　1.0 %
　RBC　350×10^4/μL　[380～540]
　Hb　9.8 g/dL　[11.5～16.0]
　Ht　32.8 %　[34～45]
　Plt　18.4×10^4/μL　[12.0～39.0]
凝血学的検査
　出血時間　3 分　[2～5 分]
　PT　36.2 秒（対照 11.2 秒）
　APTT　86.7 秒（対照 31.2 秒）
　Fbg　242 mg/dL　[135～557]
　D-ダイマー　0.8 μg/mL　[＜1.0]

▶ WBC：白血球数,
RBC：赤血球数,
Hb：ヘモグロビン値,
Ht：ヘマトクリット値,
Plt：血小板数.
[　] 内は基準値.

【チェックポイント】
①重要な患者情報は？（既往・家族歴, 生活歴, 服薬歴など）
②臨床症状は？
③止血機能検査結果は？
④鑑別診断は？
⑤追加すべき検査は？

【症例1のチェックポイント】
①重要な患者情報は？
　心房細動と脳梗塞の既往からワルファリンを内服しているが，最近，服薬状況が不安定である．頭部を打撲した．
②臨床症状は？
　左硬膜下血腫（深部出血）と四肢の紫斑をきたしている．
③止血機能検査結果は？
　血小板数は正常で，PT，APTTともに著しく延長している．
④鑑別診断は？
　外因系凝固因子（Ⅶ）異常・共通系凝固因子（Ⅰ，Ⅱ，Ⅴ，Ⅹ）異常・内因系凝固因子（Ⅷ，Ⅸ，Ⅺ，Ⅻ）異常・ワルファリン療法中・ビタミンK欠乏症・肝障害・DIC・ヘパリン療法中など．
⑤追加すべき検査は？
　PIVKA-Ⅱ

【症例1　追加検査結果】

PIVKA-Ⅱ　2,700 mAU/mL［0〜40］

【診断】ワルファリン過量によるビタミンK依存因子の低下による出血

解説

　症例1は現病歴と既往歴から，ワルファリン過量によるビタミンK依存因子の低下による出血傾向が最も疑われる．ワルファリンコントロールでは，ビタミンK依存因子のなかでもⅦ因子の低下が最もよく反映されるため，通常はPT延長に表現される．しかし，その低下が全般的に強度になると外因系凝固因子のⅦ因子のみならず，共通系凝固因子のⅡ，Ⅹ因子，内因系凝固因子のⅨ因子の低下も反映されるためPTとAPTTがともに延長する．

　追加検査として行ったPIVKA-Ⅱは高値であった．PIVKAとはprotein induced by vitamin K absence/antagonistsの略で，ビタミンK不足によりその補酵素活性が発揮されず，γ-グルタミルカルボキシラーゼが十分に機能せず，成熟できなかったビタミンK依存因子のことである．つまり，PIVKA-ⅡとはビタミンK不足による未成熟なⅡ因子（プロトロンビン）といえる．そのPIVKA-Ⅱが高値になっているということは，ビタミンK不足が示唆されることになる．PIVKA-Ⅱは肝臓がんの腫瘍マーカーとのみ認識されていることが多いが，その原理はこういうことであることを知っておきたい．

　ビタミンK欠乏による出血症状と診断された場合は，ビタミンKの静脈内投与が行われる．投与後2〜4時間でPT，APTTともに短縮するはずなので，ビタミンK欠乏が疑われた場合は速やかにビタミンK投与を行い，治療的診断をすることも可能である．致死的な出血をきたしている場合は，ビタミンK

の効果を待つことなく新鮮凍結血漿（fresh frozen plasma；FFP）あるいはプロトロンビン複合体製剤（prothrombin complex concentrate；PCC）による緊急補充の併用を考慮する．

症例2

【年齢・性別】 82歳，女性
【主訴】 左背部から側腹部への広範な皮下出血
【既往歴】 62歳：胆石症（術後），72歳：脳梗塞
【家族歴】 特記すべきことなし．
【現病歴】 1か月前から四肢にあざが多いことを自覚していた．3日前から左背部から側腹部への広範な腫脹と紫斑が出現したため近医整形外科を受診した．Hb 5.5 g/dLの貧血を指摘され，総合病院の整形外科紹介入院となる．赤血球濃厚液（RCC）および新鮮凍結血漿（FFP）の投与を受けるが，改善がないため，血液内科にコンサルトとなった．
【服薬歴】 アスピリン 100 mg/日
【初診時検査結果】
血液一般検査
　WBC　4,600/μL［4,000〜9,000］
　　好中球　72.0 %
　　リンパ球　23.0 %
　　単球　3.0 %
　　好酸球　2.0 %
　　好塩基球　0.0 %
　RBC　296×10^4/μL［380〜540］
　Hb　7.2 g/dL［11.5〜16.0］
　Ht　23.8 %［34〜45］
　Plt　12.3×10^4/μL［12.0〜39.0］
凝血学的検査
　出血時間　2分［2〜5分］
　PT　11.4秒（対照11.2秒）
　APTT　96.5秒（対照31.2秒）
　Fbg　442 mg/dL［135〜557］
　D-ダイマー　1.4 μg/mL［<1.0］

【チェックポイント】
①重要な患者情報は？（既往・家族歴，生活歴，服薬歴など）
②臨床症状は？
③止血機能検査結果は？

④鑑別診断は？
⑤追加すべき検査は？

【症例2のチェックポイント】
①重要な患者情報は？
　62歳で胆石症の手術を行っており，止血異常の指摘はなかったと考えられる．脳梗塞の既往があり，アスピリンを内服している．
②臨床症状は？
　左背部から側腹部への広範な皮下出血は，貧血をきたすほどの多量出血である．
③止血機能検査結果は？
　血小板数は正常で，PTは正常，APTTは著しく延長している．
④鑑別診断は？
　内因系凝固因子（Ⅷ，Ⅸ，Ⅺ，Ⅻ）の異常・von Willebrand病（VWD）・肝障害・DIC・ヘパリン療法中・ループスアンチコアグラント（LA）など．
⑤追加すべき検査は？
　APTTクロスミキシング試験，内因系凝固因子（Ⅷ，Ⅸ，Ⅺ，Ⅻ）活性，Ⅷ因子インヒビター，VWF活性，LA（dRVVT）

【症例2　追加検査結果】
APTTクロスミキシング試験

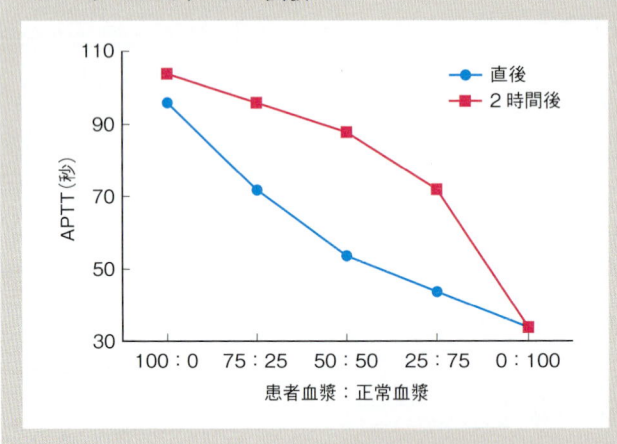

Ⅷ因子活性　2.6 %
Ⅸ因子活性　45.3 %
Ⅺ因子活性　53.2 %
Ⅻ因子活性　48.4 %
VWF活性　98.2 %
Ⅷ因子インヒビター　126 BU/mL
LA（dRVVT）　1.22

【診断】後天性血友病A

解説

症例2は62歳時に胆石症の手術にて止血異常を指摘されていないことから先天性の出血性素因は考えにくい．四肢にあざが多いことはアスピリン内服による抗血小板作用により説明はつくが，広範囲の皮下出血をきたすことは少ない．高齢者になっての突然の広範囲の皮下出血は，後天性血友病Aを強く疑う臨床症状である．

スクリーニング検査ではPT正常，APTT延長であり，内因系凝固因子活性の低下が推測される．PT正常，APTT延長をきたす後天性凝固異常症は，そのほとんどがⅧ因子インヒビターによる後天性血友病Aである．

追加検査結果のAPTTクロスミキシング試験も混和直後は下に凸の凝固因子欠乏パターンであるのに，37℃で2時間インキュベーション後は上に凸に変化していることから，温度時間依存性の反応パターンを示すⅧ因子インヒビターを示唆する．Ⅷ因子活性は2.6％と著減，von Willebrand因子（VWF）活性の低下がなく，Ⅷ因子インヒビターが126 BU/mLと高値であり，後天性血友病Aと確定診断できる．

本症例では，その他のⅨ，Ⅺ，Ⅻ因子も50％程度に軽度低下しているが，これはアーティファクトである．凝固一段法による因子活性測定では，おのおのの因子欠乏血漿を基質として使用するが，この因子欠乏血漿中のⅧ因子を，患者検体中のⅧ因子インヒビターが阻害してしまうために，その結果，おのおのの凝固因子活性も見かけ上ある程度低下した測定結果になってしまうからである[2]．

症例3

【年齢・性別】　17歳，女性
【主訴】　月経過多
【既往歴】　小さい頃から，鼻血が止まりにくく，あざが多かった．抜歯時に翌日までじわじわ出血が続いていたことがあった．
【家族歴】　母もあざができやすい．
【現病歴】　13歳のときに初経あり，半年前から月経時は腹痛が強く，出血が多かった．腹痛と過多月経のため，近医産婦人科を受診した．婦人科的には特に器質的異常は指摘できないとのことで，総合病院の血液内科に紹介となった．来院時には明らかな出血はなかった．
【服薬歴】　なし．
【初診時検査結果】
血液一般検査
　WBC　5,400/μL［3,500〜9,200］
　　好中球　42.0％
　　リンパ球　45.0％

単球　6.0 %
　　好酸球　7.0 %
　　好塩基球　0.0 %
　RBC　426×10⁴/μL［384〜488］
　Hb　10.9 g/dL［11.3〜15.5］
　Ht　33.7 %［34.4〜45.6］
　Plt　22.3×10⁴/μL［12.0〜39.0］
凝血学的検査
　出血時間　12 分［2〜5 分］
　PT　12.4 秒（対照 11.2 秒）
　APTT　46.3 秒（対照 31.2 秒）
　Fbg　312 mg/dL［135〜557］
　D-ダイマー　0.7 μg/mL［＜1.0］

【チェックポイント】
①重要な患者情報は？（既往・家族歴，生活歴，服薬歴など）
②臨床症状は？
③止血機能検査結果は？
④鑑別診断は？
⑤追加すべき検査は？

【症例3のチェックポイント】
①重要な患者情報は？
　17歳と若く，小児期から症状があり，母親も同様の症状がある．
②臨床症状は？
　月経過多，鼻出血，紫斑，抜歯後の出血遷延．
③止血機能検査結果は？
　血小板数は正常で，PTは正常，APTTは軽度延長している．出血時間は延長している．
④鑑別診断は？
　内因系凝固因子（Ⅷ，Ⅸ，Ⅺ，Ⅻ）の異常・VWD・肝障害・DIC・ヘパリン療法中・LAなどのPT正常，APTT延長の鑑別疾患に加えて，血小板機能異常症．
⑤追加すべき検査は？
　APTTクロスミキシング試験，内因系凝固因子（Ⅷ，Ⅸ，Ⅺ，Ⅻ）活性，Ⅷ因子インヒビター，VWF活性，VWF抗原，LA（dRVVT），血小板凝集能

【症例3 追加検査結果】

APTTクロスミキシング試験

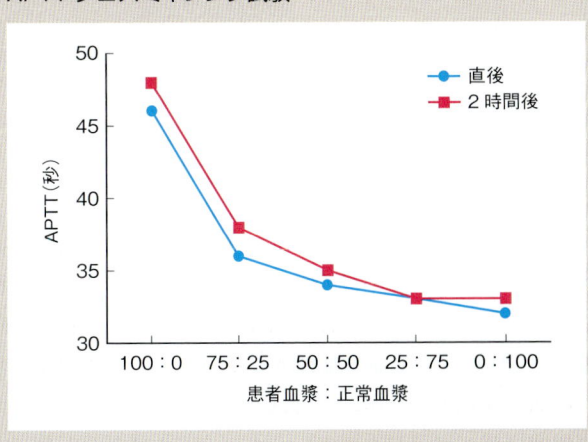

[グラフ：横軸 患者血漿：正常血漿（100:0, 75:25, 50:50, 25:75, 0:100）、縦軸 APTT（秒）、直後と2時間後の2系列]

Ⅷ因子活性　48.5%
Ⅸ因子活性　98.3%
Ⅺ因子活性　86.4%
Ⅻ因子活性　93.2%
VWF活性　<6.0%
VWF抗原　32.0%
Ⅷ因子インヒビター　0 BU/mL
LA（dRVVT）　1.12

血小板凝集能検査

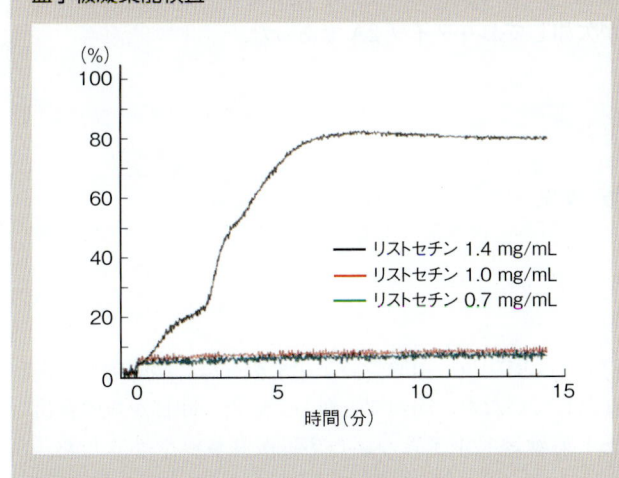

[グラフ：横軸 時間（分）、縦軸（%）、リストセチン 1.4 mg/mL、1.0 mg/mL、0.7 mg/mL]

【診断】 von Willebrand 病（VWD）

解説

　症例3は17歳と若く，小児期から出血傾向があり，母親も同様の症状があることから遺伝性の先天性の出血性疾患であることが疑え，また，女性に出現していることからX連鎖性ではなく常染色体優性による遺伝性が疑える．鼻出血，過多月経などの粘膜出血は，血小板系の異常やVWDを疑う検査結果で

ある．PT正常，APTT延長から内因系の凝固因子に何らかの異常があり，出血時間の延長も認められていることから，血小板ともⅧ因子とも関連のあるVWFに異常があることが推測される．

追加検査結果では，APTTクロスミキシング試験は凝固因子欠乏パターンであり，内因系凝固因子活性はⅧ因子のみ軽度の低下を示している．VWFは抗原は32％認められるが，活性は6％未満と著減しており，VWDと確定診断できる．

先天性凝固因子欠乏症で血友病の次に患者数が多いVWDでは，鼻出血や口腔内出血などの粘膜出血が多く，思春期以降の女性では，本症例のように月経過多の精査から診断されることもある．しかし，月経過多の有無を確認する際の質問の仕方には気をつけたい．「月経血の量は多くないか？」と質問するだけでは不十分である．経血量を他人と比べることは通常はないので，月経過多の患者の場合でもこの質問に対して「わからない」や「いつも通り」と答えることも少なくない．「頻回にナプキンを交換する必要があるか？」などと具体的に聞くことが大切である．

VWDは病型によって治療方法が異なってくるためVWF抗原と活性の両方を測定して，タイプを決定する必要がある．本症例ではVWF抗原が認められるが活性は著減しており，VWFの質的異常であるタイプ2と考えられる．血小板凝集能では，リストセチン凝集が1.4 mg/mLでは認められているが，1.0 mg/mLと0.7 mg/mLでは明らかに低下しているためタイプ2Bは否定される．さらなる鑑別のためにはVWFマルチマー解析が必要となる．本症例では高分子量マルチマーが欠如しておりタイプ2Aであった．

症例4

【年齢・性別】 1歳，女児
【主訴】 鼻出血
【既往歴】 特になし．
【家族歴】 特になし．
【現病歴】 はいはいをする頃から，四肢のあざが多かった．以前から鼻出血を繰り返していたが，圧迫で止血していた．昨日からの鼻出血がじわじわ継続し止まらないため近医耳鼻科を受診した．Kiesselbach部位からの出血であり局所処置にて止血されたが，繰り返していることから，総合病院の血液内科に紹介となった．来院時には明らかな出血はなかった．
【服薬歴】 なし．
【初診時検査結果】
血液一般検査
　WBC　5,500/μL［3,500〜9,200］
　　好中球　35.5 %

リンパ球　52.9 %
　　単球　6.5 %
　　好酸球　4.7 %
　　好塩基球　0.4 %
　RBC　335×10⁴/μL ［384〜488］
　Hb　9.1 g/dL ［11.3〜15.5］
　Ht　29.2 % ［34.4〜45.6］
　Plt　18.5×10⁴/μL ［12.0〜39.0］
凝血学的検査
　出血時間　施行せず．
　PT　11.6 秒（対照 11.2 秒）
　APTT　31.0 秒（対照 31.2 秒）
　Fbg　288 mg/dL ［135〜557］
　D-ダイマー　0.4 μg/mL ［＜1.0］

【チェックポイント】
①重要な患者情報は？（既往・家族歴，生活歴，服薬歴など）
②臨床症状は？
③止血機能検査結果は？
④鑑別診断は？
⑤追加すべき検査は？

【症例4のチェックポイント】
①重要な患者情報は？
　乳児期から症状がある．
②臨床症状は？
　繰り返す鼻出血，紫斑．
③止血機能検査結果は？
　血小板数は正常で，PTもAPTTも正常．
④鑑別診断は？
　血小板機能異常症，XIII因子の異常．
⑤追加すべき検査は？
　XIII因子活性，血小板凝集能

【症例4　追加検査結果】

XIII因子活性　72 %

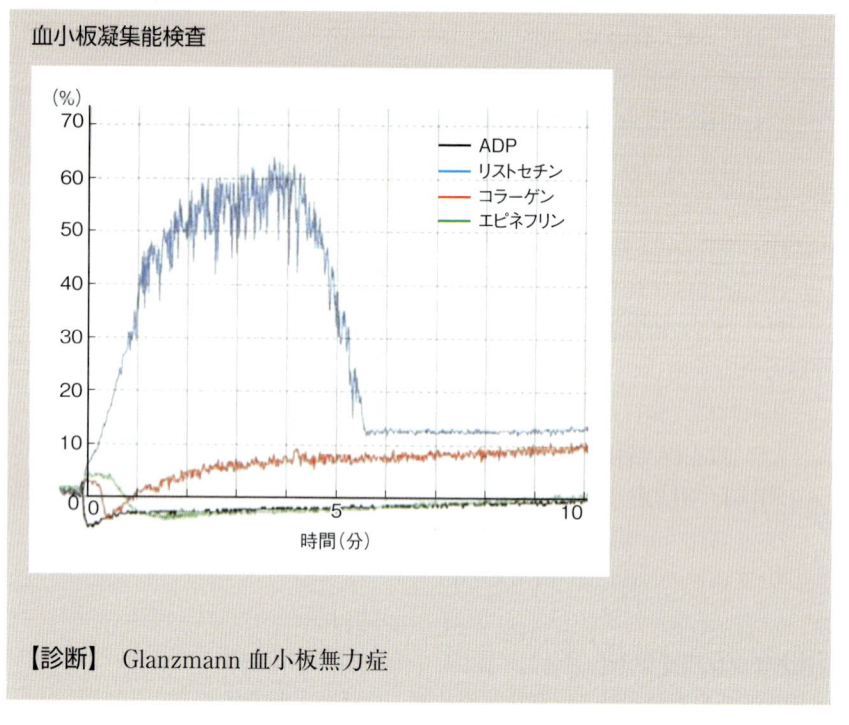

血小板凝集能検査

【診断】 Glanzmann 血小板無力症

解説

症例4は乳児期から出血症状があり，先天性の出血性疾患が疑われる．家族歴が認められないことから劣性遺伝が疑われる．繰り返す鼻出血と止血困難からは，血管，血小板系の異常が疑われる．

スクリーニング検査ではPT，APTTともに正常であるため，凝固因子としてはXIII因子の異常を考慮しなければならない．追加検査結果ではXIII因子活性は基準値内であり，血小板凝集能ではリストセチン凝集以外は認められないことから Glanzmann 血小板無力症が疑われる．

APTT，PT による凝固異常の鑑別

ここまでの4症例で血小板減少が認められない出血傾向を考えていただいた．ここでは，APTT・PT測定結果の組み合わせによる鑑別疾患についてあらためて整理し（❹），追加すべき凝固因子の項目をまとめる（❺）[3]．

APTT 延長，PT 延長

全般的に凝固因子が低下している病態が主で，臨床的には大量出血，DIC，肝硬変などが多い．肝硬変では血小板減少，DICでは血小板減少やFDP，D-ダイマーの上昇が通常認められるため適宜検査を追加する．偏食や栄養不良，閉塞性黄疸を認める場合はビタミンK欠乏症も鑑別疾患として考え，PIVKAも測定する．単独の共通系凝固因子低下症の可能性はあるが非常にまれである．直接トロンビン阻害薬（アルガトロバンなど）の使用ではAPTT，PTともに延長するので注意する．

❹ APTT，PT による主な疾患の鑑別

<table>
<tr><th rowspan="2" colspan="2"></th><th colspan="2">APTT</th></tr>
<tr><th>正常</th><th>延長</th></tr>
<tr><td rowspan="2">PT</td><td>正常</td><td>血小板機能異常症
XIII因子欠乏症</td><td>血友病 A，血友病 B
その他の内因系凝固因子欠乏症
von Willebrand 病（VWD）
後天性血友病
ループスアンチコアグラント
ヘパリン投与</td></tr>
<tr><td>延長</td><td>VII因子欠乏症
ワルファリン投与</td><td>大量出血
播種性血管内凝固症候群（DIC）
肝硬変
ビタミンK欠乏症
共通系凝固因子欠乏症</td></tr>
</table>

❺ APTT，PT と測定する凝固因子の関係

APTT	PT	測定する凝固因子
正常	延長	外因系凝固因子：VII因子
延長	正常	内因系凝固因子：VIII因子，IX因子，XI因子，XII因子
延長	延長	共通系凝固因子：II因子（プロトロンビン），V因子，X因子，フィブリノゲン
正常	正常	XIII因子

（天野景裕．medicina 2010[3]）より）

❻ 東京医科大学病院における APTT 延長（PT 正常）検査セット

- APTT，PT
- APTT クロスミキシング試験（混和直後と37℃で2時間後）
- 内因系凝固因子（VIII，IX，XI，XII因子）活性
- VWF 抗原量
- VWF リストセチンコファクター活性
- 抗カルジオリピン抗体（IgG）
- β_2GP I 依存性抗カルジオリピン抗体（IgG）
- dRVVT（希釈 Russell 蛇毒時間）
- APTT リン脂質中和法

APTT 延長，PT 正常

　最もコンサルトの多い病態の一つである．血友病を代表とする内因系凝固因子欠乏症，VWD，ループスアンチコアグラント（LA），後天性血友病（凝固因子インヒビター）などが鑑別疾患であり，内因系凝固因子活性，VWF 検査，LA 検査などを提出する．例として，東京医科大学病院における APTT 延長（PT 正常）検査セットを紹介する（❻）．凝固因子欠乏症と後天性血友病，LA などの鑑別に際しては，APTT クロスミキシング試験が有用である．薬剤

性のAPTT延長ではヘパリンが多いが，経口抗凝固薬のダビガトランもAPTTを延長させる．

APTT 正常，PT 延長

臨床的にはワルファリン使用中であることが多いが，先天性の外因系凝固因子（Ⅶ因子）欠乏症でもPT延長を示す．他の薬剤性のPT延長としては，新規経口抗凝固薬のリバーロキサバンがある．

APTT 正常，PT 正常

血小板数が正常であった場合は，まれではあるが先天性あるいは後天性の血小板機能異常症，もしくはⅩⅢ因子欠乏症を疑う．ⅩⅢ因子はフィブリンの安定化に必要な因子であり，ⅩⅢ因子欠乏症の症状としては新生児の臍出血，手術や外傷で一時止血した1～2日後の再出血が特徴的である．

本項では，4症例の診断の道筋を考えていくことで，出血傾向患者の止血機能スクリーニング検査からの絞り込みについての実際をイメージしていただいた．多くの疾患がそうであるように，出血性疾患においても検査結果以上に，詳細な医療面接と身体所見から得られる情報がたいへん重要であることを忘れずに，検査値を評価していただきたい．本稿が日常診療の一助となれば幸いである．

（天野景裕）

文献

1) 森下英理子．出血性素因の検査の進め方．朝倉英策，編．臨床に直結する血栓止血学．東京：中外医学社；2013．pp.20-5．
2) 天野景裕．後天性血友病Aに関する凝血学的検査の注意点．臨床病理 2009；57：999-1003．
3) 天野景裕．血液凝固因子．medicina 2010；47（増刊）；107-9．

第6章 血栓・止血の検査値をどう読むか

血栓性疾患における検査値異常とその意義

Point

- ▶ 血栓性疾患の検査には，血栓の確認検査と血栓性素因の検査がある．
- ▶ 血栓確認のスクリーニング検査は，APTT, PT, 血小板数，フィブリノゲンおよびD-ダイマーを測定する．
- ▶ 本来，出血性疾患のスクリーニング検査であるAPTTやPTなども血栓性疾患の補助検査になる．
- ▶ 血栓マーカーは，トロンビン産生，フィブリン形成および二次線溶亢進マーカーに分かれる．
- ▶ スクリーニング検査および血栓マーカーの結果を総合的に考えて，血栓形成のステージを判断する．
- ▶ 血栓性素因の検査は，緊急時の補充療法や予防方法の決定のために必須である．
- ▶ 血栓性素因の検査には，AT, PC, PS, 抗リン脂質抗体およびHIT抗体などがある．

　血栓症は少ないとされたわが国においても，生活様式の変化や検査方法の進歩により血栓症およびその類似病態は増加傾向を認める．血栓性疾患においても早期診断による早期治療で重症化を防ぐことが大切である．早期診断には，臨床症状に加え血栓の存在を確認することが重要なステップとなる．血栓確認は画像検査や病理所見による存在確認が最も正確であるが，臨床症状が明確でない場合や血栓症直前の病態（血栓準備状態）である場合には，凝血学的スクリーニング検査や血栓マーカーなどにより血栓形成の推定が行われる．次のステップとして，血栓形成の原因（血栓性素因）検索を行う．血栓性素因が確認できて初めて補充療法などの原因治療や予防が可能となる（❶）．
　本項では，血栓性疾患の検査異常を，スクリーニング検査とその補助検査としての血栓マーカーについて解説し，血栓性素因検査についても解説する．

血栓性疾患のスクリーニング検査と血栓マーカー

　凝血学的スクリーニング検査は，活性化部分トロンボプラスチン時間（activated partial thromboplastin time；APTT），プロトロンビン時間（prothrombin time；PT），血小板数，フィブリノゲン（fibrinogen；Fbg），D-ダイマー（D dimer；DD），フィブリン分解産物（fibrin degradation products；FDP）が行われるが，血栓性疾患でも同様であり，これらの検査は可能なら即時検査で行いたい．次いで，補助検査として可溶性フィブリン（soluble fibrin；SF,

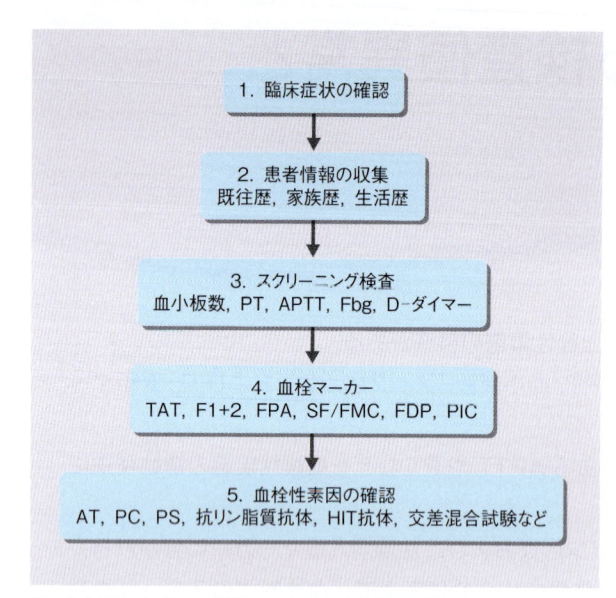

❶ 血栓性疾患の診断における検査の流れ

1. 臨床症状の確認
2. 患者情報の収集　既往歴, 家族歴, 生活歴
3. スクリーニング検査　血小板数, PT, APTT, Fbg, D-ダイマー
4. 血栓マーカー　TAT, F1+2, FPA, SF/FMC, FDP, PIC
5. 血栓性素因の確認　AT, PC, PS, 抗リン脂質抗体, HIT抗体, 交差混合試験など

PT：プロトロンビン時間, APTT：活性化部分トロンボプラスチン時間, Fbg：フィブリノゲン, TAT：トロンビン-アンチトロンビン複合体, F1+2：プロトロンビンフラグメント1+2, FPA：フィブリノペプチドA, SF/FMC：可溶性フィブリン, FDP：フィブリン分解産物, PIC：プラスミン-プラスミンインヒビター複合体, AT：アンチトロンビン, PC：プロテインC, PS：プロテインS

❷ 血栓マーカーと血栓形成過程

凝固亢進・血栓形成の段階	出現する血栓マーカー
トロンビン産生	TAT, F1+2
↓	
可溶性フィブリン産生	FPA, SF/FMC
↓	
安定化フィブリン（血栓）形成	
↓	
血栓上で二次線溶開始	PIC
↓	
二次線溶活性亢進	D-ダイマー, FDP

フィブリンモノマー複合体〈fibrin monomer complex；FMC〉），トロンビン-アンチトロンビン複合体（thrombin-antithrombin complex；TAT），プラスミン-プラスミンインヒビター複合体（plasmin-plasmin inhibitor complex；PIC），およびプロトロンビンフラグメント1+2（prothrombin fragment 1+2；F1+2）などの血栓マーカーを測定する．TATやF1+2はトロンビン産生を，SF，FMCは可溶性フィブリン産生を，DD，FDPは血栓形成と二次線溶亢進を示唆する．それぞれを測り比べることで血栓形成のステージを推測できる場合がある（❷）．

血栓性疾患スクリーニング検査
活性化部分トロンボプラスチン時間（APTT）

　APTTは，本来は出血性疾患のスクリーニング検査であり，血友病などの内因系凝固因子低下や後天性血友病などの内因系凝固因子に対するインヒビター症例のスクリーニング検査に用いられる．しかし，血栓性疾患においてもスクリーニング検査として重要である．血栓の独立したリスクファクターであるループスアンチコアグラント（lupus anticoagulant；LA）は，APTTによりスクリーニングされる．出血症状のないAPTT延長症例では，LAを念頭に置く．ただし，最近はループスアンチコアグラント-低プロトロンビン血症症候群（lupus anticoagulant-hypoprothrombinemia syndrome；LAHPS)[1]と呼ばれる出血傾向を認めるLA症例もあり注意を要する．これらのAPTT延長例の鑑別診断には，APTT交差混合試験が有用である．

> **Basic Point**
>
> ## ループスアンチコアグラント−低プロトロンビン血症症候群（LAHPS）
>
> 　ループスアンチコアグラント（LA）陽性者が，低プロトロンビン血症を合併し出血症状をきたすことがあるきわめてまれな病態である．自己免疫疾患を有する若い女性（SLE が多い）やウイルス感染後の小児に好発する．血漿プロトロンビン活性を中心に複数の凝固因子活性が（見かけ上の）低下を示し，凝固因子インヒビターアッセイで見かけ上の陽性を示す場合もある．抗リン脂質抗体の一つであるホスファチジルセリン依存性抗プロトロンビン抗体（phosphatidylserine-dependent anti-prothrombin antibodies；aPS/PT）などの抗プロトロンビン抗体が検出されることが多く，抗プロトロンビン抗体によるトロンビン産生阻害がその機序であると推察される．

> **Basic Point**
>
> ## APTT 交差混合試験（APTT cross mixing test）
>
> 　APTT 延長例における鑑別診断に有用な検査である．APTT 交差混合試験には 2 つのタイプがあり，患者血漿をコントロール血漿と混合し即時に APTT を測定する即時反応と，混合血漿を 37℃で 2 時間インキュベーションした後に APTT を測定する遅延反応である．結果は，患者血漿の混合比（%）を横軸に APTT（秒）を縦軸にグラフを作成し，両反応の反応曲線を視覚的に判断する．典型例では，双方の反応曲線がともに下に凸である症例は内因系凝固因子欠損，ともに直線上か上に凸であれば LA，即時反応と比べて混合比 50% 前後で上に凸が遅延反応で明確になる場合は後天性血友病の可能性が高い．しかし，血漿の混合比率，混合血漿サンプル数，用いるコントロール血漿の選択，APTT 試薬の選択など，標準化しなければならない問題も多い．

　わが国には多数の APTT 試薬があり，それぞれ組成されているリン脂質や活性化剤の種類や濃度によって LA 感受性やヘパリン感受性などが大きく異なる[2]．可能なら目的に応じた APTT 試薬で測定する．

プロトロンビン時間（PT）

　PT も本来は外因系凝固因子や共通系凝固因子異常を示す出血性疾患のスクリーニング検査であるが，血栓性疾患でも低下する場合がある．血栓を伴う PT 異常には，まず播種性血管内凝固症候群（disseminated intravascular coagulation；DIC）を念頭に置きたい．DIC の病態は血栓形成とそれに伴う二次性の出血であり，血栓性疾患に分類されることも多い．PT 値は DIC の診断基準としても用いられており，凝固因子の消費性の低下を反映している．また，現在はその感度の低さから推奨されていないが，LA により PT 延長をも認める場合がある．プロトロンビンに関与する抗リン脂質抗体（antiphospholipid antibodies；aPL）によるトロンビン産生阻害で PT 延長に至る可能性が考えられる．出血症状を認めない PT 延長例では，LA も念頭に置く．

血小板数

血小板数も本来は出血性疾患のスクリーニング検査として行われ，一般的には血小板数10万/μL以下を血小板減少症と判断する．しかし，血栓性疾患の存在を示唆する場合も多く，血栓形成による血小板消費と考えられる．DICに認められる血小板減少が代表的であり，そのほかに抗リン脂質抗体症候群（antiphospholipid syndrome；APS），ヘパリン起因性血小板減少症（heparin-induced thrombocytopenia；HIT），血栓性血小板減少性紫斑病（thrombotic thrombocytopenic purpura；TTP）などがあり，血小板減少の背景に血栓形成があることも忘れてはならない．一方，真性多血症（polycythemia vera；PV）や本態性血小板血症（essential thrombocythemia；ET）などの血小板増多症も血栓性疾患に注意する必要がある．ETの1/3症例に血栓症を認めるとされている．

フィブリノゲン（Fbg）

Fbgの測定も，一般的には出血性疾患のスクリーニング検査である．しかし，血栓形成により消費性にFbgが低下することもある．DICが代表的な病態である．また，まれではあるが，ある種の先天性フィブリノゲン異常症では，Fbgの分子異常により線溶活性が阻害され血栓症をきたす場合がある[3,4]．

D-ダイマー（DD）❸

DDは血栓マーカーの代表的検査項目である．可能ならスクリーニング検査として迅速測定したい．安定化フィブリン（血栓）が二次線溶で生じたプラスミンにより分解されたフィブリン分解産物（XDP）のうち，プラスミンで分解を受けないD-D構造を有する分子を測定したものがDDである．DDの増加は血栓形成と二次線溶活性化を示すが，一般的には血栓形成の分子マーカーとして用いられる．DDは妊娠などの血栓性の病態以外でも増加する場合があり，その測定結果の解釈には注意を要する（❹）[5]．また，血腫形成によってもDDやFDPが増加することがあり，単純に血栓性疾患における血栓マーカーと認識してしまうと問題を生じることもある．DD試薬にもさまざまなものがあり，基準値も異なる．経過を追って病態観察する場合には，同一検査試薬での測定が重要である．

血栓マーカー

フィブリン分解産物（FDP）❸

FDPはDD同様に血栓形成と線溶活性の存在を示す分子マーカーであるが，DDよりも複雑である．安定化フィブリンがプラスミンで線溶反応を受けると，DDを含むさまざまな分子量のフィブリン分解産物（XDP）が生じる．さらに，産生されたプラスミンによってフィブリノゲンも分解され（一次線溶反応），フィブリノゲンのX分画およびY分画を経て最終的には1分子のE分画，2分子のD分画に変換される．これらの分子は，フィブリノゲン分解産物（fibrinogen degradation products；FgDP）と呼ばれる．さらには，後述する可溶性フィブリンもプラスミンにより分解され，フィブリンモノマー（fibrin monomer；FM）のX分画，Y分画，D分画，およびE分画となり，フィブ

> **MEMO**
> **先天性フィブリノゲン異常症での血栓症**
> 先天性フィブリノゲン異常症に伴う血栓病態の報告は少なくなく，その機序として，①フィブリン形成時に組織型プラスミノゲンアクチベータ（tPA）の取り込みが悪く線溶活性が惹起されにくい，②異常Fbgで形成されたフィブリンがプラスミノゲンとの親和性が低いため線溶が惹起されにくい，などがある．Fbg低下例で血漿FDPが高値の場合には，鑑別診断すべき疾患の一つである．

◆ XDP：crosslinked fibrin degradation products

> **MEMO**
> **FDP試薬**
> FDPも標準化が遅れている臨床検査であり，さまざまなFDP試薬が存在する．高分子量のFDPを中心に測定する試薬やFgDPを比較的反映しやすい試薬など多種多様である．症例ごとに病態の経過を追う場合には，1種類のFDP試薬で測定すべきであり，自施設で採用しているFDP試薬の特性は理解しておいたほうがよい．

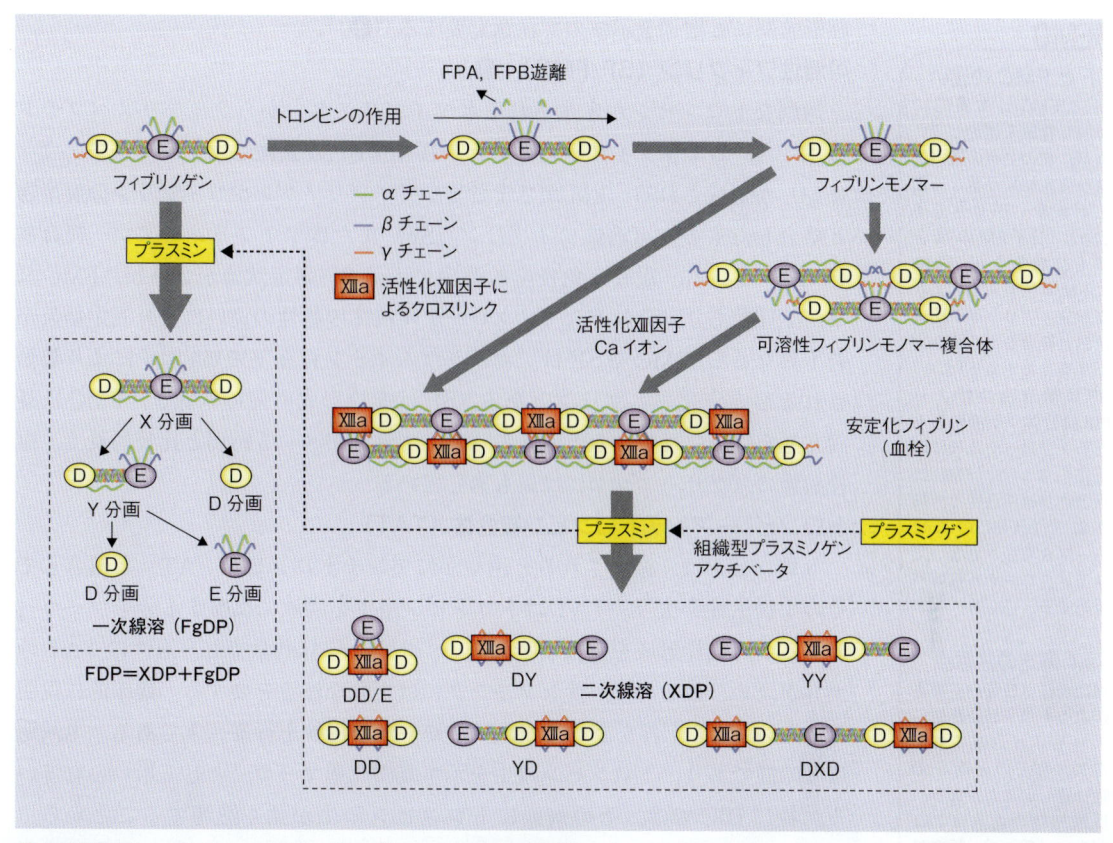

❸ **可溶性フィブリン，FDP，D-ダイマーの生成過程**
FPA：フィブリノペプチド A，FPB：フィブリノペプチド B，FgDP：フィブリノゲン分解産物，FDP：フィブリン分解産物，XDP：crosslinked fibrin degradation products

❹ **フィブリン分解産物（FDP）や D-ダイマーが上昇する病態・疾患**

DIC（播種性血管内凝固症候群）	妊娠
各種の血栓症	炎症性疾患
動脈瘤	悪性腫瘍
手術後	腹水・胸水の貯留
心筋梗塞	血腫
脳梗塞・塞栓症	血栓性血小板減少性紫斑病
肺梗塞・塞栓症	溶血性尿毒症症候群
深部静脈血栓症	血栓溶解療法
閉塞性動脈硬化症	激しい運動
肝硬変	

（新井盛大．スタンダード検査血液学．第 2 版．2008[5]）より）

リンモノマー分解産物（fibrin monomer degradation products；FMDP）になる[6]．XDP，FgDP および FMDP のすべてを総称して FDP と呼ぶ．一般的には，血栓形成と線溶活性の存在を示し，特に両病態が存在する DIC などで測定意義が高い．

しかし，FDP も DD 同様にさまざまな条件で増加を示す．血栓形成以外にも組織型プラスミノゲンアクチベータ（tPA）などによる血栓溶解療法中や血

血栓性疾患における検査値異常とその意義 | 277

MEMO

SFとFMCの違い

SFとFMCは本質的には同じ物質を測定しているが、次の2点の違いにより測定結果が異なることがある。SFは2分子FbgとI分子FMの複合体を認識するが、FMCはFM単独およびさまざまなフィブリノゲン関連蛋白と結合したFMを認識するためである。また、SFは線溶活性によりFM複合体が切断されるとモノクローナル抗体が反応しないが、FMCは複合体が線溶活性で分解されてもFMCのエピトープが破壊されない限りモノクローナル抗体が反応する。

TAT測定の注意点

採血時には血管内皮障害によるトロンビン産生に伴いTATが形成されるため、TATの正確な測定は難しいことがある。採血初期の血液はTAT測定には用いず、採血管を替えて2本目に採血した血液で測定することが勧められる。

❺ PICが上昇する病態・疾患

DIC
各種血栓症
動脈瘤
手術後
心筋梗塞
脳梗塞
肺梗塞
深部静脈血栓症
慢性腎不全
一次線溶亢進（前立腺がん、急性前骨髄性白血病など）
膠原病
妊娠
血腫
血栓溶解療法
激しい運動

（新井盛大．スタンダード検査血液学．第2版．2008[5] より）

腫形成期にも増加を示すので注意を要する（❹）[5]．

可溶性フィブリン（SF/FMC）（❸）

過剰なトロンビンが産生されるとフィブリノゲンからフィブリノペプチドA（FPA）およびフィブリノペプチドB（FPB）が遊離しフィブリンモノマー（FM）が形成される．FMがさまざまなフィブリノゲンやフィブリン分解産物と結合したものが可溶性フィブリン（SF）またはフィブリンモノマー複合体（FMC）である．現在、免疫学的測定によるSF測定試薬が2種類、FMC試薬が1種類あり、それぞれモノクローナル抗体の特性の違いにより測定結果が若干異なる[6]．FMCやSFは、カルシウムイオン存在下でXIIIa因子により架橋されると安定化フィブリンとなる．SFは血栓形成直前の状態を、FMCは凝固亢進を鋭敏に反映すると考えられる．半減期が8〜15時間と比較的長く、血栓病態のスクリーニングには最も適している．

トロンビン-アンチトロンビン複合体（TAT）

トロンビンは、産生されると速やかにアンチトロンビン（AT）と結合してその生物活性を失う．TATはトロンビン産生を鋭敏に反映する分子マーカーであるが、血栓形成を直接示唆しない．また、穿針刺激でも一過性にTATの上昇が認められるので、サンプリングには十分な注意を要する．臨床的に説明できないTAT上昇を認めた際には、速やかな再検を行うべきである．半減期は3時間であり、トロンビン産生を示す凝固亢進マーカーとして用いられている．特にDICでは、その病態にトロンビン産生が強く影響することから、DICにおける補助診断項目として測定される．

プラスミン-プラスミンインヒビター複合体（PIC）

PICはきわめて半減期の短いプラスミンの産生を間接的に反映する検査である．プラスミンが産生されると血流中のα_2プラスミンインヒビター（α_2-plasmin inhibitor；α_2-PI）が即時的に結合し、PICを形成することにより過剰な一次線溶を抑制する．一方、PICの増加は二次線溶で生じたプラスミンも反映するため、凝固亢進、血栓形成を間接的に示唆する．PICが増加している場合にはTATも上昇していることが多い．PICが上昇する代表的病態としてはDICがあり、補助診断として測定される（❺）．

プロトロンビンフラグメント1+2（F1+2）

活性化第X因子は、活性化V因子存在下でプロトロンビンをトロンビンに変換するが、その際にプロトロンビンからはF1+2が遊離される．したがって、F1+2はトロンビン生成量を鋭敏に反映し、凝固亢進の分子マーカーとして用いられている．高齢者で上昇傾向を示すが、抗凝固療法の際の効果確認として測定されることも多い．しかし、半減期は90分とかなり短く、採血のタイミングが重要となる．

血栓性疾患の原因検索のための検査

血栓性疾患における治療方針で重要なのが血栓症の再発予防である．血栓性

❻ わが国における血液凝固制御因子の測定方法と基準値

	測定方法	基準値	わが国における異常症の頻度
プロテインC	抗原量（ELISA） 活性 　合成基質法 　凝固時間法	2.4〜6.0 µg/mL 70〜130 % 70〜130 %	0.15（%）
プロテインS	抗原量（ELISA） 　総抗原量 　遊離型抗原量 活性（凝固時間法）	 15〜30 µg/mL 6〜13 µg/mL 70〜160 %	0.13（%）
アンチトロンビン	抗原量（ELISA） 活性（凝固時間法）	15〜31 mg/dL 70〜130 %	1.12〜2.02（%）

（森下英理子. 臨床に直結する血栓止血学. 2013[7]／Miyata T, et al. Thromb Res 2009[8] より作成）

疾患の場合には，深部静脈血栓症などの臨床症状から血栓症診断を行い，さらに血栓形成に至った原因検索として，プロテインS欠損症などの血栓性素因の診断を行う．血栓性素因が明確になることによって，手術や緊急時には原因病態に対する補充療法が可能となり，さらには抗血栓療法を継続する根拠となる．血栓性素因の検索は必須である．

主な血栓性素因における検査項目は，生理的凝固制御因子であるプロテインC（protein C；PC），プロテインS（protein S；PS）およびアンチトロンビン（antithrombin；AT）（❻）[7,8]などがある．また，後天性血栓性素因として抗リン脂質抗体（aPL），およびヘパリン起因性血小板減少症（HIT）抗体などがある．

アンチトロンビン（AT）

ATは生体内最大の生理的セリンプロテアーゼインヒビターであり，トロンビンや活性化凝固第X因子（Xa）などを阻害する作用を有する．ATにはヘパリン結合部位があり，ヘパリンと結合することによりATの作用は約1,000倍促進される．ATの低下は，産生部位である肝臓の障害で認められる．DICにおいても消費性に低下するほか，妊娠でも低下する場合がある．常染色体優性遺伝である先天性AT欠損症では血栓症の原因となることが多く（詳細は第3章の「凝固阻止因子欠乏症/異常症」の項を参照），分子異常症の確認のために抗原量および活性の双方の測定が必要になる．

プロテインC（PC）

PCは，血管内皮細胞などの膜表面に発現するトロンボモジュリン（thrombomodulin；TM）とトロンビンの複合体によって活性化され活性化プロテインC（activated protein C；APC）となり，プロテインS（PS）を補酵素としてVa因子およびXIIIa因子を不活化することにより凝固反応を抑制する．PCが低値を示した場合は，先天性PC欠損症や後天性のPC低下症を考える．先天性PC欠損症は常染色体優性遺伝で，思春期から青年期にかけて深部静脈血

> **MEMO**
> **AT 測定法**
> AT測定法には，抗原量を測定する免疫学的測定法と抗トロンビン活性を測定するAT活性測定法がある．一般的にはAT活性測定法が行われる．一方，免疫学的測定法は主にELISAで測定されるが，さまざまな測定キットがある．

> **MEMO**
> **PC 測定法**
> PCの合成基質法は，蛇毒を用いてPCを活性化し合成発色基質にて測定する．簡便ではあるが，主にGlaドメインに分子異常を認める変異PCには感受性が弱く，PC低下を見落とす場合がある[9]．凝固時間法は，産生されたAPCによるAPTTの凝固時間延長を確認する方法で見落としが少ないが，測定手技が複雑で再現性に難がある．

栓症，肺塞栓症などの静脈血栓症を反復性に発症する（詳細は第3章の「凝固阻止因子欠乏症/異常症」の項を参照）．先天性PC欠損症による血栓症は，加齢に伴いその頻度は増加する．また，女性では妊娠を機に発見されることも多い．一方，後天性にPCが減少する場合は，ワルファリン療法中やDIC症例で認められる．PCはビタミンK依存性蛋白で，ワルファリン療法中には低下するので注意を要する．

その測定方法には，免疫学的測定法とPC活性測定法とがある．免疫学的測定法はELISAにより測定されるが，分子異常症の例を除いて一般的にはPC活性測定法が行われる．PC活性測定法は，合成基質法と凝固時間法がある．

プロテインS（PS）

PSは，APCの補酵素としてAPCによるVa因子およびⅧa因子の不活化を促進する．PSは補体制御因子であるC4b結合蛋白（C4bp）と乖離・結合の平衡状態にあり，PSの40％は遊離型として存在しており，遊離型PSのみがAPCの補酵素として機能する．その測定方法には，免疫学的測定法とPS活性測定法がある．

PSの異常低値が認められた場合は，先天性PS欠損症や後天性のPS低下症を考える．先天性PS欠損症は，常染色体優性遺伝でわが国での頻度は高く，深部静脈血栓症などの原因になっている（詳細は第3章の「凝固阻止因子欠乏症/異常症」の項を参照）．後天性には，ワルファリン療法に伴うPS低下や，妊娠やピルの服用によるPS低下があり注意を要する．その他，DICや肝障害，自己免疫疾患などでの低下が報告されている．

抗リン脂質抗体（aPL）

aPLは，リン脂質とリン脂質結合蛋白を認識する自己抗体である．aPLを血中に認め動静脈血栓症や妊娠合併症などの臨床症状を有する患者群を，抗リン脂質抗体症候群（APS）と呼ぶ．APSは後天性の血栓性素因で最も注意しなければならない病態である（詳細は第4章の「抗リン脂質抗体症候群」の項を参照）．APS診断に必要なaPL（❼）[10]は，国際的には抗カルジオリピン抗体（anticardiolipin antibodies；aCL），抗β_2-グリコプロテインⅠ抗体（anti-β_2-glycoprotein Ⅰ antibodies；aβ_2GPI）およびループスアンチコアグラント（LA）であり，aCLおよびaβ_2GPIはIgGおよびIgMクラスの双方を測定する必要がある．しかし，わが国における保険収載はaCL-IgGとLAのみであり，さらにβ_2GPI依存性抗カルジオリピン抗体（β_2GPI-aCL）-IgGが保険収載されている．国際基準でaPLを測定する場合は，専門に測定している研究機関などに依頼する必要がある．

LAは，リン脂質依存性凝固反応を阻害する免疫グロブリンと定義されるが，現状では責任抗体は明確ではない．LAにはAPTT系LAと希釈Russell蛇毒時間（dilute Russell's viper venom time；dRVVT）系LAがある．外注でLAとオーダーするとdRVVT系LAが測定される．必ずAPTTも測定し，延長しているようであれば確認試験としてStaclot LAまたは交差混合試験を行う．

MEMO
PS測定法
PSの免疫学的測定法はELISAにより総PS抗原量および遊離型PS抗原量が測定され，一般的には遊離型PS抗原量が測定される．一方，PS活性測定法はAPCのⅧa因子およびVa因子失活化反応におけるPSの促進作用を凝固時間法で測定する．

MEMO
抗β_2GPI抗体測定
抗β_2GPI抗体は，放射線処理したELISAプレートを用いて直接β_2GPIを固相化し，それに結合する自己抗体を測定する．一方，β_2GPI依存性aCLは，未処理ELISAプレートにカルジオリピンを固相化した後にβ_2GPIを結合させ，それに結合する自己抗体を測定するものである．両者の測定結果は多少異なるので注意する．

MEMO
aPL測定の注意点
可能な限りすべてのaPLを測定する．aCL，aβ_2GPIおよびLAのすべてが陽性になるtriple positive aPLでは，血栓症発症の確率が高く抗凝固療法の適応となる．

❼ 抗リン脂質抗体症候群に必要な検査所見（抗リン脂質抗体症候群分類基準 Sapporo Criteria シドニー改変）

ループスアンチコアグラント（LA）	少なくとも12週間あけて2回以上検出されること（LAの測定は国際血栓止血学会のガイドラインに従う）
抗カルジオリピン抗体（aCL）	標準化されたELISAで，中等度以上のIgGまたはIgMクラスaCLが12週間以上の間隔をあけて2回以上検出されること（中等度以上とは，40 GPLまたはMPL以上，あるいは健常者の99パーセンタイル以上）
抗β_2GPI抗体（aβ_2GPI）	中等度以上のIgGまたはIgMクラスaβ_2GPIが12週間以上の間隔をあけて2回以上検出されること（中等度以上とは，健常者の99パーセンタイル以上）

（Miyakis S, et al. J Thromb Haemost 2006[10]より一部引用）

aPLが検出された場合は，血栓症の有無を臨床所見や血栓マーカーを用いて確認する．

HIT抗体

ヘパリン投与患者において，血小板減少症と血栓症を認めた場合はHITを考慮する．ヘパリン投与（未分画，低分子を問わない）開始後5～14日目に好発する．出血傾向を呈することはまれで，動静脈および静脈双方の血栓症をきたす．ヘパリンと血小板活性化因子（platelet activating factor；PAF）の複合体を認識する自己抗体（HIT抗体）が，血小板や血管内皮細胞を活性化することにより血栓症が発症すると考えられている（詳細は第4章の「ヘパリン起因性血小板減少症」の項を参照）．

HIT抗体は，近年ELISAによる測定法が保険収載された．IgG，IgMおよびIgAクラスをまとめて測定する測定キット，HIT-IgGを測定する測定キットがあるが，これらの検査での陽性は抗ヘパリン・PAF抗体の存在を意味し，臨床的意義をもつかどうかはわからない．また，陽性でも，その抗体が血小板活性化能を有するHIT抗体かどうかは判断できない．ただし，陰性であればHIT抗体はないと判断できる．HIT抗体の機能検査として，HIT抗体による血小板活性化能を検査する方法もあるが，一般的ではなく，専門に行っている研究施設に依頼するとよい．

血栓性疾患症例の診断・治療における検査の実際

【症例】　48歳，男性．40歳時に左下肢深部静脈血栓症の既往あり．
【原病歴】　3か月前から上腹部痛・背部痛を自覚し，近医を受診した．胃内視鏡の施行では異常を認めなかったが，血液検査でDD増加を認めたため，腹部エコーおよびCTスキャンを施行し，肝臓および門脈に血栓を確

認した．門脈血栓除去および門脈形成術後，未分画ヘパリンによる治療を開始した．原因精査のため当院を紹介された．

【初診時血液検査所見】

▶ ［　］内は基準値

WBC　15,400/μL
RBC　426×10⁴/μL
Hb　13.2 g/dL
Ht　39.7 %
Plt　20.6×10⁴/μL
PT活性　93 %［70～100］
APTT　31.3 秒［26.6～41.9］
Fbg　390 mg/dL［135～557］
DD　103.6 μg/mL［＜1.0］
血漿 FDP　119.9 μg/mL［＜5.0］

【血栓性素因検査】

AT活性　41 %［79～121］
遊離 PS 抗原量　151 %［65～135］
PC活性（凝固時間法）　85 %［64～146］
LA（dRVVT）　1.22［＜1.30］
aCL　1.9 GPL/mL［＜10.4］

【解説】　本症例は，血栓症の既往のため血栓マーカーを測定した．DDの上昇を認め血栓症の再発が示唆されたため，画像検査にて血栓を確認した．凝血学的スクリーニング検査では，ヘパリン療法中にもかかわらずAPTTの延長を認めず，ヘパリン量の不足かヘパリン感受性の低いAPTT試薬による測定の影響が示唆された．血栓性素因の原因検索ではAT活性が低下しており，家族検索でも長男に同様のAT活性低下を認めたため，先天性AT欠損症と判断した．

【治療・入院後経過】　ヘパリンカルシウム 5,000 単位を 1 日 2 回皮下注射に変更し，同時にワルファリン 2 mg/日により経口抗凝固療法を開始した．PTを 2 回/週で測定し，ワルファリン投与 5 日目にヘパリン投与を中止した．7 日目で PT-INR 1.42，DD 10.3 μg/mL でワルファリンを 3 mg/日に増量した．11 日目で PT-INR 1.56 だったためワルファリン 3.5 mg/日に増量し，14 日目に PT-INR 1.95 で，さらにワルファリン 4 mg/日と増量した．18 日目で PT-INR 2.12，DD 2.9 μg/mL となり，ワルファリン 4 mg/日で維持量とした．

　凝固スクリーニング検査はその測定に影響する要素が多く，時に結果解釈が難しい場合もある．血漿サンプルへのヘパリン混入，過剰な血小板の残存，保存状態が悪いために引き起こされる凝固因子活性の低下などによる凝固検査異常は，時々経験する．想定される病態や臨床症状から測定結果が乖離している

場合には，まず再検することである．再検結果が同様であれば，そこから病態を推察し，診断や治療効果の参考とすべきである．

(家子正裕)

文献

1) Vivaldi P, et al. Severe bleeding due to acquired hypoprothrombinemia-lupus anticoagulant syndrome. Case report and review of literature. Haematologica 1997; 82: 345-7.
2) 内藤澄悦ほか．ヘパリン治療のモニタリングにおける種々のAPTT試薬およびヘパリン投与量の相関性に関する検討．日本検査血液学会雑誌 2012；13：160-6.
3) Lui CY, et al. Defective thrombin binding by abnormal fibrin associated with recurrent thrombosis. Thromb Haemost 1979; 42: 79 (Abstr).
4) Lijnen HR, et al. Dysfibrinogenemia (fibrinogen Dusard) associated with impaired fibrin-enhanced plasminogen activation. Thromb Haemost 1984; 51: 108-9.
5) 新井盛大．線溶系の分子マーカー．日本検査血液学会，編．スタンダード検査血液学．第2版．東京：医歯薬出版；2008．pp.177-81.
6) Ieko M, et al. Soluble fibrin monomer degradation products as a potentially useful marker for hypercoagulable states with accelerated fibrinolysis. Clin Chim Acta 2007; 386: 38-45.
7) 森下英理子．アンチトロンビン，プロテインC，プロテインS．朝倉英策，編．臨床に直結する血栓止血学．東京：中外医学社；2013．pp.51-6.
8) Miyata T, et al. Prevalence of genetic mutations in protein S, protein C and antithrombin genes in Japanese patients with deep vein thrombosis. Thromb Res 2009; 124: 14-8.
9) Nakabayashi T, et al. Protein C Sapporo (protein C Glu 25 → Lys) : a heterozygous missense mutation in the Gla domain provides new insight into the interaction between protein C and endothelial protein C receptor. Thromb Haemost 2005; 94: 942-50.
10) Miyakis S, et al. International consensus statement on an update of the classification criteria for definite antiphospholipid syndrome (APS). J Thromb Haemost 2006; 4: 295-306.

第6章 血栓・止血の検査値をどう読むか

皮膚症状からみた血栓・止血異常症

Point

▶ 血栓・止血異常症の皮膚症状としては，紫斑，網状皮斑，潰瘍，皮下結節が代表的である．
▶ 紫斑は，血小板の異常，凝固因子の異常，血清蛋白の異常，血管の脆弱性，血管の炎症などにより生じる．
▶ 網状皮斑は，大理石様皮膚，分枝状皮斑，細網状皮斑に分かれる．潰瘍は動脈性と静脈性とに分かれ，血管炎，血栓症などにより生じる．

血栓や止血異常に伴う皮膚症状は多彩であるが，そのなかで重要であり注意すべき皮疹としては紫斑，網状皮斑，潰瘍があげられる．止血異常に伴う皮膚症状は，基本的には内出血すなわち紫斑として現れる．血栓に伴う皮膚症状は，どのレベルのどの太さの血管に血栓が生じたかで変わってくるが，細い血管のレベルでは網状皮斑となり，ある程度太い血管に血栓が生じた場合は壊死や潰瘍として現れる．また，比較的浅い所にある程度の大きさの血栓が生じた場合は皮下結節として触知される．また，これら紫斑，網状皮斑，潰瘍，皮下結節といった皮膚症状は複数が混在して出現することも多い．以下に，個々の皮疹について具体例をあげながら解説する．

紫斑

紫斑は皮内や皮下，粘膜下に出血した場合にみられる紫色の色素斑である．紫斑はさまざまな原因によって生じる[1]．止血異常症によるものとしては，血小板数の減少によるもの，血小板機能異常によるもの，凝固因子異常によるもの，血清ないし血漿蛋白の異常によるもの，毛細血管支持組織の脆弱性によるもの，血管壁の炎症によるものなどがあげられる．

血小板減少によるものとしては，特発性血小板減少性紫斑病や骨髄性疾患，薬剤，感染などに続発して生じる二次性のものがあげられる．また，血小板機能異常によるものとしては，Hermansky-Pudlak症候群やWiskott-Aldrich症候群といった血小板放出能に異常がある遺伝性疾患などがあげられるが，実際に圧倒的に多いのは薬剤性のもので，アスピリン，チクロピジン塩酸塩，クロピドグレルといった抗血小板薬投与中にみられる（❶）．抗血小板薬による紫斑は，前腕伸側に多い．これは前腕の真皮がもともと薄く，また露光部であることから日光によるダメージを受けやすいためであり，特に高齢の男性にお

MEMO

紫斑の鑑別

紫斑は単なる血管の拡張を反映する紅斑と見分けがつきにくい場合もあるが，ガラス板などで圧迫することにより，消褪すれば紅斑，消褪しなければ紫斑と判断できる．なお，I度の褥瘡と反応性の充血を区別する場合にも同様にガラス板法は有用である．

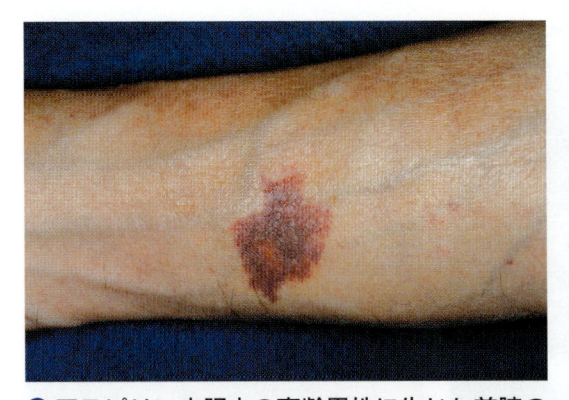

❶ アスピリン内服中の高齢男性に生じた前腕の紫斑

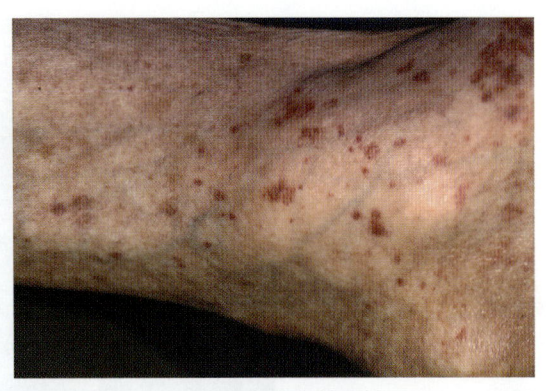

❷ ワルファリン内服中の高齢男性に生じた下腿の紫斑
うっ滞と毛細血管の脆弱性が基盤にあると思われる．

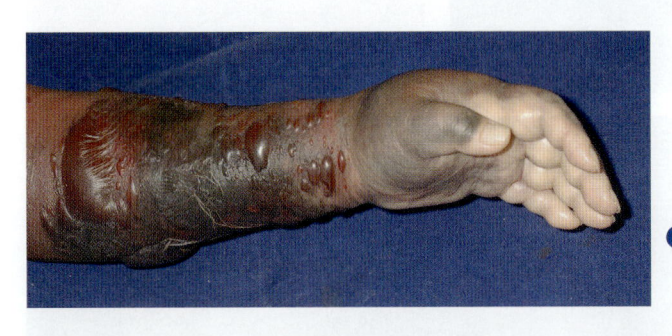

❸ 悪性腫瘍の既往がある高齢男性に生じた，後天性血友病による広範な上肢の紫斑

いては加齢による皮膚の脆弱性と相まって紫斑が生じやすくなる．

　凝固因子異常によるものとしては，血友病，von Willebrand病などの先天性疾患や，ビタミンK欠乏症，播種性血管内凝固症候群（DIC），抗リン脂質抗体症候群（APS）などがあるが，やはり実際に多いのは薬剤性のもので，ワルファリン投与によって生じる例が多い（❷）．また，まれではあるが，悪性腫瘍などを背景として後天性の血友病が生じることにより，広範囲に及ぶ紫斑を形成することがある（❸）．

　血清または血漿蛋白異常によるものとしては，全身性アミロイドーシスによるもの，多発性骨髄腫によるアミロイドーシスや過粘稠度症候群によるもの，Sjögren症候群などにみられる高ガンマグロブリン血症によるものなどがあげられる．また，クリオグロブリン血症やクリオフィブリノゲン血症では，低温環境において可逆性の沈殿を生じる（❹a）[2]．この沈殿物が血管を閉塞する（❹b）[2]ことにより出血をきたすことで紫斑が生じ，さらには網状皮斑や潰瘍を形成する（❹c）[2]．

　血管の脆弱性や血管内圧の上昇に基づく紫斑も多く，長期のステロイド内服，外用によるステロイド紫斑，日光曝露に伴う皮膚の菲薄化による紫斑，加齢に伴う真皮結合組織および血管壁の脆弱化による老人性紫斑，いきんだり泣いたりすることにより生じる怒責性紫斑，Ehlers-Danlos症候群による血管など結合組織の脆弱性による紫斑などがあげられる[3]．また，色素性紫斑病は中年以

皮膚症状からみた血栓・止血異常症 | 285

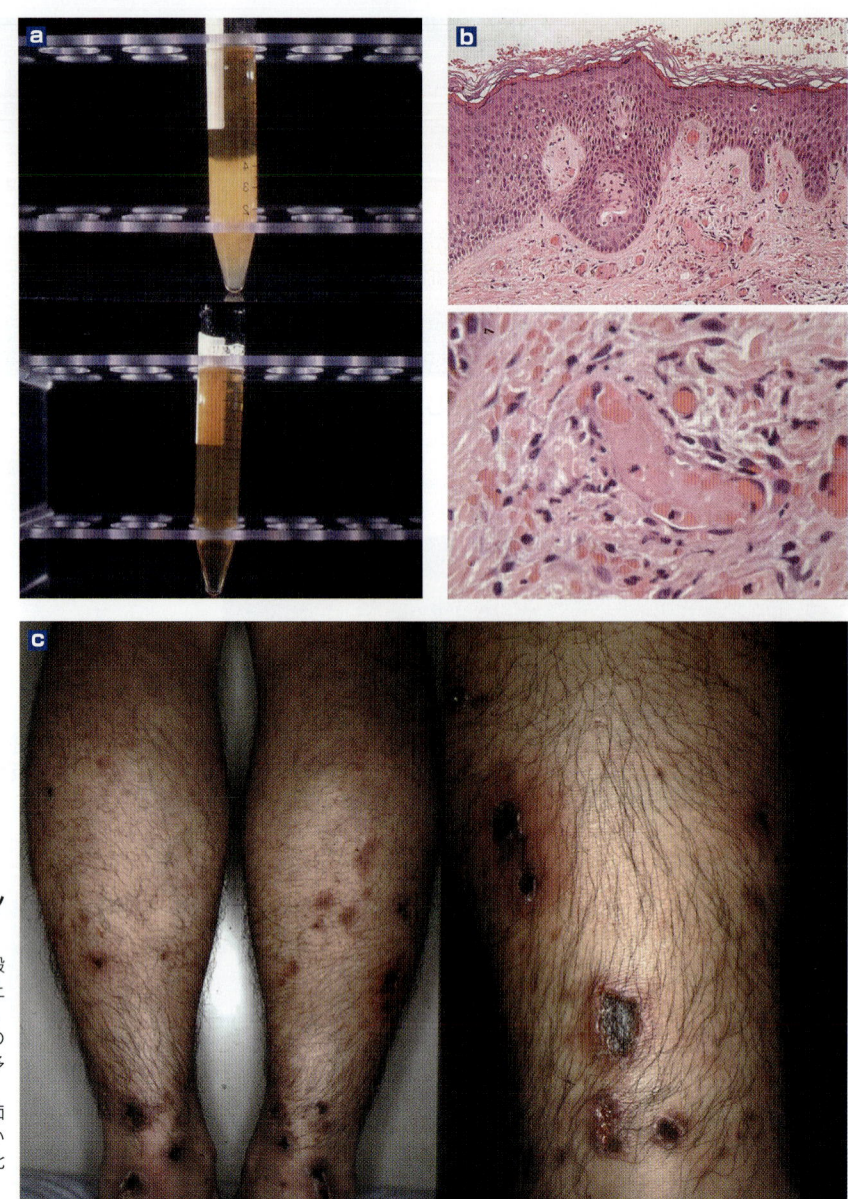

❹ クリオグロブリン血症

a：患者血清にみられる沈殿物．4℃にて沈殿を形成し（上段），37℃にて溶解した（下段）．
b：皮膚組織像．真皮浅層の毛細血管を中心に，血栓が多数みられる．
c：両下肢に，紫斑および痂皮を伴う潰瘍が多発している．これらの症状は冬に悪化し，夏に改善する．
（門野岳史ほか．皮膚科の臨床 1998[2] より）

降の下肢に多くみられる疾患で，点状，斑状，丘疹状などさまざまな形態の紫斑が混在する．原因は明らかではないが，おそらく重力とうっ滞に伴う静脈圧の上昇によって生じると考えられている（❺）．

血管壁の炎症によるものは，比較的小型の紫斑が多く，浸潤を伴うことが多い[4]．小血管の炎症に基づく IgA 血管炎（Henoch-Schönlein 紫斑病）が代表的であるが，より大型の血管を侵す結節性多発動脈炎などの血管炎でも紫斑や潰瘍が多くみられる．また，抗好中球細胞質抗体（ANCA）関連血管炎，ことに Churg-Strauss 症候群の皮膚症状においては紫斑が特徴的である．Churg-Strauss 症候群は，約半数の例で MPO-ANCA が陽性であり，気管支

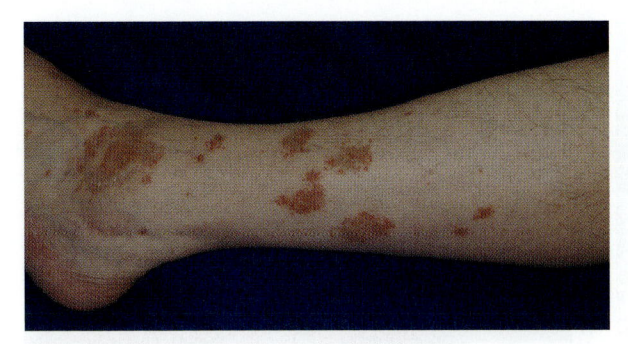

❺ 中年男性の下腿に生じた色素性紫斑病
点状から斑状の紫斑が混在している．

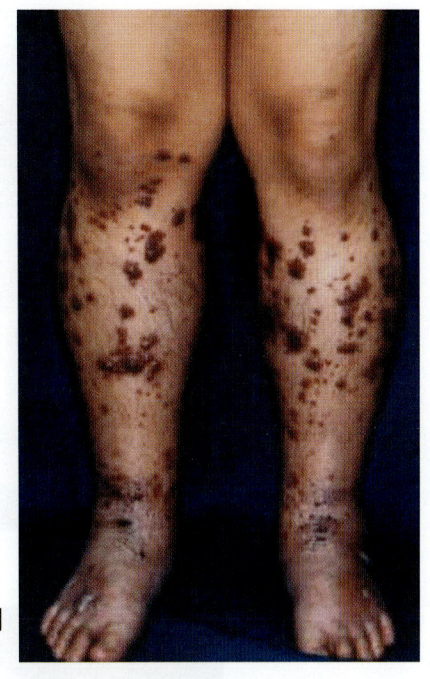

❻ Churg-Strauss 症候群の男性例
両下腿に血疱を伴う紫斑が密に分布している．

喘息やアレルギー性鼻炎が先行し，好酸球が発症に関与することを特徴とする（❻）．

網状皮斑

　網状皮斑とは網目状に分布した紫紅色の皮疹のことを指し，末梢循環障害によって生じる．大理石様皮膚（cutis marmorata），分枝状皮斑（livedo racemosa），細網状皮斑（livedo reticularis）の3型に分類されることが多い[5]．
　大理石様皮膚は大理石の紋理に類似した紫紅色の網状斑で，網目の環は閉じている．一過性に消失し，一時的な循環障害とされ，器質的な変化は通常みられない．寒い時期に小児や成人女性を中心にみられる．また，ストーブなどによる持続的な温熱刺激によって生じ，いわゆる"火だこ"である温熱性紅斑（erythema ab igne）もここに分類される．
　分枝状皮斑は不規則な網目状の紫紅色斑で，持続性である．網目の環が閉じていない点が特徴で，四肢伸側に多くみられる．真皮から皮下に欠けての細動脈の閉塞によるもので，器質的変化を伴う．この網目状の紫紅色斑が進展して，次第に浸潤を触れ結節として触れるようになり，また潰瘍化する場合もある．分枝状皮斑は，主に結節性多発動脈炎などの血管炎でみられるが，APS，コレステロール結晶塞栓症などでもみられる．
　細網状皮斑は不規則な網目状の紫紅色斑で，網目の環は閉じている．皮疹が持続性である点で大理石様皮膚と異なる．真皮内の静脈うっ滞に起因し，多くは器質的変化を伴う．APSやクリオグロブリン血症などによる静脈性の血栓

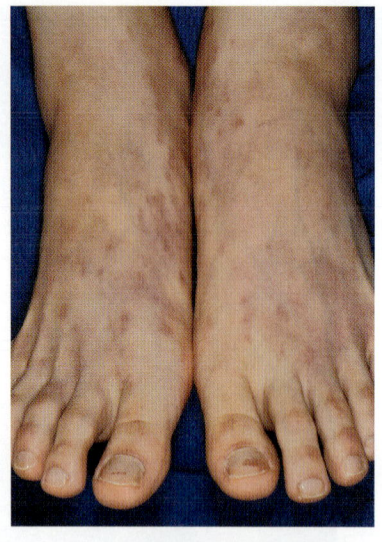

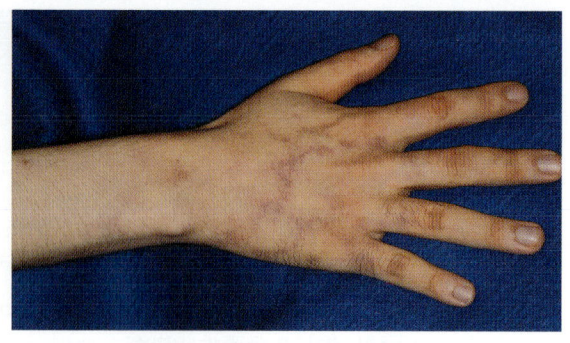

❽ 血栓症の患者に出現した細網状皮斑
おおむね網目の環は閉じているように見えるものの，分枝状皮斑との区別は困難である

❼ 血管炎の患者に出現した分枝状皮斑
おおむね網目の環が閉じていないように見えるものの，細網状皮斑との区別は困難である．

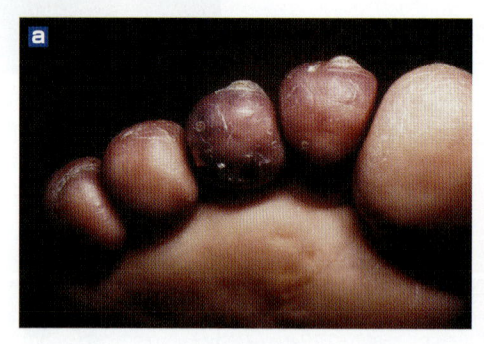

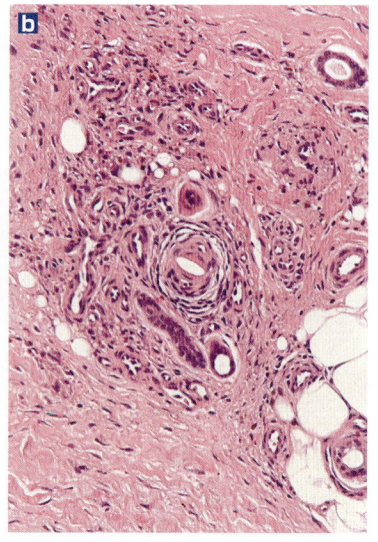

❾ コレステロール結晶塞栓症
a：趾先部に出現した小潰瘍．足趾全体が紫色であり，疼痛を伴っている．
b：細動脈内にレンズ状のコレステロール結晶が詰まっている像がみられる．

によって生じる．しかしながら，実際の臨床ではこれらの3型が混在している場合がしばしばであり，厳密な区別は困難である（❼，❽）．

潰瘍

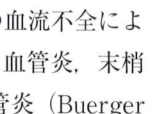

　壊死や潰瘍はさまざまな原因により，動脈性もしくは静脈性の血流不全により組織が壊死に陥り，潰瘍に至るものである[6]．動脈性の場合は血管炎，末梢動脈疾患（peripheral arterial disease；PAD），閉塞性血栓性血管炎（Buerger病）によるものが多い．凝固・線溶系異常に伴う血栓や，コレステロール結晶塞栓症によって生じる場合もある（❾）．また，血流の途絶によって生じるため，境界は明瞭で潰瘍は深く，打ち抜き型の潰瘍を形成する．❿の症例はAPSと

Advice from Expert

血管炎と血栓症の鑑別

　血栓・止血異常症を疑わせる皮膚症状をみた場合にしばしば問題となるのが，血管炎と血栓症との鑑別である．この両疾患は治療法が大きく異なることから，正確な診断がきわめて重要である．しかしながら，皮膚症状のみで両者を区別するのは困難であるし，また ANCA，抗カルジオリピン抗体，ループスアンチコアグラント，ホスファチジルセリン依存性抗プロトロンビン抗体といった診断に直結する項目が陽性になることは実際には多くない．では組織学的にはどうであろうか．ここでも血管炎と血栓症を鑑別するのは案外難しい．きれいな血栓や血管炎の所見が得られれば自信をもって診断できるが，適切な皮疹を選ばないと，うまく血管に当たらず診断の役に立たない．また，適切な時期も大切で，古い皮疹だと組織も陳旧化していて両者の区別がつきにくくなる．また，血栓症も時間の経過とともに二次的な炎症を伴い，血管炎に類似してくる．また，血管炎と血栓症が合併することもまれではないため，さらに事態を複雑にしている．

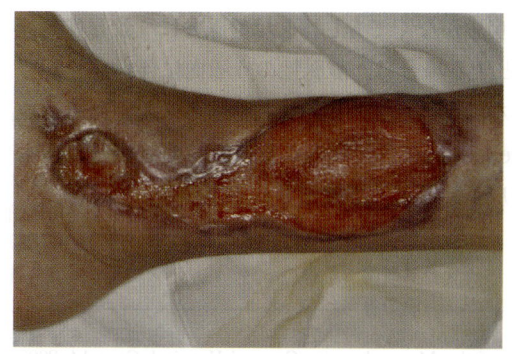

❿ ホスファチジルセリン依存性抗プロトロンビン抗体による APS と皮膚白血球破砕血管炎を合併した患者にみられた下腿の大型の潰瘍

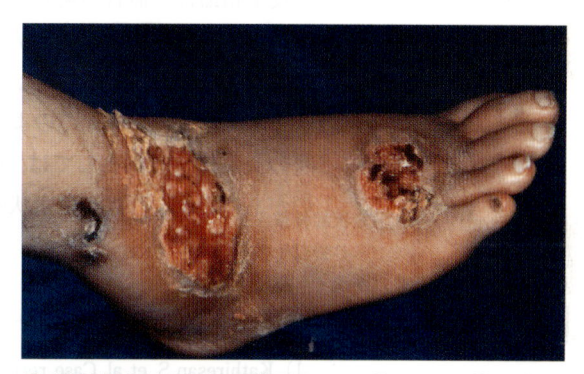

⓫ 深部静脈血栓症を背景として生じた足首から足背にかけての潰瘍
静脈のうっ滞を伴っている．

　皮膚白血球破砕血管炎を合併した患者にみられた下腿の潰瘍である．APS にみられる自己抗体としては，$β_2$GPⅠ依存性抗カルジオリピン抗体やループスアンチコアグラントがよく知られているが，この症例においてはホスファチジルセリン依存性抗プロトロンビン抗体が検出されている．

　また，静脈性の場合は，APS，プロテインＣ欠乏症，プロテインＳ欠乏症，クリオグロブリン血症などの凝固・線溶系異常によるものや，静脈瘤などによるうっ滞のため組織の低酸素状態の持続によって生じるものなどがあげられる．境界は不鮮明なことが多く，また潰瘍は比較的浅い．静脈性の血栓を土台として生じる場合もある．⓫の症例は深部静脈血栓を背景として出現した潰瘍である．深部静脈血栓は突然の下腿の腫脹によってしばしば発症し，皮下組織の感染症である蜂窩織炎との区別が難しいことがしばしばある．

フィブリンモノマー分解産物 …… 276
フィラミンA異常症 …… 110
フォンダパリヌクス …… 118, 128
副腎静脈血栓症 …… 164
腹部血管血栓症 …… 143
腹腔静脈血栓症 …… 164
プラスグレル …… 210
プラスミノゲン …… 25, 186
プラスミノゲンアクチベータ
　…… 23, 26, 177
プラスミノゲンアクチベータ
　インヒビター …… 24
プラスミノゲンアクチベータ
　インヒビター-1 …… 131, 176
プラスミノゲン欠損症 …… 131
プラスミノゲン受容体 …… 32
プラスミン-α₂プラスミン
　インヒビター複合体 …… 188, 278
プラスミン生成反応 …… 24
プレカリクレイン …… 7
フローサイトメトリー法 …… 93
プロスタサイクリン …… 13, 14
プロタミン硫酸塩 …… 127
プロテインC …… 11, 178, 279
プロテインS …… 11, 280
プロトロンビン …… 8, 167
プロトロンビン時間
　…… 5, 37, 50, 178, 275
プロトロンビン時間国際標準比
　…… 217
プロトロンビンフラグメント1＋2
　…… 278
プロトンポンプ阻害薬 …… 209
分枝状皮斑 …… 287
分娩 …… 48

【へ】

閉塞性血栓性血管炎 …… 288
ペグインターフェロンα-2a …… 146
ヘパリン …… 180, 190, 272
ヘパリン依存性血小板活性化
　IgG因子 …… 193
ヘパリン起因性血小板減少症
　…… 193, 241, 276
ヘパリン惹起性血小板凝集法 …… 196
ヘパリン製剤 …… 126, 172
ヘパリンフラッシュ …… 202
ベラプロストナトリウム …… 211

【ほ】

補充療法 …… 250
ホスファチジルセリン …… 8, 17, 167

ホスファチジルセリン依存性抗
　プロトロンビン抗体 …… 167, 289
補正血小板増加数 …… 245
補体活性化抑制 …… 230
ポリリン酸 …… 8
本態性血小板血症 …… 138, 276
　　血栓症のリスク分類 …… 144
　　診断基準 …… 138
　　生命予後のリスク分類 …… 144

【ま】

マイクロパーティクル …… 7
末梢血塗抹標本 …… 93, 105
末梢動脈疾患 …… 288
末梢動脈塞栓症 …… 143
マルチマー解析 …… 59
慢性免疫性血小板減少性紫斑病 …… 80
マンノース受容体 …… 32

【み】

ミソプロストール …… 209
未分画ヘパリン …… 118, 127, 180

【め】

メタボリックシンドローム …… 134
免疫寛容療法 …… 42, 55
免疫抑制薬 …… 172
免疫抑制療法 …… 55

【も】

網状血小板比率 …… 85
網状皮斑 …… 287
網膜中心静脈閉塞症 …… 164
モントリオール血小板症候群 …… 110

【や】

薬剤性血小板機能異常 …… 102
薬剤性免疫性血小板減少症 …… 194
薬物相互作用 …… 225

【よ】

溶血性尿毒症症候群 …… 150, 241

【ら】

ラテックス凝集法 …… 116, 197
ラミニン …… 19

【り】

リストセチンコファクター活性 …… 59
リソソーム …… 20
リツキシマブ …… 91, 160
リバーロキサバン …… 8, 118, 217, 272

【る】

ループスアンチコアグラント
　…… 51, 166, 271, 274, 280
ループスアンチコアグラント-
　低プロトロンビン血症症候群
　…… 71, 275

【れ】

レナリドミド …… 120

【ろ】

老人性紫斑 …… 285
ロミプロスチム …… 90

【わ】

ワルファリン
　…… 118, 126, 172, 202, 217, 272, 285
ワルファリン誘発性壊疽 …… 203

欧文索引

【数字】

2B 型 von Willebrand 病 ⋯⋯⋯⋯⋯ 110
4T's スコア方式 ⋯⋯⋯⋯⋯⋯⋯⋯⋯ 194
Ⅶa-組織因子複合体 ⋯⋯⋯⋯⋯⋯ 4, 6
20kDa tPAR ⋯⋯⋯⋯⋯⋯⋯⋯⋯⋯⋯ 32
56kDa tPAR ⋯⋯⋯⋯⋯⋯⋯⋯⋯⋯⋯ 32

【A】

α-アクチニン-1 異常症 ⋯⋯⋯⋯⋯ 110
α 顆粒 ⋯⋯⋯⋯⋯⋯⋯⋯⋯⋯⋯⋯⋯ 20
α 顆粒異常症 ⋯⋯⋯⋯⋯⋯⋯⋯⋯ 101
α, δ 顆粒放出異常症 ⋯⋯⋯⋯⋯ 101
α_2-アンチプラスミン ⋯⋯⋯⋯⋯ 24
α_2 プラスミンインヒビター ⋯⋯ 134
α_2 マクログロブリン ⋯⋯⋯⋯⋯⋯ 33
α_2-antiplasmin (α_2-AP) ⋯ 24, 33
α_2-PI 欠損症 ⋯⋯⋯⋯⋯⋯⋯⋯⋯ 134
α_2-plasmin inhibitor (α_2-PI)
⋯⋯⋯⋯⋯⋯⋯⋯⋯⋯⋯⋯⋯⋯ 24, 134
abciximab ⋯⋯⋯⋯⋯⋯⋯⋯⋯⋯⋯ 211
acquired hemophilia A ⋯⋯⋯⋯⋯ 46
acquired von Willebrand syndrome
 (AvWS) ⋯⋯⋯⋯⋯⋯⋯⋯⋯⋯⋯ 63
activated partial thromboplastin
 time (APTT) ⋯⋯ 5, 37, 50, 167, 274
activated protein C (APC) ⋯ 123, 279
activated prothrombin complex
 concentrate (APCC) ⋯⋯⋯ 42, 53
ACTIVE W 研究 ⋯⋯⋯⋯⋯⋯⋯⋯ 219
ADAMTS ファミリー ⋯⋯⋯⋯⋯⋯ 151
ADAMTS13 ⋯⋯⋯⋯⋯⋯⋯⋯⋯⋯⋯ 61
ADAMTS13 遺伝子 ⋯⋯⋯⋯⋯⋯⋯ 154
ADAMTS13 インヒビター ⋯⋯⋯ 154
ADAMTS13 活性測定 ⋯⋯⋯ 150, 158
ADAMTS13 自己抗体 ⋯⋯⋯⋯⋯ 158
ADAMTS13 inhibitor boosting ⋯ 162
ADP 受容体 ⋯⋯⋯⋯⋯⋯⋯⋯⋯⋯ 209
all *trans*-retinoic acid (ATRA)
⋯⋯⋯⋯⋯⋯⋯⋯⋯⋯⋯⋯⋯⋯⋯⋯ 187
annexin Ⅱ ⋯⋯⋯⋯⋯⋯⋯⋯⋯ 32, 186
anti-β_2-glycoprotein I antibody
 (aβ_2GP I) ⋯⋯⋯⋯⋯⋯⋯ 166, 280
anti-cardiolipin antibody
 (aCL) ⋯⋯⋯⋯⋯⋯⋯⋯⋯⋯ 166, 280
antiphospholipid antibodies
 (aPL) ⋯⋯⋯⋯⋯⋯⋯ 164, 275, 280
antiphospholipid syndrome (APS)
⋯⋯⋯⋯⋯⋯⋯⋯ 119, 164, 276, 280, 285, 287
antithrombin (AT) ⋯⋯⋯ 178, 181, 279
aPL 関連血小板減少症 ⋯⋯⋯⋯⋯ 169

aPL 関連症候群 ⋯⋯⋯⋯⋯⋯⋯⋯ 165
aPS/PT ⋯⋯⋯⋯⋯⋯⋯⋯⋯⋯⋯⋯ 167
APTT クロスミキシング（交差混合）
 試験 ⋯⋯⋯⋯⋯⋯⋯⋯ 52, 271, 275
ARISTOTLE 試験 ⋯⋯⋯⋯⋯⋯⋯ 221
ASPIRE 研究 ⋯⋯⋯⋯⋯⋯⋯⋯⋯ 213
ASXL1 変異 ⋯⋯⋯⋯⋯⋯⋯⋯⋯⋯ 143
AT 製剤 ⋯⋯⋯⋯⋯⋯⋯⋯⋯⋯⋯⋯ 128
AT 抵抗性 ⋯⋯⋯⋯⋯⋯⋯⋯⋯ 70, 125
ATRA 症候群 ⋯⋯⋯⋯⋯⋯⋯⋯⋯ 192
ATRA 療法 ⋯⋯⋯⋯⋯⋯⋯⋯⋯⋯ 191
autoimmune thrombocytopenic
 purpura ⋯⋯⋯⋯⋯⋯⋯⋯⋯⋯⋯ 80

【B】

β1-チューブリン異常症 ⋯⋯⋯⋯ 110
BAT 研究 ⋯⋯⋯⋯⋯⋯⋯⋯⋯⋯⋯ 215
Behçet 病 ⋯⋯⋯⋯⋯⋯⋯⋯⋯⋯⋯ 290
Bernard-Soulier 症候群
 (BSS) ⋯⋯⋯⋯⋯⋯⋯⋯⋯⋯ 97, 108
Bethesda 単位 ⋯⋯⋯⋯⋯⋯⋯⋯⋯ 158
Budd-Chiari 症候群 ⋯⋯⋯⋯⋯⋯ 164
Buerger 病 ⋯⋯⋯⋯⋯⋯⋯⋯⋯⋯⋯ 288

【C】

^{14}C-セロトニン放出試験 ⋯⋯⋯⋯ 196
cangrelor ⋯⋯⋯⋯⋯⋯⋯⋯⋯⋯⋯ 210
CAPRIE 研究 ⋯⋯⋯⋯⋯⋯⋯⋯⋯ 212
catastrophic APS (CAPS) ⋯⋯⋯ 165
CBL 変異 ⋯⋯⋯⋯⋯⋯⋯⋯⋯⋯⋯ 142
CD39 ⋯⋯⋯⋯⋯⋯⋯⋯⋯⋯⋯ 13, 15
CHADS2 スコア ⋯⋯⋯⋯⋯⋯⋯⋯ 221
CHARISMA 研究 ⋯⋯⋯⋯⋯⋯⋯ 214
Chédiak-Higashi 症候群 ⋯⋯⋯⋯ 101
chronic immune thrombocytopenic
 purpura ⋯⋯⋯⋯⋯⋯⋯⋯⋯⋯⋯ 80
Churg-Strauss 症候群 ⋯⋯⋯⋯⋯ 286
c-MPL 変異 ⋯⋯⋯⋯⋯⋯⋯⋯⋯⋯ 142
consumption coagulopathy ⋯⋯ 184
corrected count increment
 (CCI) ⋯⋯⋯⋯⋯⋯⋯⋯⋯⋯⋯ 245
crosslinked fibrin degradation
 products (XDP) ⋯⋯⋯⋯⋯⋯ 276
CYTO-PV ⋯⋯⋯⋯⋯⋯⋯⋯⋯⋯⋯ 145

【D】

D-ダイマー (DD)
⋯⋯⋯⋯⋯⋯⋯⋯ 116, 124, 188, 270, 276
damage-associated molecular
 patterns (DAMPs) ⋯⋯⋯⋯⋯ 176
DDAVP ⋯⋯⋯⋯⋯⋯⋯⋯⋯⋯⋯⋯⋯ 54
deep vein thrombosis (DVT) ⋯ 114

DIC 診断基準 ⋯⋯⋯⋯⋯⋯⋯⋯⋯ 178
　　注意点 ⋯⋯⋯⋯⋯⋯⋯⋯⋯⋯ 189
dilute Russell's viper venom time
 (dRVVT) ⋯⋯⋯⋯⋯⋯⋯⋯ 167, 280
disseminated intravascular
 coagulation (DIC) ⋯⋯⋯⋯ 136,
　　151, 158, 174, 184, 228, 241, 270, 275, 285
　　抗凝固療法の推奨度 ⋯⋯⋯⋯ 182
　　治療の推奨度 ⋯⋯⋯⋯⋯⋯⋯ 179
　　定義と概念 ⋯⋯⋯⋯⋯⋯⋯⋯ 174
　　病型分類 ⋯⋯⋯⋯⋯⋯⋯ 176, 187
DNMT3 変異 ⋯⋯⋯⋯⋯⋯⋯⋯⋯ 143

【E】

E-セレクチン ⋯⋯⋯⋯⋯⋯⋯⋯⋯⋯ 11
EACH2 ⋯⋯⋯⋯⋯⋯⋯⋯⋯⋯⋯⋯⋯ 47
ECLAP ⋯⋯⋯⋯⋯⋯⋯⋯⋯⋯⋯⋯ 145
EDTA 依存性偽性血小板減少症 ⋯ 84
Ehlers-Danlos 症候群 ⋯⋯⋯⋯⋯ 285
elinogrel ⋯⋯⋯⋯⋯⋯⋯⋯⋯⋯⋯⋯ 210
ELISA ⋯⋯⋯⋯⋯⋯⋯⋯⋯⋯ 116, 197
endothelial cell protein C receptor
 (EPCR) ⋯⋯⋯⋯⋯⋯⋯⋯⋯⋯⋯ 11
endothelium-derived relaxing
 factor (EDRF) ⋯⋯⋯⋯⋯⋯⋯⋯ 14
ENGAGE AF-TIMI48 ⋯⋯⋯⋯⋯ 221
eptifibatide ⋯⋯⋯⋯⋯⋯⋯⋯⋯⋯⋯ 211
ESPRIT 研究 ⋯⋯⋯⋯⋯⋯⋯⋯⋯ 213
ESPS-2 ⋯⋯⋯⋯⋯⋯⋯⋯⋯⋯⋯⋯ 213
essential thrombocythemia (ET)
⋯⋯⋯⋯⋯⋯⋯⋯⋯⋯⋯⋯⋯⋯ 138, 276
Evans 症候群 ⋯⋯⋯⋯⋯⋯⋯⋯⋯ 159
EZH2 変異 ⋯⋯⋯⋯⋯⋯⋯⋯⋯⋯ 143

【F】

FⅤa ⋯⋯⋯⋯⋯⋯⋯⋯⋯ 8, 15, 123, 124
FⅧa ⋯⋯⋯⋯⋯⋯⋯⋯⋯⋯⋯ 8, 15, 123
FⅨa ⋯⋯⋯⋯⋯⋯⋯⋯⋯⋯⋯⋯ 8, 122
FⅩa ⋯⋯⋯⋯⋯⋯⋯⋯⋯⋯ 8, 122, 124
FⅪa ⋯⋯⋯⋯⋯⋯⋯⋯⋯⋯⋯⋯ 7, 122
FⅫa ⋯⋯⋯⋯⋯⋯⋯⋯⋯⋯⋯⋯ 7, 122
FⅩⅢ異常症 ⋯⋯⋯⋯⋯⋯⋯⋯⋯⋯ 134
factor V Leiden 変異 ⋯⋯⋯⋯⋯⋯ 71
Fbg ⋯⋯⋯⋯⋯⋯⋯⋯⋯⋯⋯⋯⋯⋯ 276
Fbg 製剤 ⋯⋯⋯⋯⋯⋯⋯⋯⋯⋯⋯⋯ 69
fibrin degradation products (FDP)
⋯⋯⋯⋯⋯⋯⋯⋯ 124, 188, 270, 276
fibrin monomer complex (FMC)
⋯⋯⋯⋯⋯⋯⋯⋯⋯⋯⋯⋯⋯⋯⋯⋯ 278
fibrin monomer degradation
 products (FMDP) ⋯⋯⋯⋯⋯ 277
fibrin monomer (FM) ⋯⋯⋯⋯⋯ 276

fibrinogen and fibrin degradation product（FDP）······178
fibrinogen degradation products（FgDP）······276
fresh frozen plasma（FFP）······74, 160, 180, 248

【G】

Glanzmann thrombasthenia······94, 241
GP Ⅰa-Ⅱa······19, 99
GP Ⅰb······17
GP Ⅰb-Ⅸ······82
GP Ⅰb-Ⅸ-Ⅴ複合体······58, 98, 108
GP Ⅱb-Ⅲa······17, 21, 82, 94
GP Ⅱb-Ⅲa 異常症······109
GP Ⅱb/Ⅲa 阻害薬······211
GP Ⅵ······16, 19, 99
gray platelet syndrome（GPS）······101, 110

【H】

Helicobacter pylori······215
Helicobacter pylori 除菌療法······86
HELLP 症候群······159
hemolytic uremic syndrome（HUS）······150, 158, 241
hemophilia······36
Henoch-Schönlein 紫斑病······286
heparin-induced thrombocytopenia（HIT）······193, 276
　　DIC との比較······196
Hermansky-Pudlak 症候群······101, 284
high mobility group box 1（HMGB-1）······176
HIT 抗体······193, 281
HIT 抗体検査······194
HLA 適合血小板······246
Homans 徴候······115

【I】

IDH1/IDH2 変異······142
idiopathic thrombocytopenic purpura（ITP）······80, 97, 105, 169, 241
immune tolerance induction（ITI）······42
ISTH overt-DIC 診断基準······178

【J】

JAK2 変異······140
JPAD 研究······212
J-ROCKET AF······221

【K】

Khorana VTE Risk Assessment Score······120

【L】

LDL 受容体関連蛋白······32
LNK 変異······142
low molecular weight heparin（LMWH）······118, 180
lupus anticoagulant（LA）······51, 166, 274, 280
lupus anticoagulant-hypoprothrombinemia syndrome（LAHPS）······71, 275
Lyon 仮説······37
Lys 結合部位······25
lysine binding site（LBS）······25

【M】

MATCH 研究······214
May-Hegglin 異常······107
microangiopathic hemolytic anemia（MAHA）······157
MRC PT-1 Study······147
myelofibrosis（MF）······138
myeloproliferative neoplasms（MPN）······138
MYH9 異常症······107
MYH9 遺伝子······108

【N】

neutrophil extracellular traps（NETs）······11, 176
novel oral anticoagulants（NOAC）······216
NSAIDs 潰瘍······215

【P】

P-セレクチン······11
P2Y$_{12}$ 欠損症······100
P2Y$_{12}$ 阻害薬······209
PAI-1 欠損症······135
PAI-2······33
PAR-1 阻害薬······211
parahemophilia······71
paraproteinemia······103
Paris-Trousseau/Jacobsen 症候群······111
pathogen-associated molecular patterns（PAMPs）······176
peripheral arterial disease（PAD）······288

phosphatidylserine（PS）······17, 167
PIVKA（protein induced by vitamin K absence/antagonists）······262, 270
plasmin-α_2 plasmin inhibitor complex（PIC）······188, 278
plasminogen activator inhibitor（PAI）······24, 188
plasminogen activator inhibitor-1（PAI-1）······33, 131, 176
　　遺伝子多型······133
plasminogen activator（PA）······24
platelet function disorders······92
platelet refractoriness（PR）······245
platelet-associated IgG（PAIgG）······84
polycythemia vera（PV）······138, 276
primary immune thrombocytopenia······80
protein C（PC）······178, 279
protein S（PS）······279, 280
prothrombin fragment 1＋2（F1＋2）······278
prothrombin······167
prothrombin time（PT）······5, 50, 178, 275
provoked VTE······115
pseudo-von Willebrand 病······60
PSGL-1（P-selectin glycoprotein ligand 1）······7
PT-INR······217
pulmonary embolism（PE）······114
pulmonary thromboembolism（PTE）······114
PVSG······145

【R】

rare bleeding disorders（RBDs）······67
RE-ALIGN······222
RE-LY 試験······221
RESIST 研究······43
ROCKET AF 試験······221

【S】

Scott 症候群······101
SERPIN［S］（serine protease inhibitor［superfamily］）······33, 133
shear stress······18
Sjögren 症候群······48
soluble fibrin（SF）······178, 189, 278
staphylokinase（SAK）······28

STEC 関連 HUS ……………… 159

【T】

TET2 変異 ……………… 142
thrombin-activatable fibrinolysis inhibitor（TAFI）……… 33, 229
thrombin-antithrombin complex（TAT）……… 124, 178, 188, 278
thrombomodulin（TM）
……………… 123, 178, 181, 279
thrombotic microangiopathy（TMA）……………… 150, 241
thrombotic thrombocytopenic purpura（TTP）…… 150, 241, 276
ticagrelor ……………… 210
tirofiban ……………… 211
tissue factor pathway inhibitor（TFPI）……………… 11
tissue factor（TF）……………… 176
tissue-type plasminogen activator（tPA）……………… 26
tPA 受容体（tPAR）……………… 31
TTR（time in therapeutic range）の算出法 ……………… 218

【U】

unfractionated heparin（UFH）
……………… 118, 180
unusually-large VWF multimer（UL-VWFM）……………… 154
uPA 受容体（uPAR）……………… 30
Upshaw-Schulman 症候群（USS）……………… 150
urokinase-type plasminogen activator（uPA）……………… 29

【V】

venous thromboembolism（VTE）
……………… 114
Virchow の三徴 ……………… 114
von Willebrand 因子（VWF）
……………… 11, 17, 57, 155
von Willebrand 病（VWD）
……………… 37, 57, 268, 271, 285
VWF 遺伝子 ……………… 58
VWF：Ag ……………… 59
VWF：CB ……………… 61
VWF：Rco ……………… 59

【W】

WARFASA 研究 ……………… 213
WHO 出血スコア ……………… 239
Wiskott-Aldrich 症候群 ……… 107, 284

【X】

X 連鎖性血小板減少症 ……………… 107

中山書店の出版物に関する情報は，小社サポートページを御覧ください．
http://www.nakayamashoten.co.jp/bookss/define/support/support.html

プリンシプル血液疾患の臨床

よくわかる血栓・止血異常の診療

2014年11月20日　初版第1刷発行ⓒ　〔検印省略〕

総 編 集	金倉　譲 (かなくら ゆずる)
専門編集	冨山佳昭 (とみやま よしあき)
発 行 者	平田　直
発 行 所	株式会社 中山書店
	〒113-8666　東京都文京区白山 1-25-14
	TEL 03-3813-1100（代表）　振替 00130-5-196565
	http://www.nakayamashoten.co.jp/
装丁	花本浩一（麒麟三隻館）
本文デザイン・DTP	クニメディア株式会社
印刷・製本	三松堂株式会社

ISBN978-4-521-73780-5
Published by Nakayama Shoten Co., Ltd.　　　　Printed in Japan
落丁・乱丁の場合はお取り替え致します

- 本書の複製権・上映権・譲渡権・公衆送信権（送信可能化権を含む）は株式会社中山書店が保有します．

- **JCOPY** ＜(社)出版者著作権管理機構 委託出版物＞
本書の無断複写は著作権法上での例外を除き禁じられています．複写される場合は，そのつど事前に，(社)出版者著作権管理機構（電話 03-3513-6969, FAX 03-3513-6979, e-mail: info@jcopy.or.jp）の許諾を得てください．

- 本書をスキャン・デジタルデータ化するなどの複製を無許諾で行う行為は，著作権法上での限られた例外（「私的使用のための複製」など）を除き著作権法違反となります．なお，大学・病院・企業などにおいて，内部的に業務上使用する目的で上記の行為を行うことは，私的使用には該当せず違法です．また私的使用のためであっても，代行業者等の第三者に依頼して使用する本人以外の者が上記の行為を行うことは違法です．

プリンシプル血液疾患の臨床

疾患の本質を理解し，最良の治療を実現する!!

全4冊

■B5判，平均330頁，オールカラー

総編集◉金倉　譲（大阪大学）

編集委員（50音順）
伊豆津宏二（虎の門病院）
冨山佳昭（大阪大学）
松村　到（近畿大学）
山﨑宏人（金沢大学）

全4冊の構成

- **ここまできた白血病／MDS治療**
  専門編集◉松村　到（近畿大学）　定価（本体10,000円＋税）

- **リンパ腫・骨髄腫の最新療法**
  専門編集◉伊豆津宏二（虎の門病院）　定価（本体11,000円＋税）

- **新戦略による貧血治療**
  専門編集◉山﨑宏人（金沢大学）　定価（本体11,000円＋税）

- **よくわかる血栓・止血異常の診療**
  専門編集◉冨山佳昭（大阪大学）　定価（本体11,000円＋税）

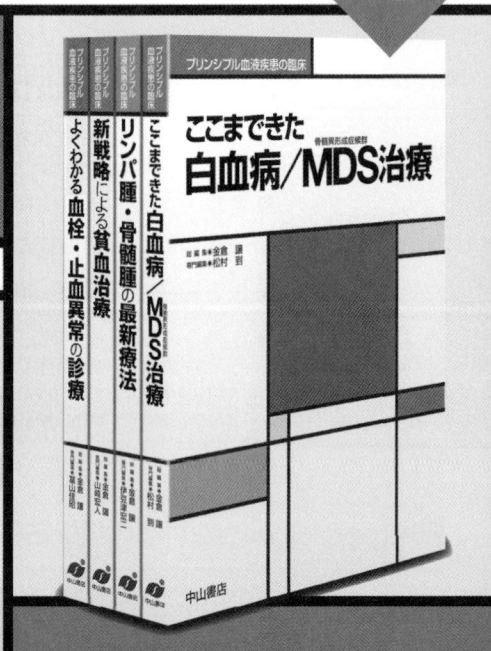

血液内科の日常臨床をプラクティカルに支える実用書．それぞれの疾患に対する最新の知識と最適な診療の進め方を丁寧に解説．専門家ならではの考え方やコツなどが披露された，血液内科医の専門知識とスキルが高まるシリーズ！

中山書店　〒113-8666 東京都文京区白山1-25-14　TEL 03-3813-1100　FAX 03-3816-1015
http://www.nakayamashoten.co.jp/